EEG na Prática Clínica

Thieme Revinter

EEG na Prática Clínica

Quarta Edição

Maria Augusta Montenegro
Professora-Assistente
Departamento de Neurologia, FCM/Unicamp

Fernando Cendes
Professor-Titular
Departamento de Neurologia, FCM/Unicamp

Marilisa M. Guerreiro
Professora-Titular
Departamento de Neurologia, FCM/Unicamp

Carlos Alberto M. Guerreiro
Professor-Titular
Departamento de Neurologia, FCM/Unicamp

Thieme
Rio de Janeiro • Stuttgart • New York • Delhi

Dados Internacionais de Catalogação na Publicação (CIP) de acordo com ISBD

M772e

Montenegro, Maria Augusta
    EGG na prática clínica/Maria Augusta Montenegro, Fernando Cendes, Marilisa M. Guerreiro e Carlos Alberto M. Guerreiro. – 4. ed – Rio de Janeiro: Thieme Revinter Publicações Ltda, 2022.

    424 p., il.; 21 x 28cm

    Inclui bibliografia e índice
    ISBN   978-65-5572-159-1
    eISBN 978-65-5572-160-7

    1. Neurologia. 2. Eletrencefalografia. 3. Neurofisiologia 4. Prática clínica. I. Cendes, Fernando. II. Guerreiro, Marilisa M. III. Guerreiro, Carlos Alberto M. IV. Título.

                                  CDD: 616.8
                                  CDU: 616.8

Elaborada por Bibliotecária Janaina Ramos – CRB-8/9166

Contato com a autora:
Maria Augusta Montenegro
guga.32@hotmail.com

Nota: O conhecimento médico está em constante evolução. À medida que a pesquisa e a experiência clínica ampliam o nosso saber, pode ser necessário alterar os métodos de tratamento e medicação. Os autores e editores deste material consultaram fontes tidas como confiáveis, a fim de fornecer informações completas e de acordo com os padrões aceitos no momento da publicação. No entanto, em vista da possibilidade de erro humano por parte dos autores, dos editores ou da casa editorial que traz à luz este trabalho, ou ainda de alterações no conhecimento médico, nem os autores, nem os editores, nem a casa editorial, nem qualquer outra parte que se tenha envolvido na elaboração deste material garantem que as informações aqui contidas sejam totalmente precisas ou completas; tampouco se responsabilizam por quaisquer erros ou omissões ou pelos resultados obtidos em consequência do uso de tais informações. É aconselhável que os leitores confirmem em outras fontes as informações aqui contidas. Sugere-se, por exemplo, que verifiquem a bula de cada medicamento que pretendam administrar, a fim de certificar-se de que as informações contidas nesta publicação são precisas e de que não houve mudanças na dose recomendada ou nas contraindicações. Esta recomendação é especialmente importante no caso de medicamentos novos ou pouco utilizados. Alguns dos nomes de produtos, patentes e design a que nos referimos neste livro são, na verdade, marcas registradas ou nomes protegidos pela legislação referente à propriedade intelectual, ainda que nem sempre o texto faça menção específica a esse fato. Portanto, a ocorrência de um nome sem a designação de sua propriedade não deve ser interpretada como uma indicação, por parte da editora, de que ele se encontra em domínio público.

© 2022 Thieme. All rights reserved.

Thieme Revinter Publicações Ltda.
Rua do Matoso, 170
Rio de Janeiro, RJ
CEP 20270-135, Brasil
http://www.ThiemeRevinter.com.br

Thieme USA
http://www.thieme.com

Design de Capa: © Thieme

Impresso no Brasil por Forma Certa Gráfica Digital Ltda.
5 4 3 2 1
ISBN 978-65-5572-159-1

Também disponível como eBook:
eISBN 978-65-5572-160-7

Todos os direitos reservados. Nenhuma parte desta publicação poderá ser reproduzida ou transmitida por nenhum meio, impresso, eletrônico ou mecânico, incluindo fotocópia, gravação ou qualquer outro tipo de sistema de armazenamento e transmissão de informação, sem prévia autorização por escrito.

AGRADECIMENTOS

Os autores agradecem às pessoas que colaboraram com este livro, sem as quais o projeto não seria possível: técnicas de EEG, alunos, residentes, pós-graduandos, médicos, professores e, principalmente, a todos os pacientes que forneceram as amostras de EEG.

APRESENTAÇÃO

A ideia da realização deste livro surgiu da necessidade de fornecer textos de eletrencefalografia básica a residentes e pós-graduandos de Neurologia. Além disto, há muitos colegas neurologistas gerais que não tiveram oportunidade de treinamento formal nesta área e que poderão beneficiar-se com a presente obra.

Os textos disponíveis do exterior são ora extensos e complexos, ora elementares e incompletos.

Nessa quarta edição de *EEG na Prática Clínica* atualizamos a nomenclatura e a classificação das epilepsias e esperamos, mais uma vez, contribuir com a produção editorial brasileira nesta área.

O texto é resumido, objetivo, ricamente ilustrado e representa, principalmente, a experiência da Escola de Neurofisiologia Clínica da Unicamp.

Os Autores

COAUTORES

ANA CAROLINA COAN
Professora Assistente
Departamento de Neurologia da Faculdade de Ciências Médicas da Universidade Estadual de Campinas (FCM/Unicamp)

KATIA SCHMUTZLER
Neuropediatra
Departamento de Neurologia da Faculdade de Ciências Médicas da Universidade Estadual de Campinas (FCM/Unicamp)

TÂNIA MARCHIORI CARDOSO
Professora Assistente
Departamento de Neurologia da Faculdade de Ciências Médicas da Universidade Estadual de Campinas (FCM/Unicamp)

ABREVIATURAS E ACRÔNIMOS

Ω	ohms
ADRI	*intermittent rhythmic delta activity*
BETS	*benign epileptiform transients of sleep*
BIRD	*brief intermittent rhythmic activity*
BioCal	calibração biológica
BIPDs	*bilateral independent periodic discharges*
C	capacitância (capacitor)
C	central
Cl	cloro
DP	diferença de potencial
ECG	eletrocardiograma
EEG	eletrencefalograma
ELT	epilepsia do lobo temporal
EME	estado de mal epiléptico
F	frontal
F_0	frequência de corte
FIRDA	*frontal intermittent rhythmic delta activity*
FOLD	*female, occipital, low amplitude, drowsiness*
Fp	frontopolar
G1	grade 1, primeira entrada do amplificador
G2	grade 2, segunda entrada do amplificador
GPDs	*generalized periodic discharges*
GPEDs	*generalized periodic epileptiform discharges*
Hz	hertz
I	corrente elétrica
IC	idade concepcional
IG	idade gestacional
K	potássio
LPDs	*lateralized periodic discharges*
µV	microvolt
mV	milivolt
MVEP	monitorização videoeletrencefalográfica prolongada
Na	sódio

O	occipital
OIRDA	*occipital intermittent rhythmic delta activity*
P	parietal
PED	*periodic epileptiform discharge*
PEES	panencefalite esclerosante subaguda
PEPS	potencial excitatório pós-sináptico
PET	*positron emission tomography*
PDs	*periodic discharges*
PIPS	potencial inibitório pós-sináptico
PLEDS	*periodic lateralized epileptiform discharges*
POSTS	*positive occipital sharp transients of sleep*
QRMC	quociente de rejeição do modo comum (do amplificador)
R	resistência (resistor)
RN	recém-nascido
SIRPIDs	*stimulus induced rhythmic periodic or ictal discharges*
SPECT	*single photon emission computerized tomography*
SREDA	*subclinical rhythmic epileptiform discharge of adults*
STOP	*sharp transients in the occipital of prematures*
T	temporal
TIRDA	*temporal intermittent rhythmic delta activity*
UTI	unidade de terapia intensiva
V	voltagem (volt)
Vídeo-EEG	videoeletrencefalograma
WHAM	*wake, high amplitude, anterior, male*

SUMÁRIO

1. **CONCEITOS BÁSICOS EM EEG** 1
   Marilisa M. Guerreiro • Fernando Cendes
   Maria Augusta Montenegro • Carlos Alberto M. Guerreiro

2. **NEUROFISIOLOGIA E GERADORES CORTICAIS** 29
   Fernando Cendes • Marilisa M. Guerreiro
   Maria Augusta Montenegro • Carlos Alberto M. Guerreiro

3. **MONTAGENS E POLARIDADE** 35
   Maria Augusta Montenegro • Marilisa M. Guerreiro
   Fernando Cendes • Carlos Alberto M. Guerreiro

4. **SEGURANÇA ELÉTRICA** 45
   Maria Augusta Montenegro • Carlos Alberto M. Guerreiro
   Fernando Cendes • Marilisa M. Guerreiro

5. **MÉTODOS DE ATIVAÇÃO** 47
   Maria Augusta Montenegro • Marilisa M. Guerreiro
   Fernando Cendes • Carlos Alberto M. Guerreiro

6. **ARTEFATOS** 63
   Carlos Alberto M. Guerreiro • Maria Augusta Montenegro
   Fernando Cendes • Marilisa M. Guerreiro

7. **MATURAÇÃO DO EEG NA INFÂNCIA** 105
   Maria Augusta Montenegro • Marilisa M. Guerreiro

8. **VIGÍLIA NORMAL** 137
   Maria Augusta Montenegro • Marilisa M. Guerreiro
   Carlos Alberto M. Guerreiro • Fernando Cendes

9. **SONO NORMAL** 149
   Tânia Marchiori Cardoso • Maria Augusta Montenegro
   Carlos Alberto M. Guerreiro • Marilisa M. Guerreiro • Fernando Cendes

10. **EEG NO RECÉM-NASCIDO** 161
    Katia Maria Ribeiro Silva Schmutzler • Maria Augusta Montenegro
    Marilisa M. Guerreiro

11 VARIANTES DA NORMALIDADE 189
Maria Augusta Montenegro • Marilisa M. Guerreiro
Carlos Alberto M. Guerreiro • Fernando Cendes

12 ATIVIDADE EPILEPTIFORME INTERICTAL 225
Maria Augusta Montenegro • Marilisa M. Guerreiro

13 ATIVIDADE EPILEPTIFORME ICTAL 275
Maria Augusta Montenegro • Marilisa M. Guerreiro
Fernando Cendes • Carlos Alberto M. Guerreiro

14 ATIVIDADE ANORMAL NÃO EPILEPTIFORME 307
Maria Augusta Montenegro • Marilisa M. Guerreiro
Carlos Alberto M. Guerreiro • Fernando Cendes

15 USO CLÍNICO, LIMITAÇÕES E AVANÇOS DO EEG, VÍDEO-EEG E EEG ACOPLADO À RESSONÂNCIA MAGNÉTICA FUNCIONAL 323
Carlos Alberto M. Guerreiro • Maria Augusta Montenegro
Marilisa M. Guerreiro

16 EEG NO COMA 335
Carlos Alberto M. Guerreiro • Marilisa M. Guerreiro
Fernando Cendes • Maria Augusta Montenegro

17 CONTRIBUIÇÃO DO EEG PARA DIAGNÓSTICO E MONITORIZAÇÃO DE OUTRAS SITUAÇÕES CLÍNICAS 351
Ana Carolina Coan • Maria Augusta Montenegro • Marilisa M. Guerreiro
Fernando Cendes • Carlos A. M. Guerreiro

18 RECOMENDAÇÕES TÉCNICAS PARA A REALIZAÇÃO DO EEG 381
Carlos Alberto M. Guerreiro • Marilisa M. Guerreiro
Fernando Cendes • Maria Augusta Montenegro

19 LAUDO DO EEG 387
Maria Augusta Montenegro • Fernando Cendes
Carlos Alberto M. Guerreiro • Marilisa M. Guerreiro

ÍNDICE REMISSIVO 391

EEG na Prática Clínica

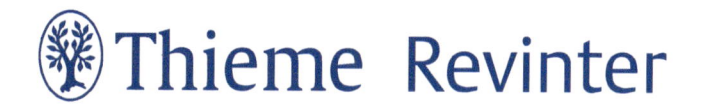

Thieme Revinter

CONCEITOS BÁSICOS EM EEG

Marilisa M. Guerreiro ▪ Fernando Cendes
Maria Augusta Montenegro ▪ Carlos Alberto M. Guerreiro

Os neurônios têm a habilidade de se comunicar entre si de forma extremamente rápida e precisa, por longos trajetos. Em média, um neurônio forma 1.000 sinapses e recebe mais de 10.000 conexões. A integração sináptica neuronal ocorre por meio de dois mecanismos: elétrico e químico. No sistema nervoso, sinapses elétricas são usadas primariamente para produzir despolarização e não têm ação inibitória ou prolongada. Na sinapse elétrica, ocorre o fluxo de corrente através da membrana pré-sináptica e de canais que conectam as células pré e pós-sinápticas.[1]

Para a compreensão dos mecanismos de registro do EEG é necessário o conhecimento de princípios básicos de eletrônica, pois o EEG consiste no registro da atividade elétrica cerebral.

Corrente elétrica. É o fluxo de elétrons através de um condutor. Para que haja movimento dos elétrons, é preciso que exista diferença de potencial entre as duas extremidades do condutor. Os elétrons são induzidos a deixar suas órbitas e fluir na direção onde existe carga menos negativa, ou seja, mais positiva.[2] Entretanto, convencionalmente, considera-se o "fluxo positivo da corrente" para determinar a direção da corrente, pois, no passado, acreditava-se que as cargas positivas é que se moviam. A unidade de medida da corrente é o ampere.

Circuito elétrico. Para que a corrente elétrica possa fluir, é preciso que haja uma alça de material condutor conectada a uma fonte de energia, ou seja, um circuito. Se nas extremidades dessa alça for aplicada uma diferença de potencial, haverá corrente elétrica. A fonte de energia pode ser de corrente contínua (p. ex., bateria) ou corrente alternada (p. ex., energia produzida em hidrelétricas). Um circuito pode conter resistores, capacitores e indutores, dispostos de várias maneiras, conforme o objetivo de cada circuito.

Condutores e isolantes. A força com que os elétrons se ligam é diferente de acordo com cada material. Em elementos que são bons condutores, os elétrons estão ligados frouxamente (os elétrons podem mover-se facilmente) e, nos isolantes, os elétrons estão ligados fortemente (não permitem movimento de elétrons). Para que os elétrons em um condutor possam se mover, é preciso que uma força seja aplicada, gerando uma diferença de potencial entre as duas extremidades do condutor.[2,3]

Resistor. Impede o fluxo de elétrons, convertendo a energia em calor. Quando a corrente passa pelo resistor, a voltagem diminui, porque parte da energia é dissipada. Quando um circuito possui mais de um resistor, estes podem estar dispostos em série ou em paralelo, e a resistência total do circuito é calculada conforme a disposição dos resistores.

- *Resistores em série:* a resistência total é igual à soma de cada resistência individual.

$$R_T = R_1 + R_2 + R_3$$

- *Resistores em paralelo:* a resistência total é sempre menor do que a resistência individual de qualquer dos resistores. Funciona como se houvesse um caminho alternativo para o fluxo da corrente, diminuindo a resistência.

$$R_T = \frac{1}{R_1} + \frac{1}{R_2} + \frac{1}{R_3}$$

A resistência é medida em ohms.

A lei de Ohm descreve a relação entre corrente (I), resistência (R) e voltagem (V) ou diferença de potencial, que é medida em volts.

> **Lei de Ohm**
> Voltagem (volts) = Corrente (amperes) × Resistência (ohms)
> V = I × R

Isso quer dizer que, para uma determinada diferença de potencial, a corrente dependerá da resistência do circuito.

Capacitor. É composto por dois condutores separados por um isolante. Sua função é armazenar energia na forma de cargas separadas, ou seja, (-) de um lado e (+) do outro lado do capacitor. A corrente elétrica flui na direção da placa do capacitor, entretanto não atravessa para a outra placa em virtude da camada isolante. Isso faz com que o capacitor acumule cargas, ficando carregado até atingir voltagem semelhante à voltagem da bateria que produz a corrente elétrica. À medida que as cargas vão carregando o capacitor, elas se opõem ao fluxo de corrente, fazendo com que a velocidade da corrente que chega ao capacitor diminua exponencialmente. Os elétrons fluem para uma placa, o que, por sua vez, causa movimento de elétrons da outra placa na direção oposta, produzindo aparente fluxo de corrente através do capacitor, embora a corrente não seja composta pelos mesmos elétrons, pois eles não têm como "pular" o isolante.[2] Quando a bateria é desligada, a corrente flui na direção oposta, descarregando o capacitor, pois este só permanece carregado se estiver ligado à fonte de energia.

A capacitância de um capacitor é medida em farads e reflete a quantidade de carga que ele pode armazenar. A capacitância depende do tamanho das placas e do fluxo de cargas (corrente) que chega a elas. Quanto maior for a capacitância, maior a corrente que terá de fluir para carregar o capacitor.

Constante de tempo (CT). É o tempo que a corrente leva para fazer 63% de sua transição total do estado inicial ao equilíbrio, ou seja, é o tempo em que a corrente é de apenas 37% de seu valor inicial. Em outras palavras, a CT é o tempo que leva para o capacitor carregar em 63% da carga total gerada pela diferença de potencial aplicada ao circuito.

A constante de tempo depende da resistência e capacitância. Quanto maior a capacitância do circuito, maior o tempo que levará para o capacitor carregar. Quanto maior a resistência, menor a corrente que fluirá para o capacitor e também maior será o tempo que levará para o capacitor carregar. Assim, quando a resistência e a capacitância são altas, a corrente cai lentamente a zero e, quando são baixas, a corrente cai mais rapidamente.[3]

> Constante de Tempo = Resistência (R) × Capacitância (C)
> CT (segundos) = R (ohms) × C (farads)

Circuito R-C. Trata-se de um circuito composto por resistor e capacitor. Toda vez que uma diferença de potencial (DP) é aplicada ao circuito R-C, a mesma DP medida em volts pode ser detectada imediatamente nas extremidades do resistor (ou resistência). Entretanto, como o capacitor precisa de um tempo para carregar, a DP aplicada ao sistema só será medida nas extremidades do capacitor após este estar carregado. Conforme a voltagem (DP) aumenta no capacitor, diminui no resistor. Tanto a curva de aumento de DP através do capacitor, quanto a curva de diminuição de DP através do resistor são exponenciais e medidas em segundos. Assim, a DP é maior no resistor logo que o circuito é ligado a uma bateria ou fonte de energia; e a DP é maior no capacitor quando o sinal dado pela bateria já foi transferido ao circuito e este está estável. Os circuitos R-C constituem a base para o entendimento dos filtros.

Filtros. Existem três tipos de filtros importantes para o aparelho de EEG, o filtro de alta frequência, o de baixa frequência e o de incisura (60 Hz). Eles proporcionam a seletividade do aparelho em relação à frequência das voltagens captadas, pelo uso de circuitos contendo resistores e capacitores (circuitos R-C). Os filtros são programados de forma a aceitarem apenas uma banda de frequência específica, bloqueando as frequências indesejadas. Nos **filtros de baixa frequência** (passa alta), o componente mais importante é o resistor, pois este responde principalmente a mudanças na voltagem.[2] No **filtro de alta frequência** (passa baixa), o componente mais importante é o capacitor, pois este responde a voltagens em equilíbrio (*steady state*). O **filtro de incisura** bloqueia apenas frequências de 60 Hz, correspondente à frequência da energia elétrica, sendo importante quando existe artefato de 60 Hz difícil de ser corrigido em razão de dificuldades técnicas (Fig. 1-1).

O intervalo entre o filtro de baixa frequência e o filtro de alta frequência é chamado de faixa espectral de frequência ou banda passante.

Tradicionalmente, a banda passante vai de 0,5 até 70 Hz.[2]

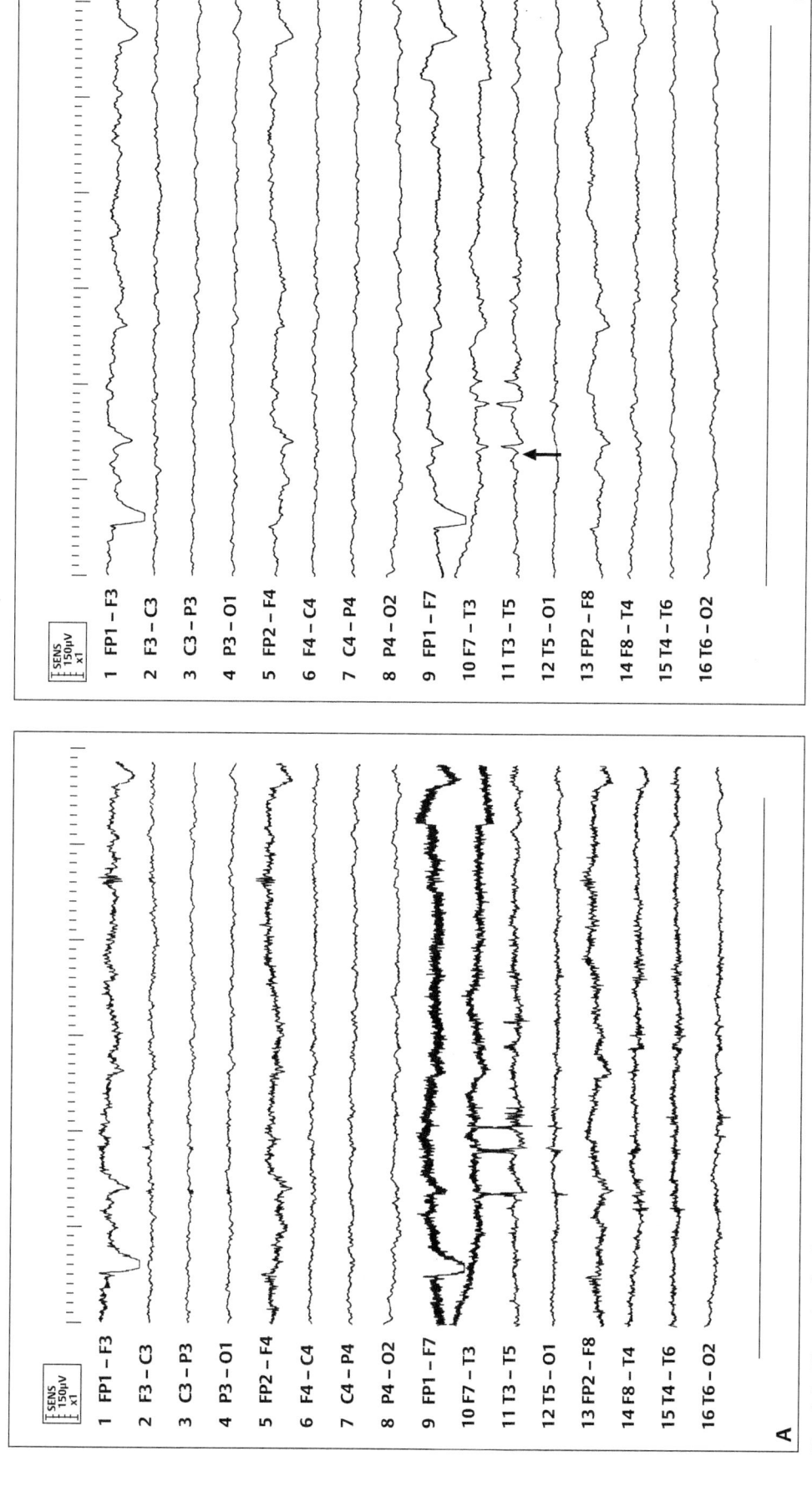

Fig. 1-1. Filtro de alta frequência. Esta figura mostra o mesmo traçado realizado com filtro de alta frequência em 70 Hz (**A**) e 15 Hz (**B**). Observe em (**A**) o registro de atividade muscular e, em (**B**), essa mesma atividade com filtro de 15 Hz, o qual distorce o registro e simula uma onda aguda com reversão de fase em T3 (seta). O uso indevido dos filtros pode mascarar alguns achados, comprometendo a interpretação correta do EEG.

A frequência de corte (*cutoff*) de cada filtro pode ser alterada de acordo com a necessidade do exame. Importa, porém, o conhecimento de que a mudança de filtros levará ao corte de ondas fisiológicas, e isso poderá alterar significativamente o produto final.

$$F_0 = \frac{1}{2\pi} RC$$

Como mostra a fórmula anterior, a frequência de corte (f_0) é inversamente proporcional à CT, ou seja, à resistência e à capacitância. Isso indica como se pode alterar a f_0 de um filtro, isto é, aumentando-se ou diminuindo-se a resistência ou capacitância do circuito. Vale lembrar que a resistência de um circuito pode ser aumentada adicionando-se resistores em série. Por outro lado, aumenta-se a capacitância do circuito adicionando-se capacitores em paralelo.

Constante de tempo maior faz com que a f_0 seja menor tanto para filtros de alta quanto de baixa frequência.

Na prática, muitos aparelhos de EEG apresentam em seu painel apenas filtro de alta frequência (para corte de altas frequências) e constante de tempo (para corte de baixas frequências). Vale ressaltar que, quando se altera a constante de tempo, a frequência de corte (f_0) altera-se de forma inversamente proporcional (Figs. 1-2 e 1-3).

Indutor. É composto por um pedaço de fio enrolado como se fosse uma mola, e a passagem de energia através desse sistema cria um campo magnético. O indutor armazena energia na forma de campo magnético. Sua função é manter o fluxo de elétrons estável, caso haja uma variação na corrente. O aumento da corrente provoca um aumento no campo magnético, em razão do gasto de energia pelo indutor. A diminuição da corrente faz com que parte da energia do indutor seja utilizada para manter a corrente estável.[2]

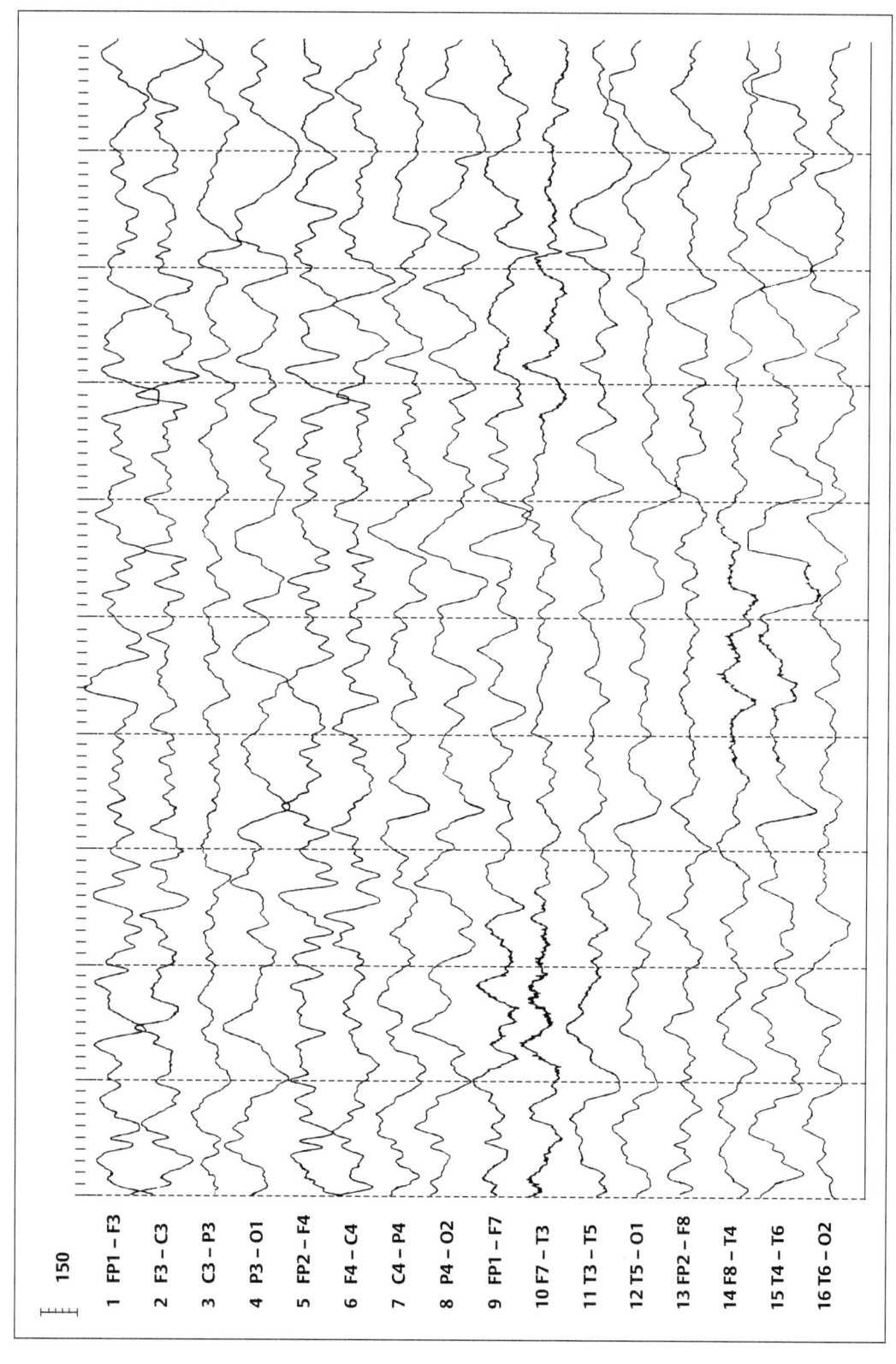

Fig. 1-2. Constante de tempo 0,3. Idade: 13 anos. Estágio N3 do sono. Observe esta amostra de sono lento caracterizada por ondas lentas de alta amplitude, difusas, na faixa delta. Compare este achado com o mesmo registro realizado com constante de tempo de 0,03 (Fig. 1-3).

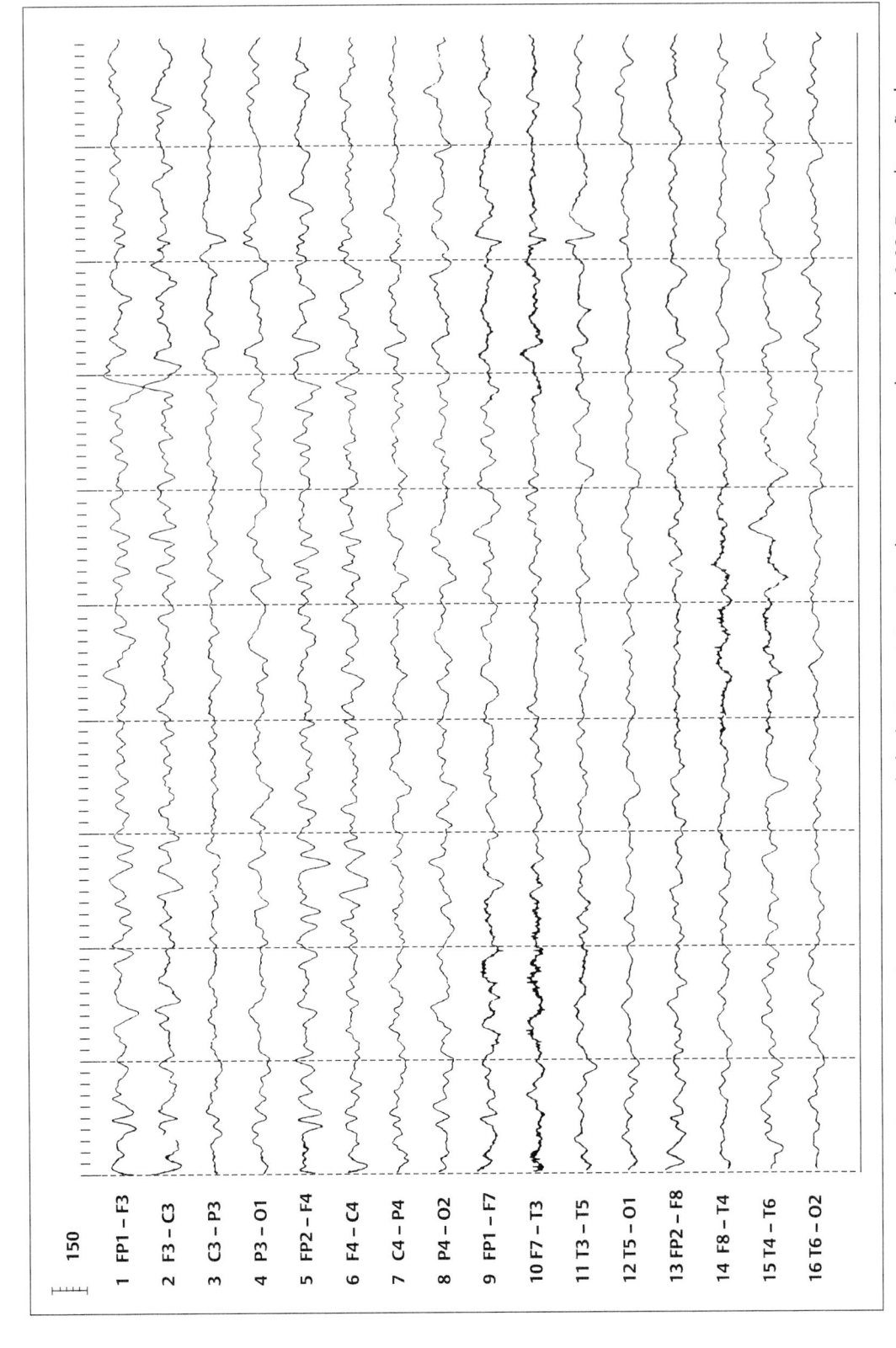

Fig. 1-3. Constante de tempo 0,03. Observe a mesma atividade da Figura 1-2 registrada com constante de tempo de 0,03. Essa alteração da constante de tempo faz com que o traçado seja distorcido, e as ondas mais lentas acabam sendo cortadas, dando a falsa impressão de um traçado com menos lentificação. O uso indevido da constante de tempo pode mascarar alguns achados, comprometendo a interpretação correta do EEG.

INSTRUMENTAÇÃO E PROCEDIMENTOS

De forma geral, o registro eletrencefalográfico consiste na captação da atividade elétrica cerebral pelos eletrodos, a qual é transmitida para a caixa de eletrodos e, em seguida, para os amplificadores do aparelho de EEG. Os amplificadores não só aumentam a amplitude da atividade que vai ser registrada, mas também excluem os potenciais semelhantes presentes nos eletrodos, pela rejeição do modo comum. Isso permite que os potenciais que não interessam na análise da atividade elétrica cerebral, como o ECG, sejam excluídos do registro. Os filtros também regulam qual a frequência que será registrada. A faixa de frequências deve ser predeterminada e, geralmente, está entre 1 e 70 Hz. Apesar de haver a possibilidade de se modificar o limite de corte dos filtros de alta e baixa frequências, esse ajuste deverá ser feito com cautela, para que o registro não seja mascarado. Em seguida, o traçado propriamente dito é registrado no papel por meio de penas contendo tinta, movimentadas por motor que determina a amplitude e a largura de cada onda, de acordo com a voltagem e a frequência da corrente elétrica captada.

Com a digitalização crescente, o registro em papel está sendo substituído pela imagem na tela do computador ou por sua impressão em papel em impressora convencional. O EEG digital é um substituto aceito para registro, revisão e armazenamento em relação ao registro clássico em papel. Tem vantagens técnicas claras sobre o método de registro clássico em papel e é altamente recomendado.[4]

Essas vantagens são basicamente caracterizadas pela possibilidade de, uma vez gravados digitalmente, os dados poderem ser trabalhados e apresentados de diferentes maneiras. Assim, os dados podem ser reformatados, tanto a sensibilidade quanto os filtros podem ser alterados *a posteriori*, podem-se selecionar trechos para melhor análise, os dados podem ser mensurados e, por último, os dados gravados de forma digital serão sempre passíveis de ulterior processamento.[2]

Eletrodo. É o meio metálico, colocado no escalpo segundo o sistema 10-20 (ver Capítulo 3, *Montagens e Polaridade*), por intermédio do qual a atividade elétrica cerebral é captada e transmitida para os amplificadores do aparelho de EEG. O mecanismo de condução da eletricidade do escalpo para o eletrodo consiste na condução da corrente pelos íons presentes na solução (gel ou pasta) condutora, entre o eletrodo e o escalpo. A corrente elétrica é conduzida pelos íons na solução da mesma forma que a corrente é "carregada" pelos elétrons frouxamente ligados em um condutor metálico.[2,3]

Na junção entre o eletrodo e o escalpo, ocorre um fenômeno eletroquímico em que o fluxo de íons é convertido em fluxo de elétrons. Essa conversão produz a corrente elétrica que será transmitida para os amplificadores do aparelho de EEG.

Quando entra em contato com a solução salina condutora, o metal do eletrodo descarrega íons, formando uma dupla camada elétrica na interface metal-eletrólito. Esse fato gera um potencial (potencial de meia célula), pois não é a voltagem presente no próprio eletrodo, mas sim o potencial medido em relação a outro eletrodo vizinho. Isso é importante porque, como a maioria dos eletrodos utilizados na rotina é polarizável, eles devem ser feitos do mesmo material, para que o potencial gerado em cada um deles seja semelhante, e, assim, excluídos do registro como sinal de modo comum. Isso evita que sejam produzidos artefatos no registro eletrencefalográfico.[2,3]

Os eletrodos devem ser reversíveis, isto é, devem permitir que o fluxo de cargas passe através da junção (interface) em ambas as direções. Eletrodos não reversíveis podem permitir a polarização entre a pasta e o eletrodo, reduzindo o fluxo de corrente na interface metal-eletrólito.[2]

O EEG com eletrodos de escalpo apresenta limitações técnicas para o registro de alterações epileptiformes localizadas nas porções do córtex distantes da calota craniana, como, por exemplo, toda a superfície medial dos hemisférios, o córtex frontal basal e sulcos profundos, como na região central. Nesses casos, o registro com eletrodos especiais (invasivos e não invasivos) pode ser útil; porém, eles também apresentam limitações técnicas (Quadros 1-1 e 1-2; Fig. 1-4).

Os dois tipos de eletrodos intracranianos mais usados são os eletrodos profundos intracerebrais e os subdurais. Os primeiros consistem em eletrodos em formato de agulha, feitos de um material flexível, com múltiplos pontos de contato para registro. São ideais para o registro de atividade em áreas distantes da superfície, por exemplo, sulcos profundos ou estruturas como a amígdala. Os eletrodos profundos têm visão tipo microscópica, ou seja, propiciam registro preciso da área adjacente a cada ponto de registro, porém limitada em relação à extensão da área de registro. Uma atividade que ocorra a alguns centímetros de distância pode não ser registrada (visão em túnel). Portanto, o uso de eletrodos intracerebrais é ideal quando os resultados dos exames não invasivos sugerirem um "alvo" ou "alvos" prováveis. Os eletrodos subdurais, que podem ser do tipo placa ou tira de silicone com múltiplos contatos de registro, são ideais para o registro de áreas extensas do córtex, sobretudo quando está indicado o estudo detalhado de áreas eloquentes (mapeamento funcional). Porém, os eletrodos subdurais podem não registrar adequadamente alterações localizadas na profundidade. O mapeamento do foco epileptogênico com eletrodos intracranianos é tecnicamente difícil. Os riscos de complicações são comparáveis aos riscos da própria cirurgia para epilepsia, e os custos são altos.[7]

A literatura, assim como nossa experiência, tem mostrado que, na epilepsia de lobo temporal, a lateralização para tratamento cirúrgico é possível, na maioria dos pacientes, com uso de técnicas não invasivas (monitorização vídeo-EEG ambulatorial ou com o paciente internado, EEGs interictais repetidos, ressonância magnética de alta resolução, avaliação neuropsicológica e SPECT).

Quadro 1-1. Eletrodos Especiais Não Invasivos

Eletrodo nasofaríngeo/nasoetmoidal: são colocados pelas narinas até a cavidade nasofaríngea, onde captam atividade do úncus, do hipocampo e do córtex fronto-orbitário (Fig. 1-5). É bastante incômodo. Seu registro capta muitos artefatos, principalmente de respiração e pulso, e pode dar falsa lateralização em virtude de sua proximidade com a linha média.[3]

Eletrodo zigomático: colocado na face, superficialmente, na região do arco zigomático, abaixo e anteriormente aos eletrodos T1 e T2. Registra atividade das regiões temporais, principalmente mesial (Fig. 1-6).

Eletrodo esfenoidal: utilizado principalmente na investigação de epilepsia do lobo temporal mesial. É colocado na fossa subtemporal (na asa maior do osso esfenoide), a 1 cm do forame oval, por punção percutânea. Geralmente, é mais bem tolerado do que o eletrodo nasofaríngeo[5] (Figs. 1-7 e 1-8).

Quadro 1-2. Eletrodos Especiais Invasivos

Eletrodos profundos: são hastes com múltiplos contatos inseridos no parênquima cerebral por guia estereotáxica, na região de interesse. Podem ser utilizados por dias ou semanas com risco mínimo de infecção. Geralmente, são utilizados para definir a lateralização das crises em pacientes com suspeita de epilepsia do lobo temporal bilateral[5] (Figs. 1-9 a 1-11).

Placas subdurais (*grids and strips*): são eletrodos de 2 a 4 cm de diâmetro separados entre si por 10 mm, inseridos em tiras de poliuretano, que são implantadas na região subdural sobre as regiões corticais de interesse.[5] Uma de suas vantagens é a possibilidade de colocá-los não só na convexidade cortical, mas também em regiões de difícil acesso, como a fissura inter-hemisférica, as regiões temporobasais e orbitofrontal. Podem ser utilizados para estimulação elétrica cortical e para mapeamento de áreas eloquentes. Sua maior desvantagem é o risco de infecção.

Eletrodos epidurais (peg): são pequenos parafusos que podem ser colocados através de perfurações separadas em diversos pontos da convexidade cortical, portanto não podem ser utilizados na fissura inter-hemisférica ou nas regiões temporobasais e orbitofrontal. Só podem ser utilizados para estimulação elétrica cortical quando a dura-máter for seccionada, caso contrário produz desconforto pela estimulação de fibras sensitivas das meninges, provocando dor.[5] Durante os primeiros anos de vida, a espessura do crânio é reduzida, o que é uma limitação para a utilização deste tipo de eletrodo (Fig. 1-12).

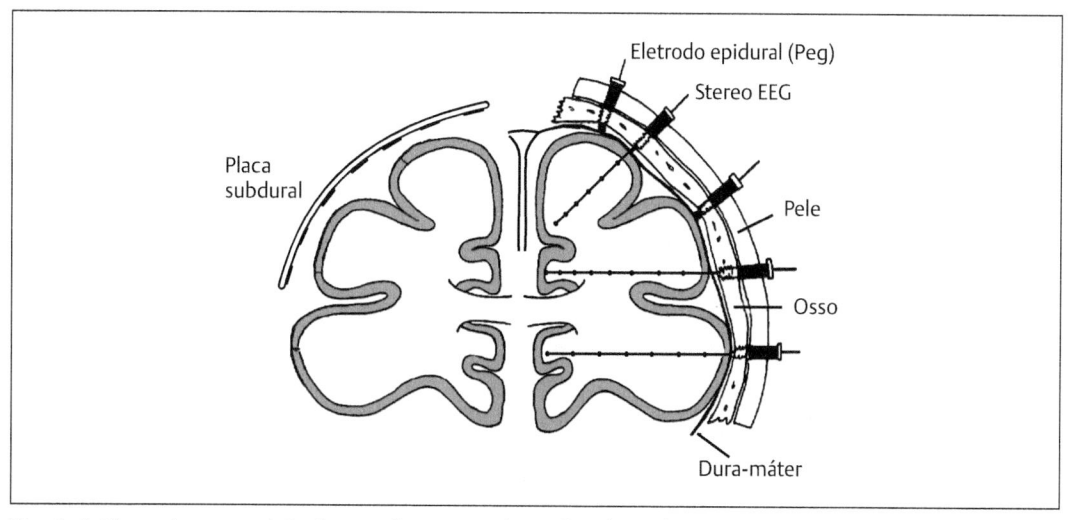

Fig. 1-4. Eletrodos especiais. Ilustração esquemática dos eletrodos especiais: epidurais, profundos e subdurais. (Modificado de Olivier *et al.*, 1985.)[6]

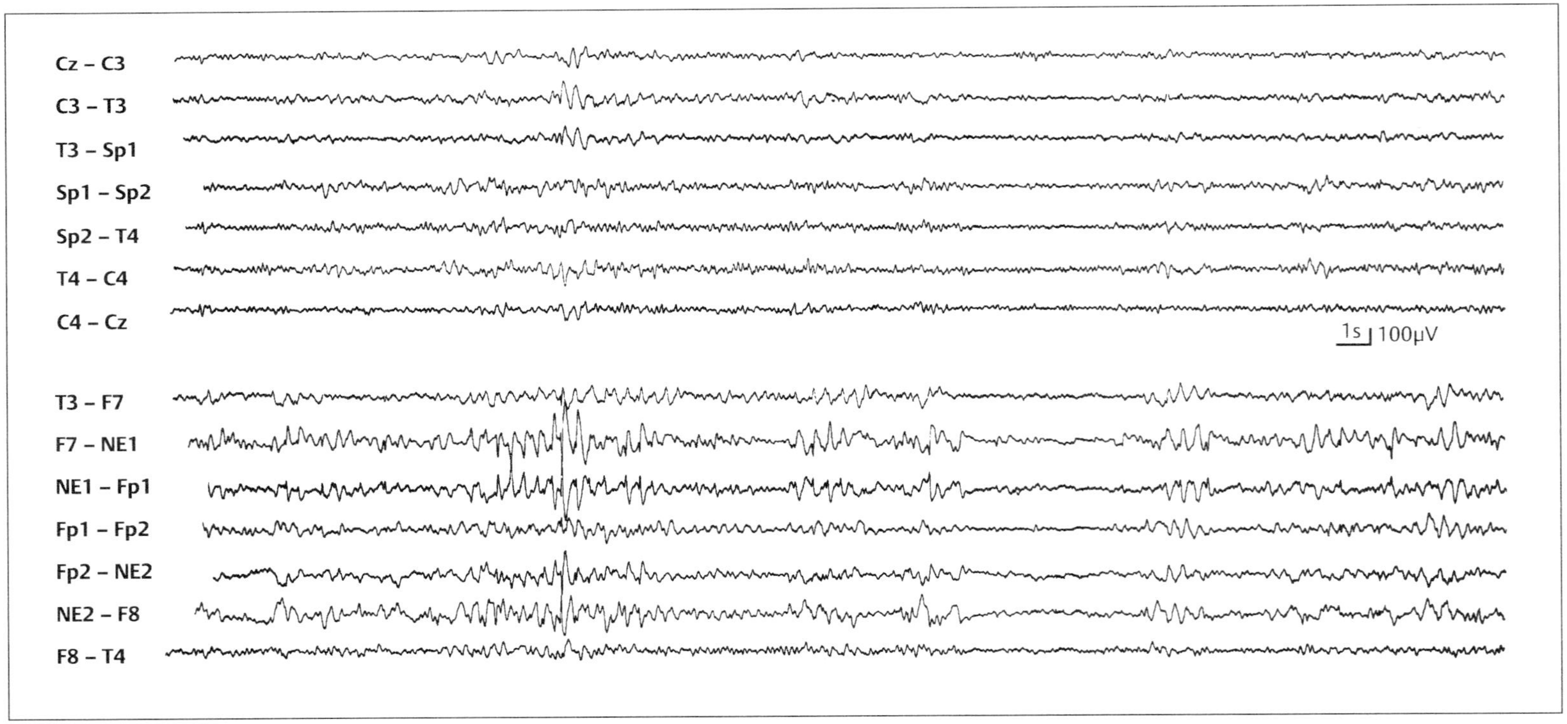

Fig. 1-5. Eletrodo nasoetmoidal. Idade: 13 anos. Vigília. Traçado realizado com eletrodos nasoetmoidais (NE1 e NE2) e eletrodos esfenoidais (Sp1 e Sp2) em um paciente com epilepsia orbitofrontal. Observe atividade epileptiforme (ondas agudas) com reversão de fase em eletrodos nasoetmoidais que não é registrada nos eletrodos esfenoidais.

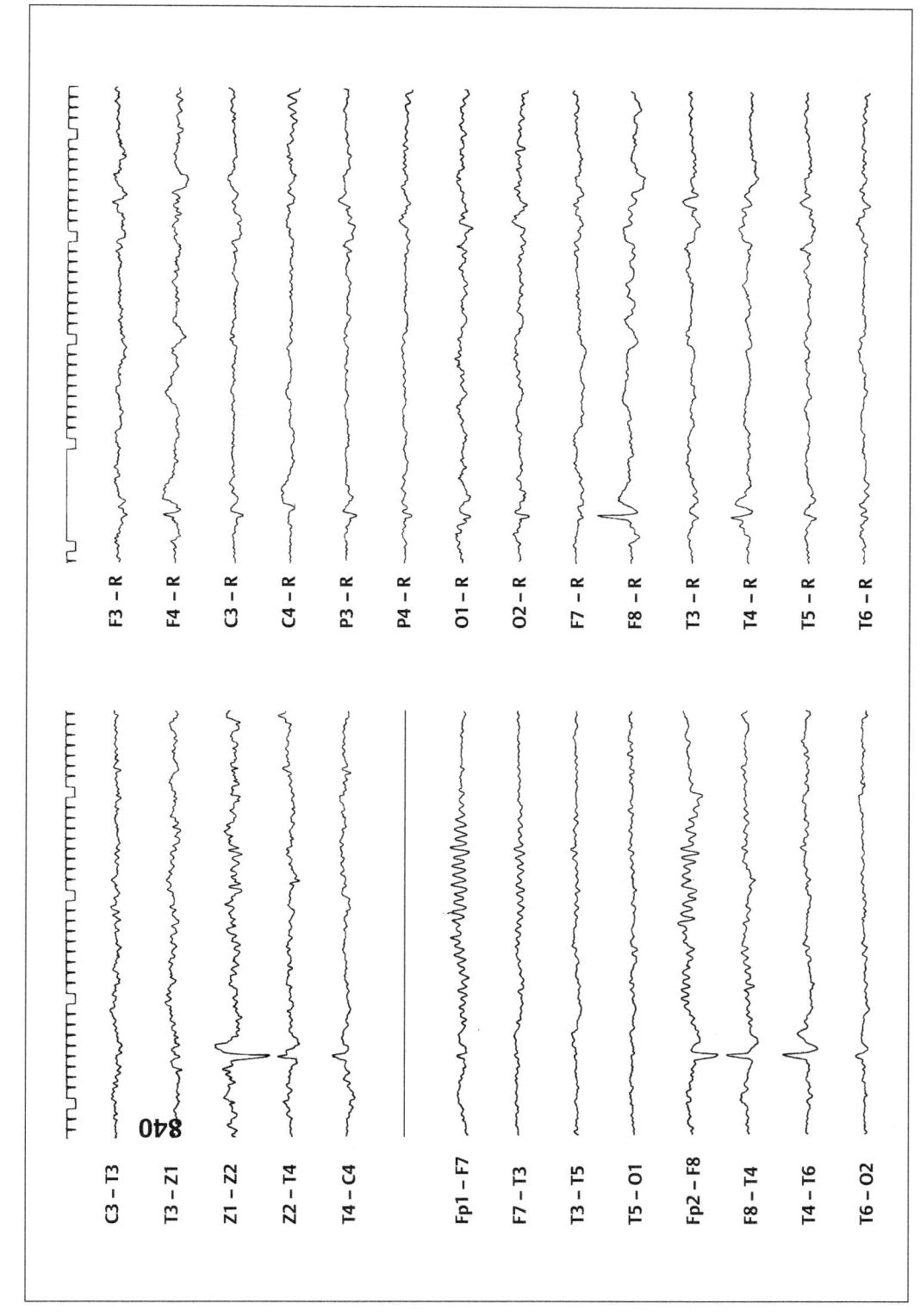

Fig. 1-6. Eletrodo zigomático. Vigília. Observe uma onda aguda na região temporal com reversão de fase em F8 e Z2. A mesma atividade pode ser observada na montagem referencial com a média, onde essa atividade apresenta amplitude máxima no canal contendo o eletrodo F8. Esta amostra é parte do traçado eletrencefalográfico de uma paciente com epilepsia do lobo temporal secundária a atrofia hipocampal direita.

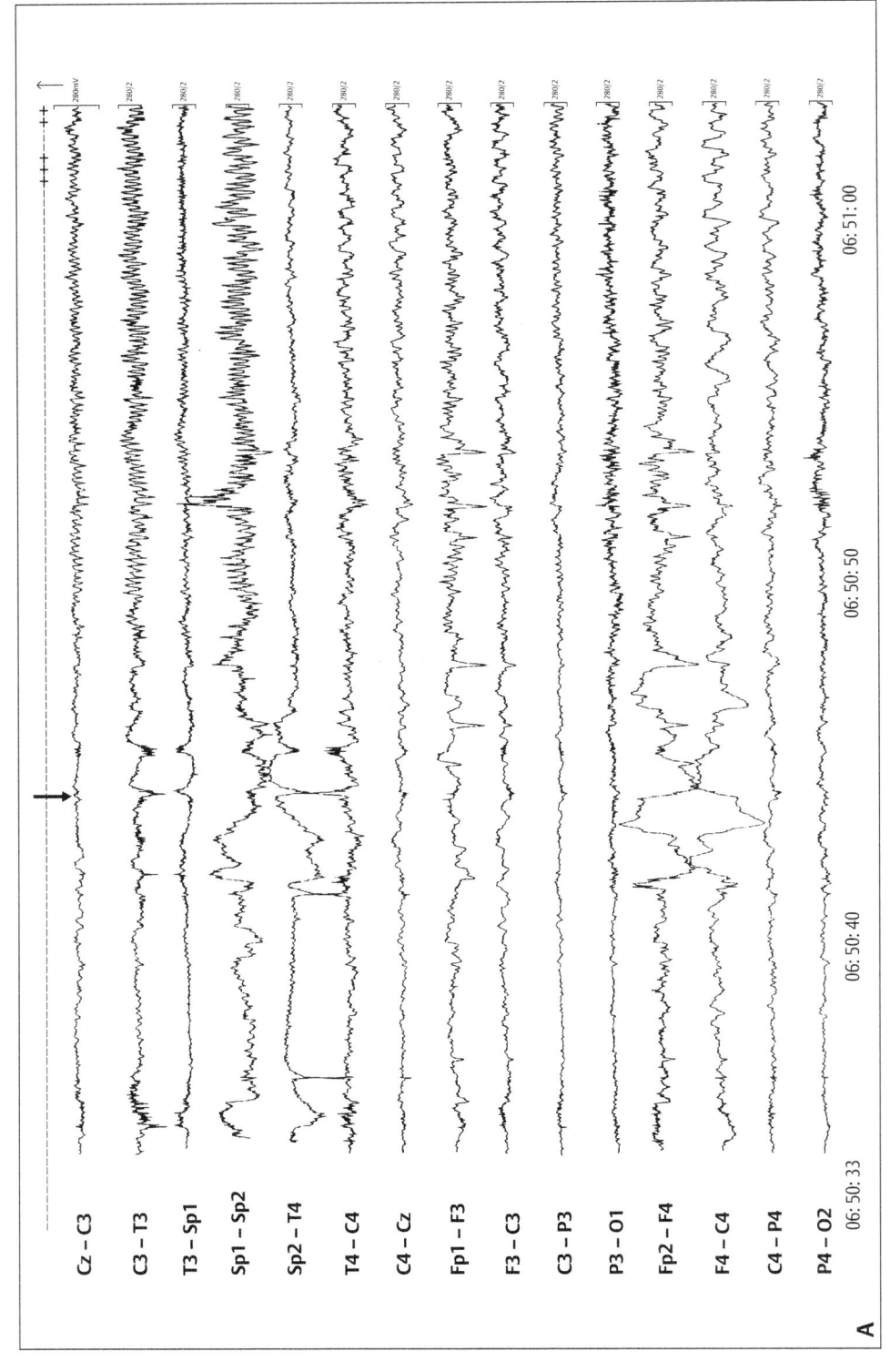

Fig. 1-7. Eletrodos esfenoidais. Observe em **(A)** na montagem bipolar o início de atividade ictal caracterizado por espículas rítmicas na região temporal esquerda com equipotencialidade em T3 e eletrodo esfenoidal (Sp1; seta). *(Continua.)*

CONCEITOS BÁSICOS EM EEG

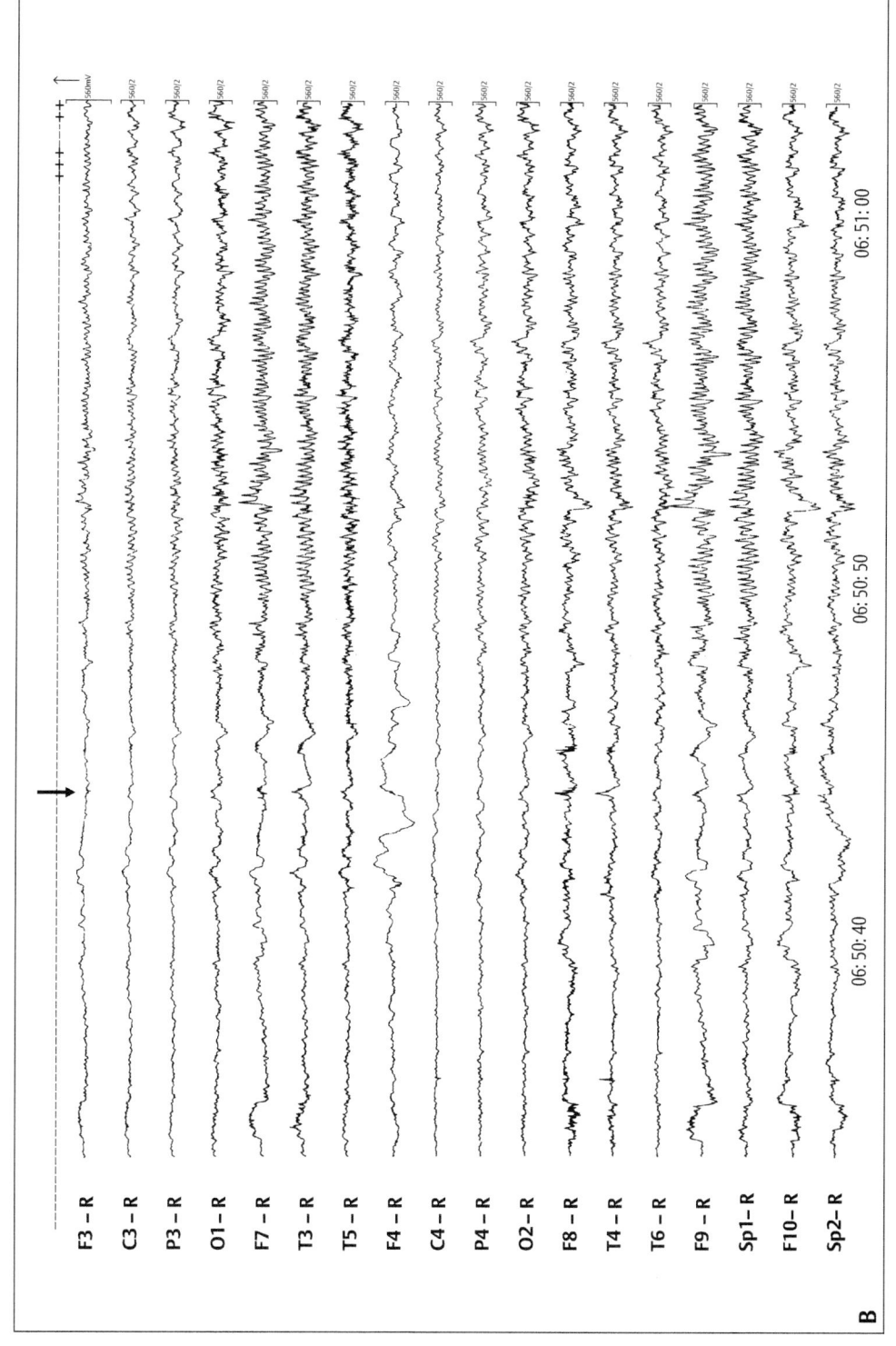

Fig. 1-7 *(Cont.)* Em **(B)** o mesmo evento pode ser observado em uma montagem referencial com a média. Observe maior amplitude da atividade ictal nos eletrodos Sp1, F7, F9 e T3, mostrando que não existe grande diferença entre Sp1 e T3, o que explica a equipotencialidade em **(A)**.

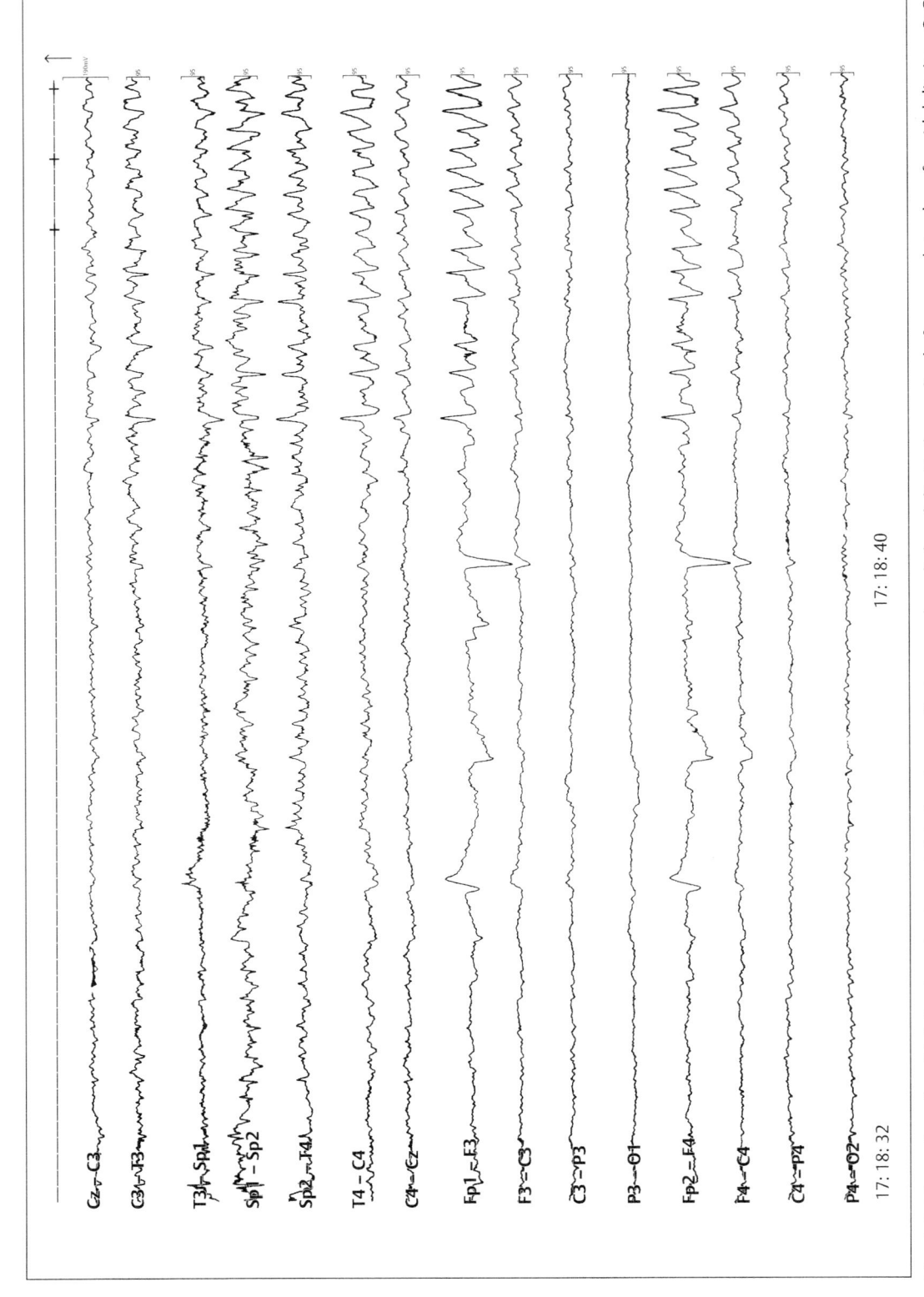

Fig. 1-8. Eletrodo esfenoidal. Registro ictal com início focal na região temporal mediobasal direita (reversão de fase em eletrodo esfenoidal direito - Sp2). Este paciente com epilepsia bitemporal e atrofia hipocampal esquerda apresentou várias crises com início eletrográfico na região temporal direita, porém as manifestações clínicas precediam ou eram simultâneas ao início eletrográfico. A investigação com eletrodos intracranianos demonstrou que a maioria das crises tinha início no hipocampo esquerdo, com subsequente propagação para o lobo temporal direito (Fig. 1-9). Este fenômeno de falsa lateralização no EEG de superfície ocorre na presença de lesões estruturais extensas ou grave atrofia hipocampal.

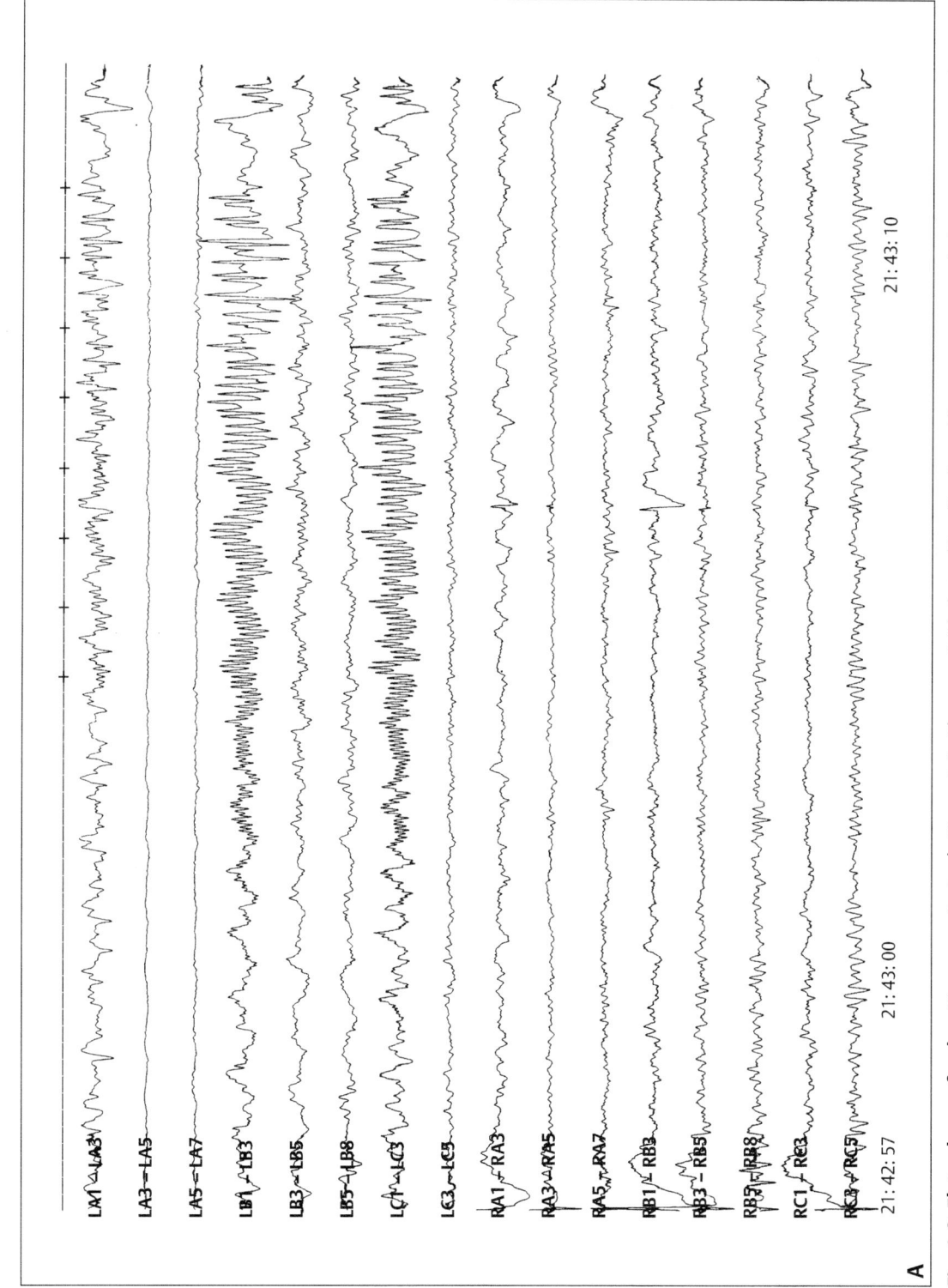

Fig. 1-9. Eletrodos profundos. Mesma paciente da Figura 1-8. Observe atividade ictal localizada no hipocampo esquerdo (LB1-LB3 e LC1-LC3), durante 20 segundos (**A**), que se propaga para todo o lobo temporal direito antes mesmo de envolver o córtex temporal esquerdo (**B** e **C**). As primeiras manifestações clínicas evidentes ocorreram no momento da propagação da atividade ictal. Isso explica o fato da falsa lateralização demonstrada na Figura 1-8. (*Continua.*)

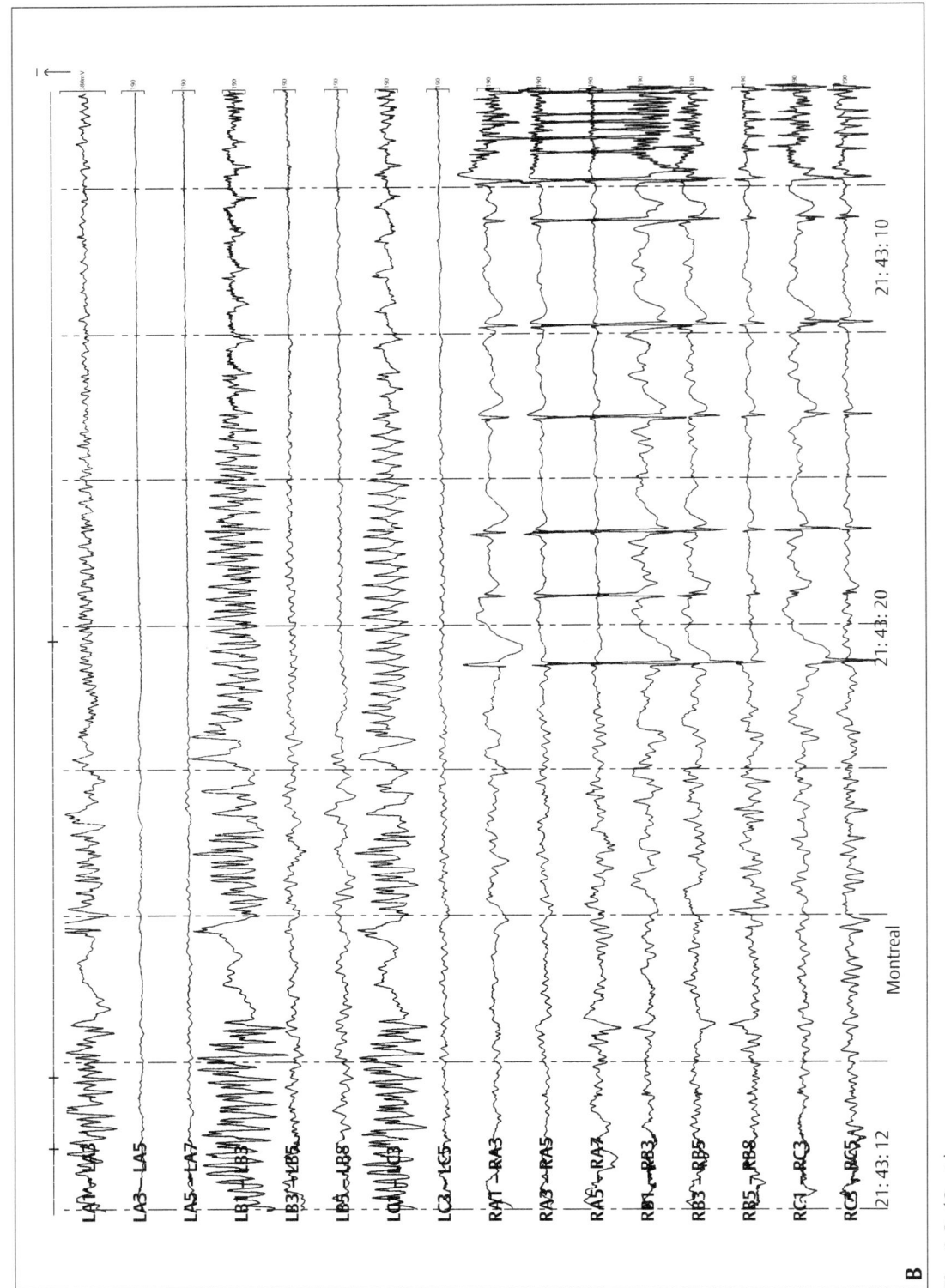

Fig. 1-9. (Cont.)

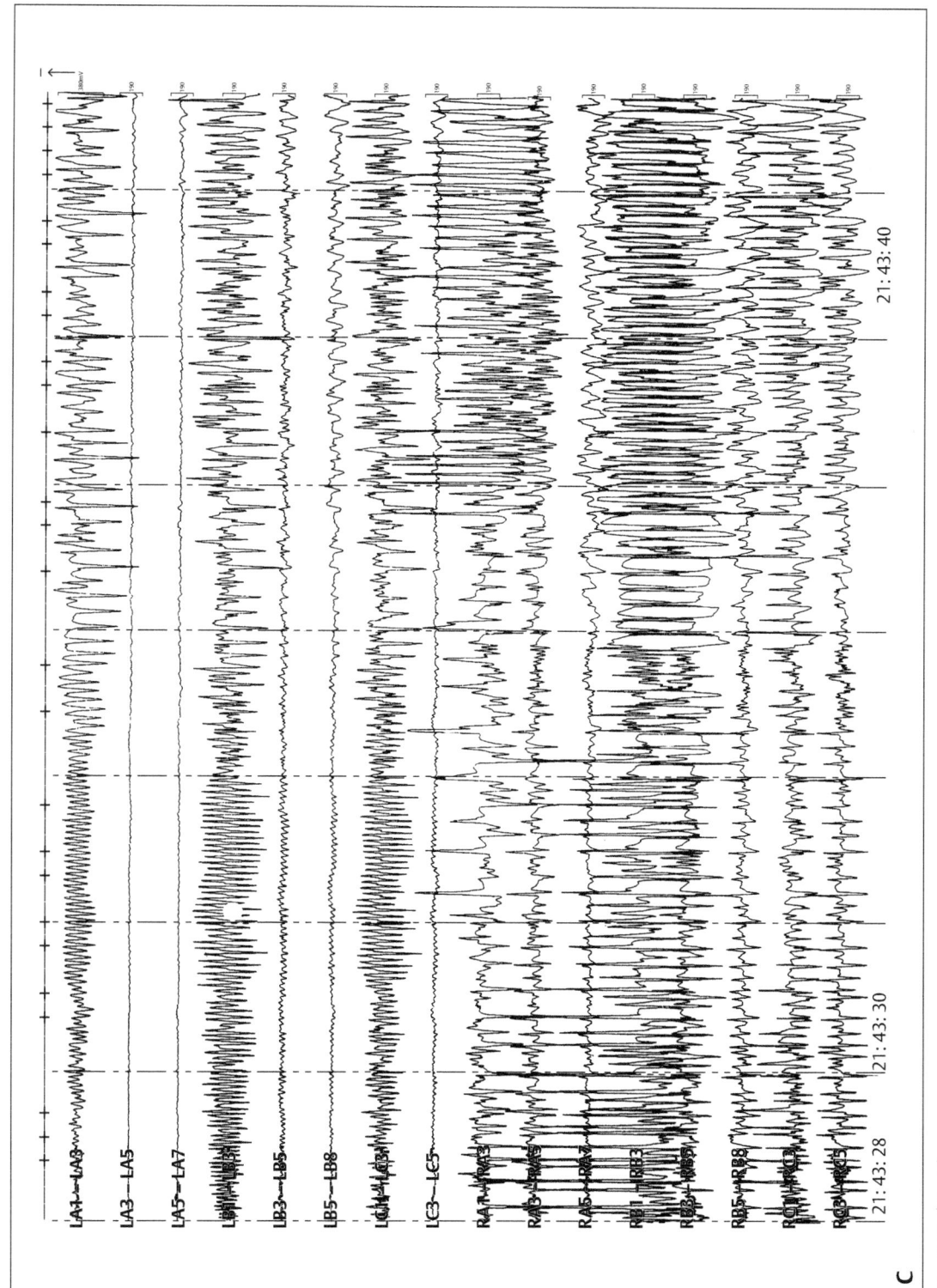

Fig. 1-9. (Cont.)

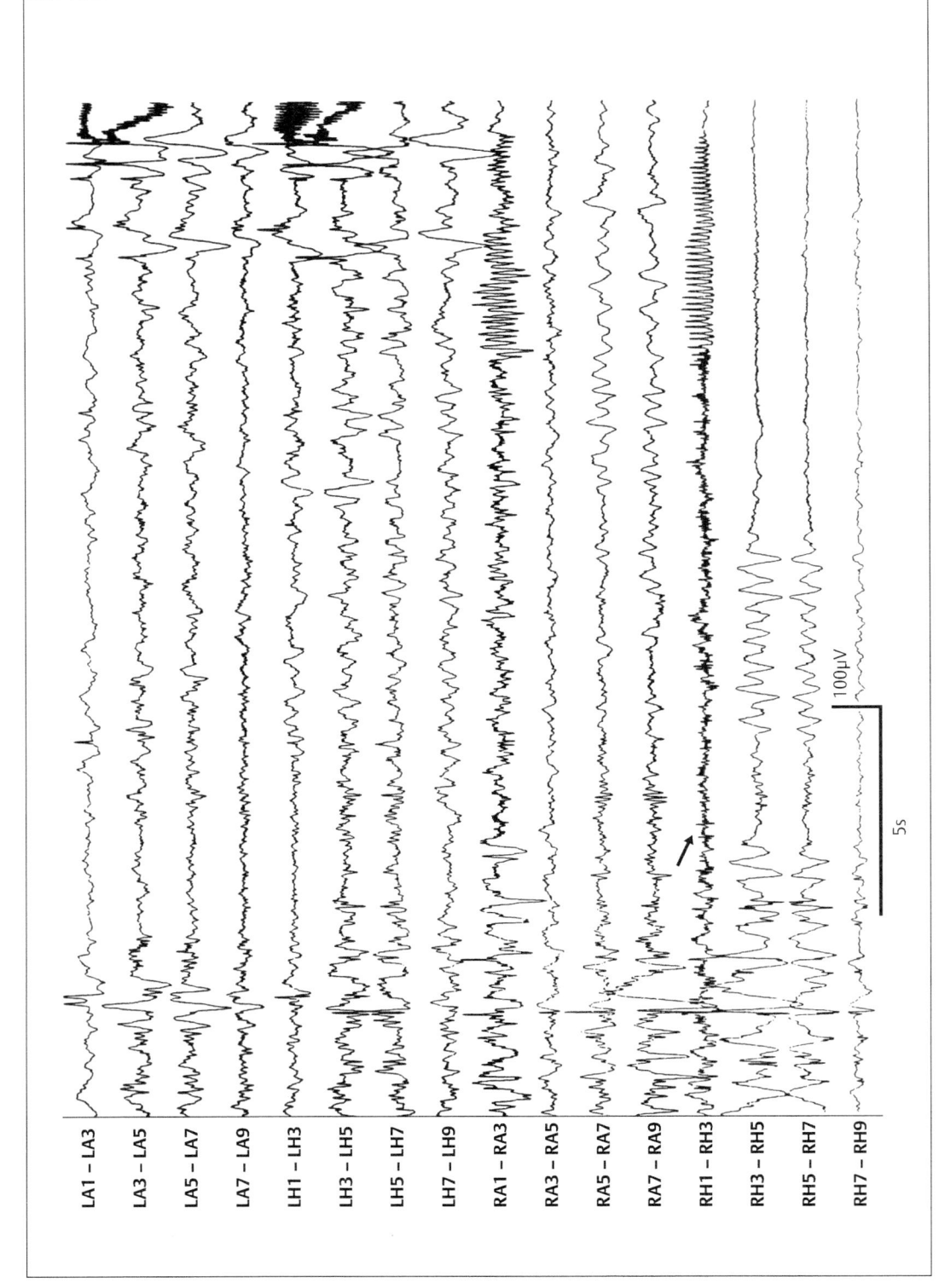

Fig. 1-10. Eletrodos profundos. Paciente com epilepsia do lobo temporal e atrofia hipocampal bilateral. Observe o início ictal de alta frequência e a baixa amplitude primeiramente nos contatos profundos do hipocampo (seta), logo após envolvendo também a amígdala direita (RA1 e RA3). Observe no decorrer da atividade ictal um aumento progressivo de amplitude e atenuação da atividade de base nos contatos mais superficiais (córtex temporal lateral). Observe ainda que a atividade interictal no início da amostra é interrompida imediatamente após o início da atividade ictal. As letras L e R se referem aos lados esquerdo e direito, respectivamente. LA e RA: eletrodos com contato profundo na amígdala; LH e RH: eletrodos com contato no hipocampo. Cada eletrodo apresenta vários contatos com cerca de 5 mm de intervalo. O contato 1 é o mais profundo e, o 9, o mais superficial ou cortical (Fig. 1-4).

Fig. 1-11. Eletrodos profundos e epidurais. Observe a atividade ictal caracterizada por espículas de alta amplitude e frequência envolvendo inicialmente apenas os contatos de amígdala esquerda (LA1-LA3). No decorrer da crise, essa atividade se espalha para o hipocampo e o córtex temporal. Observe também que a amplitude do registro diretamente no tecido cerebral apresenta-se maior em relação ao registro de escalpo, porque não há a atenuação produzida pela pele, por subcutâneo, osso, meninges etc. As letras L e R se referem aos lados esquerdo e direito, respectivamente. LA e RA: eletrodos com contato profundo na amígdala; LB e RB: eletrodos com contato profundo na cabeça do hipocampo; LC e RC: eletrodos com contato profundo na porção posterior do hipocampo. Cada eletrodo apresenta vários contatos com cerca de 5 mm de intervalo. O contato 1 é o mais profundo e, o 7, o mais superficial ou cortical (Fig. 1-4). L1, L3, L5, R2, R4, R6 são eletrodos epidurais acima do sulco lateral, na região frontal (L1 e R2), na região central (L3 e R4) e na região pós-central (L5 e R6).

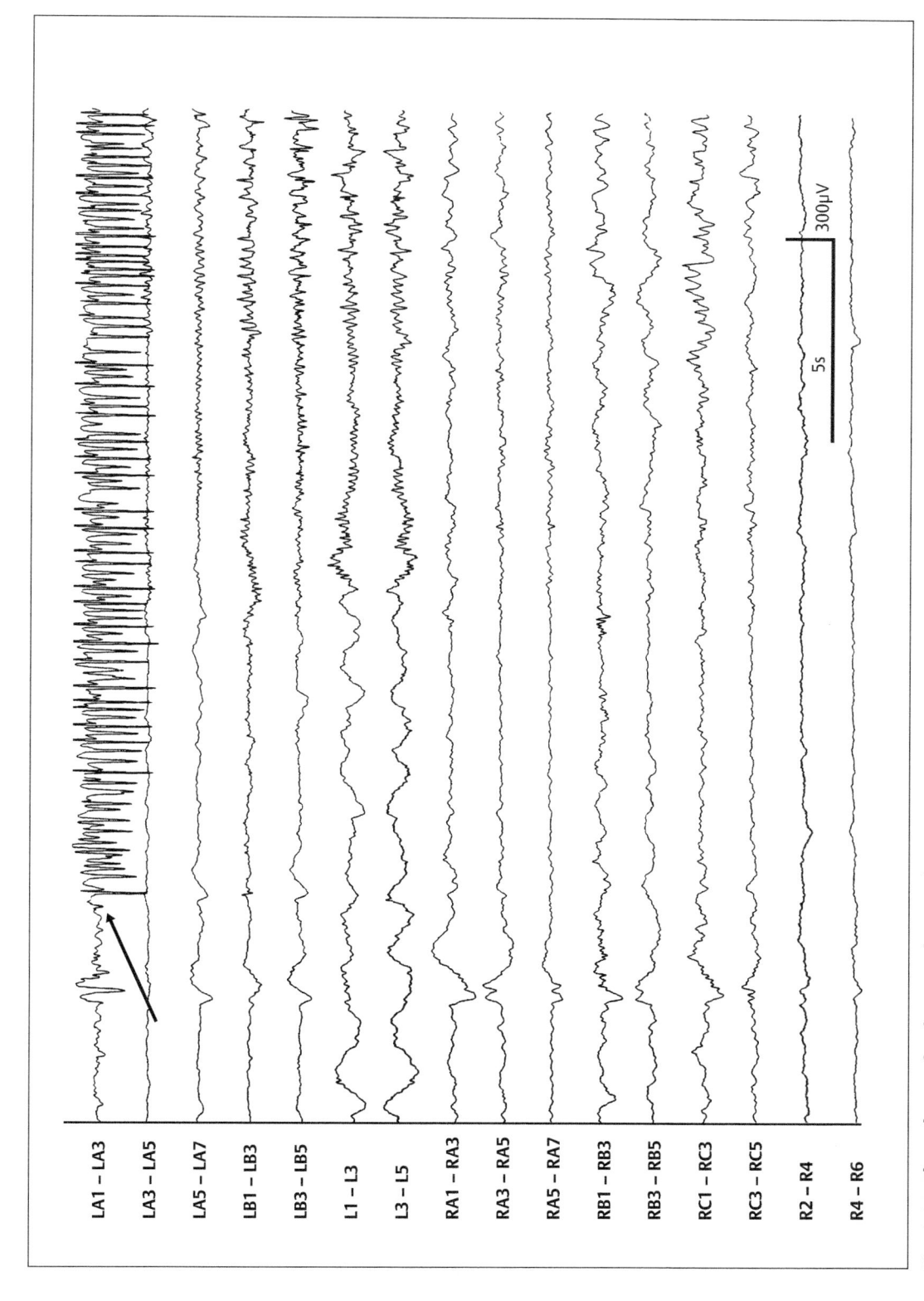

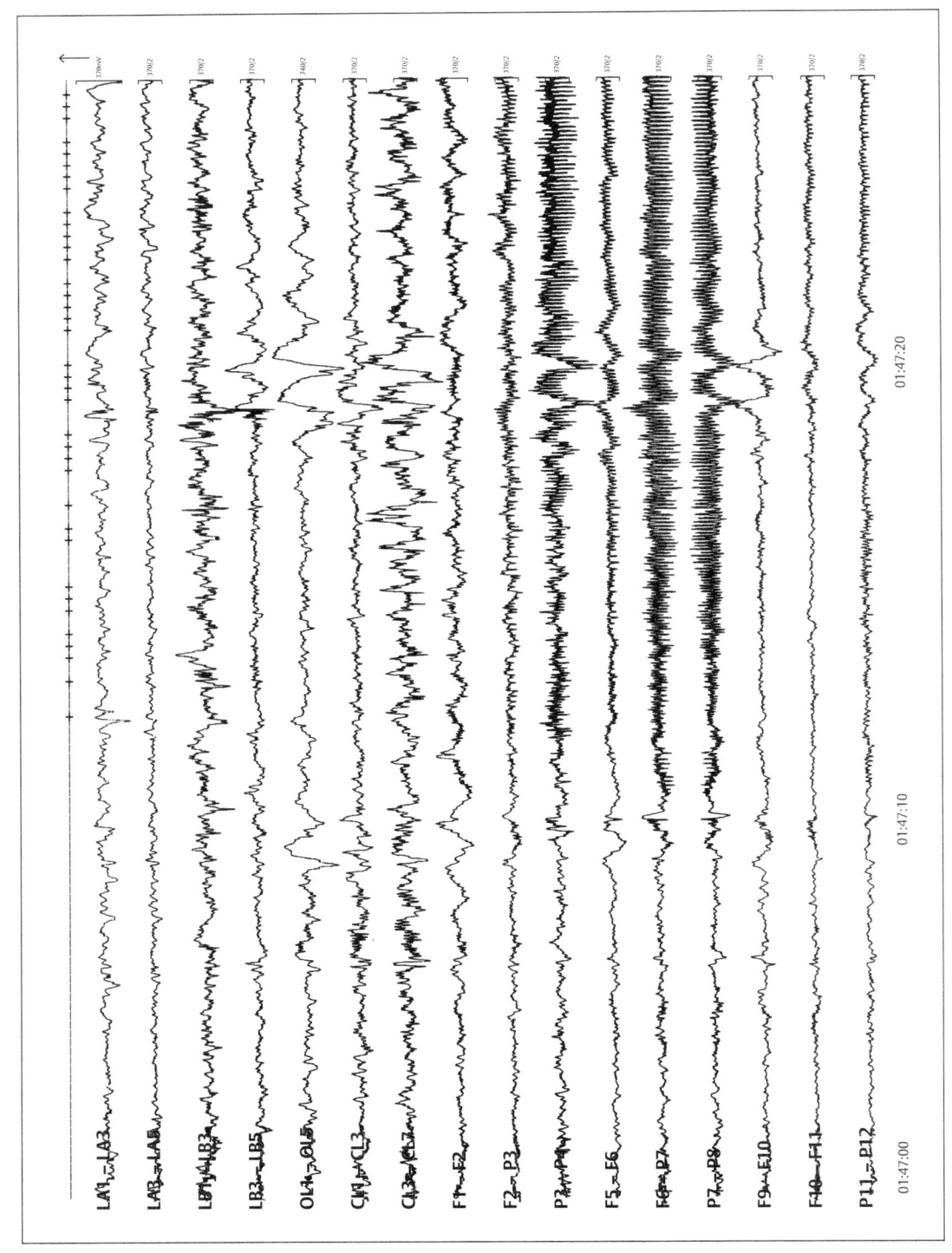

Fig. 1-12. Eletrodos profundos e epidurais. Observe o início ictal caracterizado por espículas rítmicas com reversão de fase em P7, com progressivo aumento de amplitude e redução de frequência. Nos canais CL1-CL3 e CL3-CL7 (região do cíngulo), pode ser observada atividade beta antes do início da crise, achado normal para essa região. Esta amostra é parte do traçado eletrencefalográfico de uma paciente com crises focais caracterizadas por parestesia na mão direita. Este traçado contém eletrodos profundos (LA: amígdala; LB: hipocampo; O: orbitofrontal; C: cíngulo; número 1: contato mais profundo; número 7: contato cortical) e epidurais acima do sulco lateral (1 a 12, sendo 1 frontal e 12 parietal posterior) apenas no hemisfério cerebral esquerdo.

O registro ictal de eletrodos especiais, principalmente os invasivos, geralmente precede por vários segundos o registro do mesmo evento ictal feito por eletrodos de escalpo, possibilitando maior acurácia dos achados. Entretanto, como nem sempre permitem cobertura ampla da superfície cortical, seus achados devem ser interpretados com cautela, sempre em conjunto com os achados dos eletrodos de escalpo.

Amplificadores. O amplificador deve aumentar a voltagem captada pelos eletrodos para que seja possível realizar registro da atividade elétrica cerebral (Fig. 1-13). O ganho é o quociente entre a voltagem da entrada em relação à voltagem registrada na saída. No início, existiam apenas amplificadores de extremidade única, os quais, apesar de poderem ser utilizados para ECG e para registrar potenciais de ação de alguns nervos, não são bons para o registro do EEG. O **amplificador de extremidade única** tem uma entrada que recebe a voltagem (entrada ativa) e outra ligada à terra. O amplificador de extremidade única não é adequado para o uso no EEG porque: a) é muito sensível à interferência da corrente elétrica (60 Hz) porque a extremidade que se liga à terra funciona como uma antena; b) é sensível aos artefatos de ECG e c) não permite o registro simultâneo em múltiplos canais.

O **amplificador diferencial** consiste na disposição de dois amplificadores de extremidade única, ligados dorso a dorso.[2,3] As entradas são isoladas da terra e da fonte de energia; logo, mais de um canal pode ser ligado ao paciente simultaneamente. O amplificador diferencial amplia a diferença de potencial entre as duas grades. Uma das principais características do amplificador diferencial é a rejeição do modo comum, ou seja, sinais com voltagens semelhantes (sinal em fase) nas duas grades de entrada não são amplificados. A relação entre o ganho fora de fase e o ganho em fase é chamada quociente de rejeição do modo comum do amplificador (QRMC).

QRMC = ganho fora de fase/ganho em fase

Exemplo: QRMC = 1.500: 1 → o ganho fora de fase (EEG propriamente dito) será amplificado 1.500 vezes, enquanto o ganho em fase (ECG, por exemplo) será amplificado por 1, ou seja, não será amplificado.

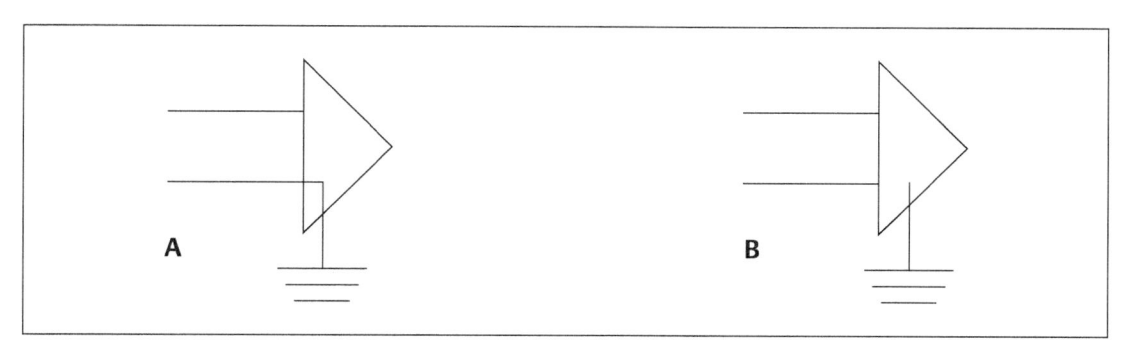

Fig. 1-13. Amplificadores. Observe em (**A**) um amplificador de extremidade única, no qual existem apenas uma entrada e uma conexão com a terra e, em (**B**), o amplificador diferencial com duas entradas e uma conexão com a terra.

Sensibilidade. É a razão entre a voltagem do *input* e a deflexão do registro no *output*. A sensibilidade de deflexão é linear, ou seja, 50 μV correspondem a 7 mm, e 100 μV correspondem a 14 mm.[3] Geralmente, a sensibilidade utilizada em registros de rotina é de 7μV/mm. A mudança da sensibilidade do aparelho é feita adicionando-se resistores em série ao circuito. A sensibilidade de 1 μV/mm é 10 vezes maior que a sensibilidade de 10 μV/mm, uma vez que 1/10 da voltagem produz a mesma deflexão da pena (1 mm).[8]

> Sensibilidade = (voltagem do *input*/deflexão do registro no *output*), ou seja:
> Sensibilidade = 50 μ V/10 mm = 5 μ V/mm

Calibração. Consiste em fornecer um sinal de voltagem conhecida e de características de frequência bem definidas para cada canal do eletrencefalógrafo e observar a saída esperada no papel.[3] A finalidade da calibração é demonstrar que o traçado foi realizado em aparelho preciso e confiável. Deve ser realizada antes e após o registro do EEG para avaliar o alinhamento das penas, a sensibilidade e o ruído entre os canais, que devem ser semelhantes (Figs. 1-14 a 1-16). A pós-calibração mostra se o aparelho está funcionando da mesma forma que antes do exame, entretanto problemas técnicos que ocorreram durante o exame, mas que já foram resolvidos antes do seu término, não podem ser detectados pela calibração.[3]

Calibração biológica (Bio-cal). É a realização de registro simultâneo em todos os canais da atividade elétrica do mesmo par de eletrodos (Fig. 1-17), geralmente utilizando-se o polo frontal e o eletrodo occipital (Fp1-O2).

Impedância. É a oposição ao fluxo de corrente. A impedância importante e que deve ser medida é a oferecida por um eletrodo, sendo expressa em ohms. Para um registro ótimo, aceita-se que a impedância de um eletrodo de superfície deva estar abaixo de 5 KOhms.

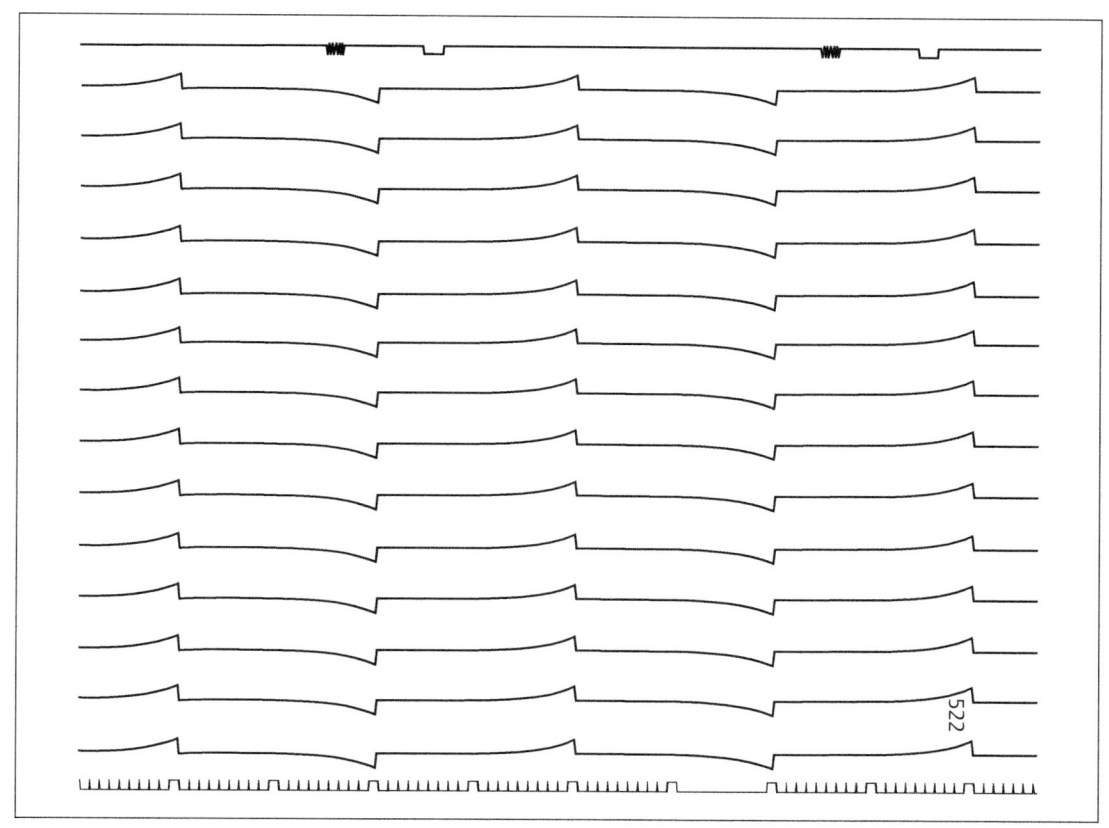

Fig. 1-14. Calibração normal. Observe que o registro dos diferentes canais é semelhante, demonstrando que o traçado eletrencefalográfico será realizado em aparelho preciso e confiável.

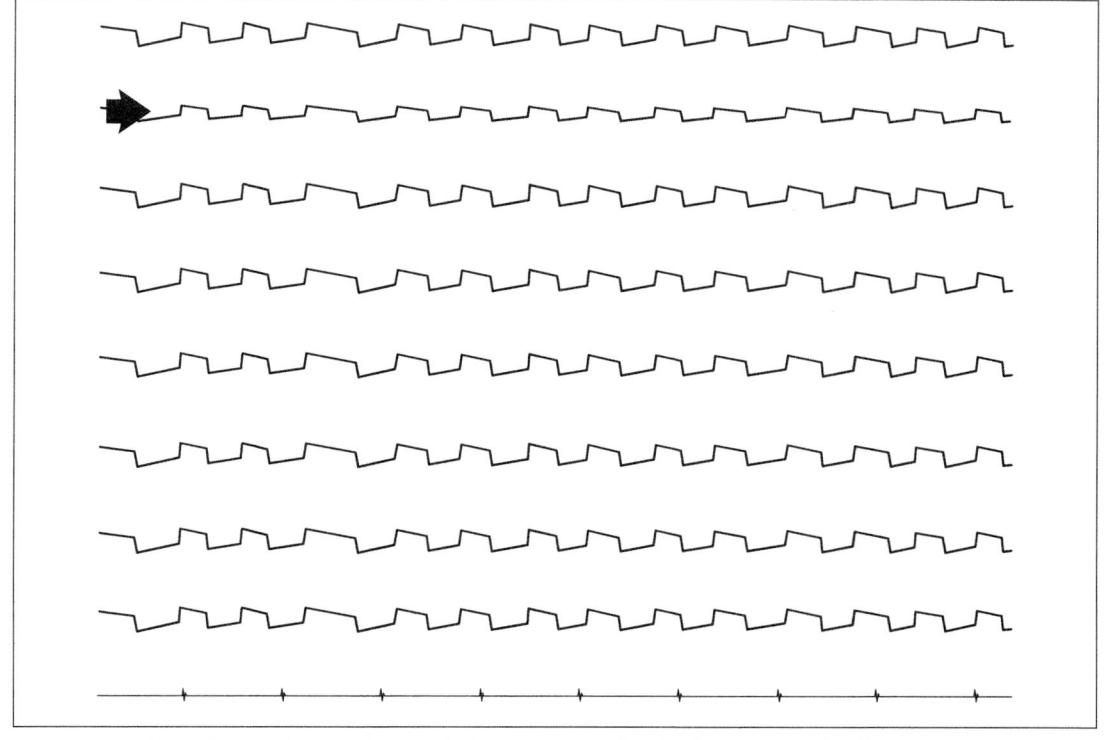

Fig. 1-15. Calibração evidenciando um defeito do aparelho (galvanômetro). Observe que a amplitude do registro do 2º canal é menor do que a dos demais canais (seta).

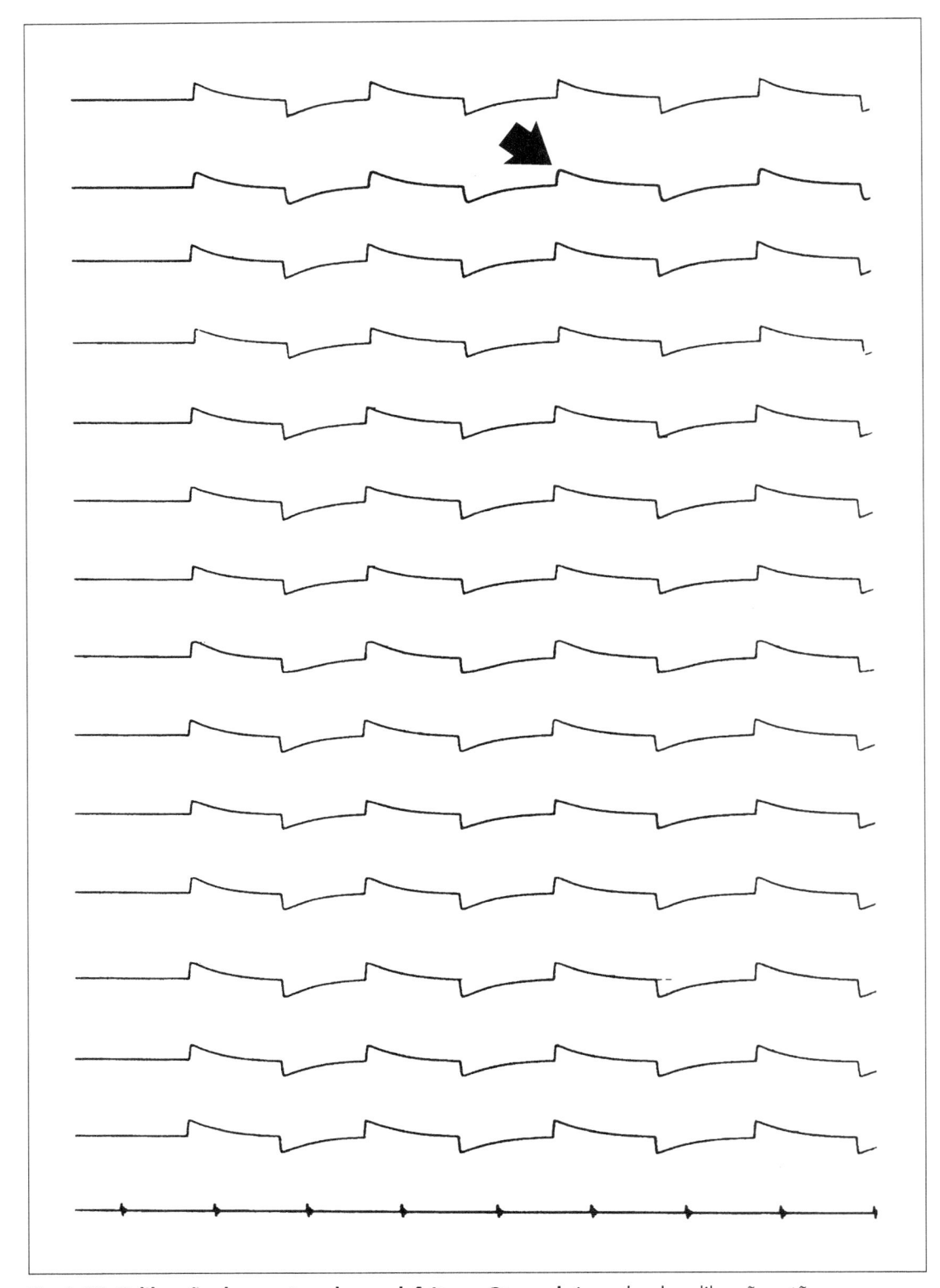

Fig. 1-16. Calibração demonstrando um defeito no 2º canal. As ondas de calibração estão arredondadas, distorcendo sua aparência (seta).

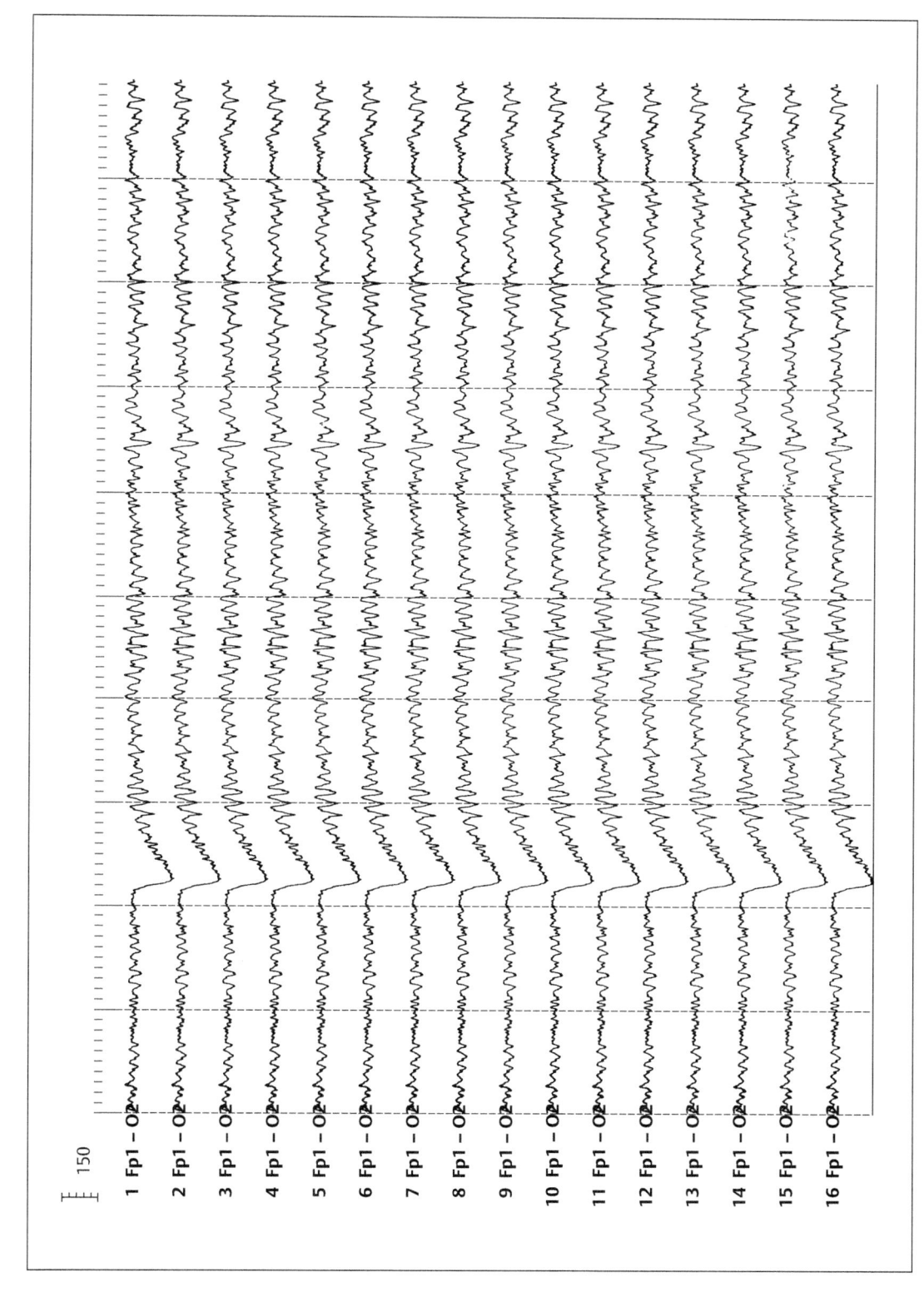

Fig. 1-17. Calibração biológica (Bio-cal). Observe que o registro entre Fp1 e O2 é semelhante em todos os canais, demonstrando que o traçado eletrencefalográfico será realizado em aparelho preciso e confiável.

REFERÊNCIAS BIBLIOGRÁFICAS

1. Kandel ER, Siegelbaum S. An introduction to synaptic transmission. In: Kandel ER, Schwartz JH, Jessel TM (eds). Essentials of neural science and behavior. Appleton & Lange; 1995, p. 183-96.
2. Misulis KE. Basic eletronic for clinical neurophysiology. J Clin Neurophysiol. 1989;6:41-74.
3. Duffy FH, Iyer VG, Surwillo WW. Clinical electroencephalography and topographic brain mapping. New York: Springer-Verlag; 1989.
4. Nuwer MR. Assessing digital and quantitative EEG in clinical settings. J Clin Neurophysiol. 1998;15:458-63.
5. Bulacio J, González-Martínez JA. Mapping epileptic networks with intracranial electrodes. In: Wyllie E (ed). The treatment of epilepsy: principles and practice, 7th ed. Philadelphia: Wolters Kluwer; 2021, p. 881-90.
6. Olivier A, Gloor P, Andermann F, Quesney LF. The place of stereotactic depth electrode recording in epilepsy. Applied Neurophysiology 1985;48:395-9.
7. Gloor P. Contributions of electroencephalography and electrocorticography to the neurosurgical treatment of the epilepsies. In: Purpura DP, Penry JK, Walter RD (eds.). Neurosurgical Management of the Epilepsies. Advances of Neurology. New York: Raven Press; 1975;8:59-105.
8. Tyner FS, Knott JR, Mayer WB. Fundamentals of EEG technology: basic concepts and methods. New York: Raven Press; 1983. v. 1.

NEUROFISIOLOGIA E GERADORES CORTICAIS

Fernando Cendes • Marilisa M. Guerreiro
Maria Augusta Montenegro • Carlos Alberto M. Guerreiro

Neurônios e células musculares são excitáveis, ou seja, são capazes de autogerar impulsos eletroquímicos e, em alguns casos, usar esses impulsos para a transmissão de sinais ao longo de suas membranas.[1] A membrana neuronal funciona como uma barreira com permeabilidade seletiva entre os espaços intracelular e extracelular, e, em repouso, a membrana é eletricamente polarizada, ou seja, apresenta uma diferença de potencial entre os seus dois lados. A polarização da membrana é consequência do fluxo iônico através dos canais transmembrana, que abrem e fecham, dependendo da voltagem intra e extracelular.[1,2]

Canais iônicos são compostos por proteínas transmembrana, pelos quais determinados íons podem passar para o interior ou o exterior da célula. Existem canais iônicos que possuem um "portão" (*gated*), também chamados de canais regulados, e canais que não os possuem (*non-gated*), ou canais de repouso. O fluxo passivo de íons pelos canais sem portão é regulado pela concentração de íons nos espaços intra e extracelular e pela bomba ativa de sódio e potássio. O fluxo iônico através dos canais com portão é regulado por mecanismos moleculares complexos, que variam de acordo com a composição genética de cada subunidade do canal. Essa é uma das bases moleculares que explica os diferentes padrões de comportamento "especializado" dos neurônios.

Os canais sem portão (de repouso) normalmente permanecem abertos. Os canais com portão (regulados), ao contrário, abrem e fecham em resposta a diversos sinais. Quando a membrana está em repouso, a maioria dos canais iônicos regulados está fechada. Esses canais apresentam três propriedades importantes: 1) eles conduzem íons; 2) reconhecem e escolhem entre íons específicos; e 3) abrem e fecham em resposta a sinais específicos, elétricos, mecânicos ou químicos. Os canais são regulados por três meios: pela voltagem (canais voltagem-dependentes), por transmissores químicos (canais ligando-dependentes, assim chamados porque a molécula do transmissor se liga ao receptor) e por pressão ou estiramento (canais mecanodependentes). Sob a influência desses reguladores, os canais podem passar para um de três estados funcionais: fechado e ativável (repouso), aberto (ativo) e fechado e não ativável (refratário).

Alguns canais são regulados por mais de um tipo desses reguladores. Quanto aos canais de repouso, uma célula neural tem relativamente poucos canais de repouso para o Na⁺ e muitos canais de repouso para o K⁺. Desse modo, a condutância da membrana ao K⁺ é relativamente grande e, para o Na⁺, é bastante baixa.[3]

O **potencial da membrana** de uma célula em repouso é chamado de potencial da membrana em repouso e se refere à diferença de potencial elétrico, ou voltagem, que normalmente há através da membrana. O potencial da membrana em repouso depende de dois mecanismos básicos: 1) difusão de íons através da membrana, pela diferença de concentração iônica entre as duas faces da membrana; 2) transporte ativo de íons através da membrana (bomba de Na⁺/K⁺). Esses dois mecanismos acabam criando um desequilíbrio entre as cargas nos dois lados da membrana, produzindo uma diferença de potencial. A difusão de íons através da membrana é regulada por dois fatores, a concentração do íon e seu potencial elétrico produzido, dentro e fora da célula. Quando um íon apresenta concentração maior no espaço intracelular, a tendência do fluxo iônico é na direção onde existe menor concentração, ou seja, para fora da célula. Entretanto, chega um momento em que esse fluxo acaba por gerar um desequilíbrio elétrico, que atua repelindo o fluxo iônico para fora da célula. O potencial de equilíbrio de um íon (potencial de Nernst) é a força necessária para equilibrar o movimento iônico causado por difusão.

Equação de Nernst
$$E = 1/n \times 61,5 \times \log 10 \, [x]^e/[x]^i$$

A membrana da célula da glia em repouso é, de modo quase exclusivo, permeável aos íons K⁺. Assim, o potencial de equilíbrio do K⁺ determina o potencial de membrana em repouso que, na maioria das células da glia, é da ordem de -75 mV. Entretanto, para os neurônios, a equação de Nernst só pode ser usada de forma teórica, pois a membrana neuronal é permeável a vários íons, e o potencial gerado por cada íon participa do potencial final da membrana. A equação de Goldman inclui os principais íons que influenciam o potencial transmembrana.

$$Em = \frac{RT}{F} \times \left(\frac{P_k\{K^+\}_e + P_{na}\{Na^+\}_e + P_{Cl}\{Cl^-\}_i}{P_k\{K^+\}_i + P_{na}\{Na^+\}_i + P_{Cl}\{Cl^-\}_e} \right)$$

Onde R, T e F são previamente definidas, e {K⁺}, {Na⁺} e {Cl-} são, respectivamente, as concentrações dos íons potássio, sódio e cloro (intracelulares ou extracelulares) e P_k, P_{Na} e P_{Cl} representam as permeabilidades em repouso desses íons, quando não há fluxo resultante de corrente iônica.[1,2]

Como, por convenção, o potencial fora da célula é definido como zero, o potencial de repouso é negativo, pois a célula neural tem excesso de cargas positivas na face externa da membrana e de cargas negativas na sua face interna. Esse valor de balanço para o neurônio é de aproximadamente -60 mV. Quando o potencial de membrana se torna menos negativo, há despolarização. Se o potencial de membrana se tornar mais negativo, haverá hiperpolarização. Dos quatro tipos mais abundantes de íons encontrados em qualquer das faces da membrana celular, o Na^+ e o Cl^- estão mais concentrados fora da célula, com o K^+ e os ânions orgânicos (A^-), que são principalmente aminoácidos e proteínas, mais concentrados em seu interior.[3] (Fig. 2-1).

A bicamada lipídica da membrana é um fraco condutor de corrente iônica, visto não ser permeável a íons. Mas, como milhares de canais iônicos de repouso estão embebidos nessa membrana, os íons difundem-se continuamente através dela, de modo que ela passa a apresentar certa permeabilidade aos íons, e isso pode ser medido pela condutância. Assim, a permeabilidade mede uma propriedade intrínseca da membrana, enquanto a condutância é uma medida elétrica que depende tanto da permeabilidade da membrana como das concentrações iônicas do banho.[3]

Há três propriedades elétricas passivas do neurônio: 1) a força eletromotriz, 2) a condutância e 3) a capacitância. A primeira diz respeito ao fato de o neurônio funcionar como uma bateria, pois apresenta diferença de potencial elétrico; a segunda refere-se à permeabilidade da membrana celular e reflete a facilidade com que um íon atravessa a membrana; e a terceira refere-se ao fato de que, como é composta por material isolante (bicamada lipídica) imersa em materiais condutores (citoplasma e líquido extracelular), a membrana celular acaba funcionando como capacitor. Dado que a bicamada é atravessada pelos canais iônicos, a membrana é um capacitor vazante.[3] Assim, a membrana celular apresenta resistência, condutância, capacitância e pode funcionar como

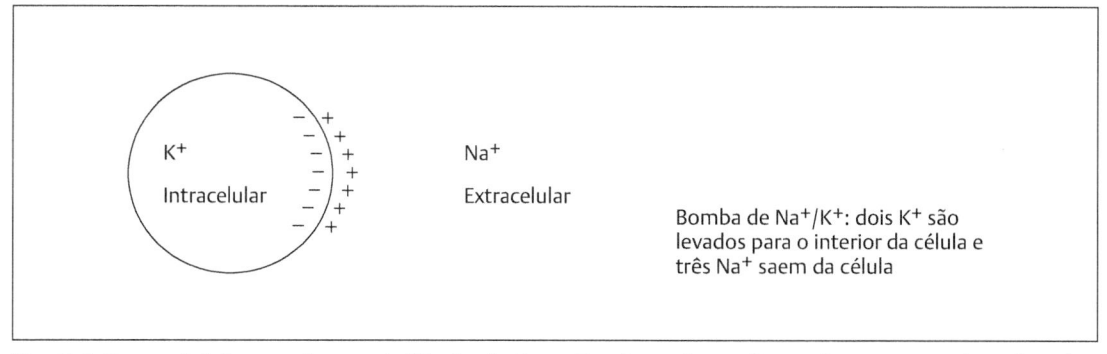

Fig. 2-1. Potencial de membrana. A difusão de Na^+ e K^+ a favor do gradiente de concentração, a bomba de Na^+/K^+ responsável pelo transporte ativo contra o gradiente de concentração, e os canais voltagem-dependentes produzem um acúmulo de íons negativos na face interna e íons positivos na face externa da membrana neuronal. Isso estabelece um potencial entre o intra e o extracelular (-60 mV), fazendo com que a membrana funcione como um dipolo.

gerador de corrente. Vale comentar que a condutância é inversamente proporcional à resistência da membrana.

O **potencial de ação** é o meio de comunicação elétrica entre as células nervosas, deslocando-se ao longo do neurônio até sua extremidade. Para que um potencial de ação ocorra, é preciso que haja diminuição da negatividade intracelular, pela entrada de Na^+ através de canais voltagem-dependentes (despolarização). Após a deflagração do potencial de ação, a abertura dos canais voltagem-dependentes de K^+ permite a saída de K^+ (deixando o ambiente intracelular novamente mais negativo), repolarizando a célula. O cálcio auxilia na repolarização. Uma vez deflagrado, o potencial de ação se propaga nas duas direções da fibra nervosa e acaba por despolarizar toda a membrana neuronal.[1,2]

Normalmente, a membrana em repouso não permite a ocorrência de um potencial de ação, a não ser que alguma interferência altere seu potencial de repouso, deixando-o menos negativo. A alteração do potencial de repouso de -60 mV para valores menos negativos ativa canais voltagem-dependentes, produzindo influxo de Na^+, deixando o intracelular mais positivo e ativando mais canais voltagem-dependentes, o que provoca um ciclo vicioso, até a deflagração de um potencial de ação que vai se propagar e despolarizar toda a membrana neuronal. A abertura dos canais voltagem-dependentes é do tipo "tudo ou nada" e permite o fluxo de um pulso de corrente. Pequenas despolarizações da membrana que não atingem o limiar e não produzem a abertura dos canais iônicos regulados são chamadas de potenciais eletrotônicos. Contudo, em um nível crítico de despolarização (limiar), a célula responde de forma ativa, com abertura de canais iônicos voltagem-dependentes que produzem o potencial de ação.[3]

Como a membrana da célula neural é muito fina e circundada por meio condutor, ela tem capacidade muito alta e, dessa forma, lentifica a condução dos sinais de voltagem. Dois mecanismos aumentam a velocidade de condução: o aumento do diâmetro do axônio e a mielinização (condução saltatória).

A alteração do potencial da membrana em repouso é o resultado dos potenciais sinápticos, que são o mecanismo de transmissão química neuronal através dos neurotransmissores. Neurotransmissores são substâncias liberadas pelos neurônios, na sinapse, que afetam a outra célula de modo específico, interagindo com seus receptores.[3] O potencial sináptico pode ser excitatório ou inibitório. Potenciais excitatórios pós-sináptico (PEPS) são produzidos por neurotransmissores que, ao ligarem-se à membrana pós-sináptica, causam abertura de canais de Na^+, com influxo de Na+. Potenciais inibitórios pós-sinápticos (PIPS) atuam em canais de Cl^-, produzindo um influxo de Cl^- para dentro da célula, causando uma hiperpolarização. A alteração do potencial de repouso da membrana é o resultado da somação entre PIPS e PEPS, e, para que o potencial sináptico consiga desencadear um potencial de ação, é necessário que vários ocorram ao mesmo tempo (somação espacial) ou no mesmo local (somação temporal). Assim, não só descargas de terminais pré-sinápticos afastados podem somar-se (somação espacial), mas também rápidas descargas do mesmo terminal pré-sináptico em tempos sucessivos (somação temporal).[1]

GERADORES CORTICAIS

Os principais geradores elétricos cerebrais são os neurônios piramidais, posicionados em forma de paliçada, predominantemente, nas camadas corticais III e V, de forma paralela à superfície do escalpo. O campo elétrico produzido por esses neurônios funciona como um dipolo orientado em ângulo reto em relação à superfície cortical.[4]

No EEG, os eletrodos no escalpo registram a atividade elétrica extracelular de um grupo de neurônios corticais, que são os potenciais de campo, secundários aos potenciais de membrana dos neurônios. PIPS e PEPS produzem potenciais de campo na zona dendrítica e potenciais de polarização oposta na zona dos corpos celulares, produzindo um dipolo.[2]

PRINCÍPIO DO VOLUME CONDUTOR

Volume condutor é qualquer material capaz de conduzir corrente elétrica, portanto todos os organismos biológicos representam volumes condutores, inclusive o corpo humano.[5] Para a produção do fluxo de corrente elétrica em um volume condutor, é preciso haver diferença de potencial entre dois pontos. No registro de EEG, um par de eletrodos registrará um potencial sempre que existir uma diferença de potencial entre eles, sem necessariamente nenhuma relação com a proximidade da fonte que gerou o potencial. Eletrodos colocados próximo à fonte geradora do potencial, mas que estão em regiões com o mesmo potencial (equipotencial), não registrarão atividade, porque não há diferença de potencial entre eles. Entretanto, um par de eletrodos posicionados longe da fonte geradora do potencial, mas em que cada um deles está em regiões com diferentes potenciais, produzirá o registro de um potencial, mesmo com os eletrodos colocados longe da fonte geradora do potencial.

Este princípio básico é muito importante na localização de um potencial. Nem sempre o canal que registra um potencial de alta amplitude representa o local de máxima atividade elétrica. Em montagens referenciais, a amplitude pode ser considerada como um dos parâmetros para localização da fonte geradora da atividade epileptiforme, entretanto montagens bipolares podem produzir traçados nos quais o canal que não registra quase nenhuma atividade elétrica (equipotencial) representa o local mais próximo da fonte geradora da atividade epileptiforme. Em eletrencefalografia, a localização de um potencial epileptiforme deve ser feita utilizando-se a associação de montagens bipolares e referenciais.

REFERÊNCIAS BIBLIOGRÁFICAS

1. Guyton AC. Potenciais de membrana e potencial de ação. In: Guyton AC (Ed). Tratado de Fisiologia Médica. Rio de Janeiro: Guanabara; 1989, p. 83-97.
2. Duffy FH, Iyer VG, Surwillo WW. Clinical electroencephalography and topographic brain mapping. New York: Springer-Verlag; 1989.
3. Kandel ER, Siegelbaum S. An introduction to synaptic transmission. In: Kandel ER, Schwartz JH, Jessel TM (Eds). Essentials of neural science and behavior. Appleton & Lange; 1995. p. 183-96.
4. Gloor P. The EEG and differential diagnosis of epilepsy. In: van Duijn H, Donker DNJ, van Huffelen AC (Eds). Current concepts in clinical neurophysiology. The Hague: NV Drukkerij Trio, 1977, p. 9-21.
5. Gloor P. Application of volume conductor principles to montage design. Am J EEG Technol. 1977;17:5-20.

MONTAGENS E POLARIDADE

Maria Augusta Montenegro ▪ Marilisa M. Guerreiro
Fernando Cendes ▪ Carlos Alberto M. Guerreiro

COLOCAÇÃO DOS ELETRODOS: SISTEMA INTERNACIONAL 10-20

A colocação dos eletrodos segundo o sistema internacional 10-20 baseia-se em pontos anatômicos específicos (pontos pré-auriculares, glabela e protuberância occipital), que servem como referência para a determinação do local da colocação de cada eletrodo. A distância entre os eletrodos é de 10% ou 20% da distância total entre dois pontos de referência (Fig. 3-1). Esta técnica permite que o intervalo entre cada eletrodo seja proporcionalmente semelhante, independente do tamanho da cabeça do paciente.

A colocação de 21 eletrodos tem como objetivo cobrir todas as áreas do escalpo: frontopolar, frontal, parietal, temporal, central e occipital. O número de eletrodos pode ser aumentado, caso haja necessidade, intercalando-se novos eletrodos entre os pontos utilizados na rotina.

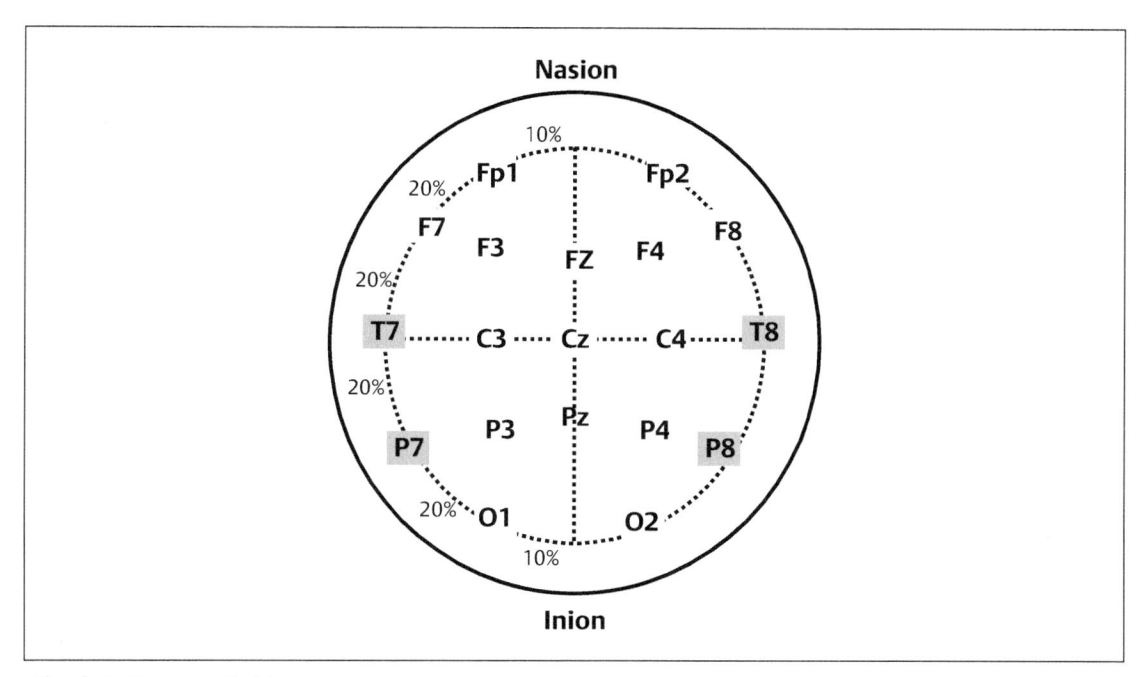

Fig. 3-1. Sistema 10-20.

A nomenclatura de cada eletrodo é padronizada, estando os números ímpares à esquerda e os números pares à direita. Eletrodos situados na linha média recebem a denominação "z". Além de um número, cada eletrodo recebe uma letra correspondente à área anatômica subjacente. Ex.: eletrodo F3 (frontal esquerdo).

```
Fp = Frontopolar
F = Frontal
P = Parietal
T = Temporal
C = Central
O = Occipital
```

O *guideline* de 2016 da American Clinical Neurophysiology Society mantém a modificação da nomenclatura do sistema 10-20 proposta em 2006. Assim, o sistema 10-20 passaria a ser compatível com o sistema 10-10. A modificação consiste em mudar a terminologia preexistente dos eletrodos T3/T4 e T5/T6 para T7/T8 e P7/P8. A razão para a modificação é que, com exceção de Fp1/Fp2 e O1/O2, todos os eletrodos de uma linha sagital têm a mesma designação numérica, e todos os eletrodos de uma linha coronal têm a mesma designação alfabética.[1]

DERIVAÇÕES

É a combinação de um par de eletrodos ligados a um único canal do amplificador. Cada derivação será registrada como uma "linha" do traçado e significa a diferença de potencial entre os dois eletrodos de cada canal. Um aparelho de EEG tem várias derivações. Para exames clínicos, o número mínimo recomendado de derivações é 16.[2]

MONTAGENS

É a combinação de determinado número de derivações, que deve obedecer a um padrão lógico, simples e fácil de ser interpretado. A American Clinical Neurophysiology Society recomenda que os canais representando eletrodos mais anteriores devam estar dispostos acima dos canais representando regiões mais posteriores e que derivações da esquerda devam estar acima das derivações da direita, para cada grupo ou par de eletrodos.

O objetivo de uma determinada montagem deve ser comparar áreas homólogas de cada hemisfério. Para isso, utilizam-se montagens referenciais e bipolares. A conexão entre os eletrodos deve ser feita de forma clara e simples, com distâncias intereletrodos semelhantes e sem interrupção entre as linhas. No começo de cada montagem, a conexão dos eletrodos em cada canal deve estar claramente indicada. Aparelhos com 16 ou 18 canais devem utilizar, pelo menos, um tipo de montagem bipolar transversa, bipolar longitudinal e referencial (total de três montagens, no mínimo; Figs. 3-2 a 3-4).

Se considerarmos os 21 eletrodos dispostos conforme a montagem 10-20 em um aparelho de 16 canais, podemos fazer dezenas de montagens diferentes. Entretanto, do ponto de vista clínico, um número bem menor de montagens é suficiente para se obter a informação necessária durante um exame de EEG.[3]

O aparelho de EEG deve ter, no mínimo, 16 canais. Aparelhos com 8 ou 10 canais não devem mais ser utilizados. As montagens devem ser simples e facilmente entendidas, e a interpretação do traçado deve ser feita utilizando-se montagens referenciais e bipolares.[3]

Montagens referenciais comparam cada eletrodo com um valor comum, ou seja, uma referência. Entretanto, não existe uma referência ideal, pois seria necessário um eletrodo que não fosse afetado pela atividade elétrica cerebral. Eletrodos localizados fora da cabeça, apesar de não registrarem potenciais cerebrais, captam o eletrocardiograma. Uma das alternativas é a utilização da média dos potenciais de todos os eletrodos, que pode ser calculada em aparelhos digitais. No cálculo da média dos potenciais, evita-se a inclusão de eletrodos que captem artefatos de movimentos oculares (Fp1, F2, F7 e F8) e os eletrodos de linha média (Cz, Pz, Fz). Em casos especiais, nos quais um ou mais eletrodos apresentem potencial muito elevado, a média pode ser calculada após a exclusão desses eletrodos. O importante é que, pelo menos, 10 eletrodos sejam incluídos no cálculo da média.[4]

As montagens referenciais não distorcem a forma da onda, e uma das grandes vantagens é a possibilidade de se utilizar a amplitude dos potenciais como parâmetro indicativo da localização máxima de uma descarga.[5,6]

Montagens bipolares registram a diferença de potencial entre dois eletrodos diferentes conectados a cada entrada do amplificador. Os eletrodos devem estar dispostos de maneira sequencial, ou seja, o eletrodo que fica na grade 2 da primeira derivação também se liga à grade 1 da derivação seguinte. Essas sequências devem estar dispostas de forma longitudinal ou transversa. Montagens triangulares ou diagonais devem ser evitadas.[5,6] A montagem bipolar distorce a forma da onda e a amplitude dos potenciais, e cada canal registra apenas parte do potencial, o qual é diferente em cada eletrodo. Consequentemente, nas montagens bipolares, a amplitude do potencial não reflete necessariamente sua proximidade com a descarga epileptiforme, e o parâmetro indicativo da localização máxima de uma descarga é a reversão de fase.[6,7]

Atualmente, os aparelhos digitais permitem a reformatação das montagens após a realização do EEG, de acordo com a necessidade de cada paciente. O Quadro 3-1 mostra as montagens bipolares (longitudinal e transversa) recomendadas pela American Clinical Neurophysiology Society.[3]

Quadro 3-1. Sugestões de Montagens Bipolares

Longitudinal			Transversa	
Fp1-F7	Fp1-F3	Fp1-F7	F7-Fp1	F7-Fp1
F7-T7	F3-C3	F7-T7	Fp1-Fp2	F7-F3
T7-P7	C3-P3	T7-P7	Fp2-F8	F3-Fz
P7-O1	P3-O1	P7-O1	Fz-F3	Fz-F4
Fp1-F3	Fp2-F4	Fp2-F8	F3-Fz	F4-F8
F3-C3	F4-C4	F8-T8	Fz-F4	A1-T7
C3-P3	C4-P4	T8-P8	F4-F8	T7-C3
P3-O1	P4-O2	P8-O2	T7-C3	C3-Cz
Fp2-F4	Fp1-F7	Fp1-F3	C3-Cz	Cz-C4
F4-C4	F7-T7	F3-C3	Cz-C4	C4-T8
C4-P4	T7-P7	C3-P3	C4-T8	T8-A2
P4-O2	P7-O1	P3-O1	P7-P3	P7-P3
Fp2-F8	Fp2-F8	Fp2-F4	P3-Pz	P3-Pz
F8-T8	F8-T8	F4-C4	Pz-P4	Pz-P4
T8-P8	T8-P8	C4-P4	P4-P8	P4-P8
P8-O2	P8-O2	P4-O2	O1-O2	O1-O2
ECG	ECG	ECG	ECG	ECG

EXEMPLOS DE MONTAGENS FREQUENTEMENTE UTILIZADAS (FIGS. 3-2 A 3-4)

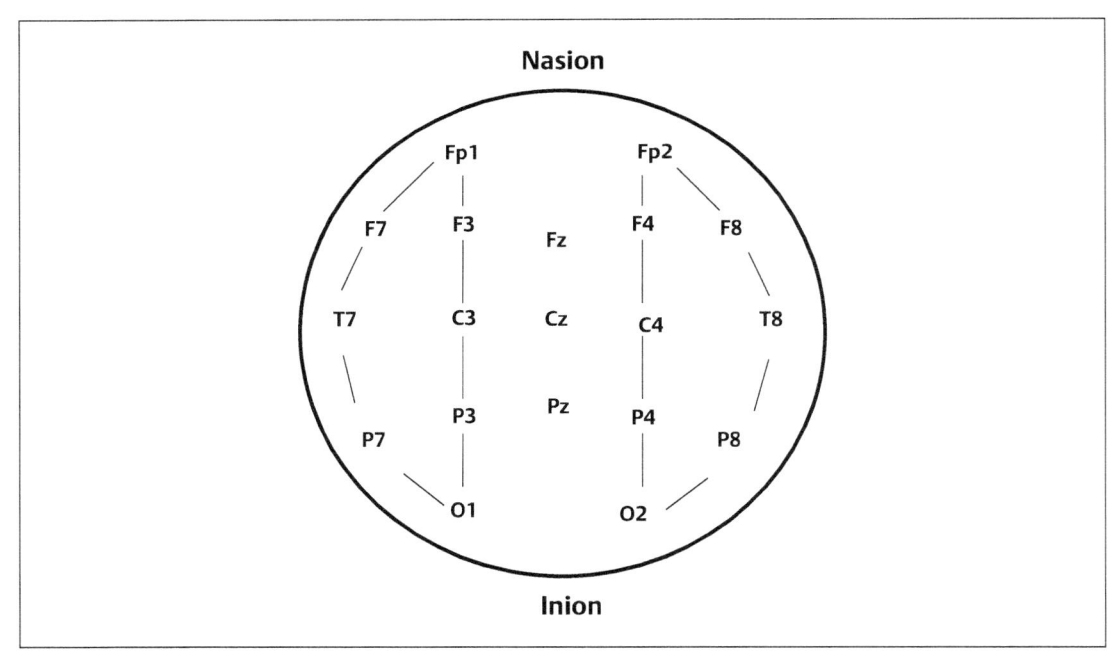

Fig. 3-2. Montagem bipolar longitudinal.

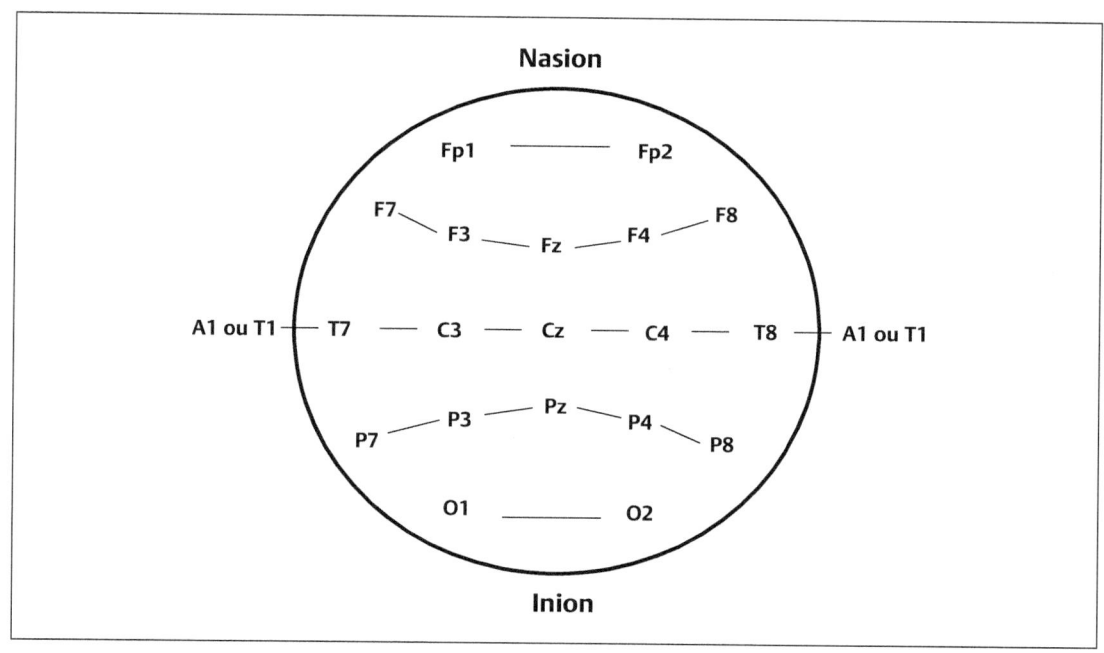

Fig. 3-3. Montagem bipolar transversa.

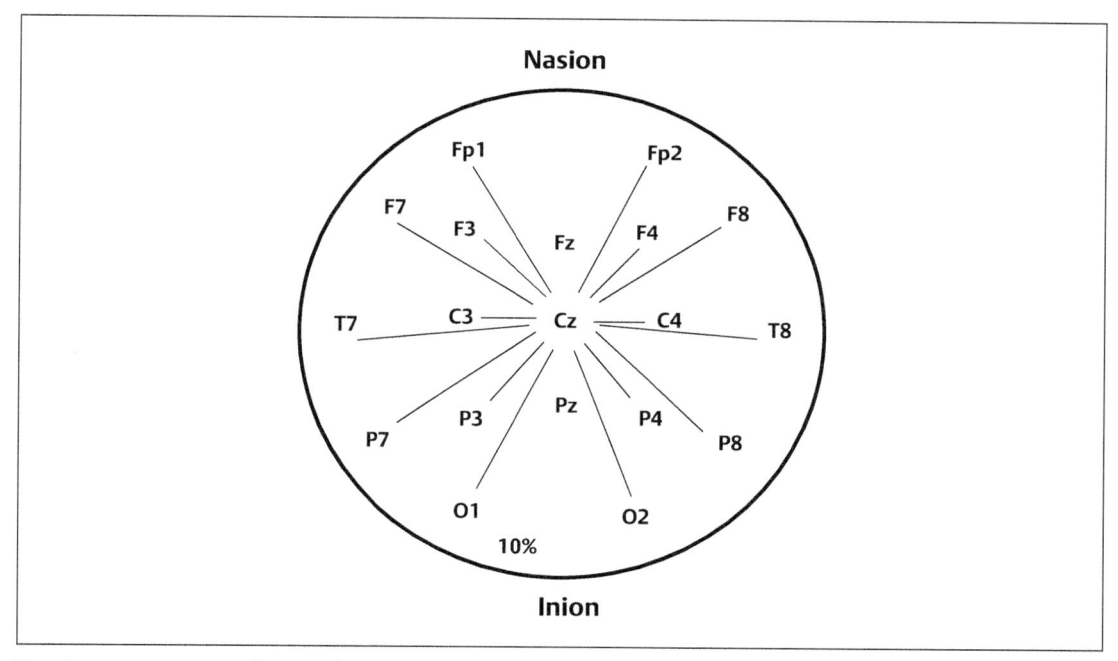

Fig. 3-4. Montagem referencial com Cz.

POLARIDADE

A polaridade de uma onda é determinada pela diferença de potencial entre cada entrada do amplificador. Por convenção, quando a grade 1 é relativamente mais negativa que a grade 2, haverá uma deflexão da pena para cima. Quando a grade 1 é relativamente mais positiva que a grade 2, haverá uma deflexão para baixo. Mesmo que os dois eletrodos estejam em campos negativos, se a grade 1 for relativamente mais negativa que a grade 2, a deflexão da pena será para cima[8] (Fig. 3-5). Quanto maior a diferença de potencial, maior será a deflexão da pena.

Dipolos são fontes elétricas (geradores) que geram campos elétricos positivos e negativos em direções opostas. Potenciais eletrencefalográficos podem ser divididos em verticais, horizontais ou diagonais. A maioria dos dipolos registrados no EEG é vertical (radial), pois estes são produzidos por neurônios piramidais, dispostos em forma de paliçada ao longo do topo das circunvoluções cerebrais (Figs. 3-6 e 3-7). Dipolos horizontais (tangenciais) estão dispostos de forma paralela à superfície cerebral, portanto as duas extremidades (positiva e negativa) são registradas.[6] Dipolos horizontais (tangenciais) são encontrados em sulcos profundos, principalmente em áreas rolândicas, como na epilepsia benigna com paroxismos centro-temporais (Fig. 3-8).

Na montagem referencial, a amplitude da onda pode ser considerada como local de máxima negatividade[4] (Fig. 3-9).

A localização do foco na montagem bipolar depende de vários fatores. Quanto mais distante o dipolo da superfície do couro cabeludo, menor será o potencial observado na superfície e menor será a voltagem registrada.[7] O potencial localizado em um eletrodo comum a dois canais consecutivos produz a deflexão da pena em direções opostas, ou seja, uma reversão de fase (Fig. 3-10).

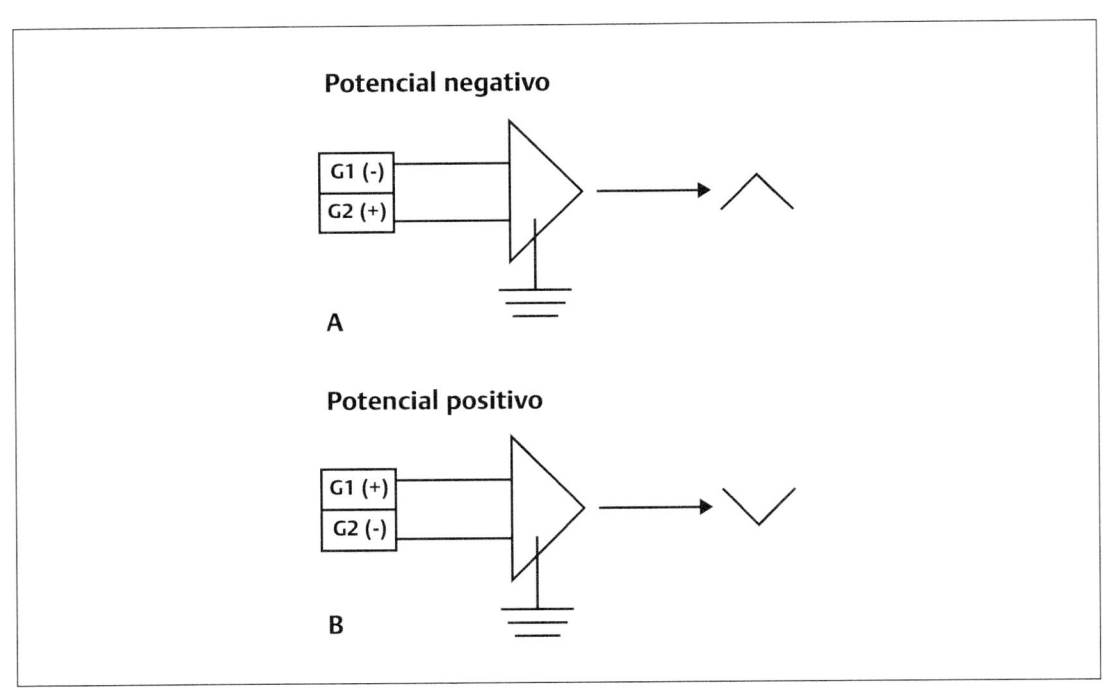

Fig. 3-5. Polaridade. Representação esquemática da polaridade de uma onda em relação à polaridade do potencial em cada entrada do amplificador. (**A**) Potencial negativo, em que G1 é relativamente mais negativa que G2, produz uma deflexão da pena para cima. (**B**) Potencial positivo, em que G1 é relativamente mais positiva que G2, produz uma deflexão para baixo. (Modificada de Holmes GL, 1987.)[8]

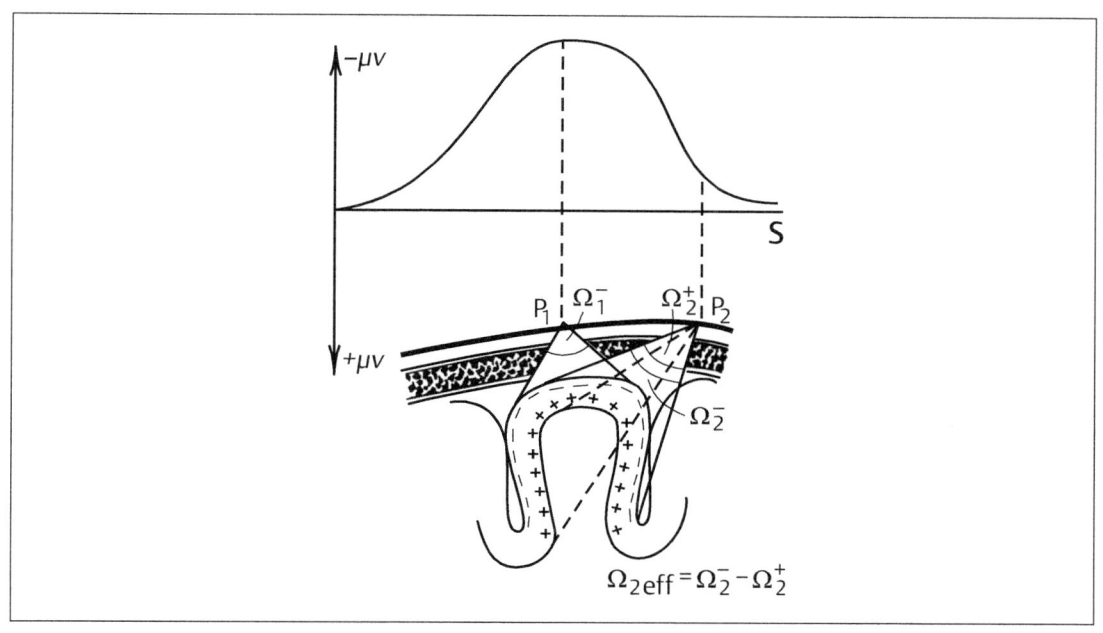

Fig. 3-6. Potencial registrado no topo de um giro. Distribuição do potencial ao longo de uma linha sinusoidal no escalpo do paciente criada pela ativação síncrona da porção curva do córtex situado no topo de um giro, e as suas duas bordas laterais que formam a parede do sulco. Em P1, o potencial depende apenas do ângulo sólido Ω^-_1, pois, nessa posição, o eletrodo "enxerga" apenas a porção negativa do dipolo. Em P2, o eletrodo "enxerga" a porção negativa do dipolo ocupando o topo do giro e a parede do sulco proximal no ângulo sólido Ω^-_2, entretanto ele também "enxerga" através de um ângulo menor Ω^+_2 o lado positivo do dipolo localizado na parede do sulco distal. Portanto, o potencial em P2 é menor do que o esperado, se apenas Ω^-_2 fosse o ângulo determinando o tamanho do potencial em P2, e é proporcional ao ângulo sólido efetivo Ω_{2eff}, o qual é o resultado da diferença entre Ω^-_2 e Ω^+_2, com a polaridade sendo negativa, pois $^-_2 > \Omega^+_2$. Como no caso de uma área cortical plana orientada em paralelo com o escalpo, o perfil do potencial em forma de sino. (Reproduzida de Gloor P, 1985;[7] com permissão.)

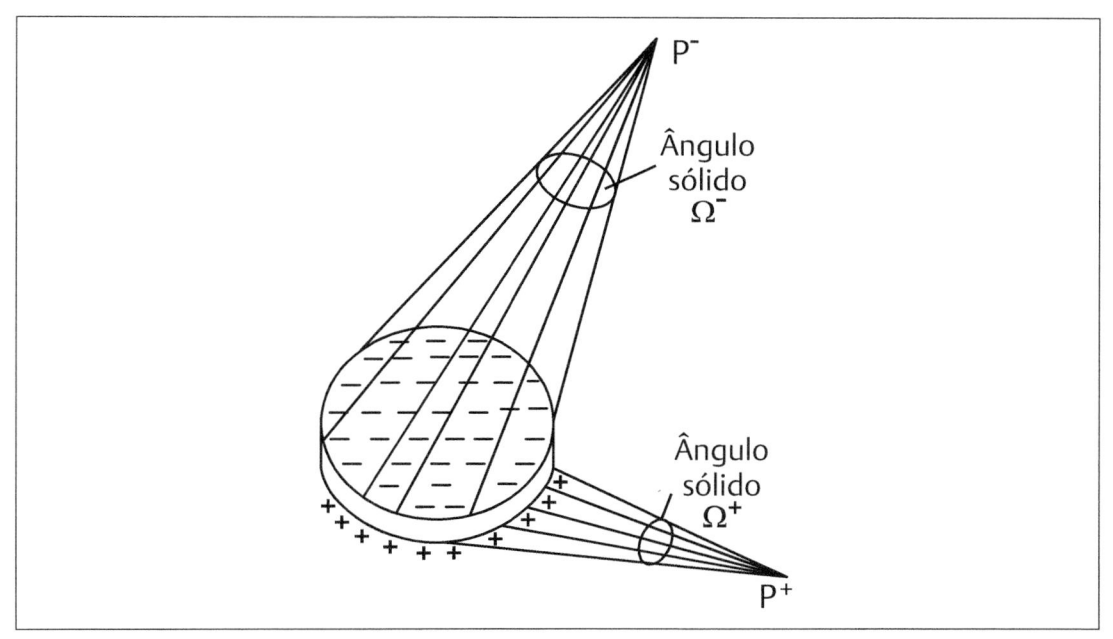

Fig. 3-7. Princípio do ângulo sólido. Representação esquemática do princípio do ângulo sólido: em um meio infinitamente homogêneo, o potencial medido em um ponto P⁻ é proporcional ao ângulo sólido Ω^- obtido na face negativa em P⁻, ou em P⁺ proporcional ao ângulo Ω^+ obtido na face positiva do dipolo em forma de disco sólido. Em todos os pontos na face negativa do dipolo, o sinal do potencial será negativo e, nos pontos da face positiva, será positivo. (Reproduzida de Gloor P, 1985;[7] com permissão.)

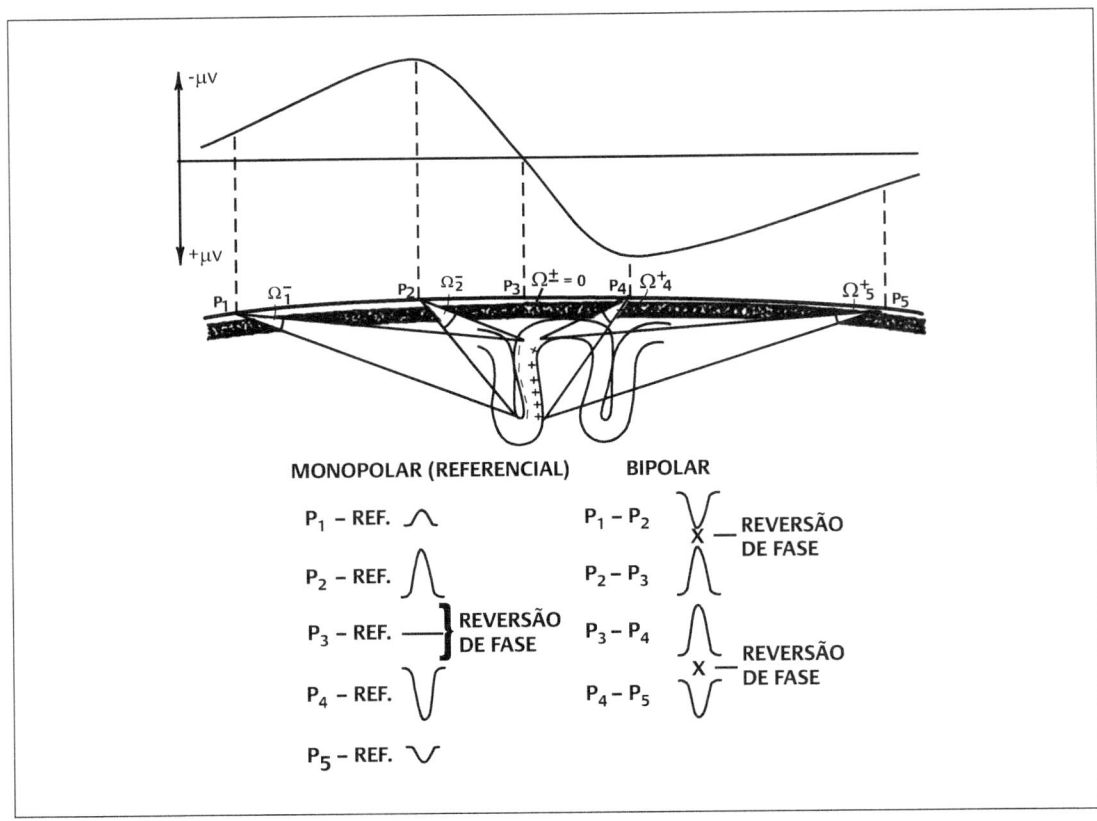

Fig. 3-8. Potencial registrado na parede de um sulco (dipolo horizontal). Distribuição do potencial ao longo de uma linha reta no escalpo criada pela ativação síncrona de uma área do córtex localizada na parede de um sulco. Eletrodos colocados nos pontos P1 e P2 "enxergam" apenas o lado negativo do dipolo, correspondente à superfície pial do córtex da parede do sulco que foi ativado. Os potenciais registrados em P1 e P2 são negativos e proporcionais a Ω^-_1 e Ω^-_2. Eletrodos em P4 e P5 "enxergam" apenas o lado positivo do dipolo, correspondente à superfície da substância branca do córtex do sulco. Os potenciais em P4 e P5 são positivos e proporcionais a Ω^-_4 e Ω^-_5. Um eletrodo estrategicamente colocado em P3 não registraria nenhum potencial, pois ele "enxerga" o dipolo através de um ângulo sólido igual a zero. Conforme é demonstrado no topo da figura, a distribuição do potencial em uma linha reta no escalpo registraria um pico negativo à esquerda do gerador, cairia a zero na posição exatamente acima do gerador e reverteria sua polaridade e registraria um pico positivo a sua direita. As duas colunas na parte inferior da figura mostram que os potenciais em um registro referencial (coluna da esquerda) indicariam uma reversão de fase entre os lados esquerdo e direito de P3, já que um registro bipolar mostraria dupla reversão de fase com polaridades opostas (coluna da direita), com reversão de fase negativa em P2 e positiva em P4. O campo de distribuição no escalpo nesta situação lembra o produzido por um dipolo único orientado em paralelo com a superfície do escalpo, chamado "dipolo horizontal". (Reproduzido de Gloor P, 1985;[7] com permissão.)

Essa reversão de fase não indica reversão da polaridade dos potenciais cerebrais, mas apenas a reversão na direção da pena. Alguns autores referem-se a esse tipo de reversão de fase como **reversão de fase instrumental**. A reversão de fase verdadeira ocorre quando, por ocasião de um dipolo horizontal, a disposição paralela dos neurônios produz um campo elétrico onde se registram as duas extremidades do dipolo, positiva e negativa.[6]

Equipotencialidade refere-se à situação em que dois eletrodos são equidistantes do foco, o que faz com que a diferença de potencial entre eles seja igual a zero, logo nenhuma voltagem será registrada (Fig. 3-10).

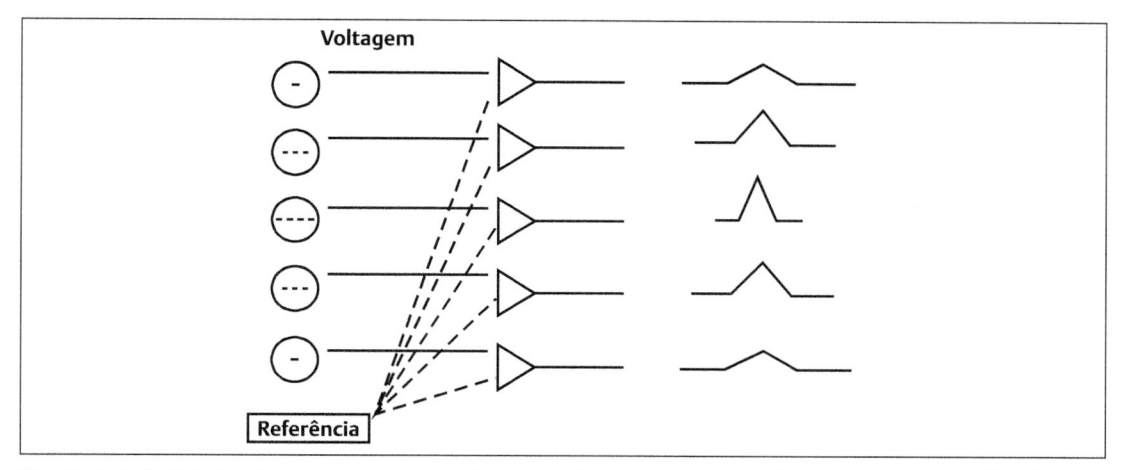

Fig. 3-9. Polaridade. Montagem referencial mostrando que, neste tipo de montagem, a amplitude pode ser considerada como local de máxima negatividade (dipolo vertical).

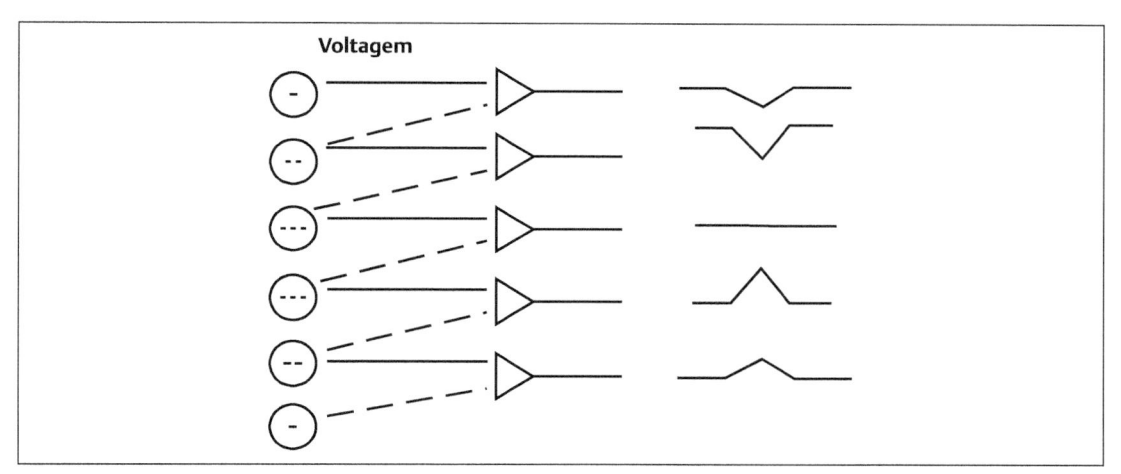

Fig. 3-10. Polaridade. Montagem bipolar mostrando que, neste tipo de montagem, a reversão de fase pode ser considerada como local de máxima negatividade (dipolo vertical). Observe a equipotencialidade expressa no traço horizontal.

REFERÊNCIAS BIBLIOGRÁFICAS

1. Acharya JN, Hani A, Cheek J, Thirumala P, Tsuchida TN. American Clinical Neurophysiology Society Guideline 2: Guidelines for Standard Electrode Position Nomenclature. J Clin Neurophysiol. 2016 Aug;33(4):308-11.
2. Sinha SR, Sullivan L, Sabau D, San-Juan D, Dombrowski KE, Halford JJ, et al. American Clinical Neurophysiology Society Guideline 1: Minimum Technical Requirements for Performing Clinical Electroencephalography. J Clin Neurophysiol. 2016 Aug;33(4):303-7.
3. Acharya JN, Hani AJ, Thirumala PD, Tsuchida TN. American Clinical Neurophysiology Society Guideline 3: A Proposal for Standard Montages to Be Used in Clinical EEG. J Clin Neurophysiol. 2016 Aug;33(4):312-6.
4. Misulis KE. Basic eletronic for clinical neurophysiology. J Clin Neurophysiol. 1989;6:41-74.
5. Duffy FH, Iyer VG, Surwillo WW. Clinical electroencephalography and topographic brain mapping. New York: Springer-Verlag; 1989.
6. Fisch BJ. Spehlmann's EEG Primer, 2nd ed. Amsterdam: Elsevier; 1991.
7. Gloor P. Neuronal generators and the problem of localization in electroencephalography: application of volume conductor theory to electroencephalography. J Clin Neurophysiol. 1985 Oct;2(4):327-54.
8. Holmes GL. Diagnosis and management of seizures in children. Philadelphia: WB Saunders Company; 1987.

SEGURANÇA ELÉTRICA

Maria Augusta Montenegro ▪ Carlos Alberto M. Guerreiro
Fernando Cendes ▪ Marilisa M. Guerreiro

O perigo na realização de procedimentos que envolvam eletricidade não é simplesmente a presença de uma voltagem, mas sim o fluxo de corrente, que é proporcional à voltagem e inversamente proporcional à impedância. A segurança elétrica na realização do EEG refere-se aos mecanismos de segurança que visam proteger o paciente e o técnico de tornarem-se uma via para o fluxo de corrente. O local onde a corrente é aplicada também determina a gravidade do acidente, pois correntes pequenas aplicadas diretamente no coração podem ser letais.[1] Como a corrente é indiretamente proporcional à impedância, dispositivos que atravessam a pele, como cateteres e sondas (que têm uma impedância muito baixa), podem produzir lesão grave, se forem utilizados, acidentalmente, como via alternativa para o fluxo da corrente elétrica.

O **fio terra** é conectado a vários pontos do aparelho de EEG (placa de eletrodos, amplificadores, console do aparelho etc.), e sua conexão com a terra é feita quando é plugado em uma tomada conectada por um cabo de metal à terra. Qualquer instalação metálica que possa entrar em contato com o paciente ou o técnico durante a realização do EEG também deve estar devidamente aterrada para evitar acidentes.

A conexão com a terra é feita por meio de um cano de água fria, bastão ou uma placa de metal colocada na terra. Assim, toca-se a terra sempre que se entra em contato físico com qualquer parte metálica de uma estrutura permanente de uma casa.[2]

O **aterramento** adequado evita que, caso um fio se solte e encoste no interior do chassi do aparelho, a corrente passe pelo paciente ou pelo técnico. Como o chassi do aparelho está ligado à terra, a corrente é desviada para esta. Caso o aparelho não esteja ligado à terra, o contato simultâneo do técnico com o aparelho de EEG e com algum material em contato com a terra (qualquer material aterrado na sala) faz com que a corrente seja desviada e passe através do técnico em direção ao material aterrado. Outro perigo é que mesmo um aparelho sem fios soltos ou qualquer outro defeito produz corrente de vazamento, e sua intensidade depende da fonte de energia e do comprimento e das características do fio de energia. Geralmente, a corrente de vazamento passa para a terra, mas, se o aterramento estiver comprometido, a corrente procura uma via alternativa pelo chassi do aparelho em direção ao paciente e ao técnico, quando estes estiverem em contato com a terra.[1]

Apesar de o contato com a terra ser potencialmente perigoso para o paciente, é importante que haja sempre um eletrodo efetuando esse contato para reduzir o artefato da corrente elétrica (60 Hz). Esse artefato é produzido porque os eletrodos na cabeça do paciente funcionam como uma antena que capta o campo elétrico das linhas de alta tensão.

O maior risco de conectar o paciente à terra ocorre quando existe mais de um aparelho elétrico ligado simultaneamente ao paciente. Isso ocorre, principalmente, em UTI, quando é necessário o uso de monitores cardíacos, de pressão arterial, respiradores etc. Se houver algum defeito no aterramento de qualquer um desses outros aparelhos, a corrente de vazamento passará pelo paciente para utilizar as outras conexões com a terra.[2] Sempre que já houver um equipamento elétrico ligado ao paciente, deve-se verificar se este já tem o seu próprio terra conectado ao paciente. Em caso positivo, deve-se utilizar o terra já existente. Se mais de um fio terra for conectado ao paciente, além de aumentar a captação de artefato de 60 Hz, quando houver voltagens diferentes em cada ligação, pode ocorrer um fluxo de corrente através do paciente, a **alça terra**. Todos os objetos de metal e superfícies metálicas expostas no laboratório de EEG devem estar ligados à terra. Além disso, todos os aparelhos elétricos, bem como o paciente, devem ter sua própria conexão única com a terra.

Alguns dispositivos protegem o paciente. O **terra isolado** (isoterra) é ligado em série com o eletrodo terra conectado ao paciente e limita a passagem de corrente, atuando como um resistor. O **isolador bipotencial** está ligado em série aos outros 21 eletrodos e, também limita a passagem de corrente através do paciente, entretanto pode aumentar a quantidade de artefatos de 60Hz.

REFERÊNCIAS BIBLIOGRÁFICAS

1. Misulis KE. Basic eletronic for clinical neurophysiology. J Clin Neurophysiol. 1989;6:41-74.
2. Duffy FH, Iyer VG, Surwillo WW. Clinical electroencephalography and topographic brain mapping. New York: Springer-Verlag; 1989.

MÉTODOS DE ATIVAÇÃO

Maria Augusta Montenegro ▪ Marilisa M. Guerreiro
Fernando Cendes ▪ Carlos Alberto M. Guerreiro

Mecanismos de ativação são procedimentos desenvolvidos para modular a atividade elétrica cerebral. Têm como objetivo aumentar a ocorrência de respostas anormais, especialmente atividade epileptiforme durante o EEG de rotina. Os mais comuns são: abertura e fechamento ocular, hiperventilação, fotoestimulação intermitente, estímulo sensitivo (sonoro, tátil, doloroso etc.).

Hiperventilação. Consiste na realização de respiração profunda e regular na frequência de 20 a 30 ciclos por minuto por um período de 3 a 5 minutos. Deve ser realizada em todo exame de rotina, sempre que o paciente colaborar adequadamente.

A resposta normal à hiperventilação consiste em lentificação bilateral e síncrona, que pode ser exuberante (alta amplitude e na frequência delta) entre 8 e 12 anos[1] (Figs. 5-1 e 5-2). Em adultos jovens, essa resposta está diminuída e é rara em pessoas mais velhas. Em crianças, a lentificação pode ser máxima nas regiões posteriores e, em adolescentes e adultos, nas regiões anteriores.[2] Apesar do predomínio anteroposterior conforme a faixa etária, a distribuição das ondas lentas deve ser difusa, sem acentuação focal ou lateralização persistente. Um minuto após o término da hiperventilação, a lentificação deve desaparecer, com retorno à atividade de base prévia. Hipoglicemia pode exacerbar a lentificação.

A resposta anormal à hiperventilação mostra lentificação focal ou prolongada, ou o aparecimento de atividade epileptiforme. Complexos espícula-onda lenta generalizados, na frequência de 3 Hz, acompanhados ou não de perda da consciência (crise de ausência), representam a anormalidade epileptiforme mais frequentemente associada à hiperventilação.

Hiperventilação pode causar sensação de tontura, parestesias, mal-estar, tetania e confusão mental. Está contraindicada formalmente em:

- Pneumopatia grave.
- Doença de Moya-Moya.
- Anemia falciforme (ou traço falciforme).

- Antecedente de AVC ou HSA nos últimos 12 meses.
- *Angina pectoris.*
- Gravidez.
- Antecedente de infarto agudo do miocárdio.

A hiperventilação deve ser interrompida imediatamente, caso o paciente apresente dor ou desconforto torácico e alteração no ritmo do ECG (discreta taquicardia pode acontecer sem maiores complicações).

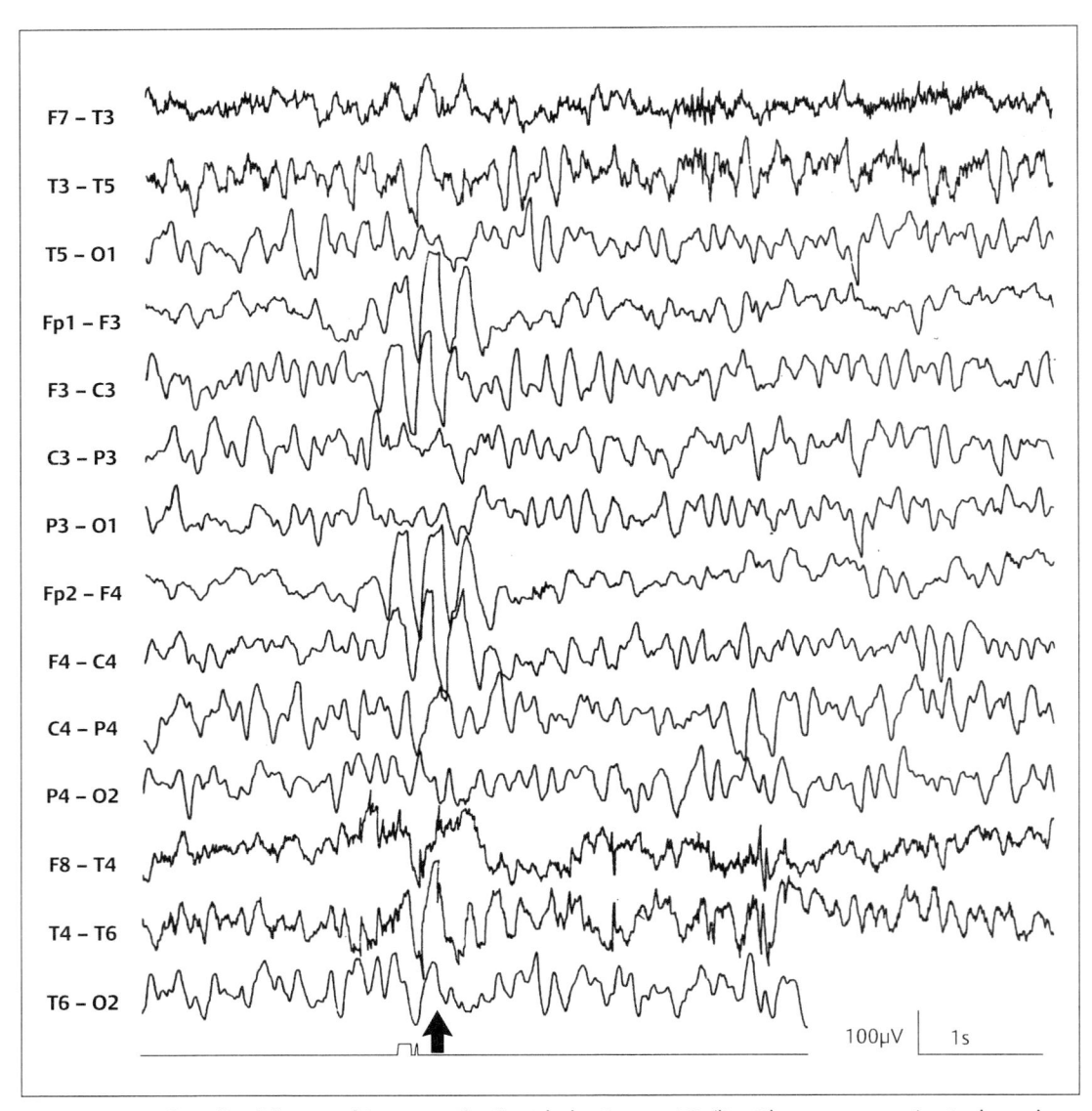

Fig. 5-1. Lentificação difusa na hiperventilação. Idade: 5 anos. Vigília. Observe a ocorrência de ondas lentas delta, paroxísticas (seta), durante a hiperventilação na infância.

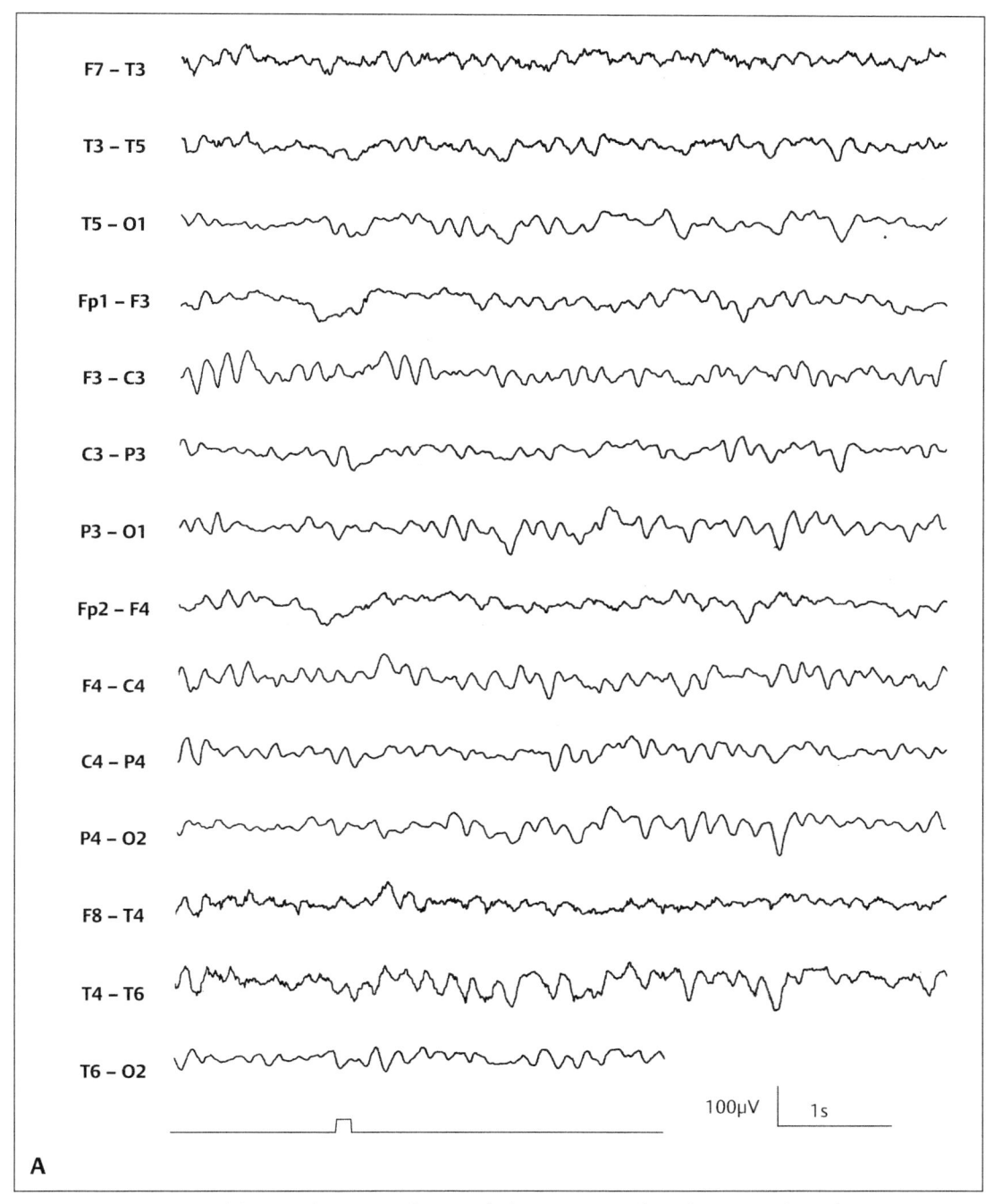

Fig. 5-2. Lentificação difusa na hiperventilação. Idade: 8 anos. Vigília. Observe o efeito da hiperventilação na infância. Em (**A**) observa-se atividade de fundo normal com ritmo dominante posterior entre 7 e 8 Hz (normal para a faixa etária), antes do início da hiperventilação. *(Continua.)*

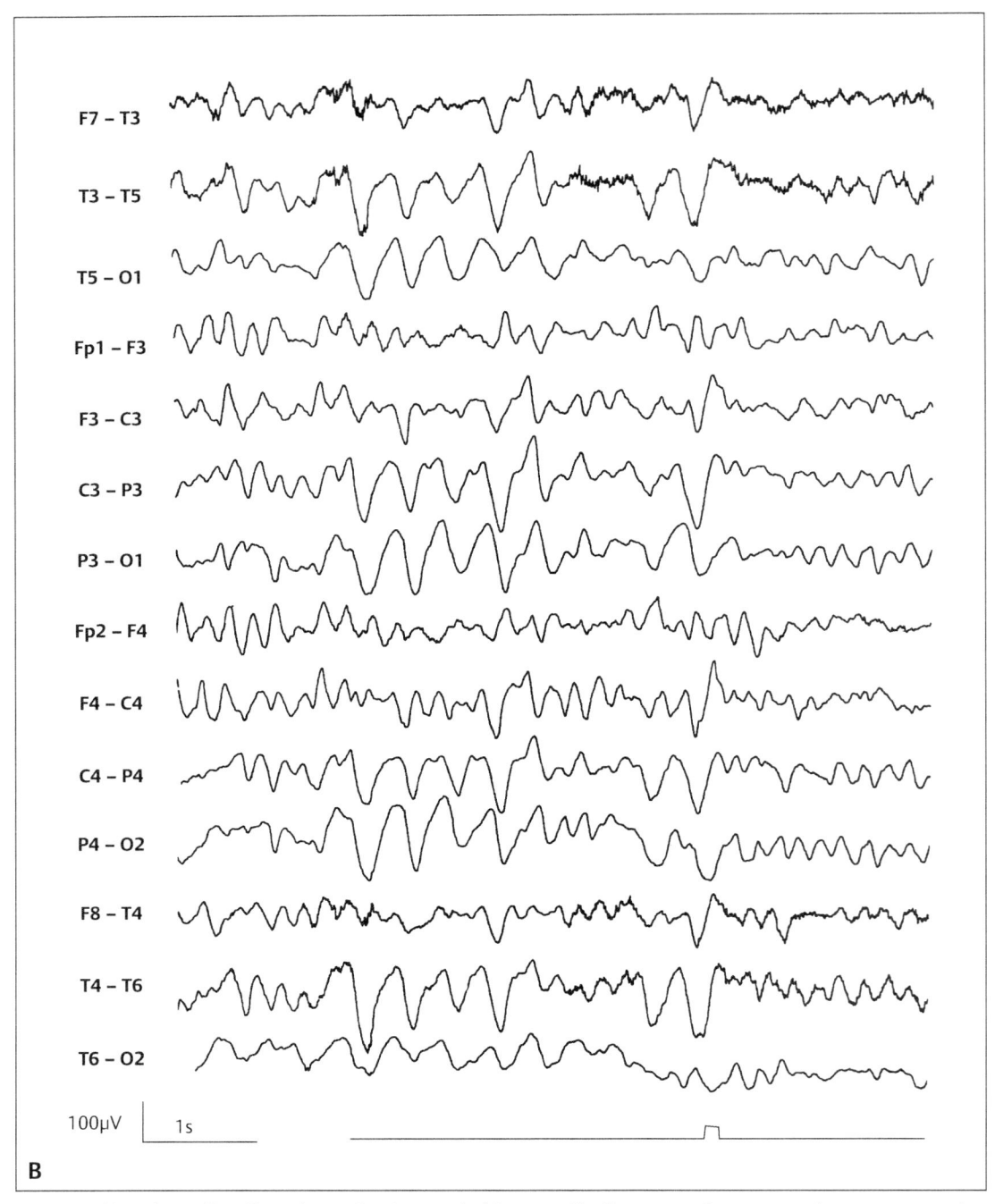

Fig. 5-2. *(Cont.)* Em (**B** e **C**), após 1 e 3 minutos de hiperventilação, respectivamente, observam-se ondas lentas delta, de alta amplitude, difusas. Este achado é normal para a faixa etária e geralmente é mais proeminente nas regiões posteriores. *(Continua.)*

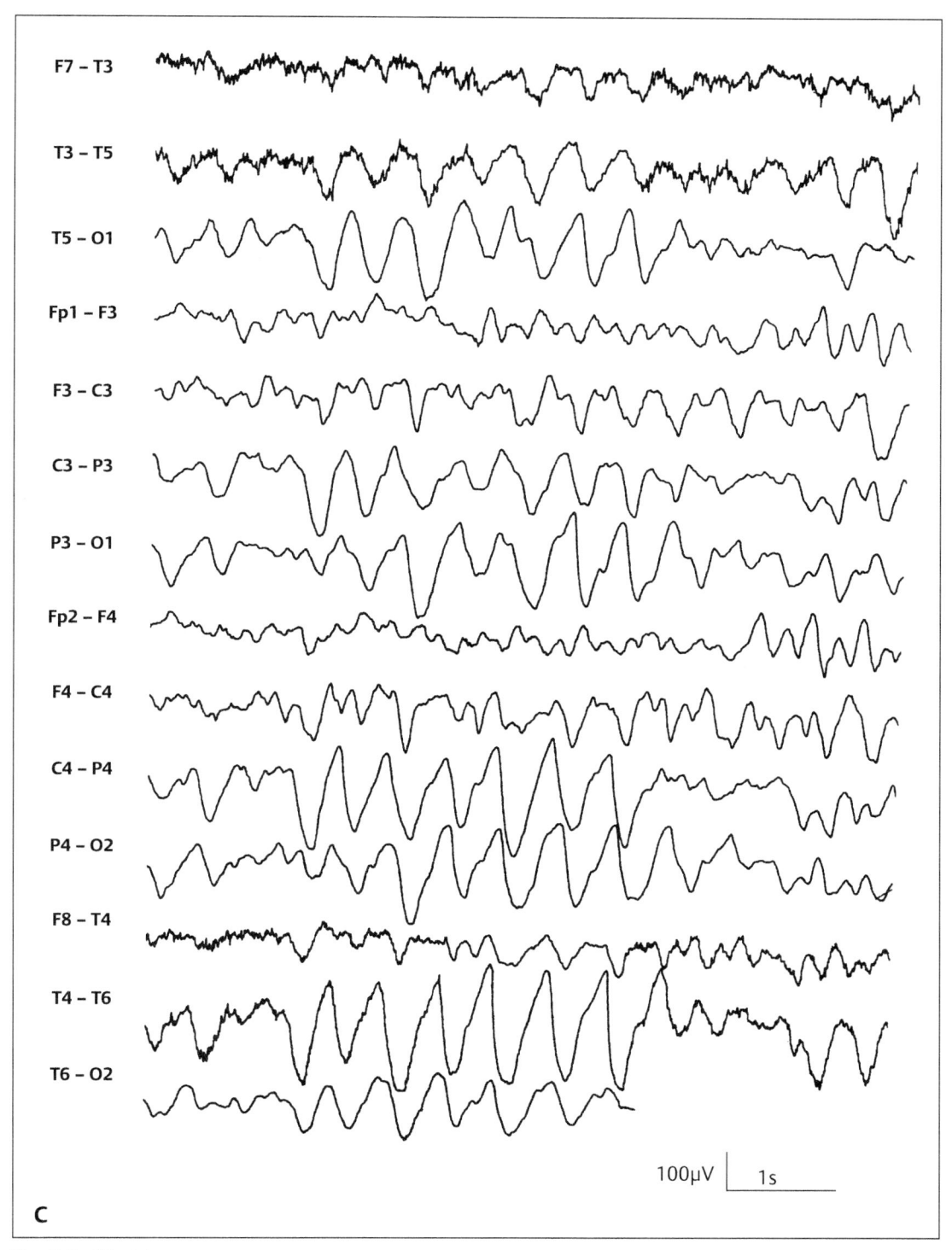

Fig. 5-2. *(Cont.)*

Fotoestimulação intermitente. Deve ser realizada utilizando-se lâmpada estroboscópica a 30 cm dos olhos do paciente, nas frequências de 1, 3, 5, 10, 13, 15, 17, 20 e 25 Hz.[2] Os olhos devem estar fechados durante a maior parte da fotoestimulação, entretanto o paciente deve ser orientado a abrir e fechar os olhos algumas vezes durante o procedimento.

Durante a fotoestimulação, pode-se observar atividade aguda, nas regiões posteriores, apenas durante o período em que a lâmpada está ligada, em frequências semelhantes, infra ou supra-harmônicas ao estímulo (*photic-driving*; Figs. 5-3 a 5-5). Assimetria desse fenômeno pode significar lesão estrutural na região posterior do hemisfério com menor amplitude, ou estimulação inadequada do campo visual (apenas um lado está sendo estimulado).

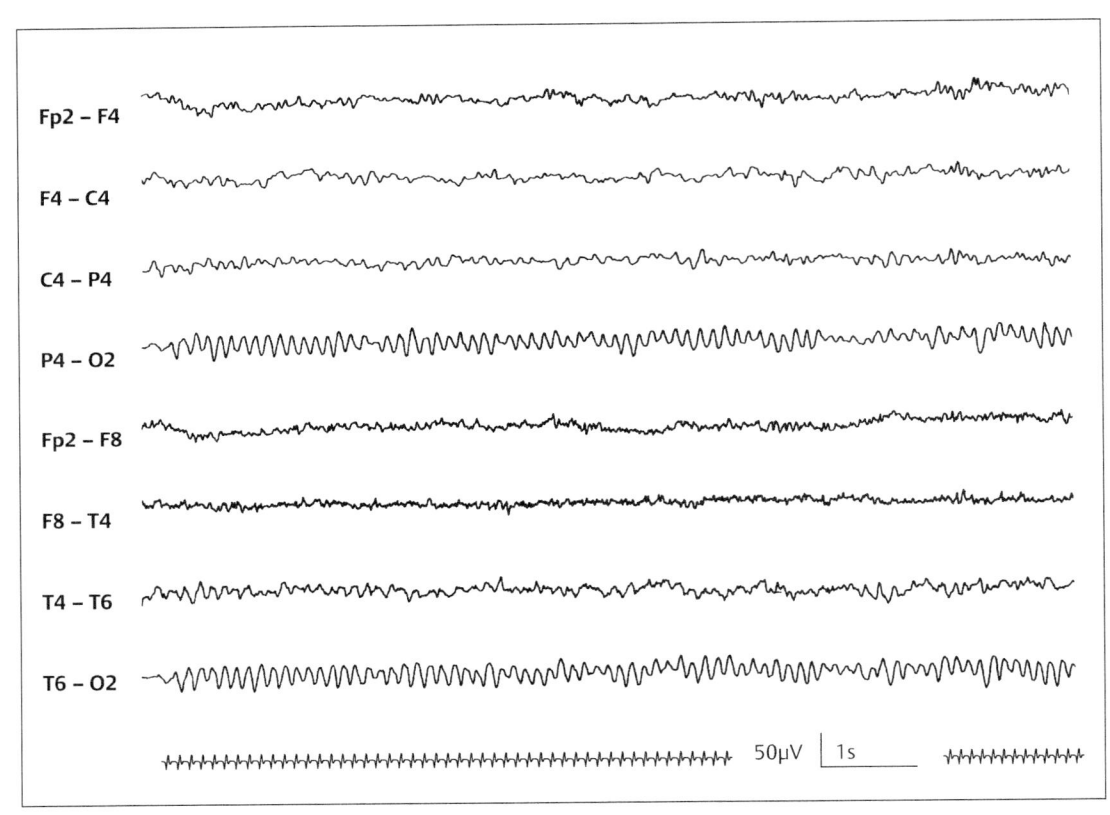

Fig. 5-3. Resposta de arrasto (*photic driving*). Idade: 8 anos. Vigília. Observe nas regiões posteriores, 4º e 8º canais, uma atividade rítmica monomórfica na mesma frequência do fotoestímulo. Esta resposta pode ocorrer em frequências abaixo (infra-harmônica) ou acima (supra-harmônica) da frequência com que o fotoestímulo é realizado.

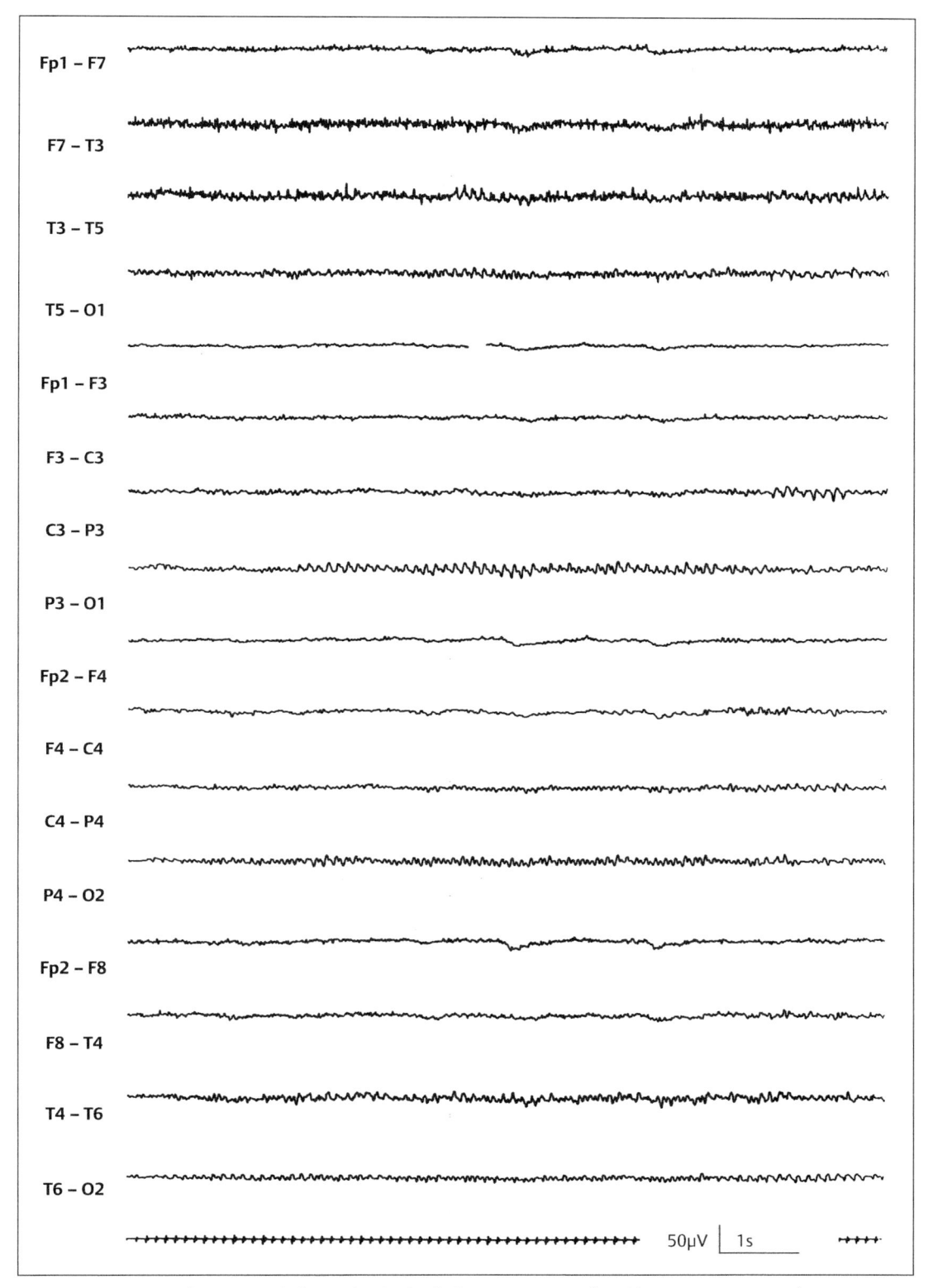

Fig. 5-4. Resposta de arrasto (*photic driving*). Idade: 51 anos. Vigília. Observe a resposta de arrasto supra-harmônica nas regiões posteriores, mais evidente no 16º canal.

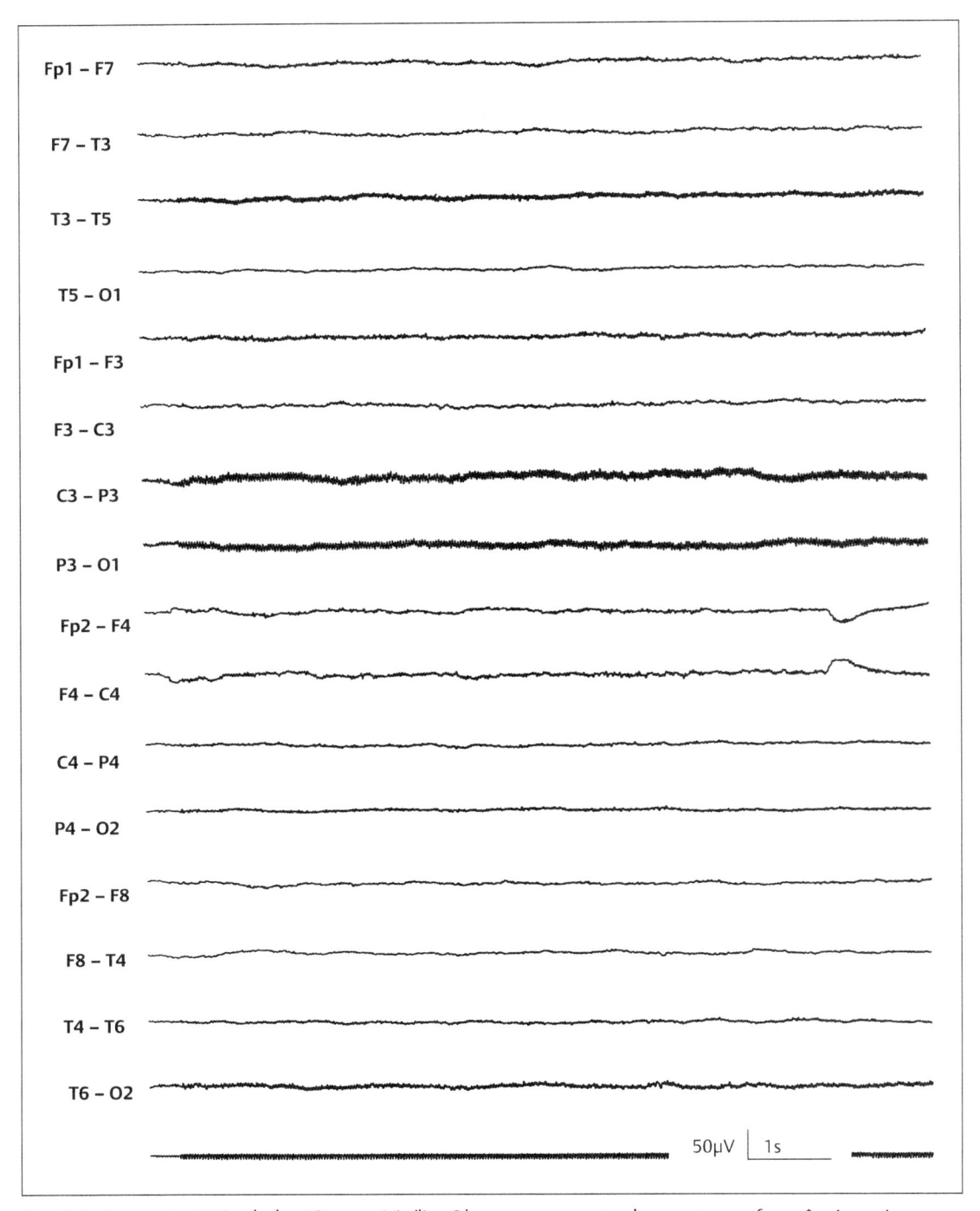

Fig. 5-5. Resposta "H". Idade: 48 anos. Vigília. Observe a resposta de arrasto em frequências acima de 30 Hz. Alguns autores consideram que esta resposta pode ser mais frequente em pacientes que apresentam cefaleia, principalmente do tipo migranosa. Entretanto, este achado é inespecífico e deve ser considerado de acordo com o contexto clínico de cada paciente.

Alguns pacientes apresentam uma resposta fotomioclônica caracterizada por artefatos musculares nas regiões anteriores do traçado, os quais são interrompidos tão logo o fotoestímulo é desligado. Pode ser associada a clonias rápidas palpebrais ou alguns abalos de músculos da face ou cabeça.[1] Ocorre em crianças ou adultos, e é um achado inespecífico (Fig. 5-6).

Resposta fotoparoxística é a ocorrência de complexos espícula ou poliespícula-onda bilateralmente síncronos, simétricos e generalizados durante o período de fotoestimulação e que desaparecem alguns segundos após o término do estímulo (Figs. 5-7 e 5-8). Quando essa atividade ocorre de forma restrita às projeções occipitais e ao período do fotoestímulo, não necessariamente apresenta caráter epileptiforme. Entretanto, quando a resposta fotoparoxística estende-se além da duração do fotoestímulo (Fig. 5-9), ela está frequentemente associada à epilepsia.[3,4]

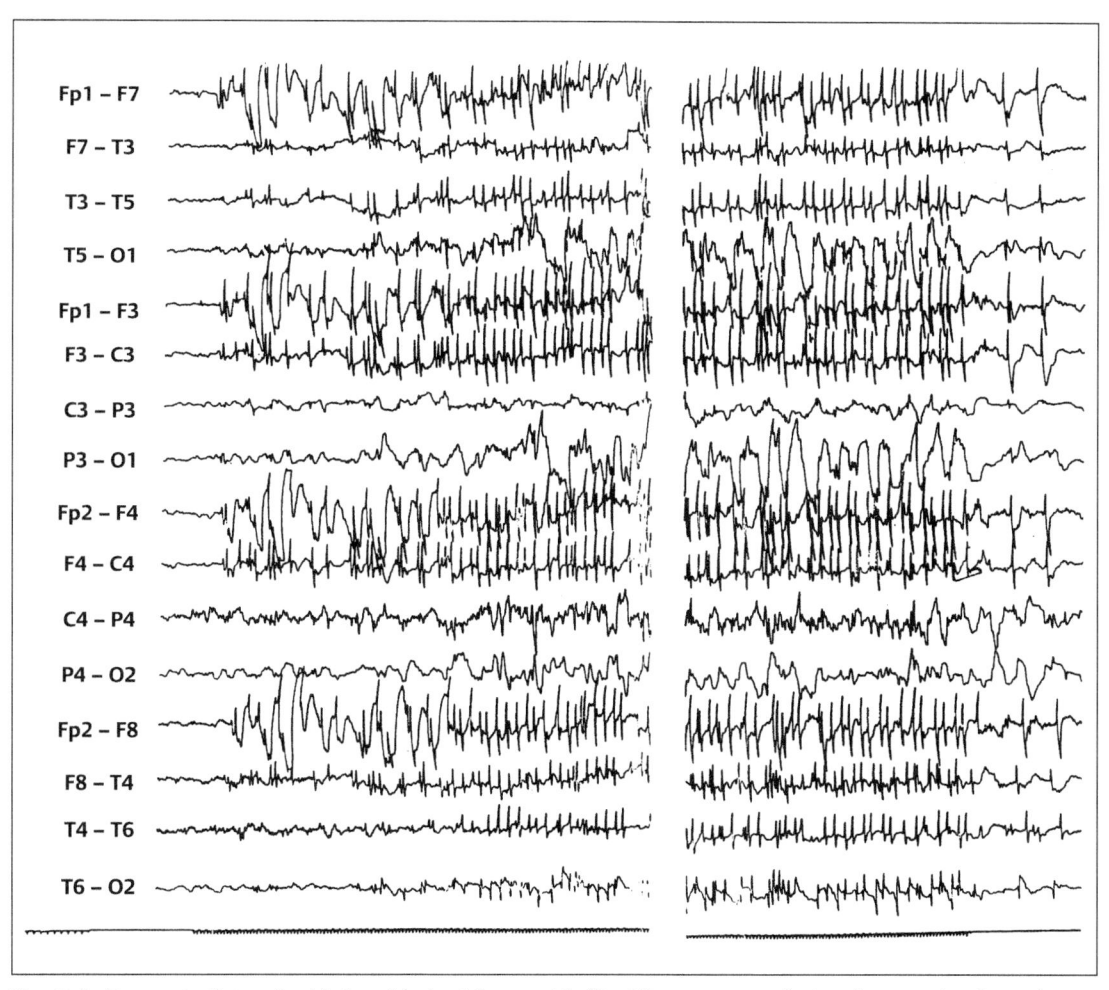

Fig. 5-6. Resposta fotomioclônica. Idade: 16 anos. Vigília. Observe as espículas desencadeadas pela fotoestimulação. Esta atividade representa artefatos musculares máximos nas regiões anteriores do traçado, que são interrompidos tão logo o fotoestímulo seja desligado. Esta amostra é parte do traçado eletrencefalográfico de uma paciente com epilepsia generalizada genética. Neste exemplo ela ainda apresentou algumas mioclonias após o término do fotoestímulo.

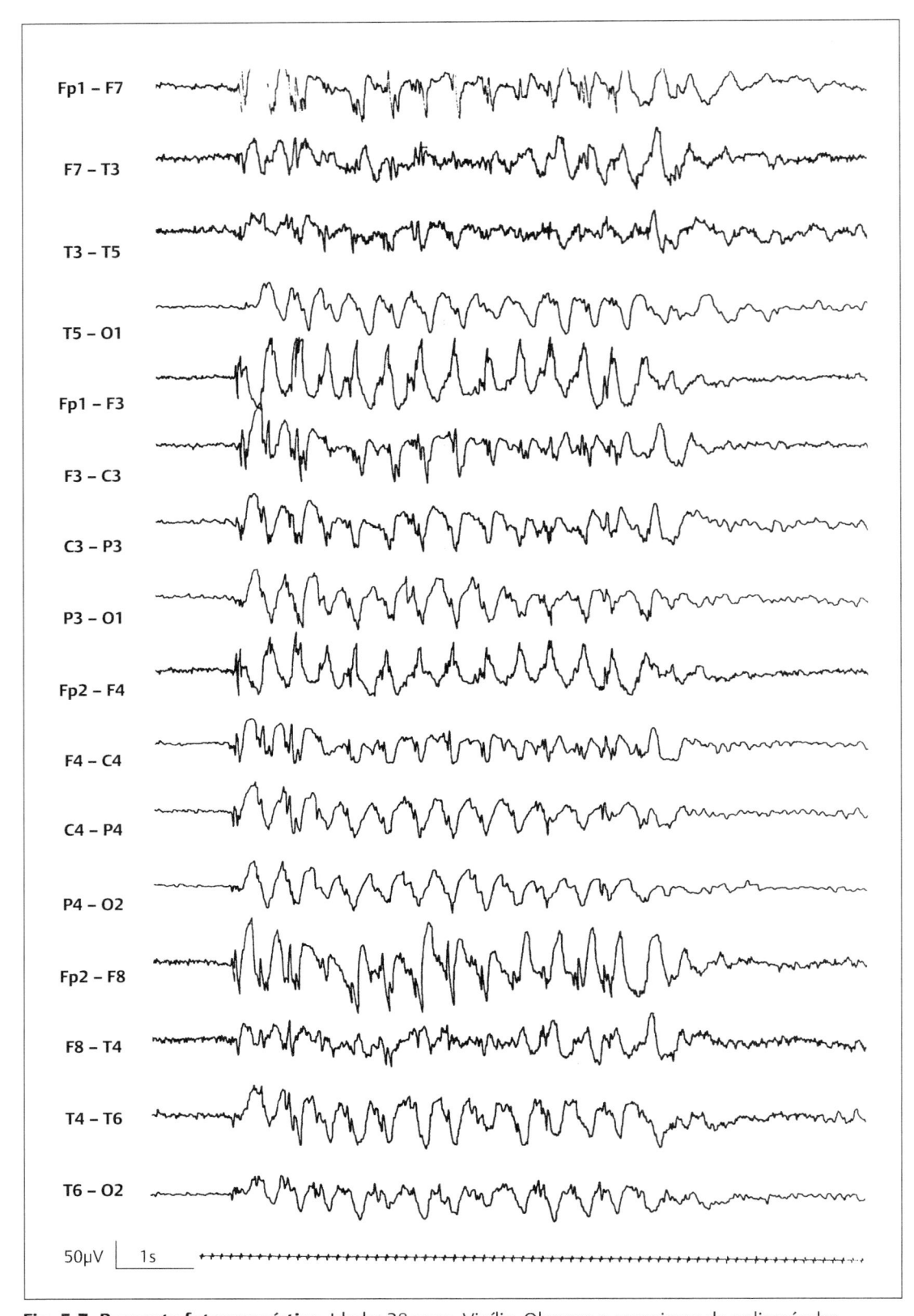

Fig. 5-7. Resposta fotoparoxística. Idade: 28 anos. Vigília. Observe o paroxismo de poliespículas-onda lenta generalizadas com duração de, aproximadamente, 5 segundos durante a fotoestimulação intermitente. Esta amostra é parte do traçado eletrencefalográfico de uma paciente com diagnóstico de epilepsia mioclônica juvenil.

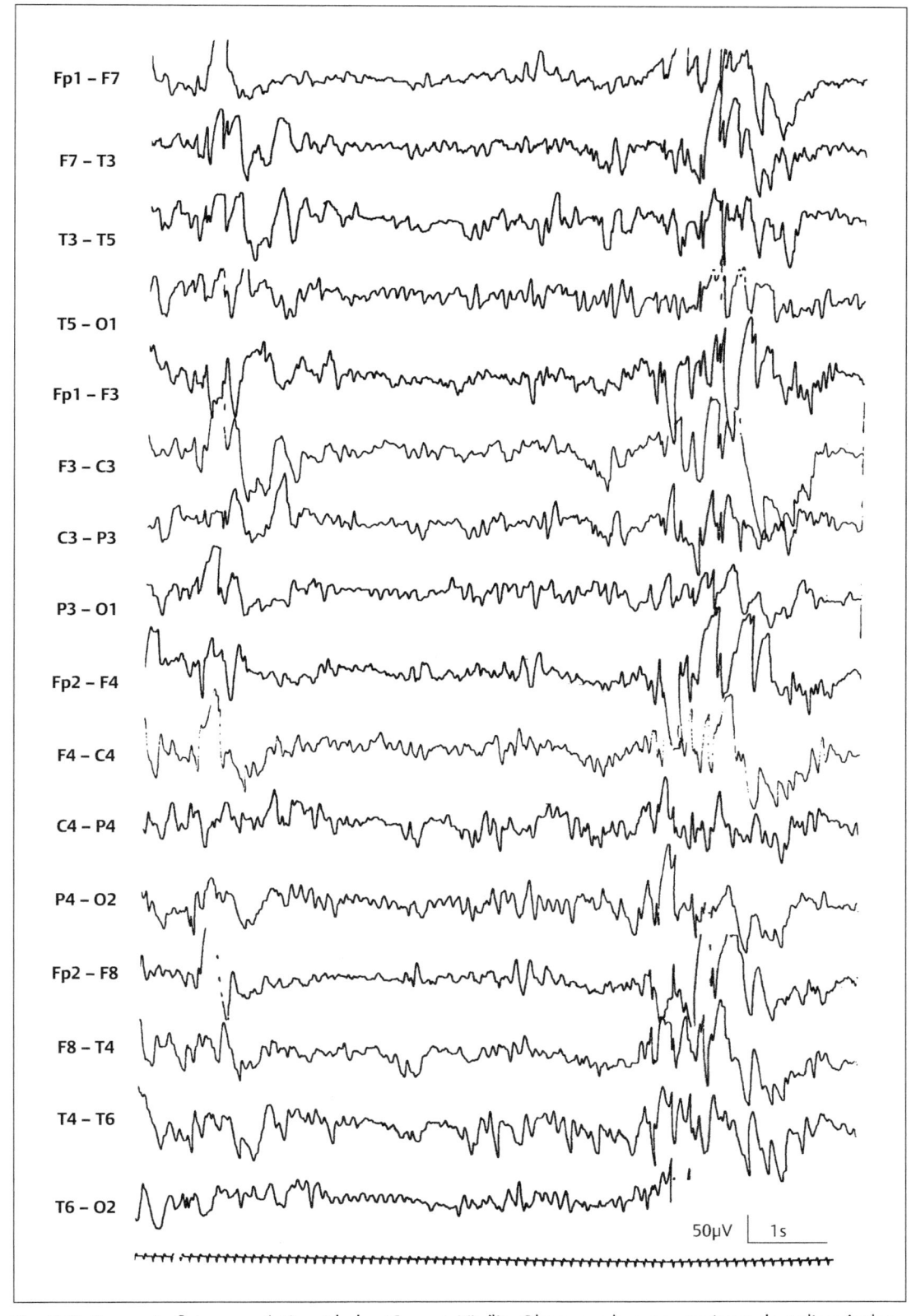

Fig. 5-8. Resposta fotoparoxística. Idade: 12 anos. Vigília. Observe o breve paroxismo de poliespículas seguidas por ondas lentas generalizadas durante a fotoestimulação intermitente.

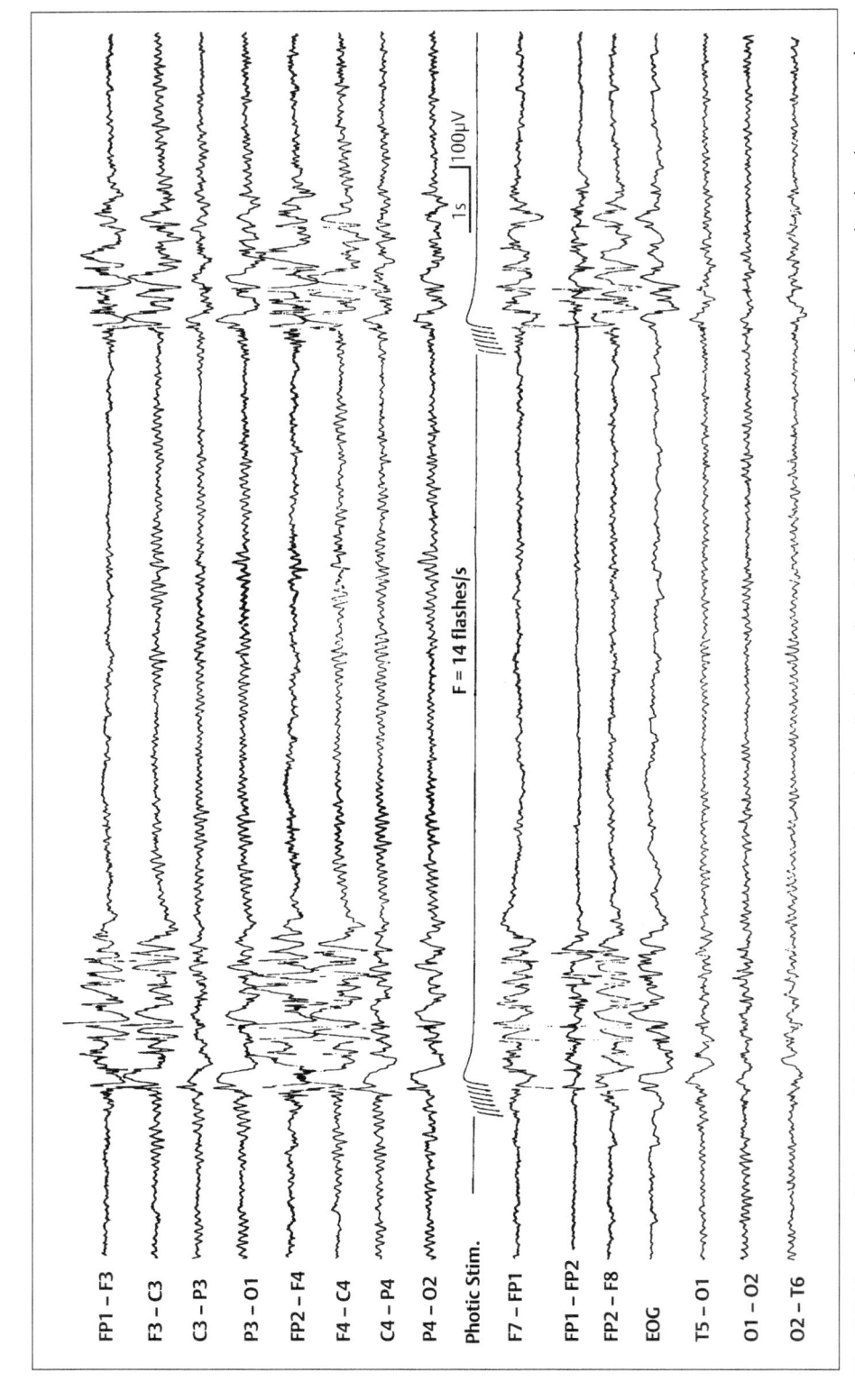

Fig. 5-9. Resposta fotoconvulsiva. Vigília. Observe o paroxismo de espículas e poliespículas seguidas por ondas lentas generalizadas ultrapassando o período de fotoestímulo.

Fotossensibilidade está associada às epilepsias generalizadas genéticas, sendo a epilepsia mioclônica juvenil a forma mais comum. Pode desaparecer após a terceira década de vida, principalmente quando o paciente está em uso de medicação antiepiléptica, especialmente ácido valproico.[5] O padrão eletrencefalográfico da resposta fotoparoxística é muito variável, e os diversos tipos de resposta representam diferentes níveis de expressão do mesmo traço geneticamente determinado.

Fotossensibilidade parece apresentar um padrão de herança autossômica-dominante, entretanto heterogeneidade genética deve ser considerada. A expressão fenotípica de resposta fotoparoxística e o risco de portadores assintomáticos apresentarem crises epilépticas dependem de vários fatores envolvidos na fisiopatogenia das epilepsias.[4]

Fotoestimulação intermitente pode desencadear crises de ausência; entretanto, mais frequentemente, desencadeia poliespículas generalizadas (associadas ou não a mioclonias). A fotossensibilidade é mais comum nas frequências de 14 a 18 Hz.[6]

Estimulação sensitiva. Pode ser realizada pela percussão de pés, tronco, cabeça ou braço. Produz descargas na região parietal e pode ocorrer tanto em pacientes normais quanto em pacientes com epilepsia parcial idiopática (potenciais evocados somatossensitivos das extremidades; Fig. 5-10).

Estimulação auditiva. É rara e pode produzir o aparecimento de descargas epileptiformes, preferencialmente nas regiões temporais. Durante o sono, a ocorrência de atividade rítmica difusa deve ser diferenciada da reação de despertar desencadeada pelo estímulo auditivo.[7]

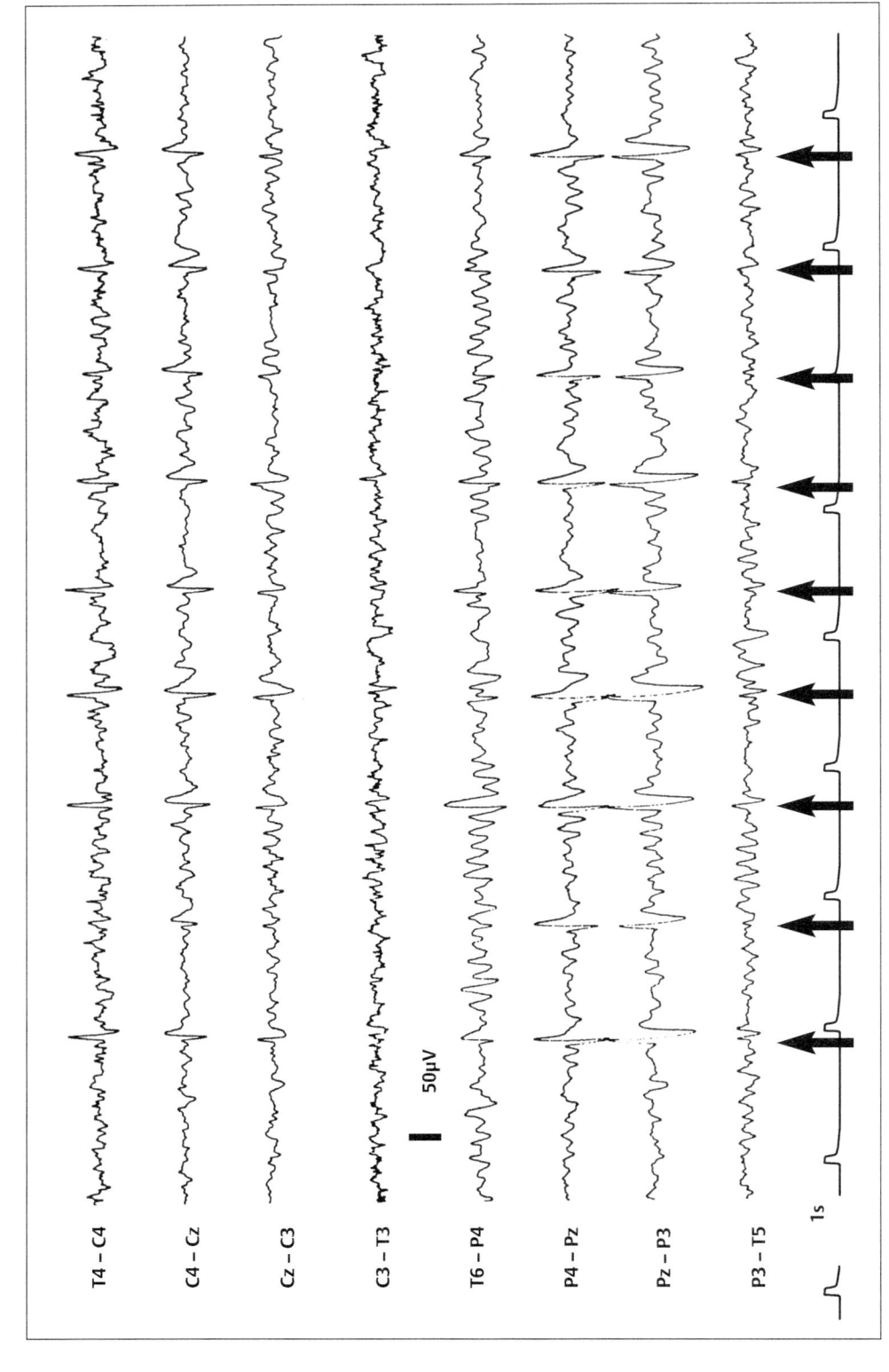

Fig. 5-10. Estimulação sensitiva. Idade: 6 anos. Vigília. Observe os potenciais desencadeados por percussão dos pés (cada seta é uma percussão), máximos na região parietal. (Cortesia de Dr. Lineu C. Fonseca.)

REFERÊNCIAS BIBLIOGRÁFICAS

1. Takahashi T. Activation methods. In: Niedermeyer E, Lopes da Silva F (Eds). Electroencephalography: basic principles, clinical applications, and related fields, 5th ed. Philadelphia: Lippincott Williams & Wilkins; 2005, p. 281-303.
2. Fisch BJ. Spehlmann's EEG Primer, 2nd ed. Amsterdam: Elsevier; 1991.
3. Lüders HO, Noachtar S. Atlas e classificação em eletroencefalografia. Introdução à avaliação do electroencefalograma. São Paulo: Lemos Editorial; 2000.
4. Doose H, Waltz S. Photosensitivity – genetics and clinical significance. Neuropediatrics 1993;24:249-55.
5. Jeavons PM, Bishop A, Harding GF. The prognosis of photosensitivity. Epilepsia 1986;27:569-75.
6. Niedermeyer E. Epileptic seizure disorders. In: Niedermeyer E, Lopes da Silva F (Eds). Electroencephalography: basic principles, clinical applications, and related fields, 4th ed. Philadelphia: Lippincot Williams & Wilkins; 1999, p. 476-585.
7. Takahashi T. Activation methods. In: Niedermeyer E, Lopes da Silva F (Eds). Electroencephalography: basic principles, clinical applications, and related fields, 4th ed. Philadelphia: Lippincott Williams and Wilkins; 1999, p. 261-84.

ARTEFATOS

CAPÍTULO 6

Carlos Alberto M. Guerreiro ▪ Maria Augusta Montenegro
Fernando Cendes ▪ Marilisa M. Guerreiro

Os artefatos consistem em sinais que são registrados durante o estudo eletrencefalográfico e que não correspondem à atividade elétrica cerebral.[1] Os artefatos podem mimetizar uma anormalidade eletrencefalográfica de origem cerebral, pois a superposição de fatores extracerebrais (movimento, contração muscular, ECG, problemas técnicos etc.) com elementos normais da atividade cerebral pode simular espículas ou ondas agudas.[2]

O EEG registra a diferença de potencial entre dois pontos do escalpo, portanto está sujeito à interferência de outras formas de atividade elétrica (muscular, cardíaca, rede elétrica etc.) que serão registradas, a não ser que as devidas precauções sejam obedecidas.

Algumas mudanças simples no laboratório de EEG podem ser suficientes para se obter grande melhora na qualidade do exame. Primeiramente, a sala deve estar com temperatura amena, preferencialmente com ar-condicionado ligado. Isso evita a sudorese do paciente, que provoca os artefatos conhecidos como ondas de calor. O movimento de pessoas no laboratório de EEG também pode gerar artefatos; portanto, apenas as pessoas indispensáveis devem permanecer na sala (e devem evitar se movimentar muito).

Além disso, o equipamento deve estar adequadamente aterrado. Atenção: se mais de um fio terra for conectado ao paciente, o artefato de 60 Hz será mais facilmente captado, além do perigo de permitir o fluxo de corrente elétrica através do paciente (ver Capítulo 4).

Ocasionalmente, os artefatos podem obscurecer totalmente o EEG, tornando o traçado não interpretável. Para eliminar ou reduzir o artefato, é necessário identificar sua origem, sendo que, algumas vezes, isso é tarefa difícil, mesmo nos melhores laboratórios.[3]

Muitas vezes os artefatos não podem ser eliminados, mesmo nos aparelhos digitais. Nesses casos, o técnico de eletrencefalografia tem papel muito importante, pois cabe a ele anotar no exame as mudanças apresentadas pelo paciente, assim como no ambiente ao seu redor. Essas anotações são valiosas na interpretação do registro do EEG.

Os artefatos são divididos em fisiológicos e não fisiológicos. Artefatos fisiológicos são originados no corpo do próprio paciente e os mais comuns são: a) artefatos de movimento, pulsação arterial ou contração muscular; b) geração de potenciais bioelétricos por movimento ocular, deglutição ou movimentação da língua; e c) alteração da resistência da pele devida a sudorese ou atividade vasomotora. Artefatos não fisiológicos são produzidos por interferência elétrica externa ou por mau funcionamento do aparelho de registro do EEG (eletrodos, cabos, amplificador, penas etc.; Fig. 6-1).[2] É interessante observar que o estimulador do nervo vago, utilizado em algumas formas de epilepsia refratária ao tratamento convencional com fármacos anticrise, não produz artefatos detectados pelo EEG.

ARTEFATOS

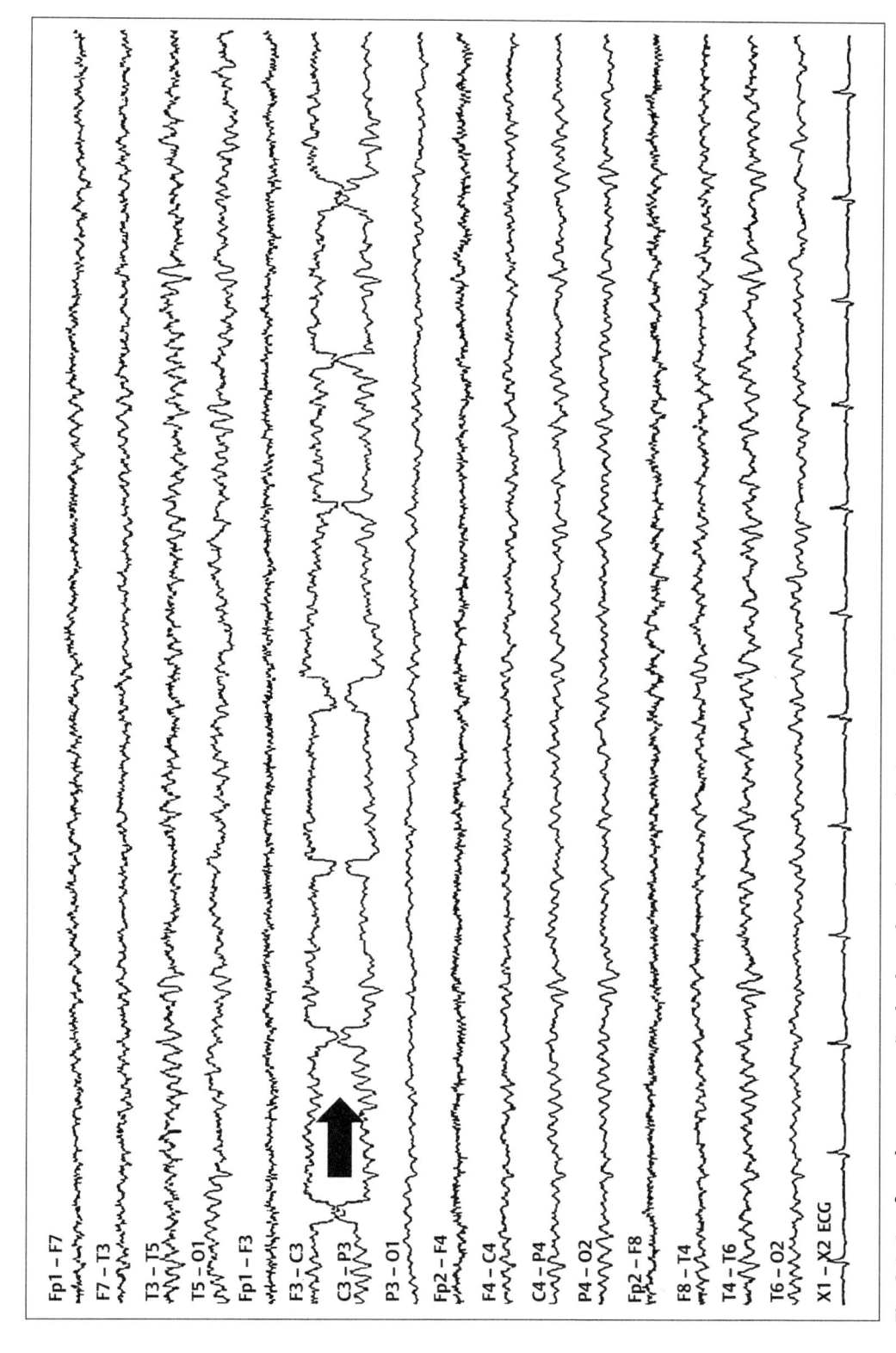

Fig. 6-1. Artefato de compressão de eletrodo. Observe ondas lentas agudizadas, rítmicas, no 6° e no 7° canais (setas), produzidas pela compressão rítmica do eletrodo C3, quando o paciente tocou a cabeça durante o traçado.

ARTEFATOS FISIOLÓGICOS

Artefato de movimento ocular. No olho, a córnea é carregada positivamente, e a retina, negativamente. Ao abrir os olhos, o movimento do globo ocular para baixo faz com que a córnea, que tem carga positiva, distancie-se dos eletrodos Fp1 e Fp2, que se tornam mais negativos, gerando uma onda negativa; o fechamento dos olhos produz desvio ocular para cima (fenômeno de Bell), determinando positividade nos eletrodos Fp1 e Fp2 pela proximidade da córnea, o que resulta em uma onda positiva (deflexão da pena para baixo na maioria das montagens bipolares; Figs. 6-2 e 6-3). Consequentemente, a abertura e o fechamento ocular, igual ao piscamento, refletem-se nos eletrodos frontopolares (Fp1 e Fp2). O piscamento contínuo gera uma sequência de ondas que podem ser confundidas com atividade elétrica cerebral (Fig. 6-4).[1]

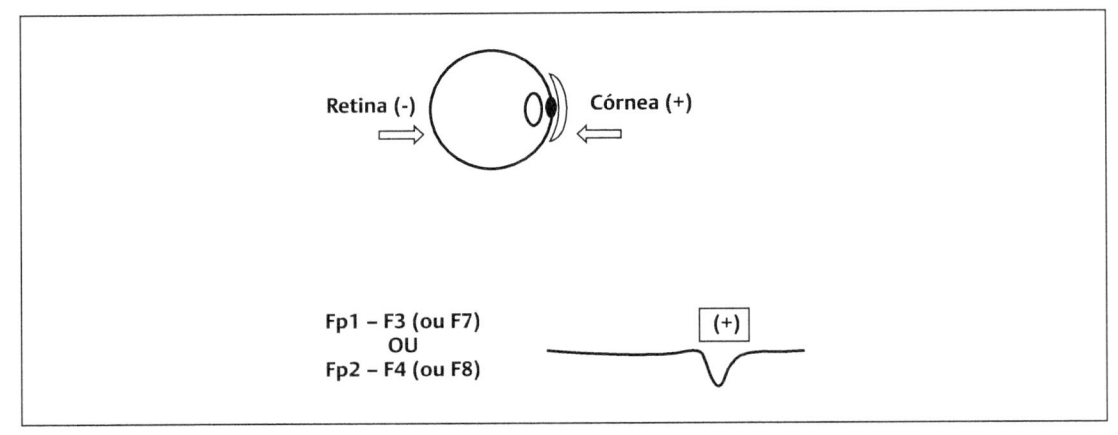

Fig. 6-2. Artefato de fechamento ocular. O desenho esquemático mostra a córnea carregada positivamente, e a retina, negativamente. Durante o fechamento ocular se produz desvio ocular para cima (fenômeno de Bell: setas), determinando positividade nos eletrodos Fp1 e Fp2 pela proximidade da córnea e produzindo uma deflexão da pena para baixo na maioria das montagens bipolares contendo os canais Fp1-F3 e Fp2-F4. A abertura ocular produz o contrário, ou seja, negatividade relativa em Fp1 e Fp2 pela proximidade da retina, o que produz uma deflexão da pena para cima, nos mesmos canais referidos anteriormente.

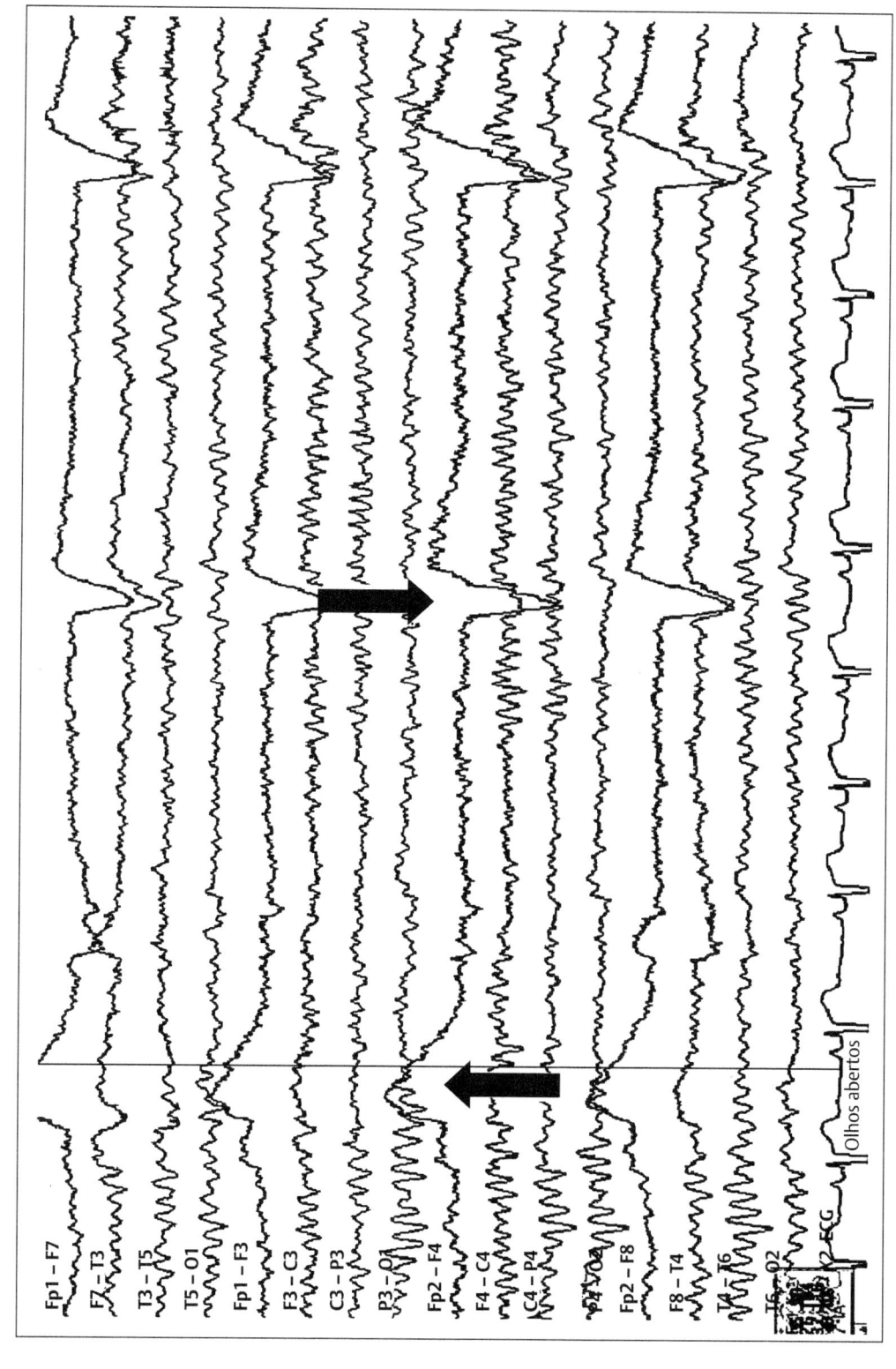

Fig. 6-3. Artefato de abertura e fechamento ocular (setas). Observe que, durante a abertura ocular, ocorre desvio da pena para cima e, com o fechamento ocular, ocorre desvio da pena para baixo.

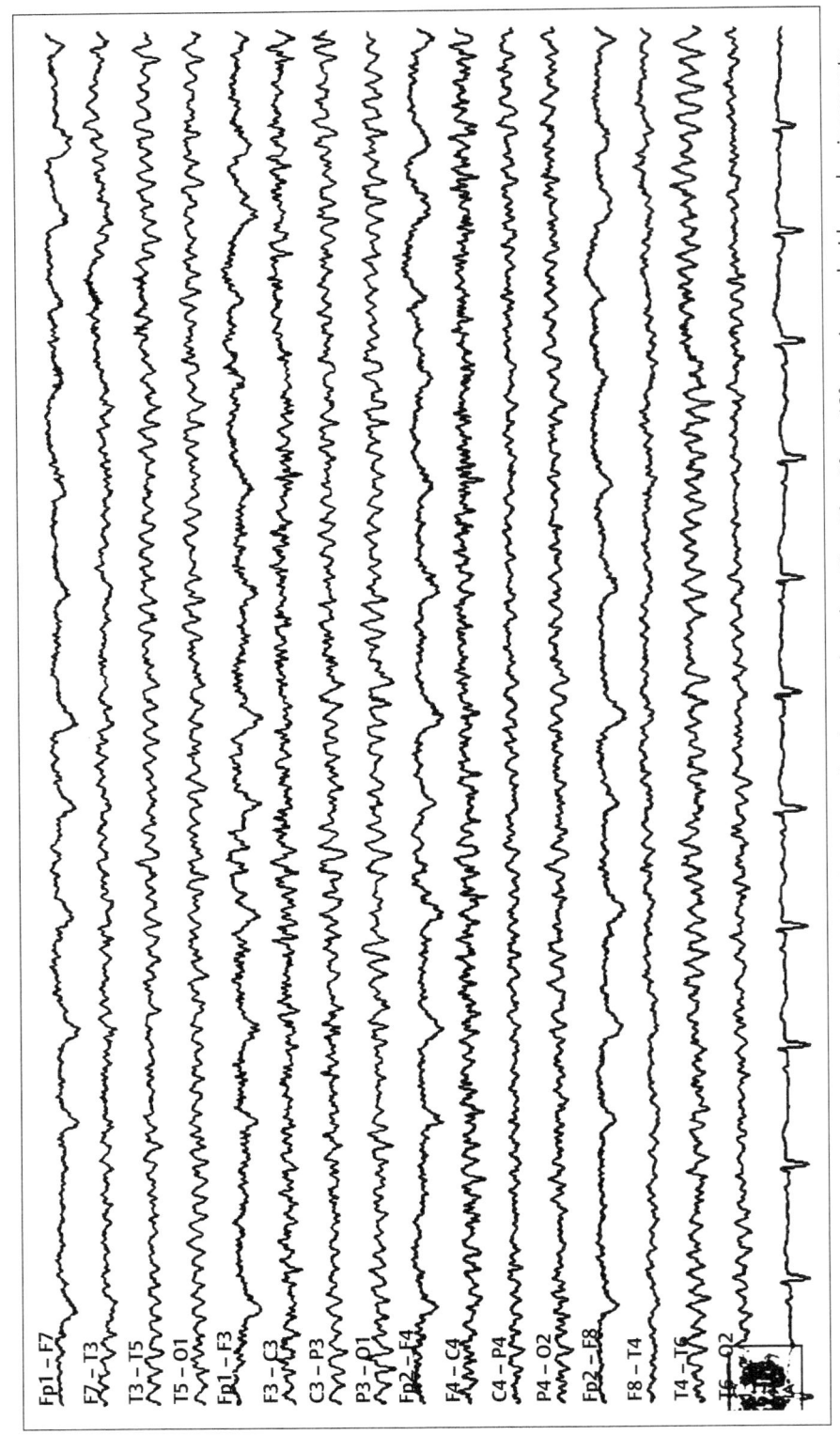

Fig. 6-4. Artefato de piscamento ocular. Observe ondas lentas agudizadas envolvendo o 1°, o 5°, o 9° e o 13° canais, produzidas pelo piscamento ocular rítmico durante quase todo o traçado.

Na **movimentação ocular lateral**, os eletrodos mais envolvidos serão F7 e F8. Quando o paciente olha para direita, F8 ficará mais positivo pela proximidade da córnea, produzindo um potencial positivo registrado como reversão de fase positiva. No lado contralateral, ocorre o contrário, com um potencial negativo sendo registrado pelo eletrodo F7 (Figs. 6-5 e 6-6).

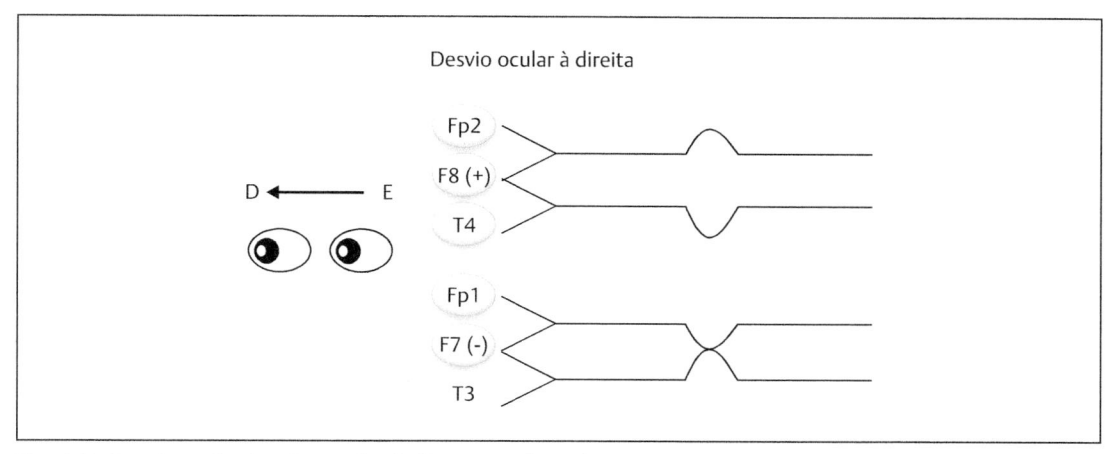

Fig. 6-5. Artefato de desvio ocular à direita. O desenho esquemático mostra o potencial positivo em F8 e negativo em F7 produzido pelo desvio ocular para a direita.

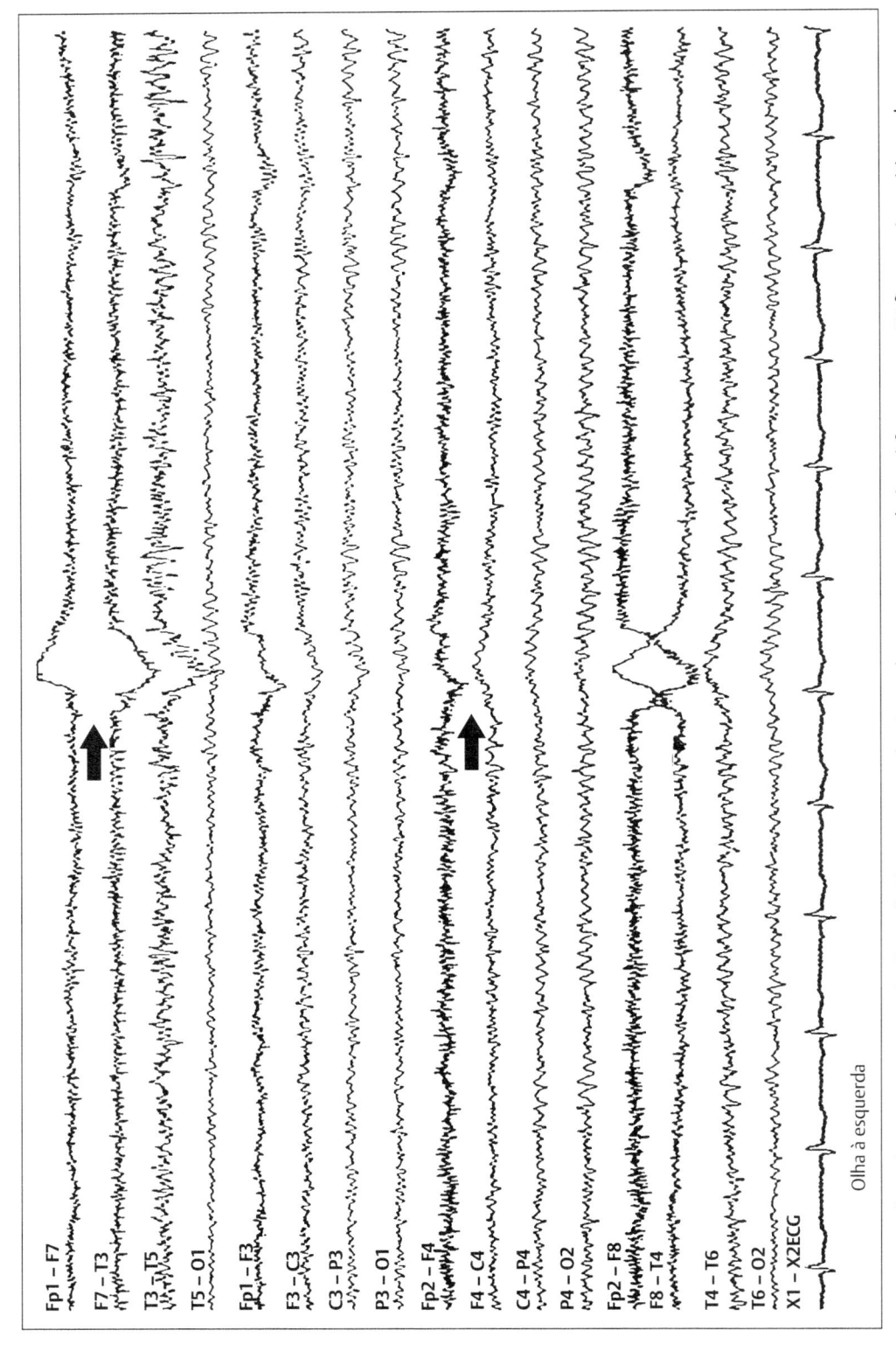

Fig. 6-6. Artefato de movimento ocular lateral. Observe que o desvio ocular para a esquerda (seta) faz com que F7 fique mais positivo pela proximidade da córnea, produzindo um potencial positivo registrado como reversão de fase positiva. Ao contrário, F8 fica mais negativo e registra um potencial com reversão de fase negativa.

Ocasionalmente, os movimentos laterais dos olhos produzem um artefato, pela contração muscular de um dos retos laterais, com aspecto de espícula, conhecida como espícula do reto lateral (*lateral rectus spike*), observada principalmente durante o nistagmo horizontal. O artefato é mais espicular do lado em que há contração do músculo (Fig. 6-7).

A ausência de um globo ocular, a hipoplasia ou a paresia dos movimentos oculares em um só olho produzem artefato somente unilateral, que pode ser confundido com atividade lenta; nesses casos, a ajuda será dada pela anotação do técnico de EEG a respeito da falta de movimento ou da ausência de um olho, ao observar a abertura e o fechamento dos olhos (Fig. 6-8).[1]

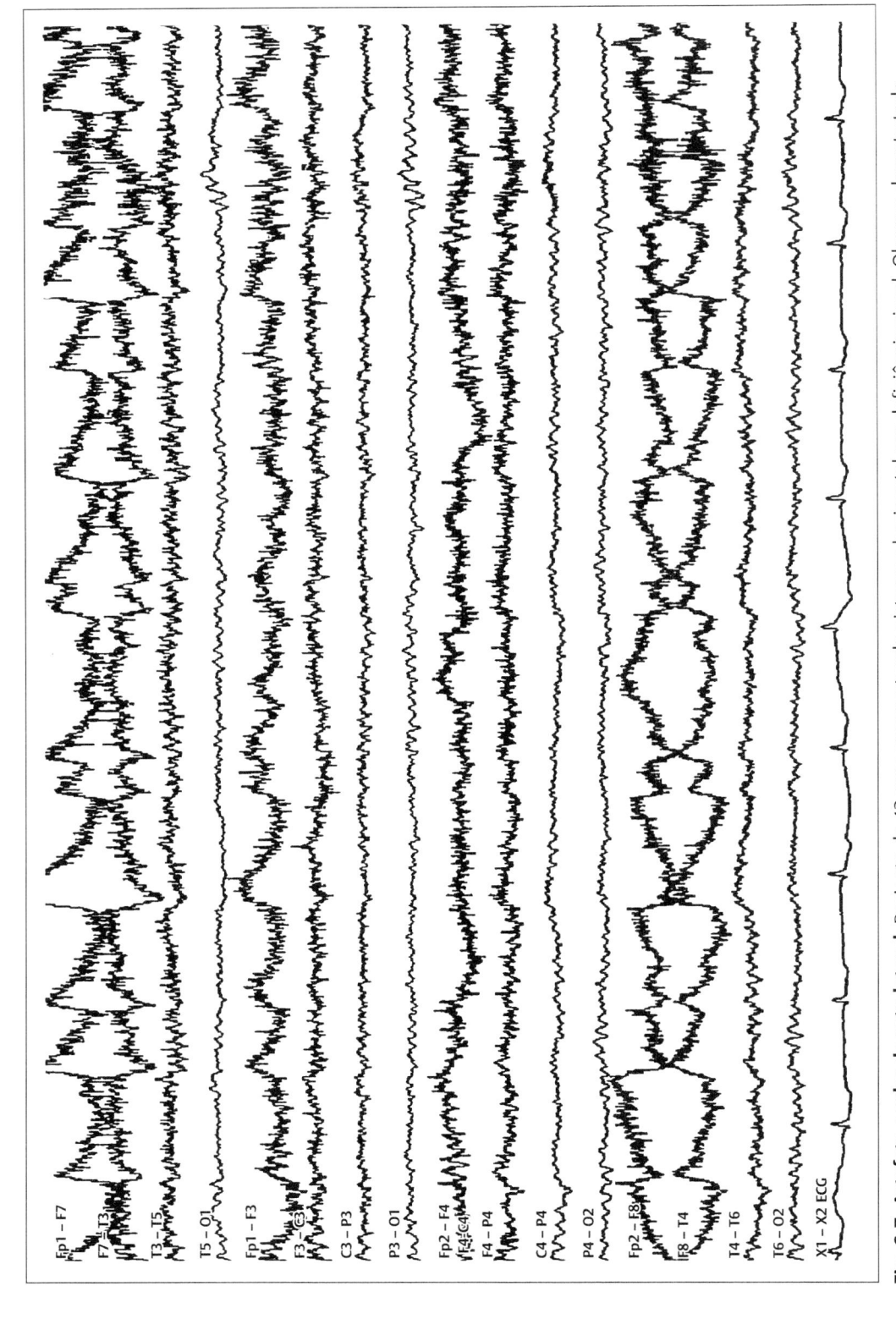

Fig. 6-7. Artefato ocular do reto lateral. Paciente de 42 anos apresentando nistagmo horizontal por deficiência visual. Observe durante todo o traçado espículas repetitivas nos canais 1°, 2°, 13° e 14° (os eletrodos em comum entre esses canais são F7 e F8) cada vez que se produzem os movimentos laterais dos olhos.

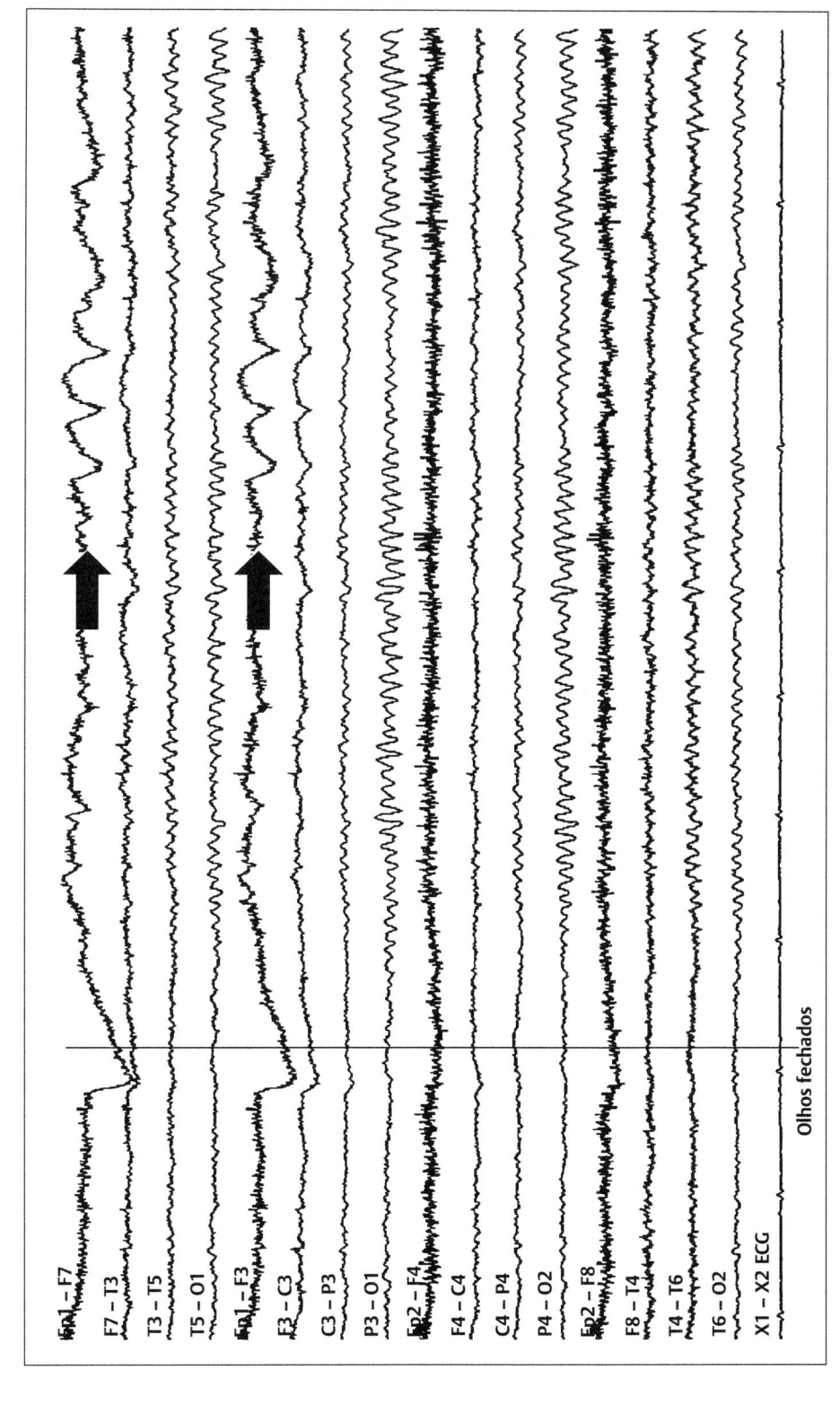

Fig. 6-8. Artefato ocular unilateral. Paciente de 45 anos com atrofia ocular direita. Observe os artefatos de fechamento e piscamento ocular somente à esquerda (setas), representados nos eletrodos frontopolares ímpares, em razão de atrofia ocular direita.

Artefato muscular. É um dos artefatos fisiológicos mais frequentemente observado no EEG, sendo produzido por contração das musculaturas do escalpo e craniocervical. O registro mostra espículas de frequência elevada, geralmente de curta duração e repetitivas, algumas vezes difíceis de serem individualizadas na velocidade de 30 mm/segundo. Geralmente, predominam nas regiões frontais e temporais (Fig. 6-9). Quando o artefato se localiza nas regiões temporais, pode-se tentar reduzi-lo solicitando ao paciente para abrir a boca e relaxar a mandíbula.

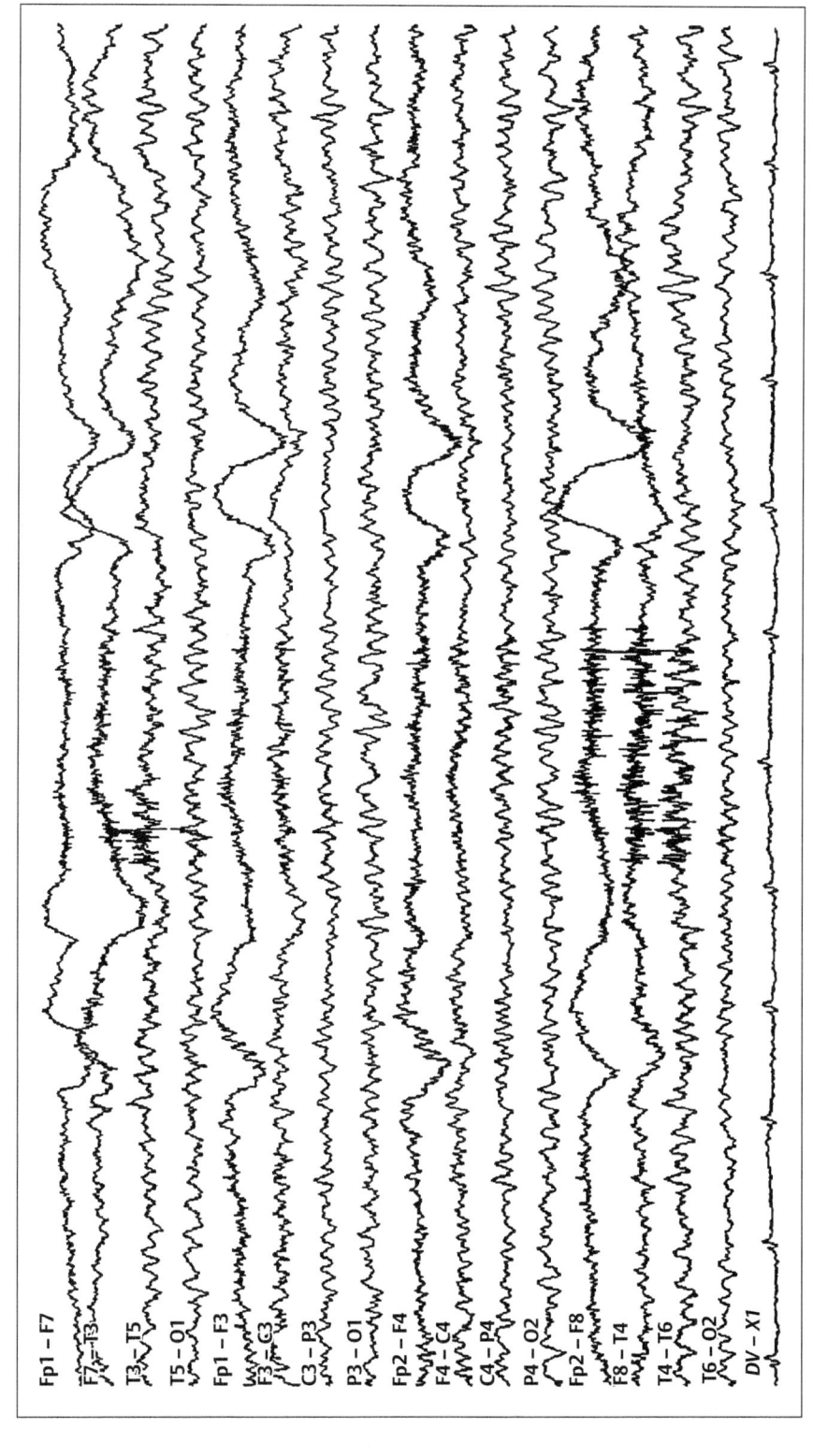

Fig. 6-9. Artefato muscular. Observe espículas de alta frequência e amplitude com predomínio nas regiões temporais. Também podem ser observados artefatos de piscamento ocular nos canais 1°, 5°, 9° e 13°.

Artefato por movimento da língua. A polaridade da língua é negativa na ponta e positiva na base (Fig. 6-10). O movimento contínuo produz um artefato, principalmente nos eletrodos frontais, que, em certas ocasiões, parece uma atividade lenta, que pode ser confundida com atividade delta frontal intermitente. Esse artefato, às vezes, é observado nos eletrodos temporais. Por isso é importante que o técnico identifique e anote no traçado a ocorrência de movimentos contínuos da língua. Em caso de dúvida, pode-se solicitar ao paciente que repita o trissílabo lá-lá-lá várias vezes (Fig. 6-10).[1]

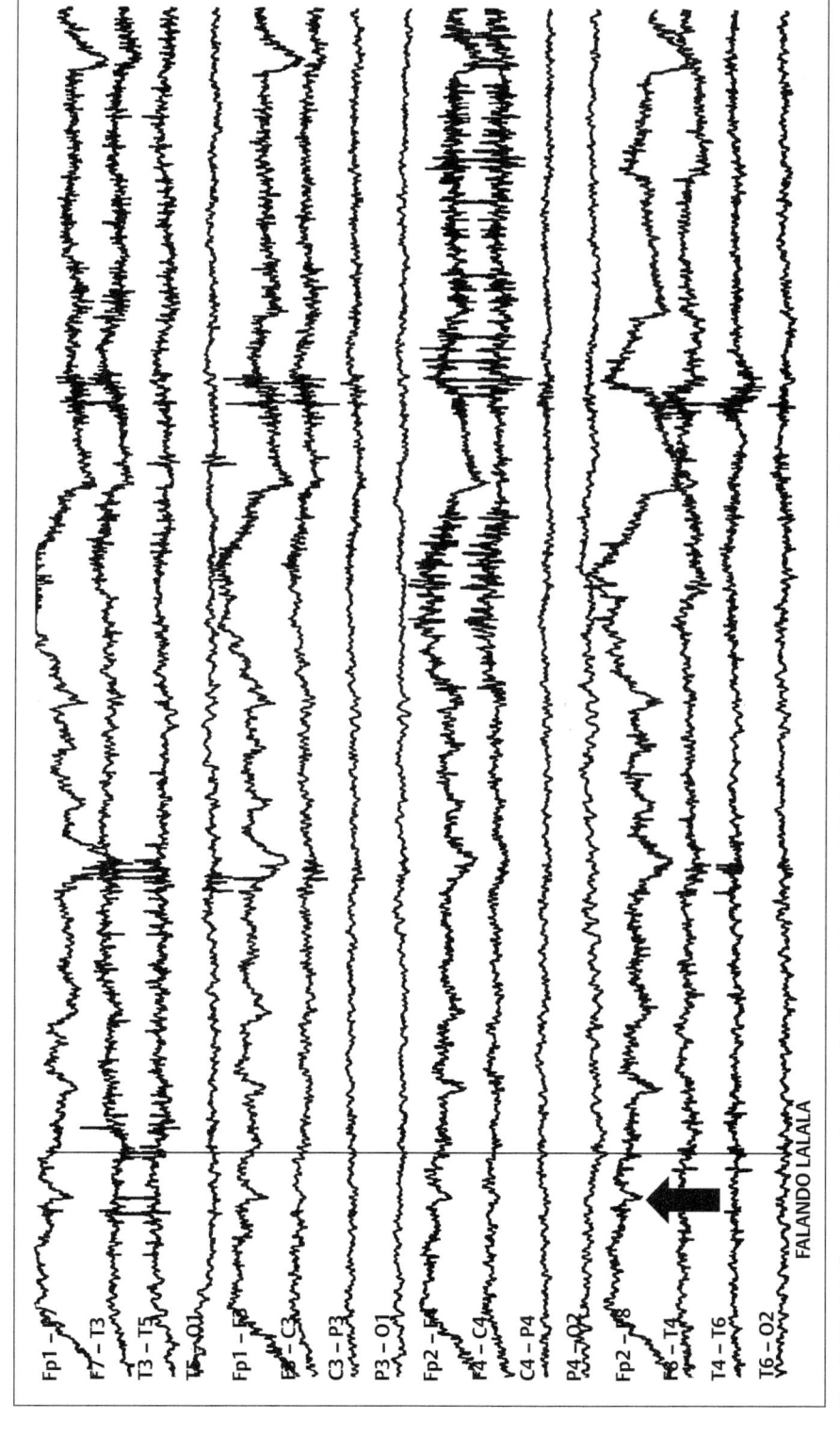

Fig. 6-10. Artefato por movimento da língua. Observe atividade lenta, principalmente nos eletrodos frontais, que pode ser confundida com atividade delta frontal intermitente, mas é produzida pelo movimento contínuo da língua ao se solicitar ao paciente que fale lá, lá, lá (seta).

Movimento de deglutição. A deglutição produz um artefato consistente com atividade rápida com características musculares, de curta duração, que compromete todos os eletrodos e com frequência se acompanha de artefato por movimento da língua (Fig. 6-11).[1]

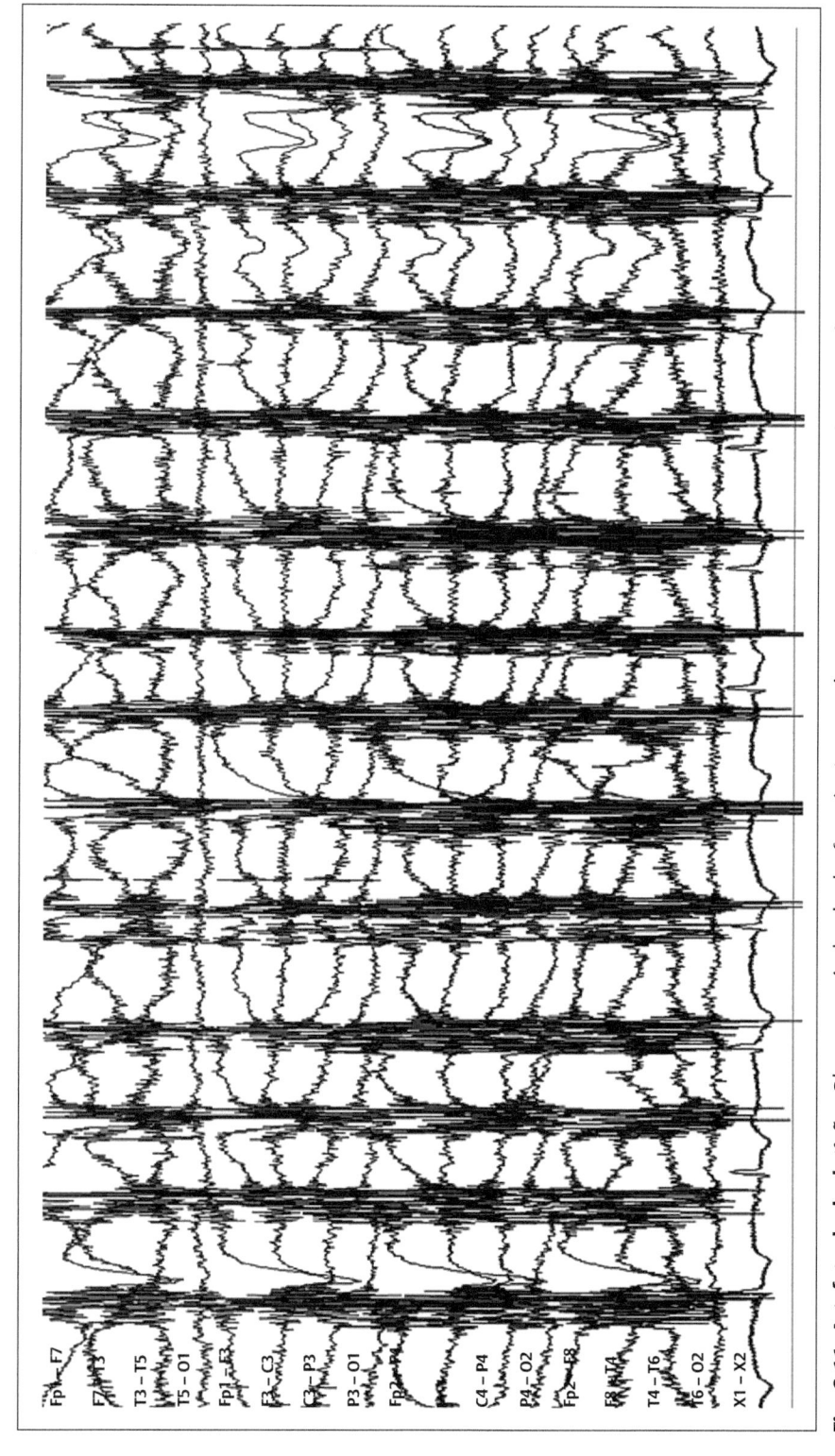

Fig. 6-11. Artefato de deglutição. Observe espículas de alta frequência em todos os canais, com características similares ao músculo, de curta duração e rítmicas.

Artefato de movimento. Movimentos da cabeça ou do corpo do paciente podem gerar artefatos pela movimentação dos fios que ligam o eletrodo ao aparelho do EEG. São facilmente reconhecidos pelo caráter estereotipado do traçado e pela referência do técnico ao evento (Fig. 6-12). Entretanto, ocasionalmente, o balanço rítmico dos fios pode produzir um traçado difícil de ser diferenciado de atividade cerebral anormal, a não ser que o técnico tenha identificado a ocorrência adequadamente. O artefato é produzido, principalmente, nos eletrodos occipitais O1 e O2. Aparecem frequentemente durante a hiperventilação e caracterizam-se por atividade ondulante similar a ondas muito lentas (delta), que se sobrepõem ao ritmo alfa (Fig. 6-13).

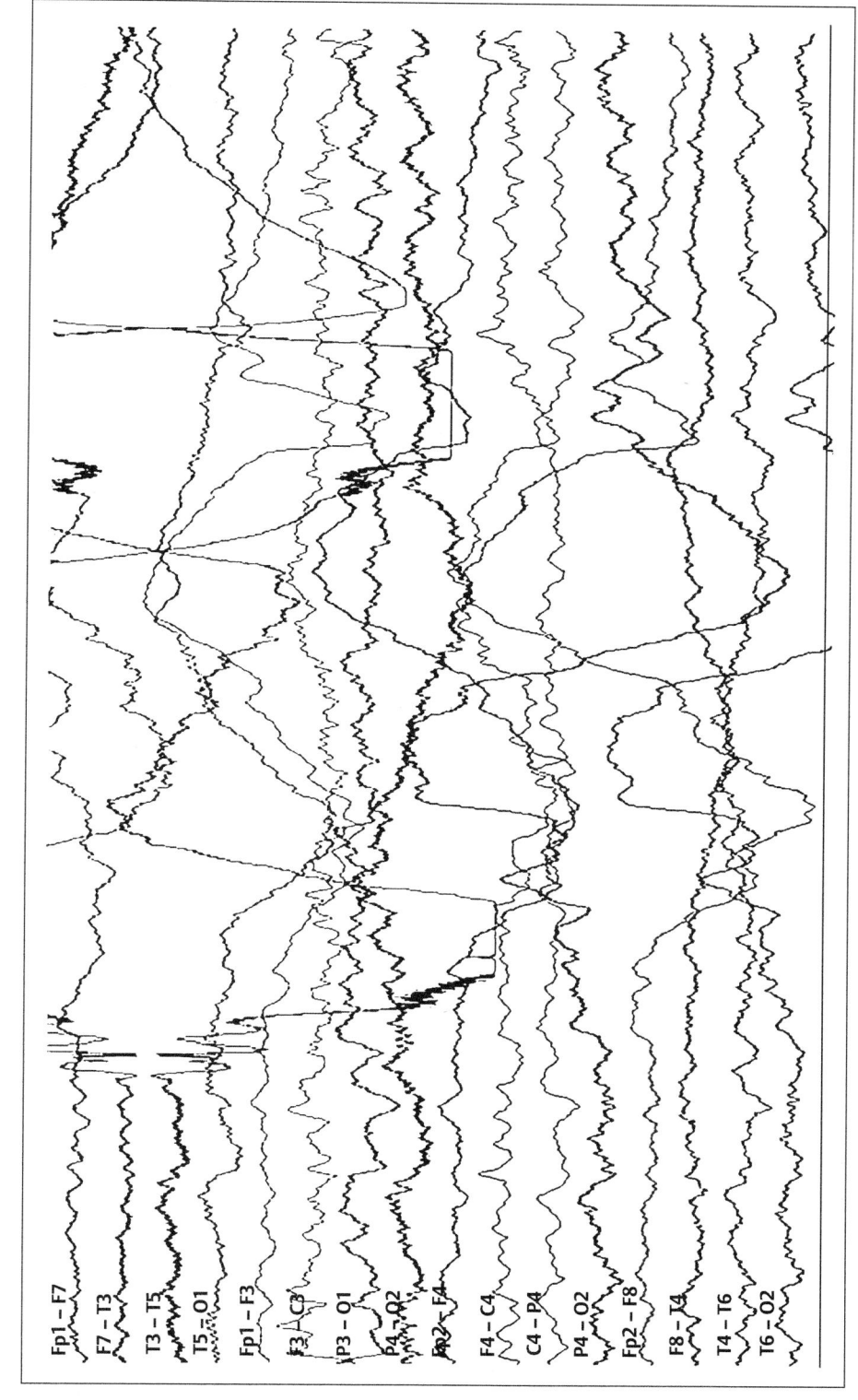

Fig. 6-12. Artefato de movimento. Observe a distorção do traçado produzida por movimento da criança.

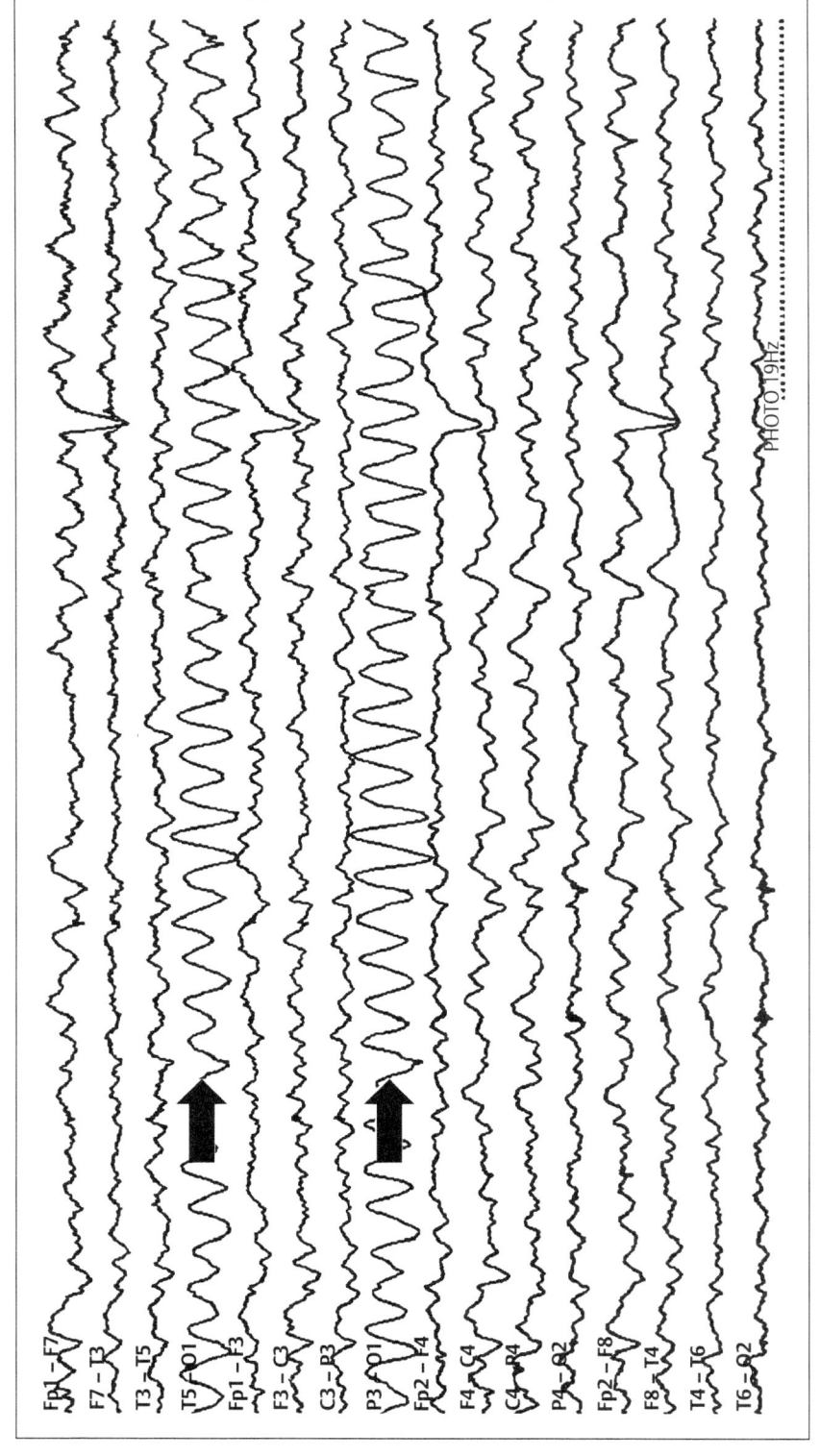

Fig. 6-13. Artefato de movimento. Observe as ondas lentas rítmicas no 4° e no 8° canais (setas) produzidas pela compressão rítmica do eletrodo O1, quando o paciente balançou a cabeça durante este traçado.

Artefato de onda de calor/artefato de suor. A sudorese produz uma substância salgada que, em contato com o eletrodo, altera sua impedância. Tipicamente, o traçado mostra uma deflexão muito lenta de 0,5 Hz ou de maior duração, de alta amplitude em um ou mais eletrodos, principalmente frontais. É mais frequente em pacientes com febre, em crianças que tenham chorado durante a colocação dos eletrodos, ou quando a sala de exame tem alta temperatura (Fig. 6-14).

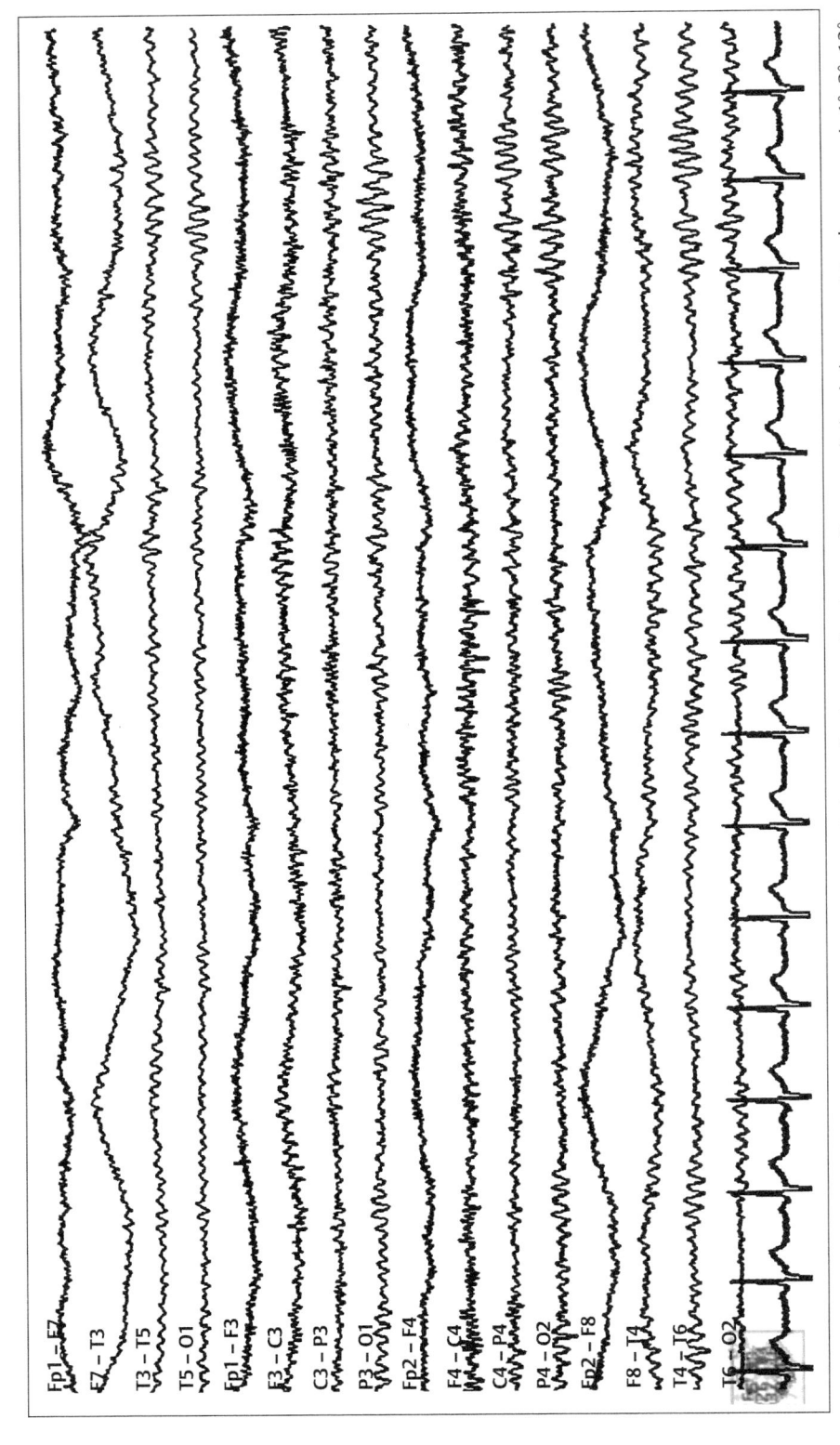

Fig. 6-14. Artefato de onda de calor/sudorese. Observe a onda lenta de alta amplitude que distorce a linha de base, registrada nos canais 1°, 2°, 13° e 14°, de uma montagem bipolar.

Artefato de eletrocardiograma. A atividade elétrica cardíaca pode ser registrada em qualquer parte do corpo, inclusive no escalpo. Os eletrodos mais afetados são A1, A2 e zigomáticos, especialmente em paciente com pescoço curto. O registro produzido mostra artefato agudizado e rítmico que pode simular atividade epileptiforme. Na maioria das vezes, o registro reflete a onda R do eletrocardiograma, mas artefatos maiores podem conter os outros componentes do complexo QRS (Figs. 6-15 e 6-16).[2] Nas montagens bipolares, pode ser registrada como uma onda positiva, nos eletrodos posteriores esquerdos (T5/O1), e como uma negativa, nos posteriores direitos (T6/O2). Marca-passo cardíaco produz espícula de alta amplitude, semelhante ao artefato registrado pelo ECG (Fig. 6-17).

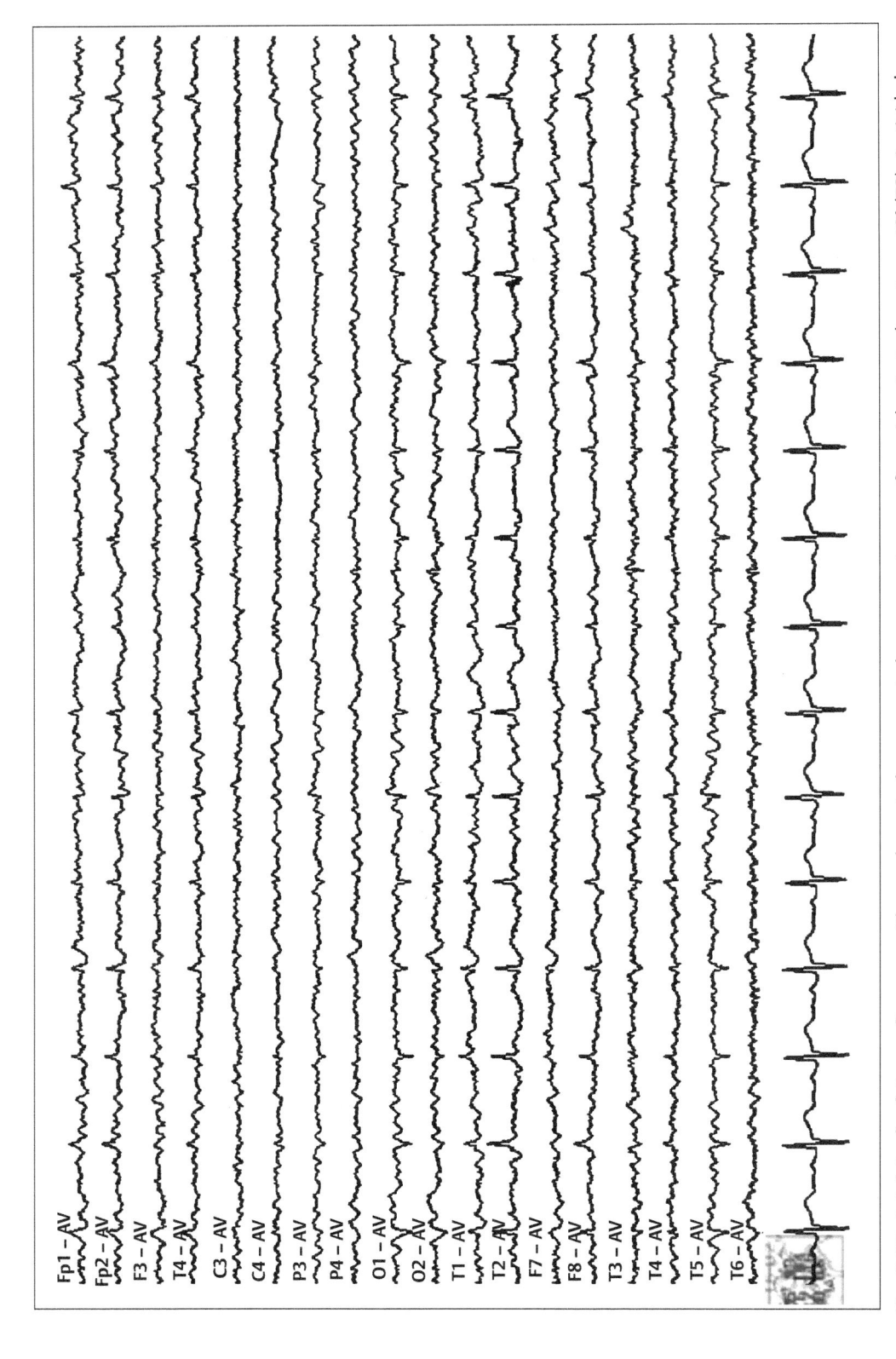

Fig. 6-15. Artefato de eletrocardiograma. Observado em todos os canais de uma montagem referencial, principalmente no 12° (T2). A atividade elétrica cardíaca pode ser registrada em qualquer parte do corpo, inclusive no escalpo, e o registro produzido mostra artefato agudizado e rítmico que pode simular atividade epileptiforme.

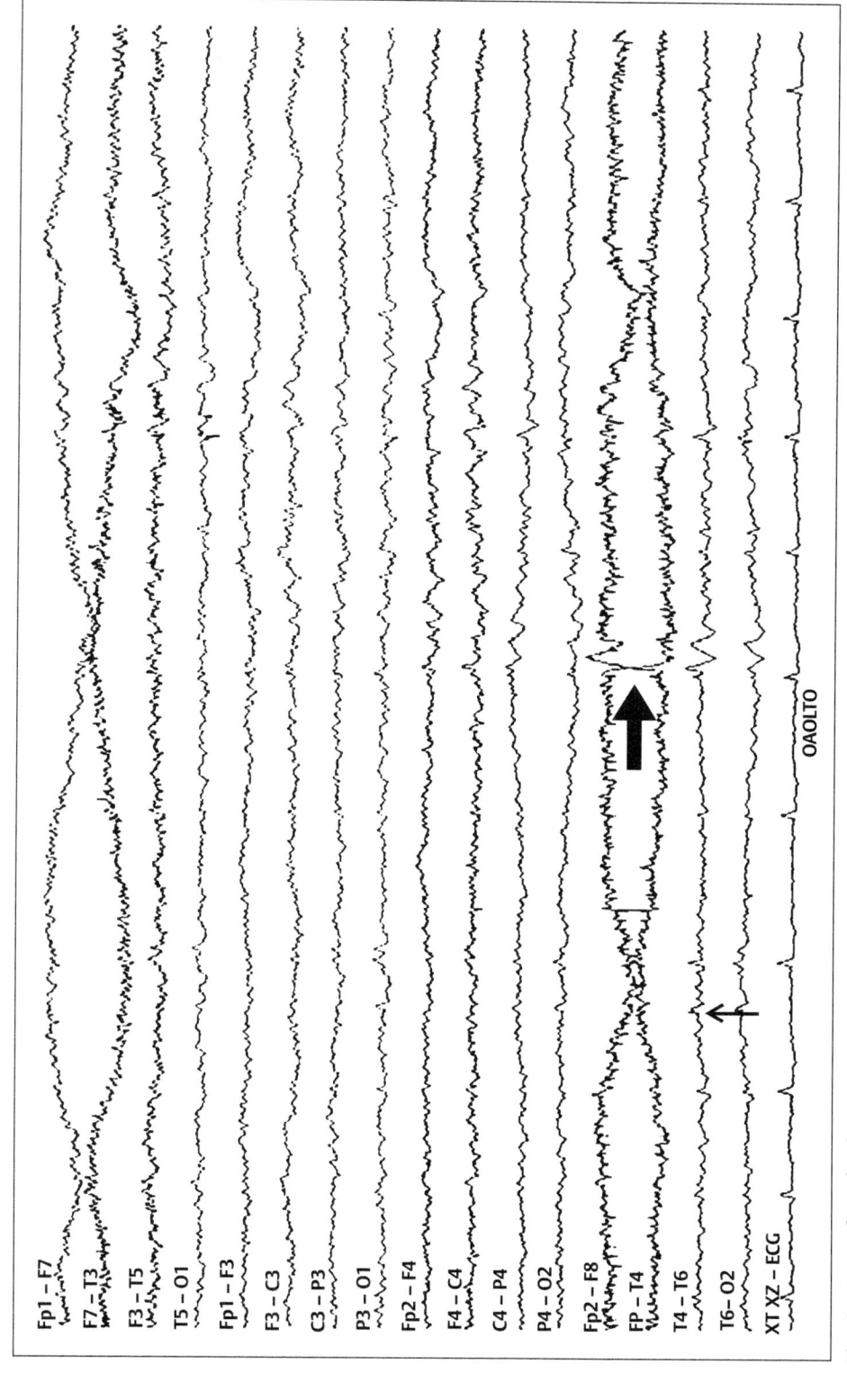

Fig. 6-16. Artefato de eletrocardiograma e atividade epileptiforme em região temporal direita. Observe a diferença da morfologia entre o artefato de ECG (seta pequena), rítmico e agudizado, mas sem as características de uma onda aguda verdadeiramente patológica que vem imediatamente após o artefato. A atividade epileptiforme (seta grande) tem uma ascensão aguda, e a segunda fase (descida) é mais lenta, conferindo aspecto assimétrico entre os dois lados da onda; são frequentemente seguidas por ondas lentas, em geral são bifásicas ou trifásicas e destacam-se da atividade de fundo formando um "campo" ao seu redor.

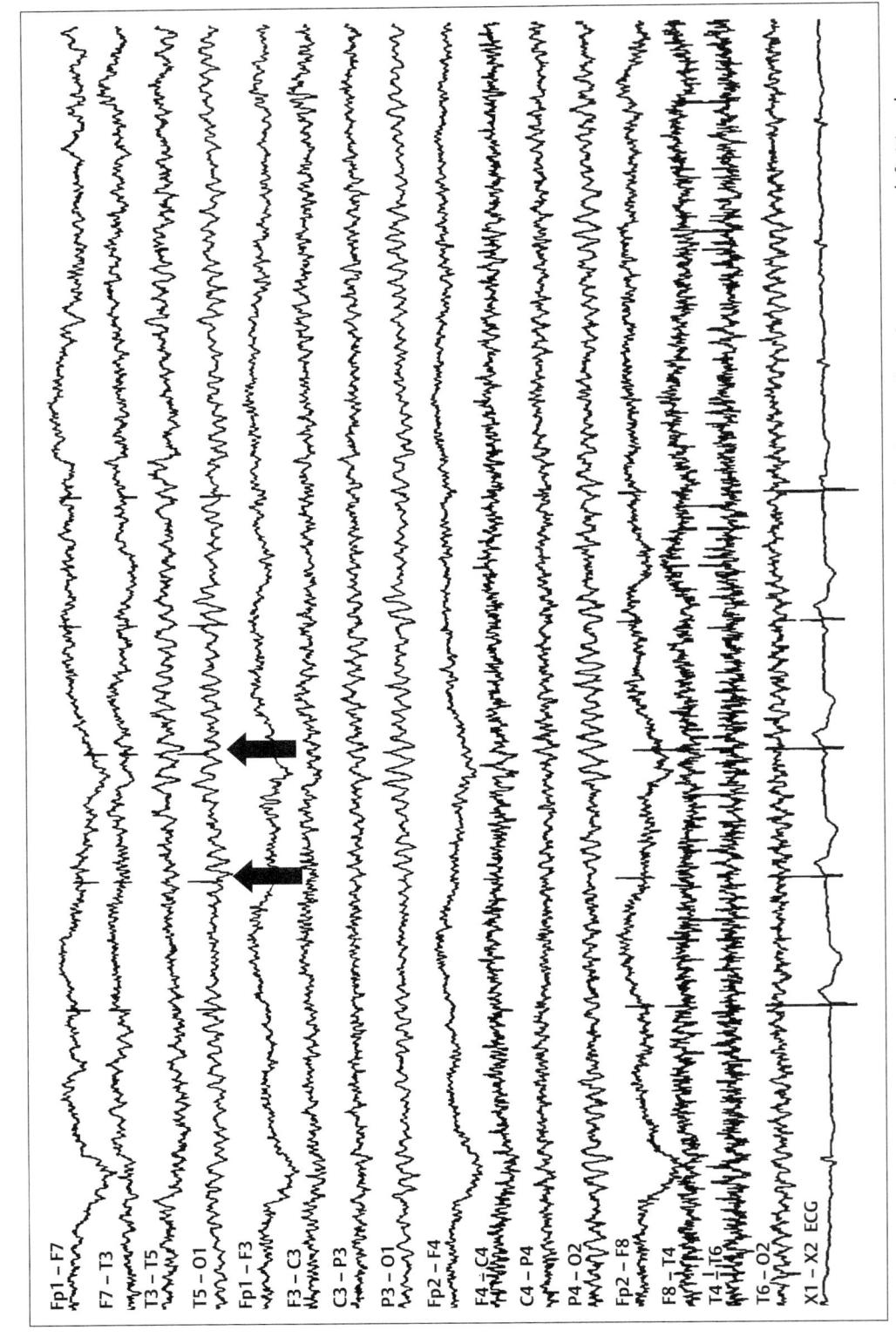

Fig. 6-17. Artefato de marca-passo cardíaco. Paciente feminino, de 53 anos com cardiopatia chagásica utilizando marca-passo definitivo de demanda. Observe as espículas de alta amplitude, simultâneas ao registro da ativação do marca-passo (setas).

Artefato vascular/artefato por pulso. Se um eletrodo estiver próximo a um vaso sanguíneo do couro cabeludo, sua pulsação pode ser registrada como uma pequena deflexão rítmica. Isso ocorre em razão do movimento mecânico causado pela artéria, que altera a impedância do eletrodo intermitentemente, o que produz uma atividade lenta repetitiva que aparece alguns milissegundos depois do complexo QRS, porque o sangue precisa de tempo para ir do coração ao vaso que está pulsando (Fig. 6-18).[4] Este artefato é facilmente corrigido pelo reposicionamento do eletrodo.

Artefato cardiobalístico (*cardioballistic artifact*). É um artefato mecânico causado pelo movimento da cabeça ou do corpo durante a contração cardíaca (pela pulsação do arco aórtico). Morfologicamente, é semelhante ao artefato vascular (de pulso), mas geralmente é mais difuso. Acomete os eletrodos posteriores pelo impacto da cabeça com a maca.

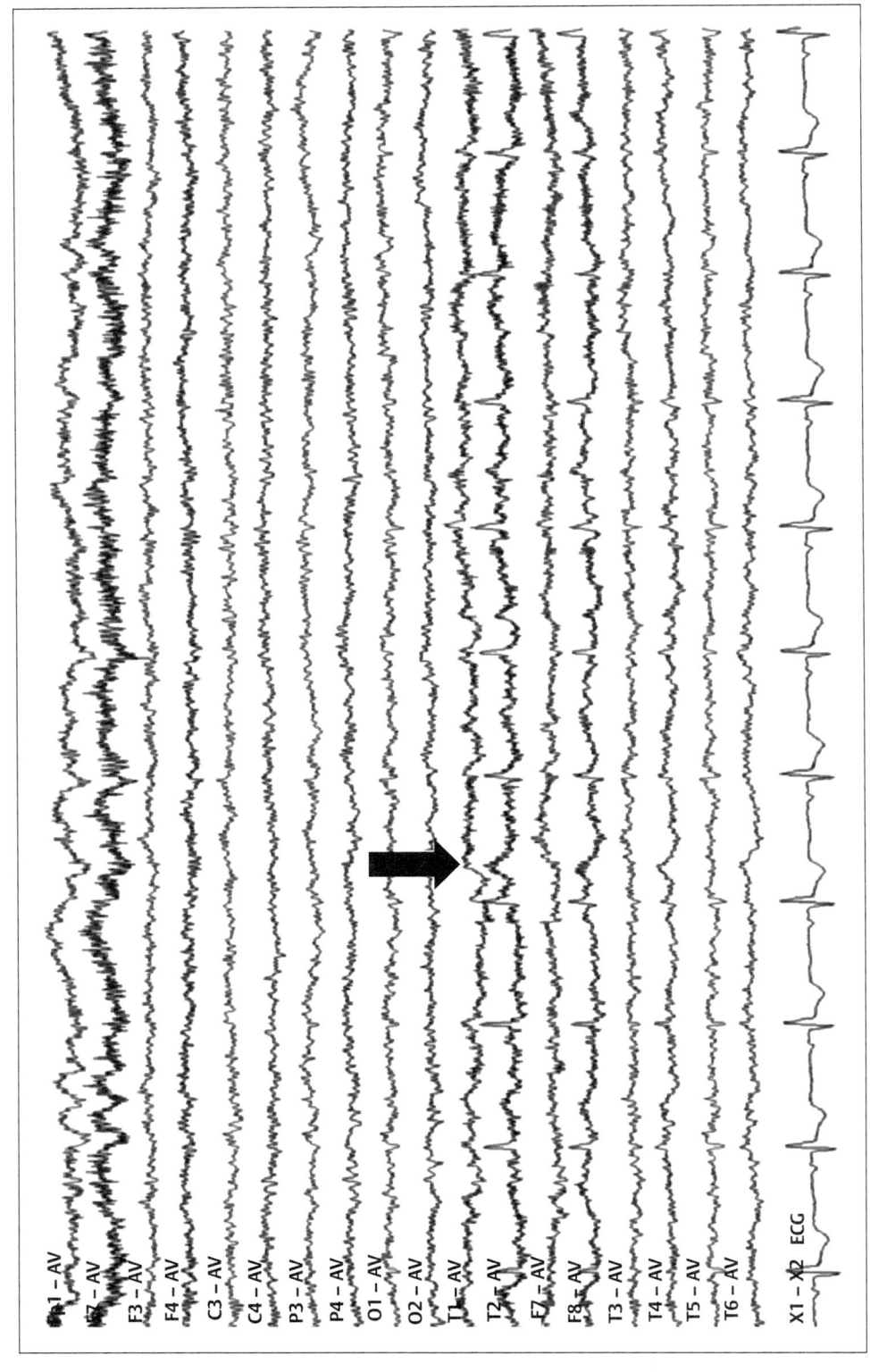

Fig. 6-18. Artefato por pulso. Observe onda lenta (seta) imediatamente depois do complexo QRS em resposta à onda do pulso arterial sistólica, já que o eletrodo está sobre uma pequena artéria na região temporal anterior direita. Ademais se observam artefatos de eletrocardiograma e muscular.

ARTEFATOS NÃO FISIOLÓGICOS

Artefato de corrente elétrica (60 Hz). Produzido, geralmente, quando o aterramento é inadequado, quando a impedância do eletrodo está elevada (não deve exceder 5 Kohms), ou em todas as derivações, quando há interferência no local do registro, como na unidade de terapia intensiva. O registro mostra atividade espicular, sinusoidal, na frequência de 60 Hz (Fig. 6-19).

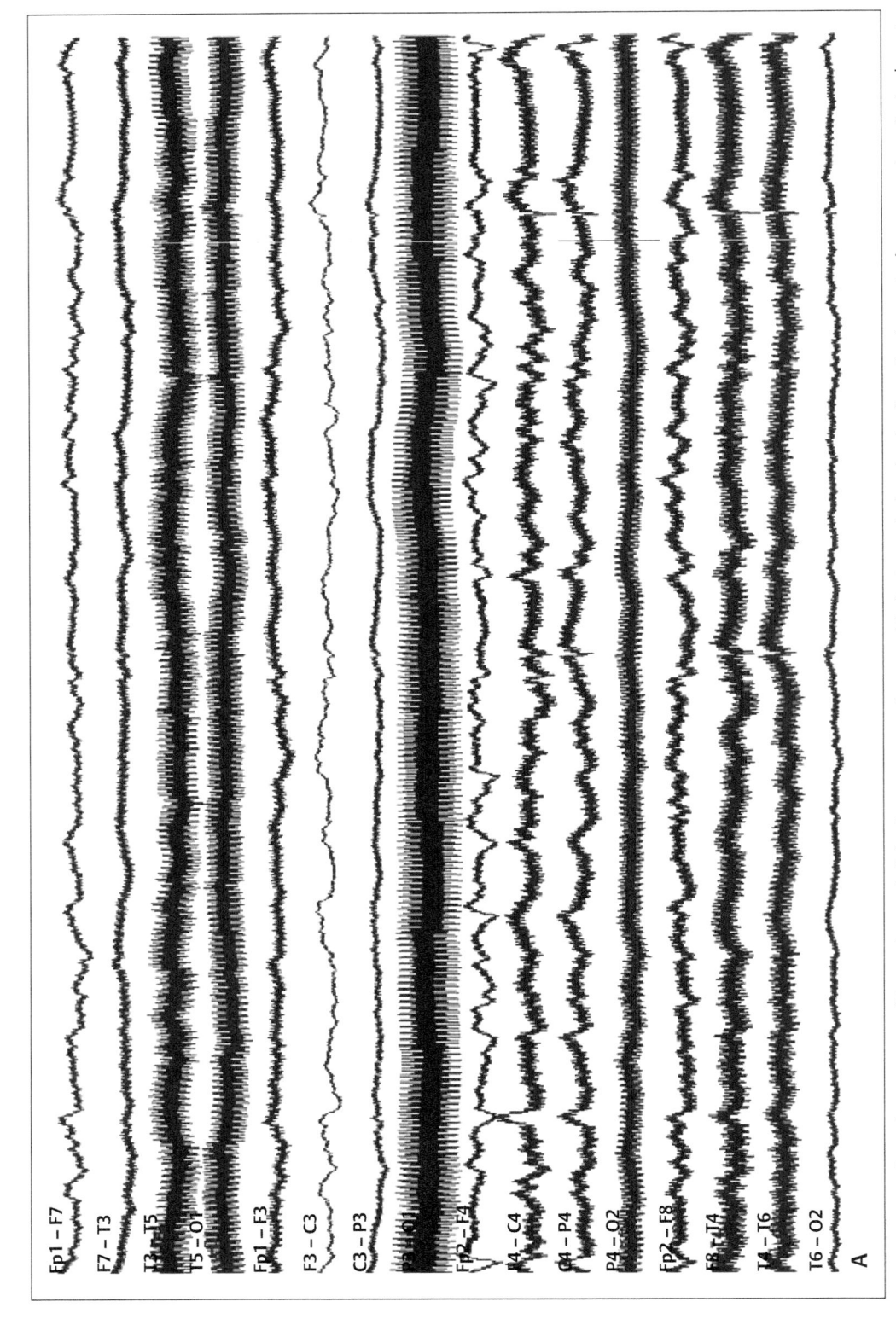

Fig. 6-19. Artefato de corrente elétrica (60 Hz). (A) Observe a grande quantidade de espículas de alta frequência em todos os canais, principalmente nos 3°, 4° e 8° canais. Em virtude da elevada frequência, é difícil individualizar cada uma das espículas. Este artefato foi provocado por um membro da equipe da UTI. *(Continua.)*

Artefato de eletrodo. O mais comum é o chamado "estouro" ou "pop" do eletrodo. Caracteriza-se por potencial geralmente positivo (mas que também pode ser negativo) de curta duração, geralmente confinado a apenas um eletrodo (Fig. 6-20). Decorre de uma mudança súbita no potencial de junção que pode ser causada por impurezas no metal do eletrodo ou bolha de ar na interface gel-eletrodo.[5] O artefato de eletrodo também pode ser registrado como ondas lentas (delta) irregulares de baixa voltagem, restritas a um eletrodo. Nesse caso, a causa geralmente é mau contato da interface escalpo-eletrodo ou problemas técnicos do eletrodo (mal fixado, mau estado, impedância alta ou pasta condutora de baixa qualidade; Figs. 6-21 e 6-22). Nesses casos, recomenda-se fixar o eletrodo adequadamente, revisar sua impedância, e, se o artefato não for abolido, o eletrodo deve ser trocado.

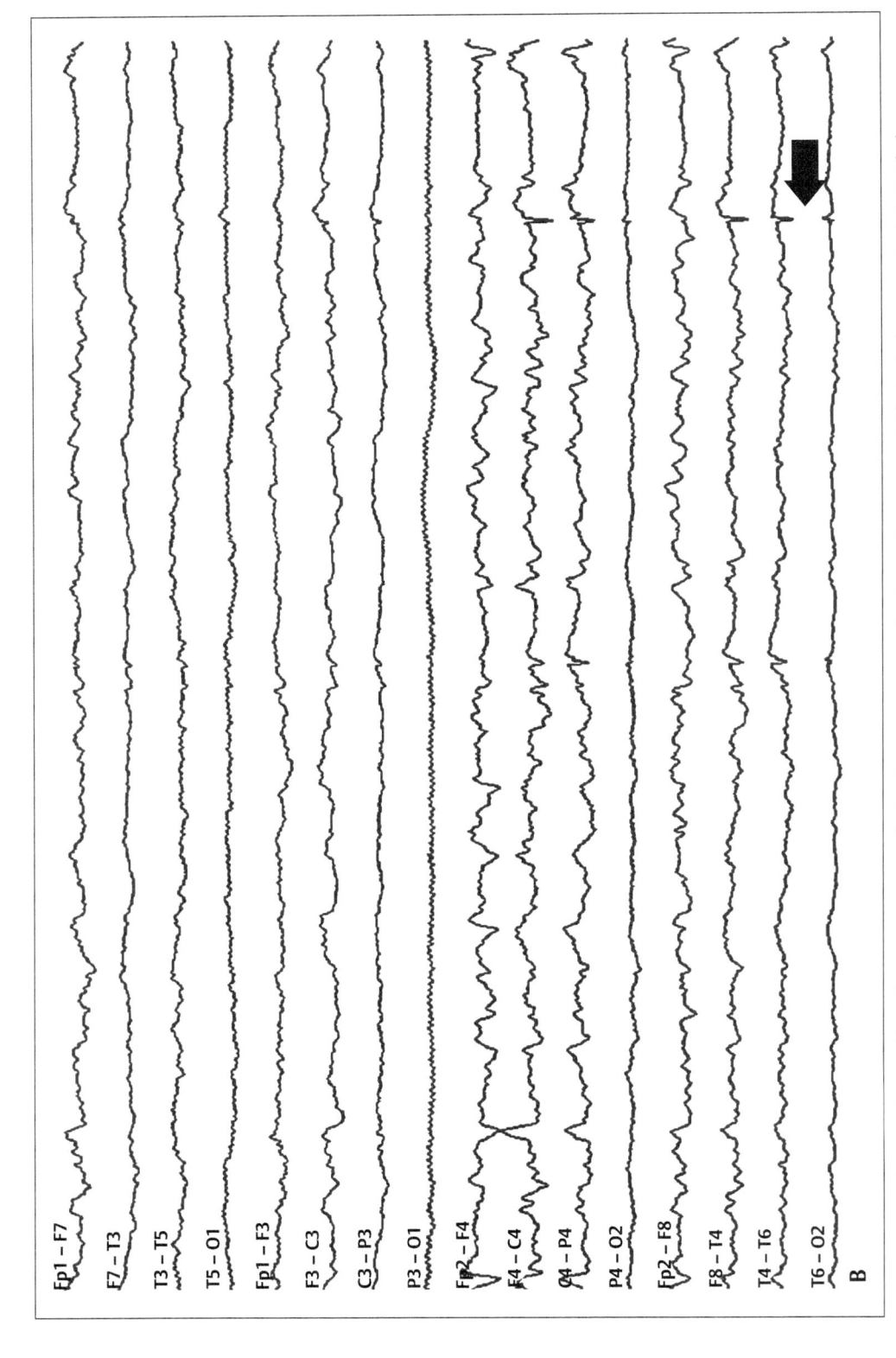

Fig. 6-19. (Cont.) **(B)** Ao ligar o filtro de 60 Hz, estas espículas desaparecem, podendo-se observar a atividade de base, que inclui atividade epileptiforme na região parietotemporal direita (seta).

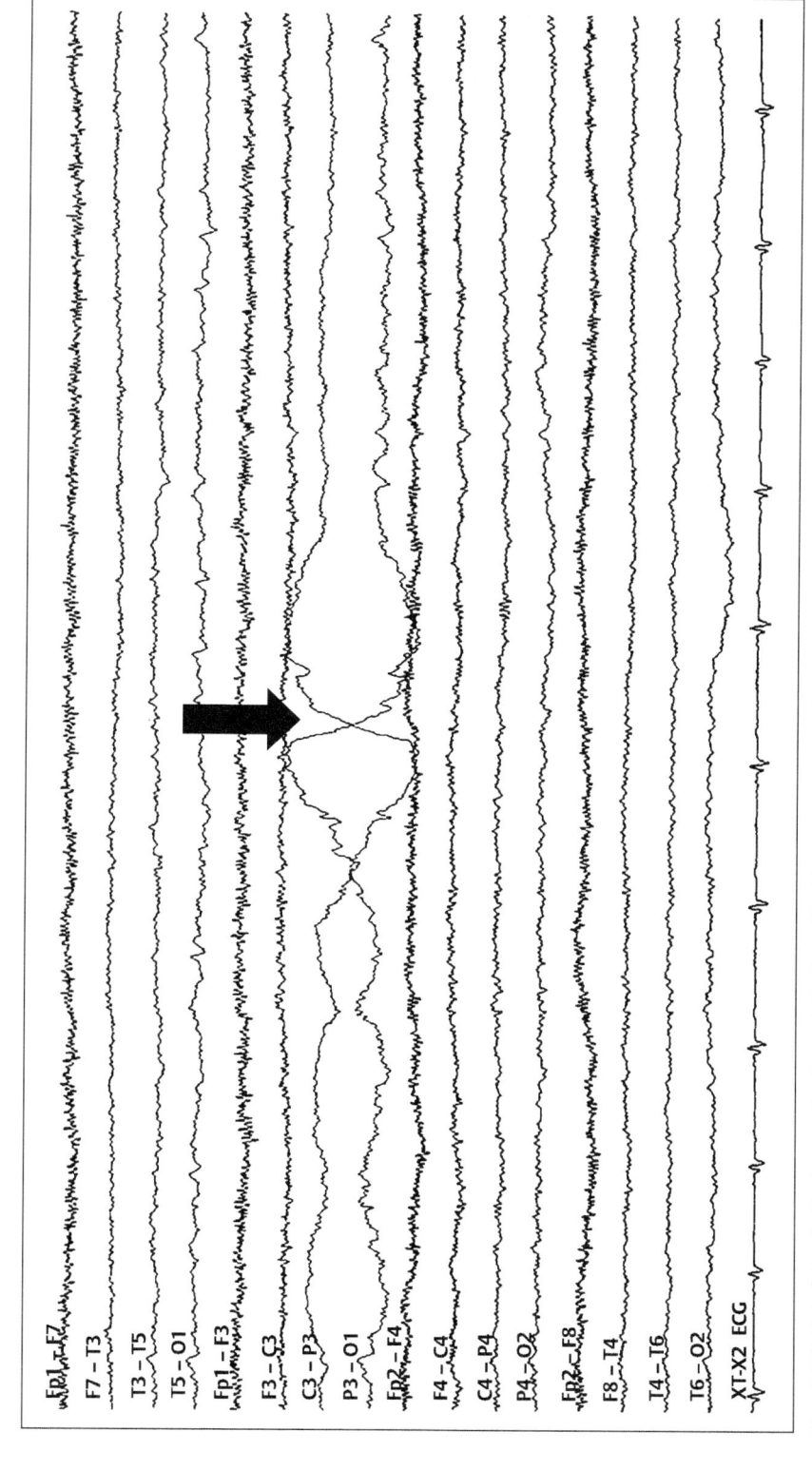

Fig. 6-20. Artefato de "estouro do eletrodo" ("pop"). Observe o registro de um potencial positivo de curta duração, que decorre de uma mudança súbita no equilíbrio da dupla camada elétrica formada entre o disco do eletrodo e o couro cabeludo (seta).

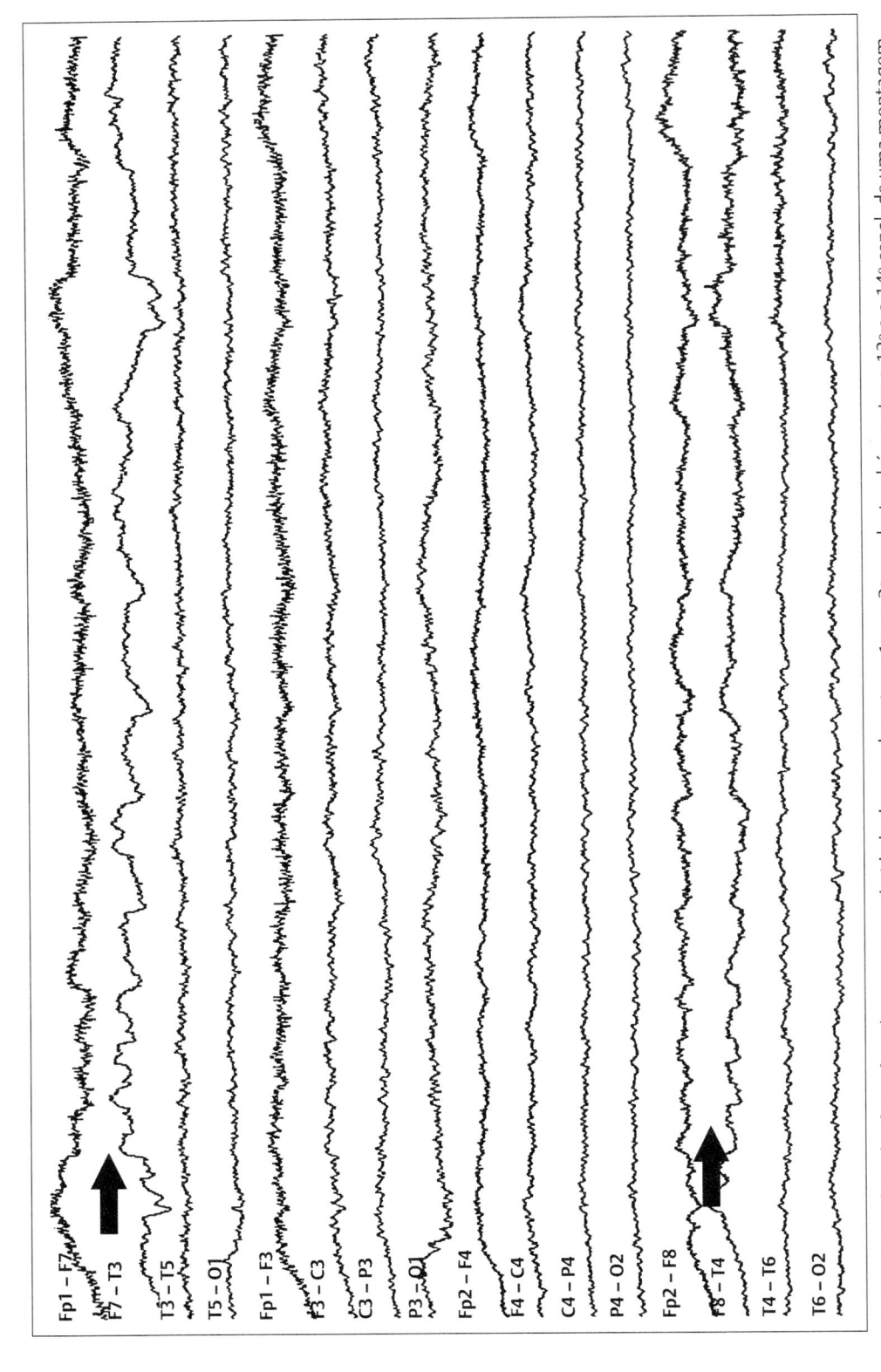

Fig. 6-21. Artefato de eletrodo. Observe a irregularidade do traçado entre o 1º e o 2º canal e também entre o 13º e o 14º canal, de uma montagem bipolar. Este artefato é decorrente de mau contato da interface escalpo-eletrodo, do eletrodo em comum entre cada um desses dois canais. Esse mau contato altera a impedância, prejudicando o registro adequado.

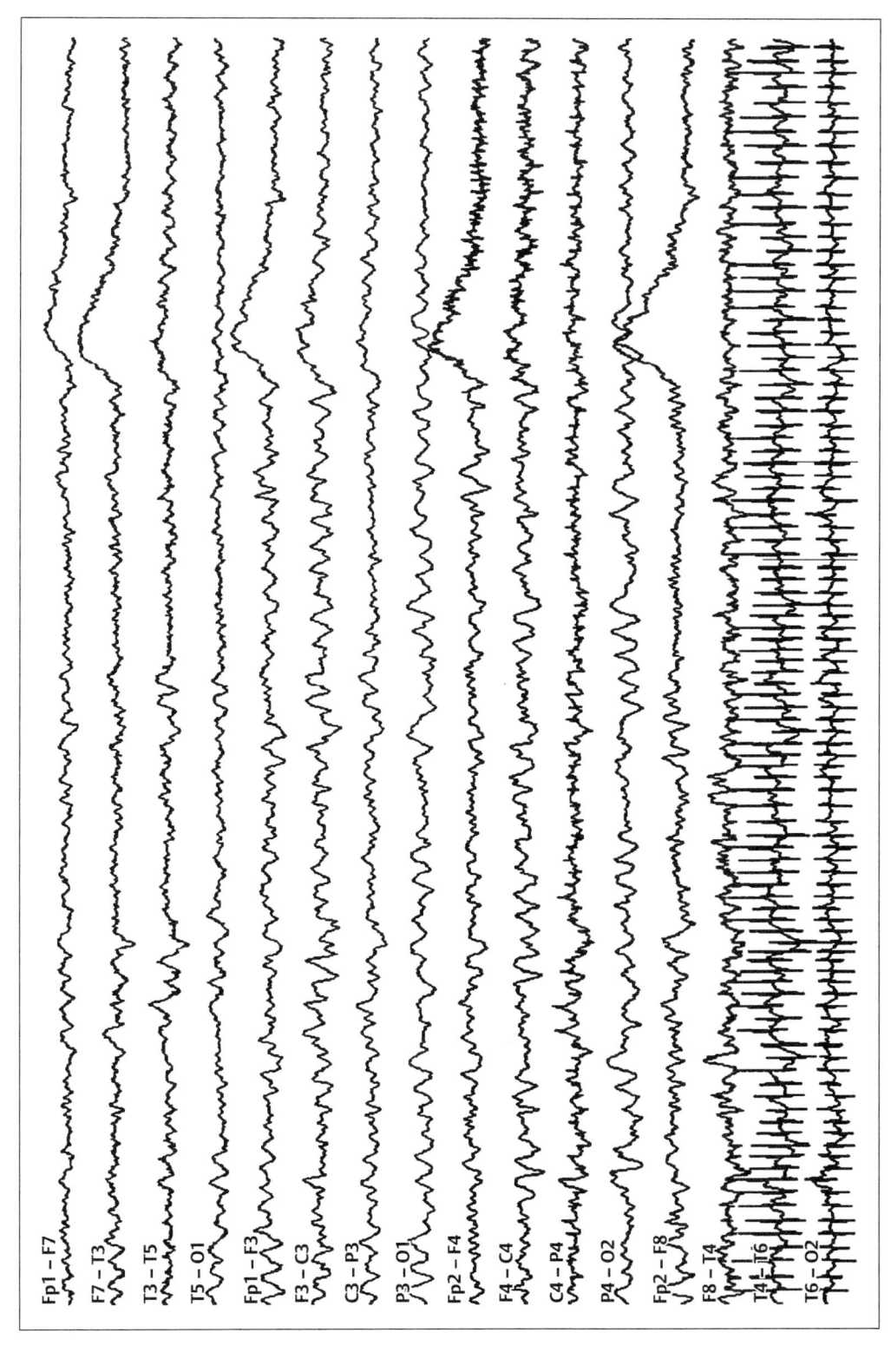

Fig. 6-22. Artefato de eletrodo. Observe a irregularidade do traçado entre o 15° e o 16° canal, de uma montagem bipolar. Este artefato é decorrente de problemas técnicos no eletrodo em comum entre esses dois canais, simulando espículas repetitivas e rítmicas num só eletrodo.

Outros artefatos não fisiológicos. Podem-se encontrar outros tipos de artefatos causados por aparelhos elétricos, como camas elétricas, telefones, brinquedos de baterias, fotoestimulação etc. (Figs. 6-23 a 6-26).[1] Durante a fotoestimulação intermitente, pode ocorrer um artefato raro, caso haja alta impedância dos eletrodos (principalmente, frontais). Cada *flash* pode produzir uma reação fotoquímica que, na presença de alta impedância, faz com que o eletrodo atue como uma célula fotoelétrica. Assim, nos canais implicados, aparecem espículas transitórias simultaneamente com o fotoestímulo.[3]

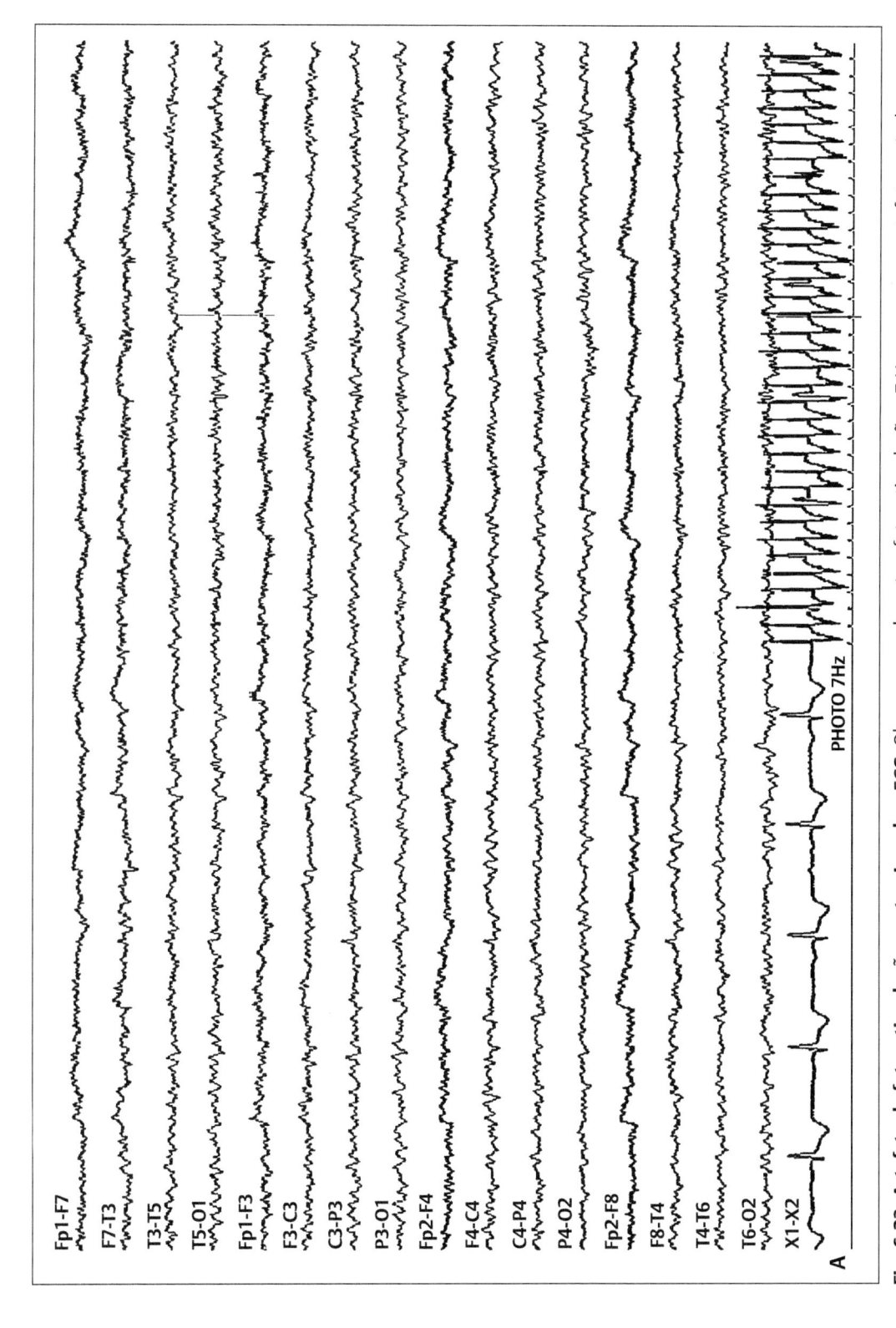

Fig. 6-23. Artefato de fotoestimulação contaminando o ECG. Observe que, durante a fotoestimulação a 7 Hz, aparece um artefato espicular no eletrodo de ECG (17° canal), no momento em que se inicia o estímulo (**A**), o qual desaparece ao término da fotoestimulação (**B**). Uma maneira de eliminá-lo é cobrir o eletrodo. *(Continua.)*

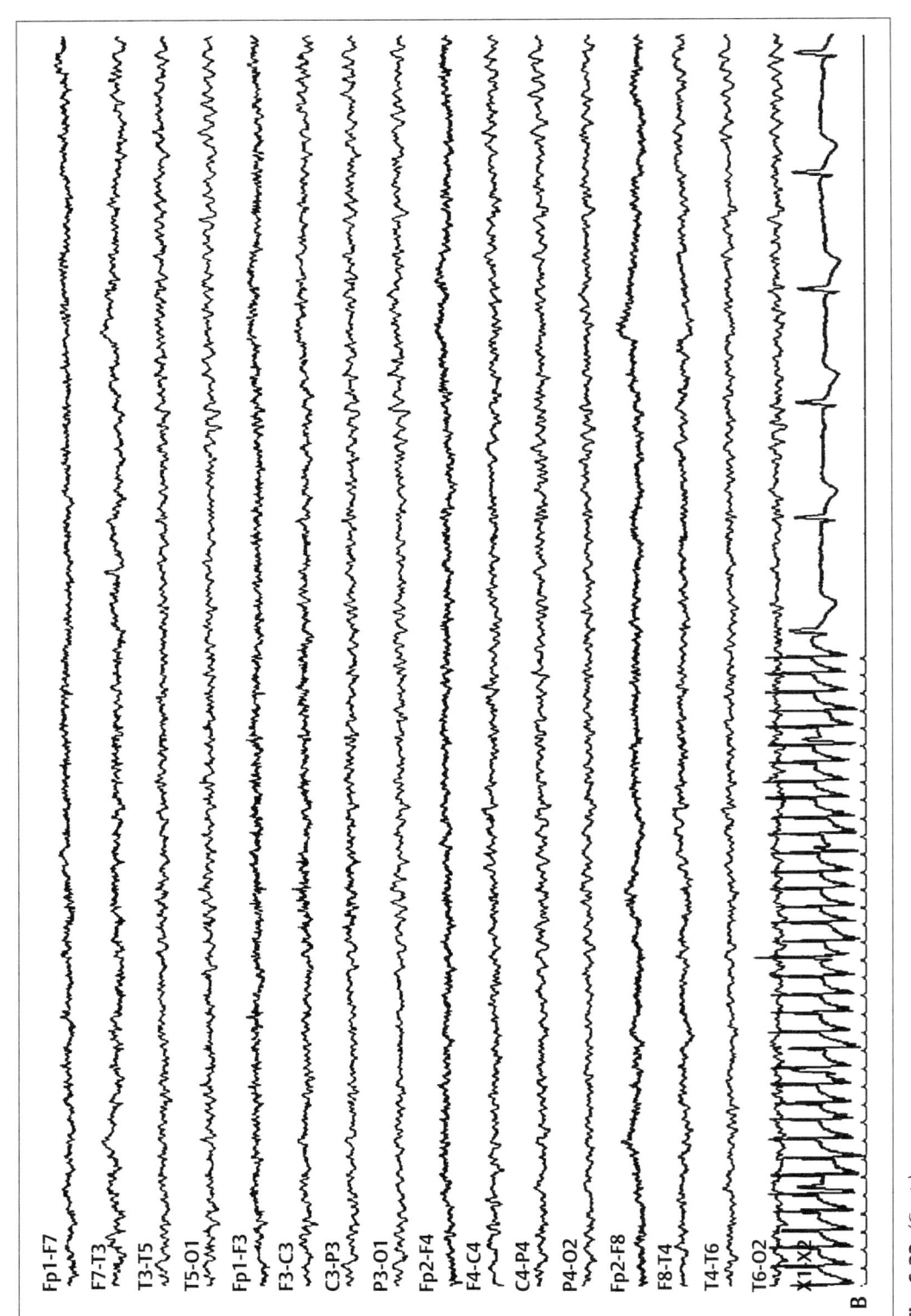

Fig. 6-23. (Cont.)

ARTEFATOS

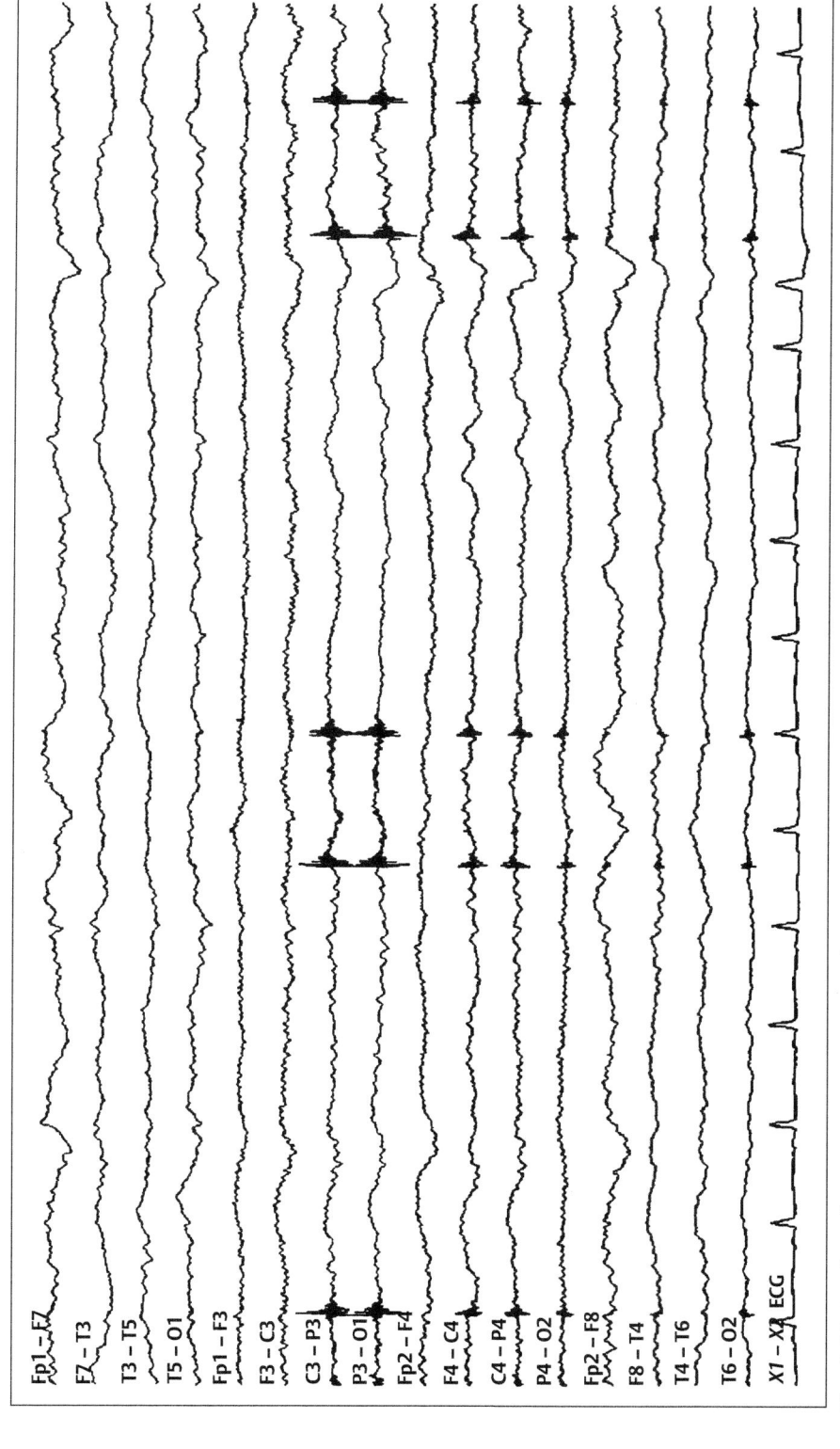

Fig. 6-24. Artefato de gotejamento. Paciente de 49 anos em UTI com alteração do nível da consciência. Observe atividade espicular de curta duração e rítmica, que corresponde à queda da gota do equipo da bomba de infusão.

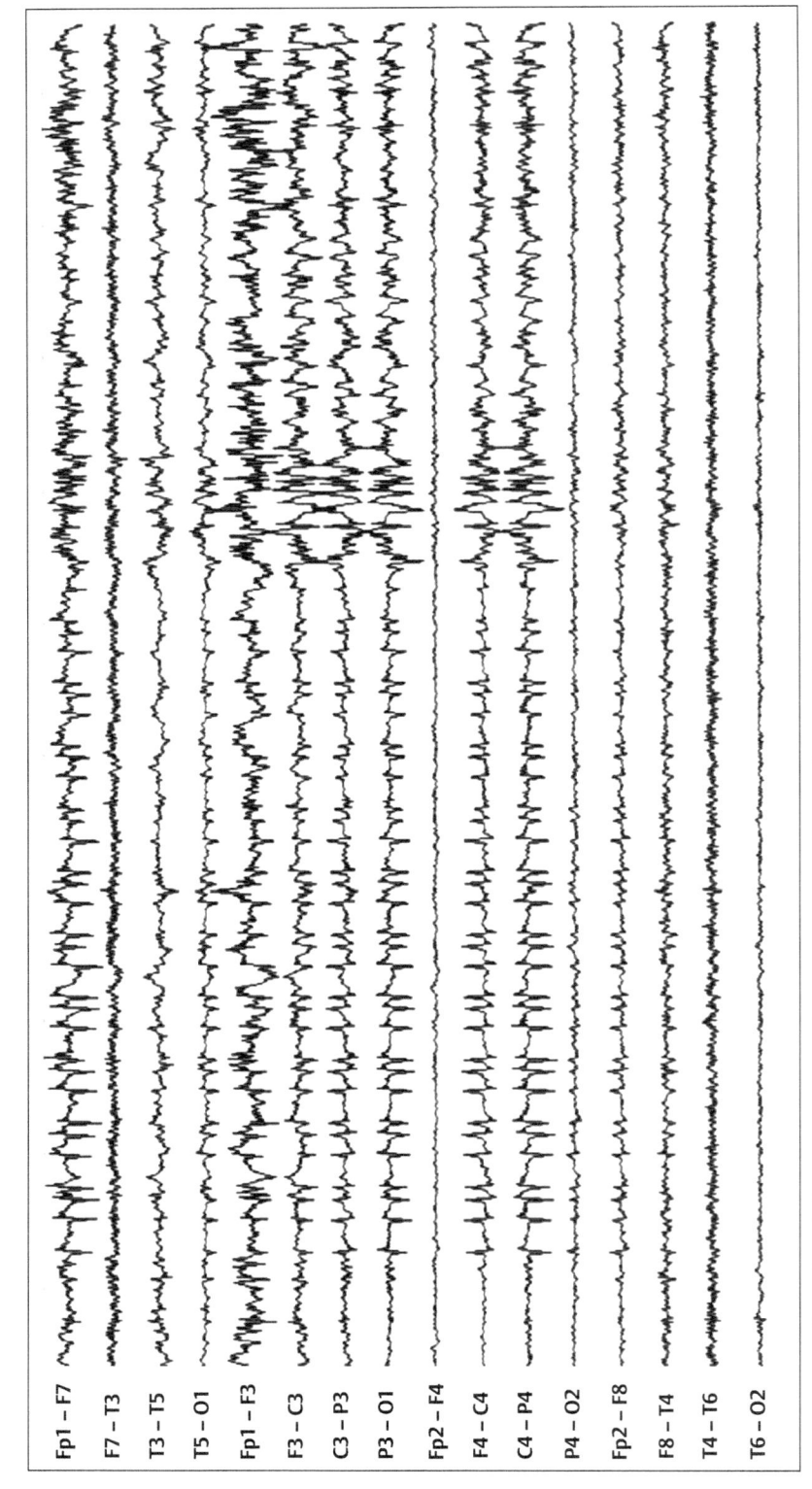

Fig. 6-25. Artefato de celular. Paciente que, durante o registro do EEG, fez uma chamada de seu celular. Observe no traçado espículas repetitivas semirrítmicas contaminando todos os eletrodos, principalmente os frontocentrais.

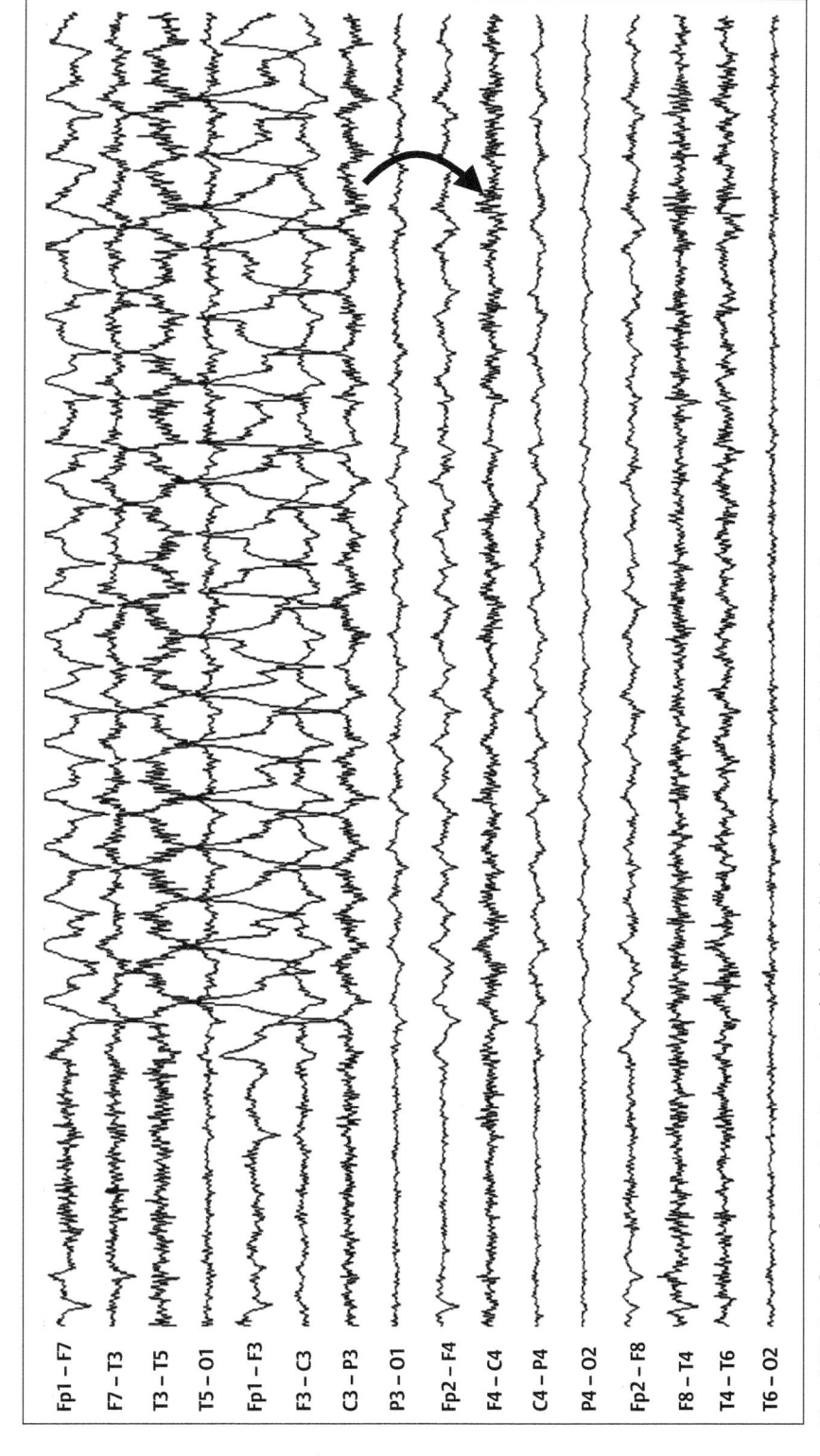

Fig. 6-26. Artefato de contato. O contato do dedo indicador com a região deltoide do paciente provocou ondas pontiagudas que poderiam ser interpretadas, eventualmente, como atividade epileptiforme.

REFERÊNCIAS BIBLIOGRÁFICAS

1. Mayor LC. Electroencephalography. Artifacts in EEG. Course on line FSFB. Bogotá, 2009. Disponível em: http://www.fsfb.org.com.
2. Fisch BJ. Basic principles of digital and analog EEG. 3rd Ed. Amsterdam: Elservier; 1999.
3. Ebersole JS, Pedley TA. Current practice of clinical electroencephalography. Philadelphia: Lippincott Williams and Wilkins; 2003.
4. Tyner FS, Knott JR, Mayer WB. Fundamentals of EEG technology. Volume 1: Basic concepts and methods. New York: Raven Press; 1983.
5. Hughes JR. EEG in Clinical Practice. 2nd Ed. Newton, MA: Butterworth-Heinemann; 1994.

MATURAÇÃO DO EEG NA INFÂNCIA

Maria Augusta Montenegro ▪ Marilisa M. Guerreiro

A maturação eletrencefalográfica ocorre de forma contínua, de acordo com a mielinização, a sinaptogênese e a formação das comissuras inter-hemisféricas. Apesar de existirem alguns marcos importantes que podem ser seguidos como referência, a interpretação do EEG durante os primeiros anos de vida deve ser realizada de forma dinâmica e contínua, ou seja, geralmente há necessidade de mais de um exame para a avaliação do processo maturacional. Neste capítulo, sempre que nos referirmos à idade, estaremos considerando a idade concepcional.

A maioria das crianças, a partir da idade pré-escolar, colabora na realização do EEG; e, mesmo quando não é possível obter fechamento ocular espontâneo, o fechamento ocular passivo, por um curto intervalo de tempo, proporciona a obtenção de ritmo dominante posterior suficiente para a análise da atividade de base do paciente.

A **continuidade** do traçado já deve estar bem definida a partir do segundo mês. Durante o sono, já se observa um traçado contínuo, como na vigília. Assincronia dos elementos fisiológicos do sono é normal até os 24 meses (Figs. 7-1 e 7-2).

Atividade rítmica sustentada é observada primeiramente na região rolândica (**ritmo central**), nos eletrodos C3, C4 e Cz, a partir dos primeiros meses de vida. Caracteriza-se por atividade teta (6-7 Hz) antes dos 3 meses, atingindo 8 a 10 Hz após o 3º mês.[1]

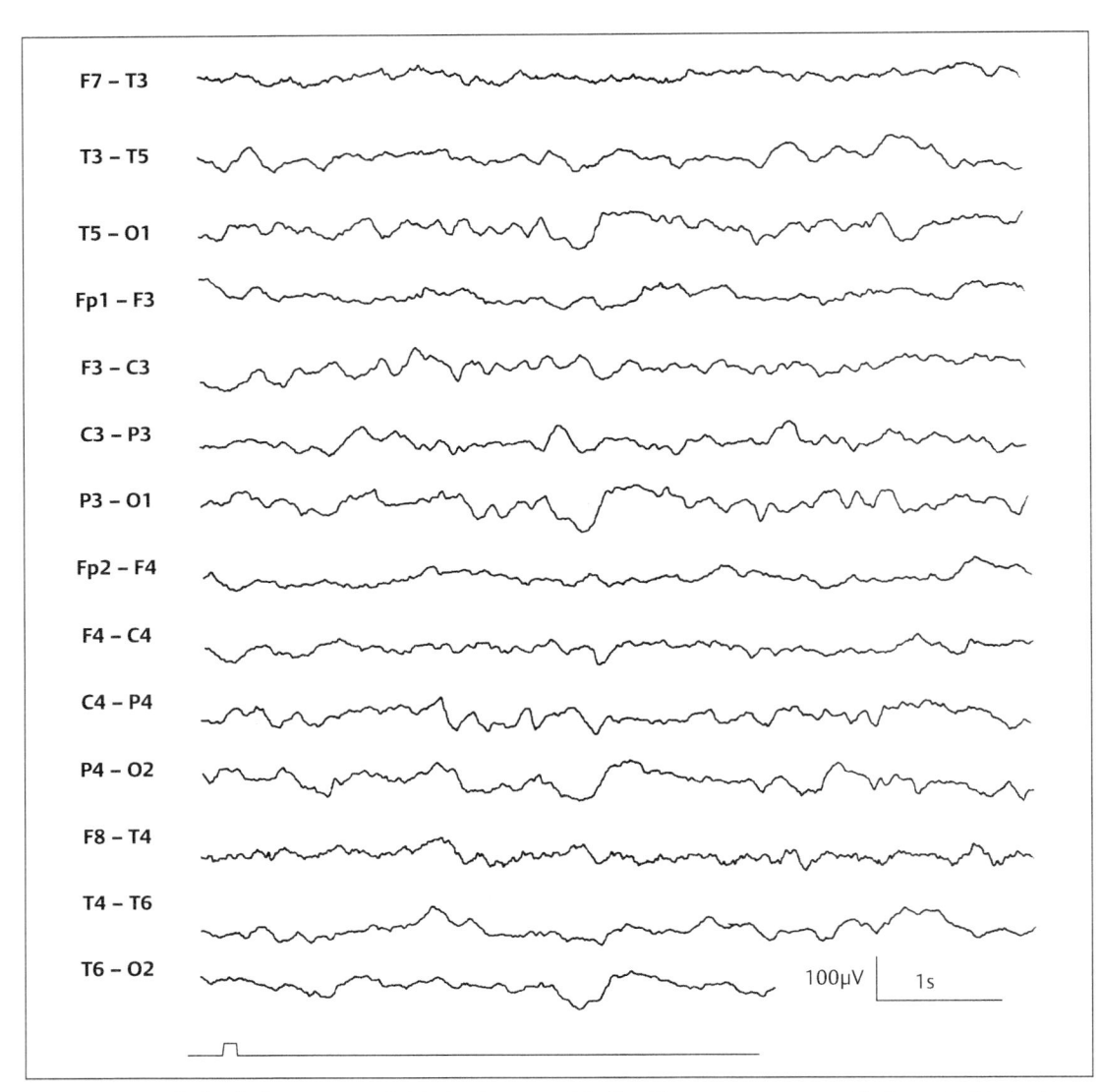

Fig. 7-1. Atividade de base normal. Idade: 2 meses. Vigília. Observe que, nesta idade, a atividade de fundo é caracterizada por ondas lentas difusas, não sendo possível identificar um ritmo dominante posterior bem desenvolvido.

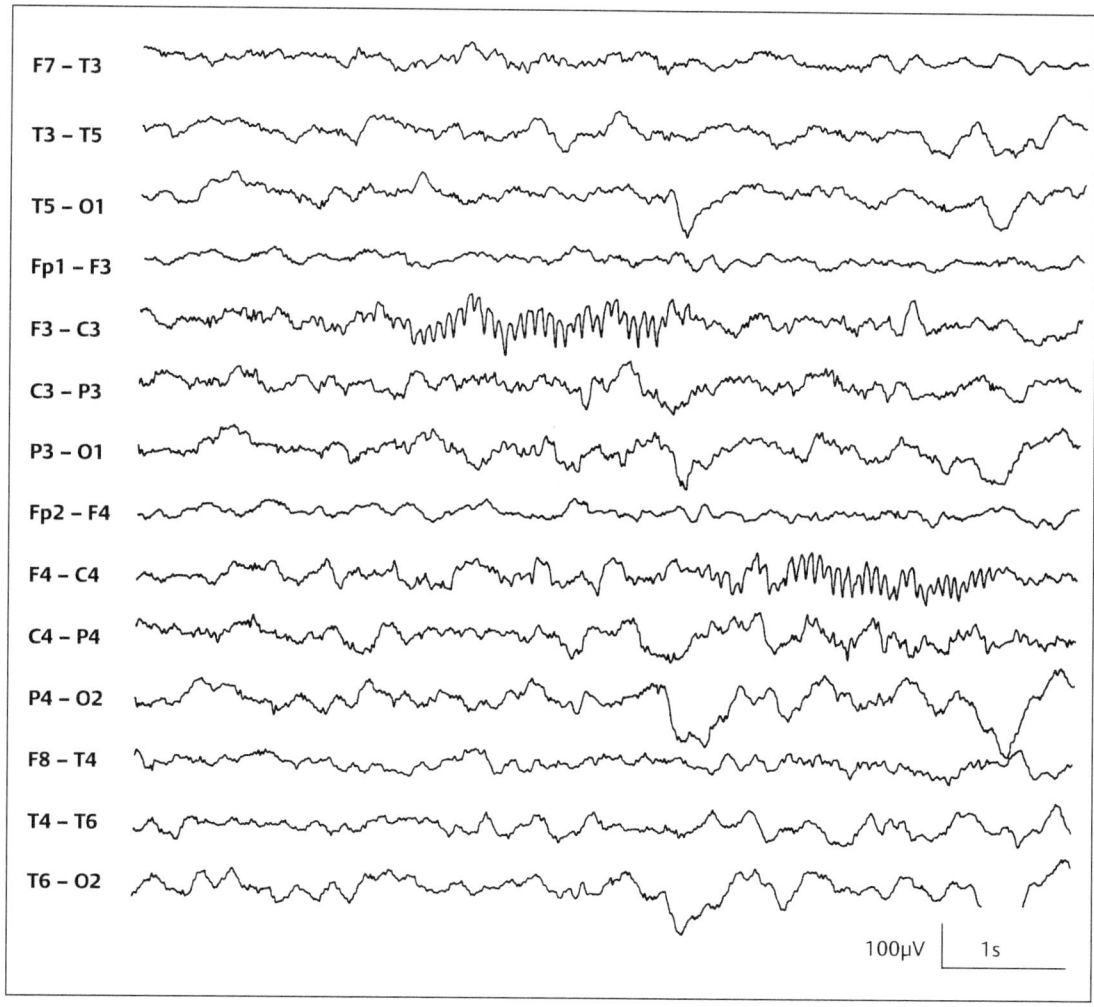

Fig. 7-2. Fusos do sono assíncronos. Idade: 6 meses. Sono. A assincronia dos fusos do sono é considerada normal até 24 meses de vida. Observe, neste exemplo, os fusos de sono assíncronos e a atividade aguda frontocentral (onda do vértex) sobreposta à atividade de fundo caracterizada por ondas lentas nas faixas teta e delta de média amplitude, normais para a faixa etária.

O **ritmo dominante posterior** sofre mudanças importantes desde os primeiros meses até aproximadamente 8 anos de idade, quando atinge a frequência alfa, 8 Hz (Quadro 7-1). A partir dessa idade, o ritmo dominante posterior sofre apenas pequenas variações, atingindo as frequências de 10 a 11 Hz no adulto.

Quadro 7-1. Ritmo Dominante Posterior: Frequências Esperadas para Cada Idade e o Limite da Normalidade

Idade	Frequência	Limite da normalidade
4 meses	4 Hz	–
5 meses	5 Hz	–
1 ano	6 Hz	5 Hz
2 anos	7 Hz	–
3 anos	8 Hz	6 Hz
5 anos	9 Hz	7 Hz
8 anos	9 Hz	8 Hz
10 anos	10 Hz	8 Hz

Cortesia de Dr. Blaise Bourgeois e Dr. Gregory Holmes.

Apesar de alguns lactentes já apresentarem atividade de 4 ou 5 Hz nas regiões posteriores desde 4 ou 5 meses de idade, antes dos 6 meses a ausência de ritmo dominante posterior já estabelecido não deve ser considerada como anormal (Figs. 7-3 a 7-7). De forma geral, observa-se que o ritmo dominante posterior é mais lento e de maior amplitude quanto menor a idade da criança.[2]

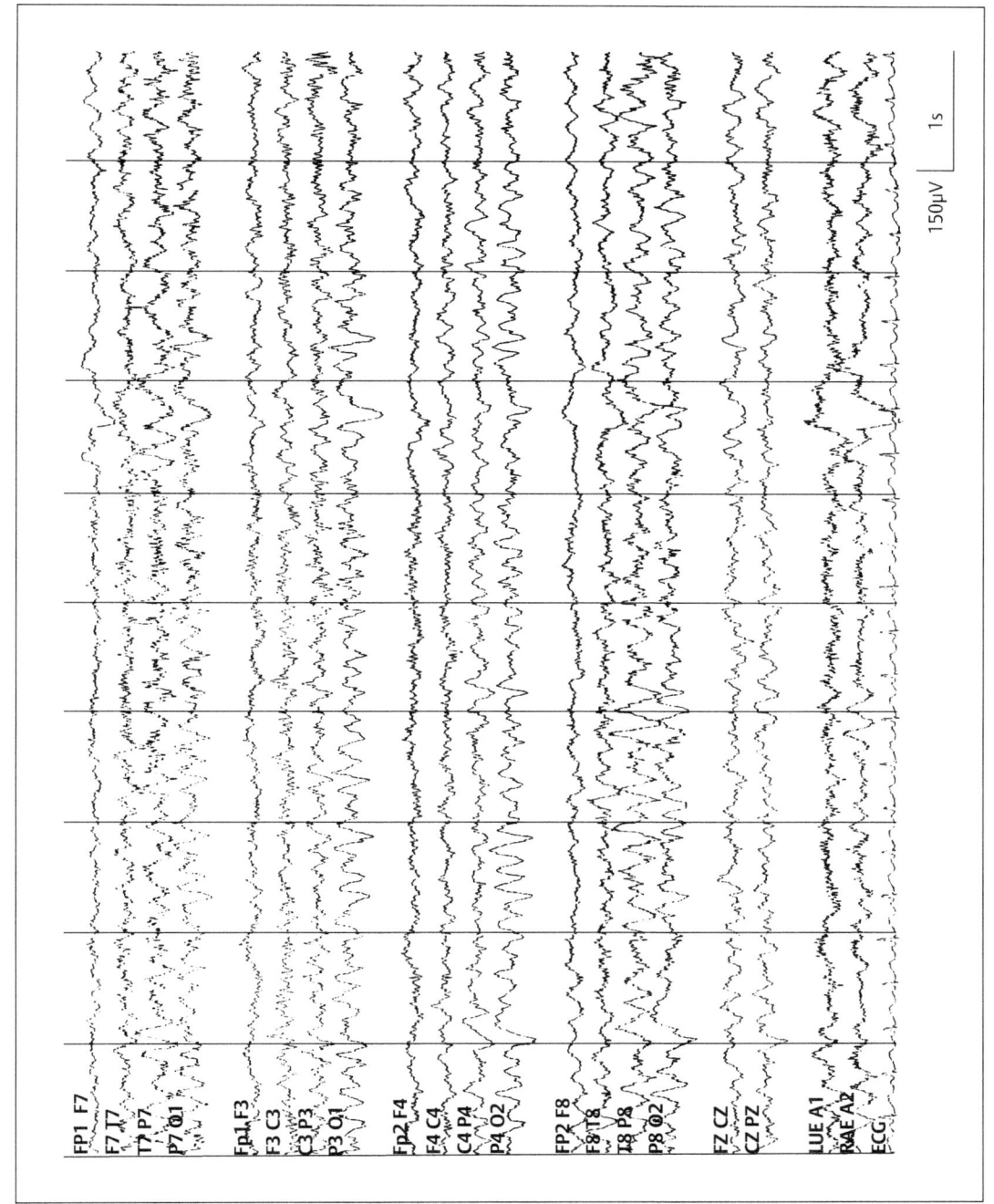

Fig. 7-3. Atividade de base normal. Idade: 10 meses. Vigília. Observe atividade de fundo já bem evidente e de alta amplitude, na frequência de 6 Hz, normal para a faixa etária. Também podem ser observados artefatos musculares nas regiões frontotemporais, bilateralmente. (Cortesia do Dr. Blaise Bourgeois.)

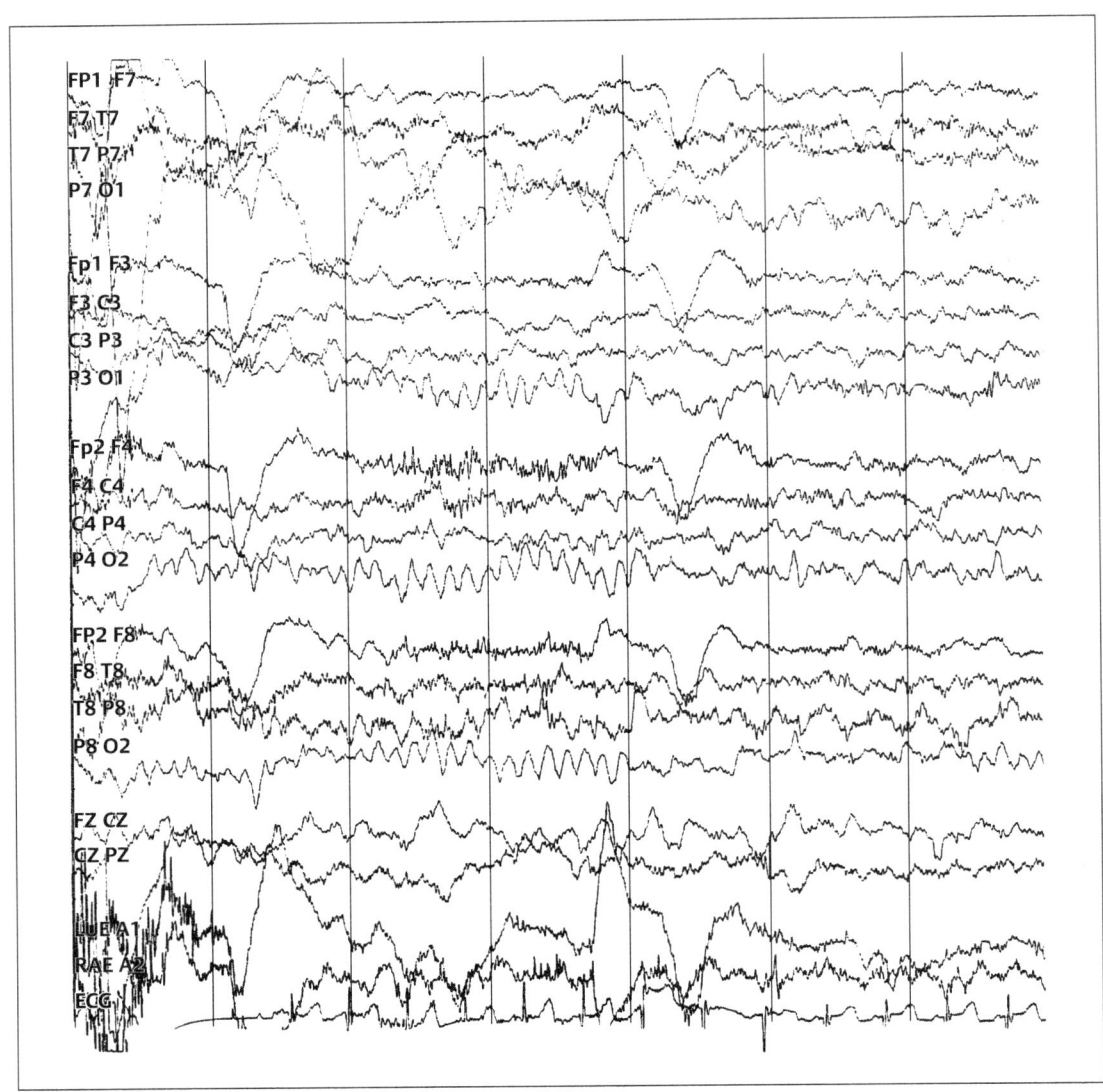

Fig. 7-4. Atividade de base normal. Idade: 15 meses. Vigília. Observe, durante o breve período em que o paciente permaneceu com os olhos fechados, a atividade de fundo na frequência de 7 Hz, normal para a faixa etária. (Cortesia do Dr. Blaise Bourgeois.)

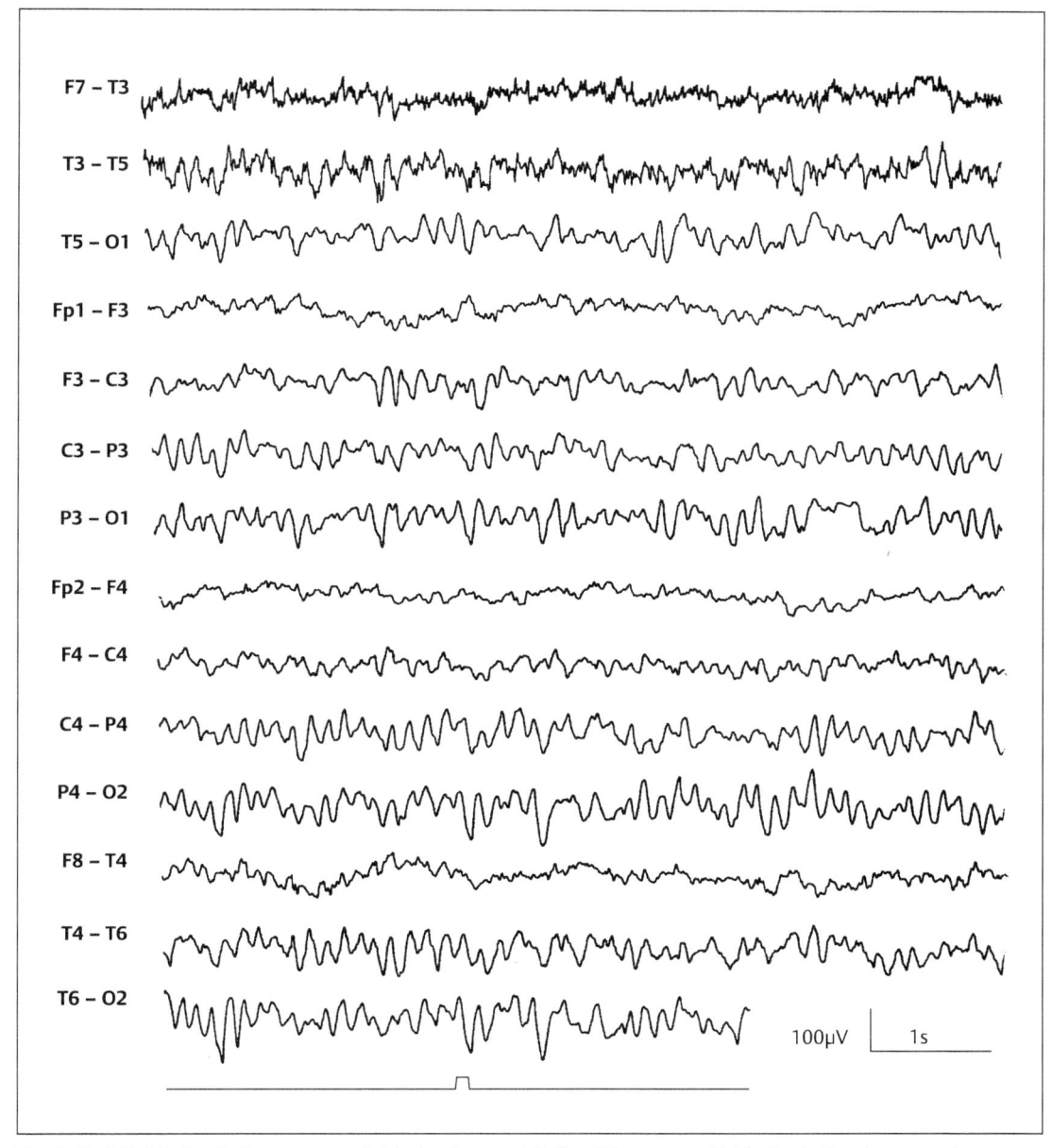

Fig. 7-5. Atividade de base normal. Idade: 5 anos. Vigília. Observe a atividade de fundo normal e, nas regiões posteriores, o ritmo dominante posterior na frequência de 7 a 8 Hz, normal para a faixa etária.

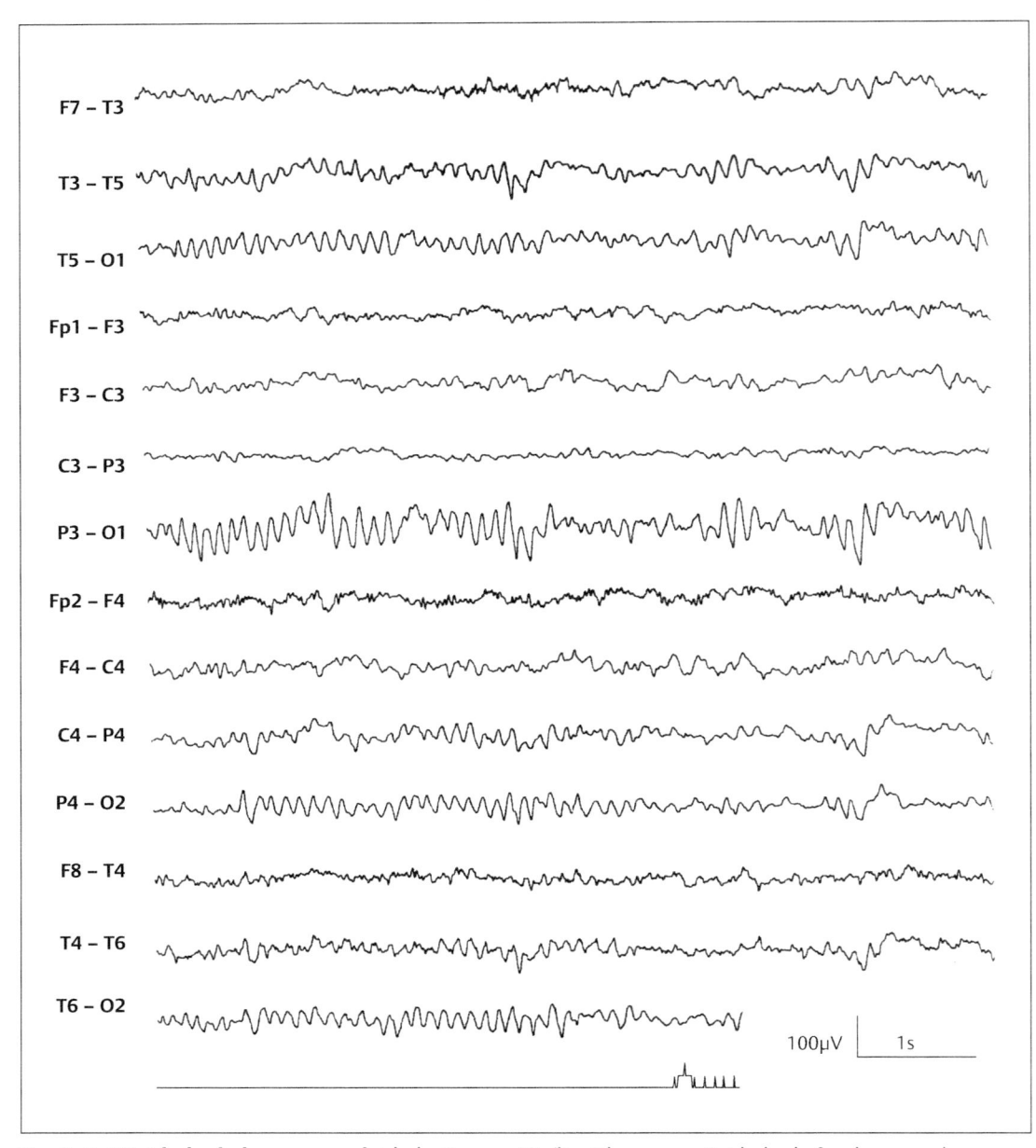

Fig. 7-6. Atividade de base normal. Idade: 7 anos. Vigília. Observe a atividade de fundo normal e, nas regiões posteriores, o ritmo dominante posterior na frequência de 8 Hz, normal para a faixa etária.

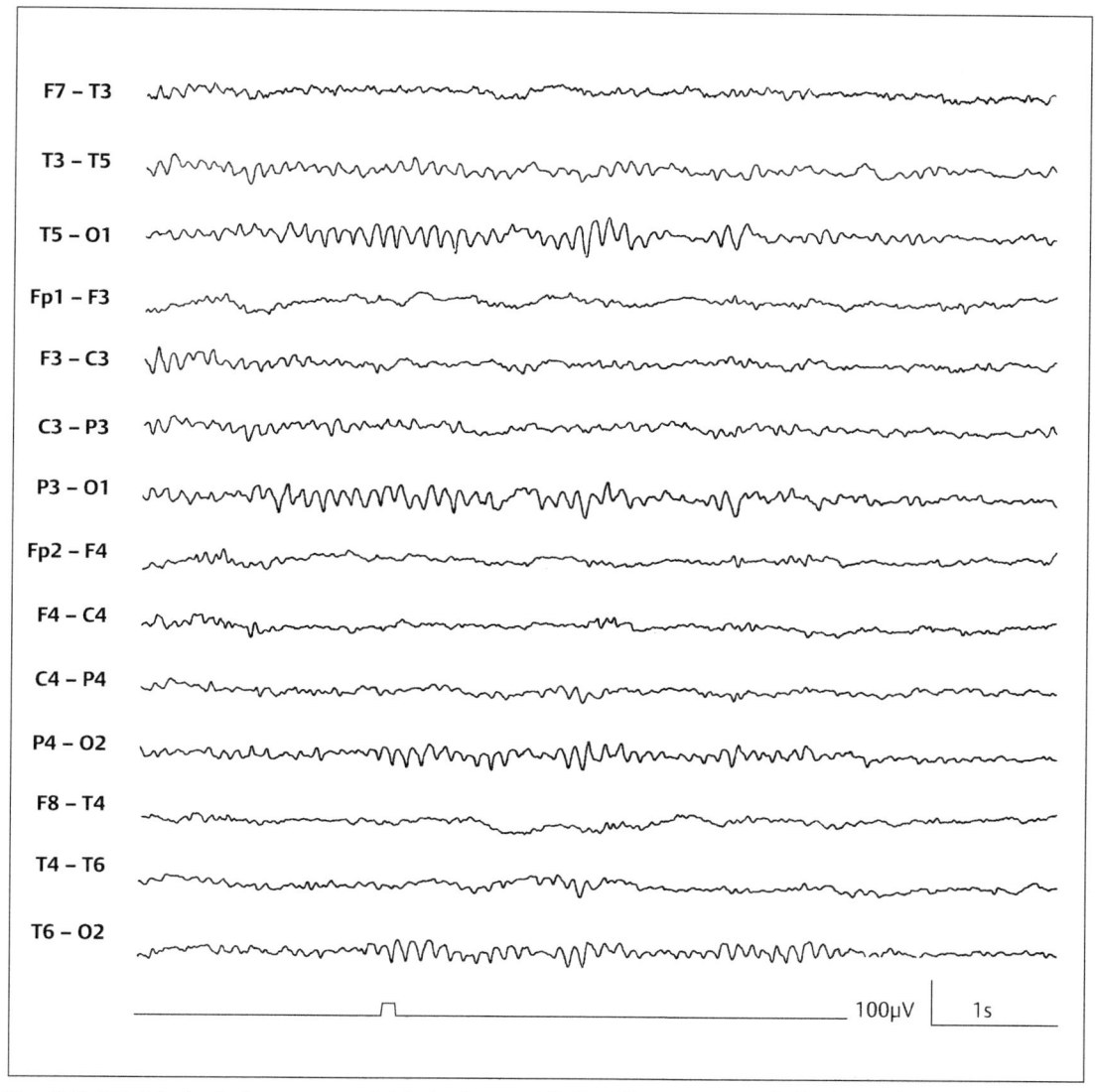

Fig. 7-7. Atividade de base normal. Idade: 8 anos. Vigília. Observe a atividade de fundo normal e, nas regiões posteriores, o ritmo dominante posterior na frequência entre 8 e 9 Hz, normal para a faixa etária.

Ondas lentas da juventude caracterizam-se por atividade lenta na frequência delta, com reatividade à abertura e ao fechamento ocular. Sua morfologia típica lembra a forma de um quadrado. São observadas nas regiões posteriores, a partir da segunda metade da primeira década, até a adolescência (Fig. 7-8), em geral, entre 8 e 14 anos de idade.[2,3] Também observadas durante o fechamento ocular, geralmente são bilaterais e síncronas, porém podem ser assíncronas.

Atividade **frontal** durante a vigília, geralmente, é de baixa voltagem. Ritmos frontais de alta amplitude na infância comumente resultam de anormalidades ou artefatos.[1]

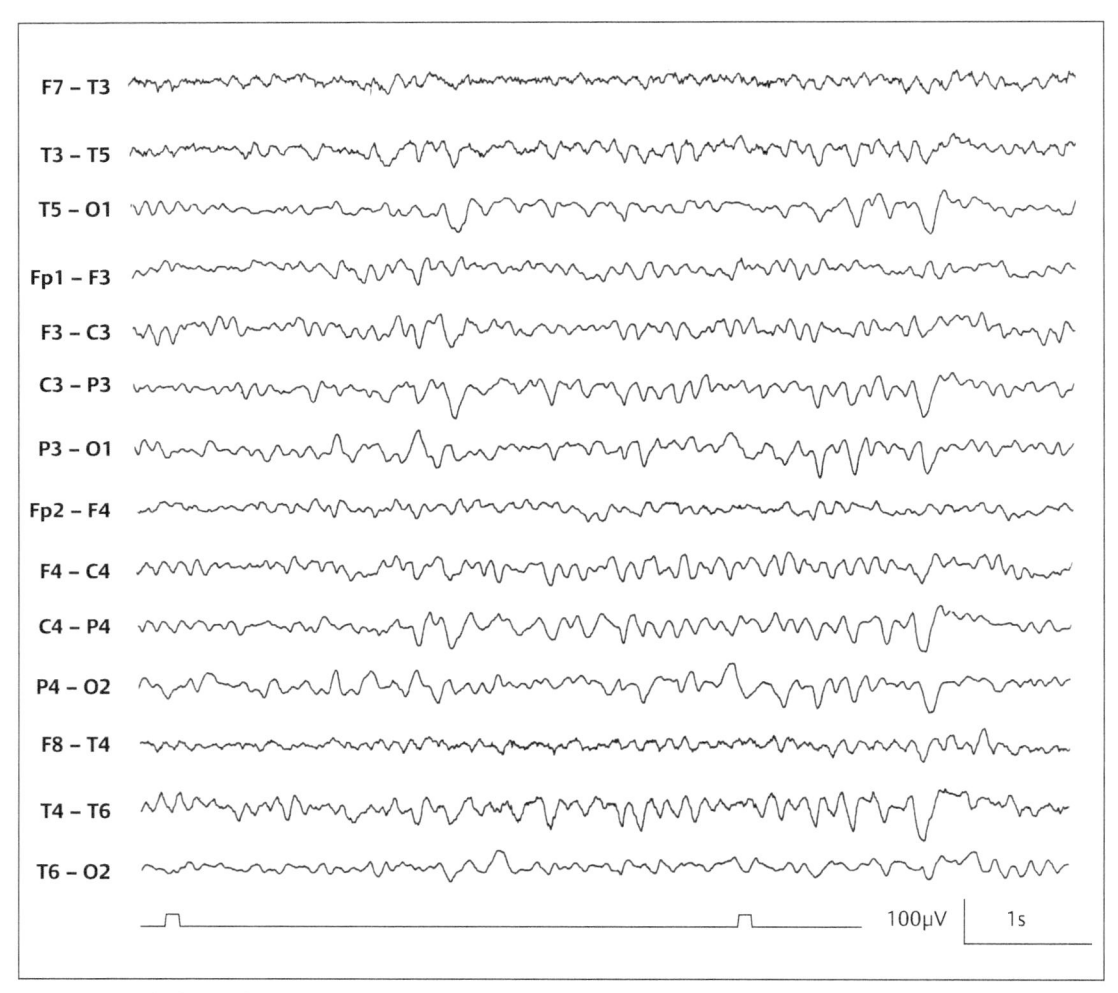

Fig. 7-8. Onda lenta da juventude. Idade: 8 anos. Vigília. Observe, nas regiões posteriores, atividade delta, com morfologia "quadrada", normalmente encontrada no traçado eletrencefalográfico entre a segunda metade da primeira década e a segunda década de vida. Este achado é normal para a faixa etária.

Sonolência pode ser identificada a partir do 6º mês, quando se observa o aparecimento de atividade teta rítmica. Aos 9 meses, observa-se de forma mais objetiva a **hipersincronia hipnagógica**, caracterizada por atividade paroxística, síncrona, difusa, podendo ser de alta amplitude, na frequência de 2 a 3 Hz (Figs. 7-9 e 7-10). A hipersincronia hipnagógica ocorre na sonolência e raramente é observada após os 12 anos de idade.[3] Quando essa atividade precede o despertar, ela é chamada **hipersincronia hipnopômpica**.[4,5]

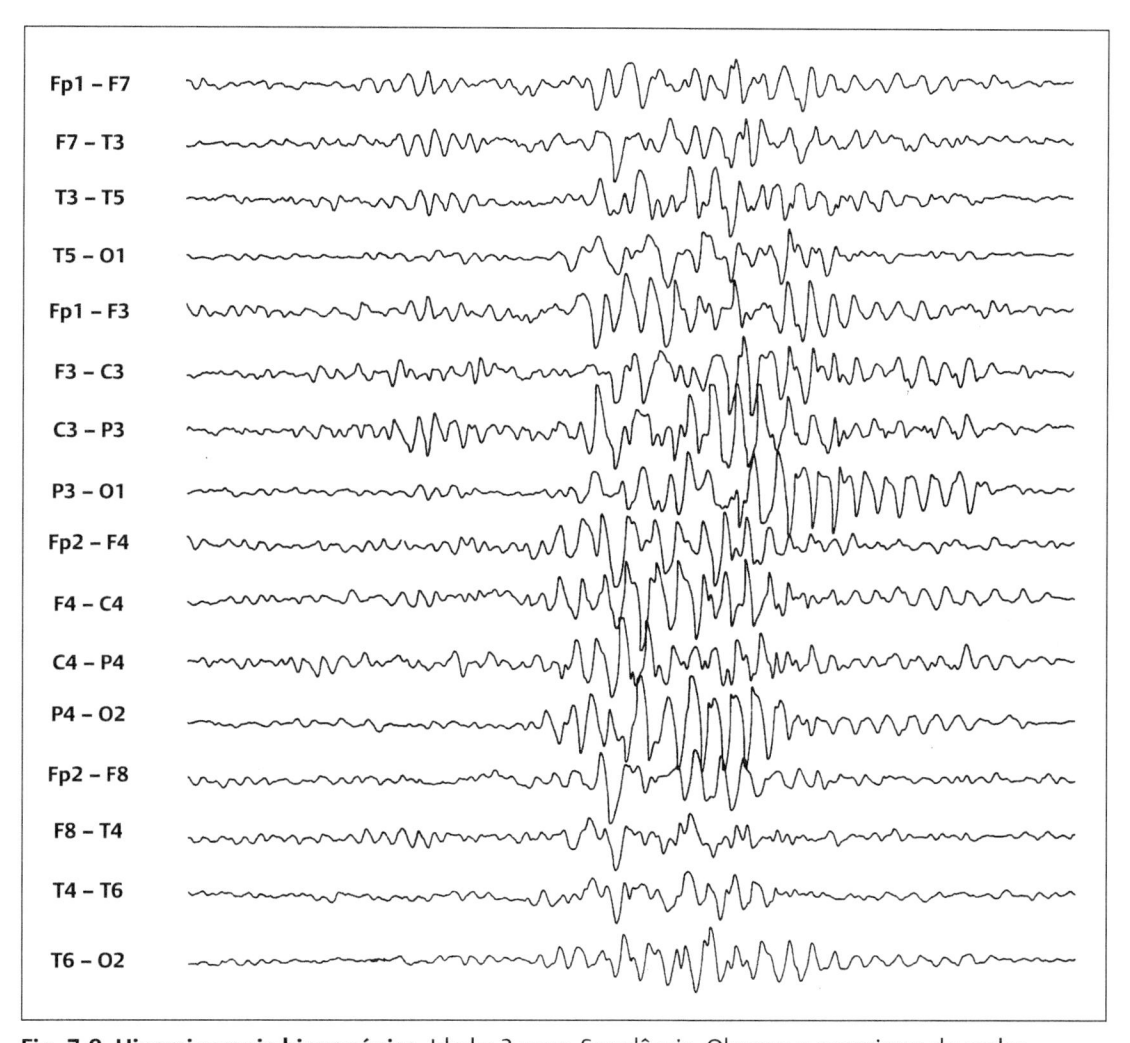

Fig. 7-9. Hipersincronia hipnagógica. Idade: 3 anos. Sonolência. Observe o paroxismo de ondas lentas faixa delta de alta amplitude, com distribuição difusa. Este fenômeno é observado na infância precedendo a lentificação difusa observada durante a sonolência. Representa um achado normal para a faixa etária. (Cortesia da Dra. Maria Imaculada de Carvalho.)

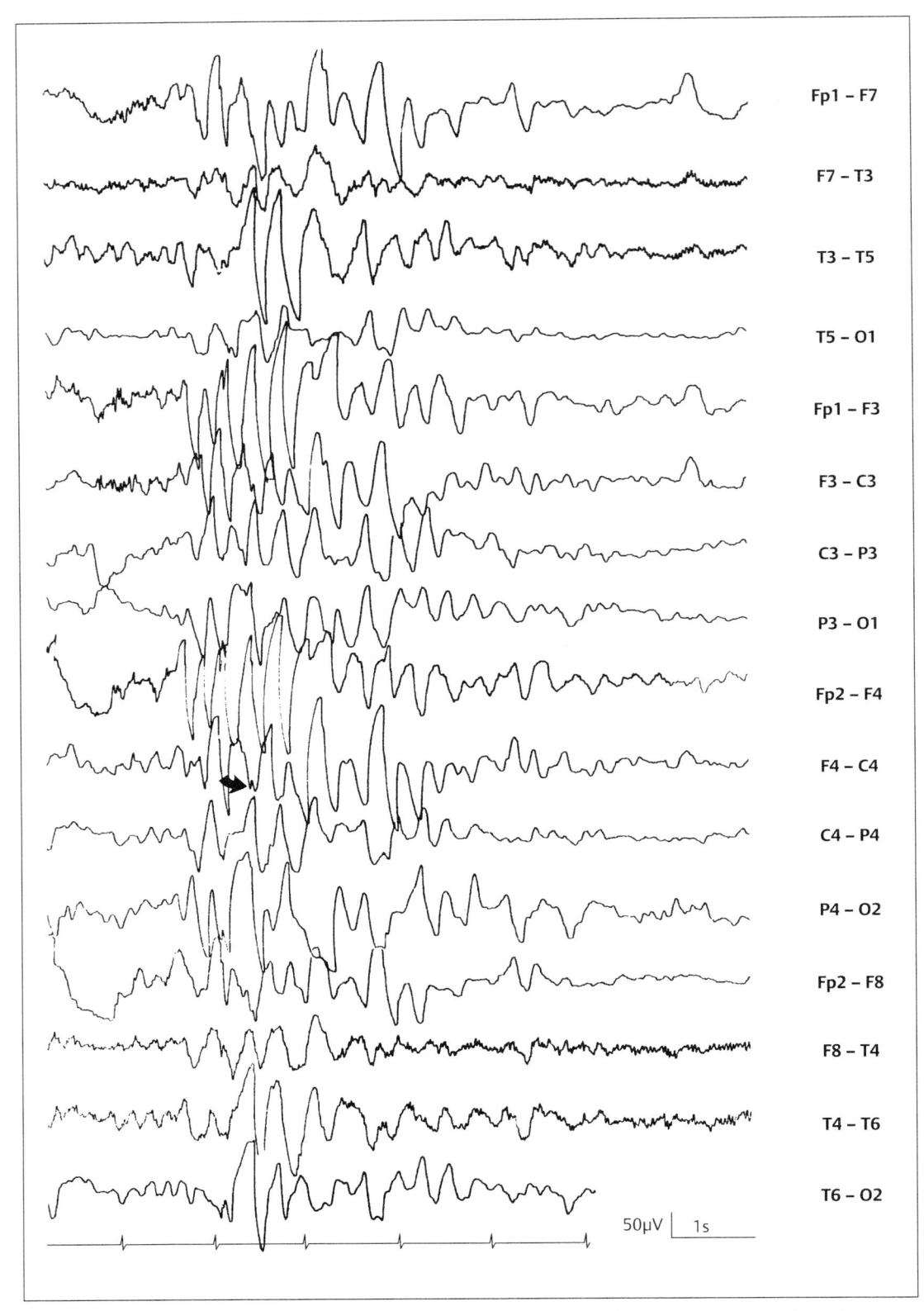

Fig. 7-10. Hipersincronia hipnagógica. Idade: 7 anos. Sonolência. Observe o paroxismo de ondas lentas de alta amplitude, na faixa delta, com distribuição difusa. Este fenômeno é observado durante a infância e, ocasionalmente, pode apresentar morfologia agudizada (seta), devendo ser cuidadosamente interpretado, pois se trata de evento normal.

Assim como no adulto, a sonolência na infância também se caracteriza por atenuação do ritmo dominante posterior seguido por lentificação difusa do traçado (Fig. 7-11).

O **sono** na infância apresenta três marcos importantes: aparecimento de fusos do sono, ondas agudas do vértex e estabelecimento da sincronia entre esses elementos. Os **fusos do sono** devem estar presentes a partir do 2º mês, na frequência de 12-15 Hz,[6] podendo ser muito longos, com duração de 10 segundos, até o 5º mês.[4] No início, os fusos do sono são assíncronos, sendo registrados ora em um hemisfério, ora no outro, entretanto, proporcionalmente, devem aparecer em quantidades iguais em cada lado, sem predomínio em um ou outro hemisfério (Figs. 7-12 a 7-16). **Fusos extremos** (*extreme spindles*) são observados na infância, entre 1 e 12 anos, predominando ao redor dos 3 anos de idade em pacientes com deficiência mental ou encefalopatia crônica não progressiva na forma de paroxismos de alta amplitude e duração prolongada, na frequência de 7 a 20 Hz (Fig. 7-17). Geralmente, são máximos nas regiões frontocentrais.[7] Alguns autores caracterizam essa atividade como anormalidade leve a moderada.[8,9]

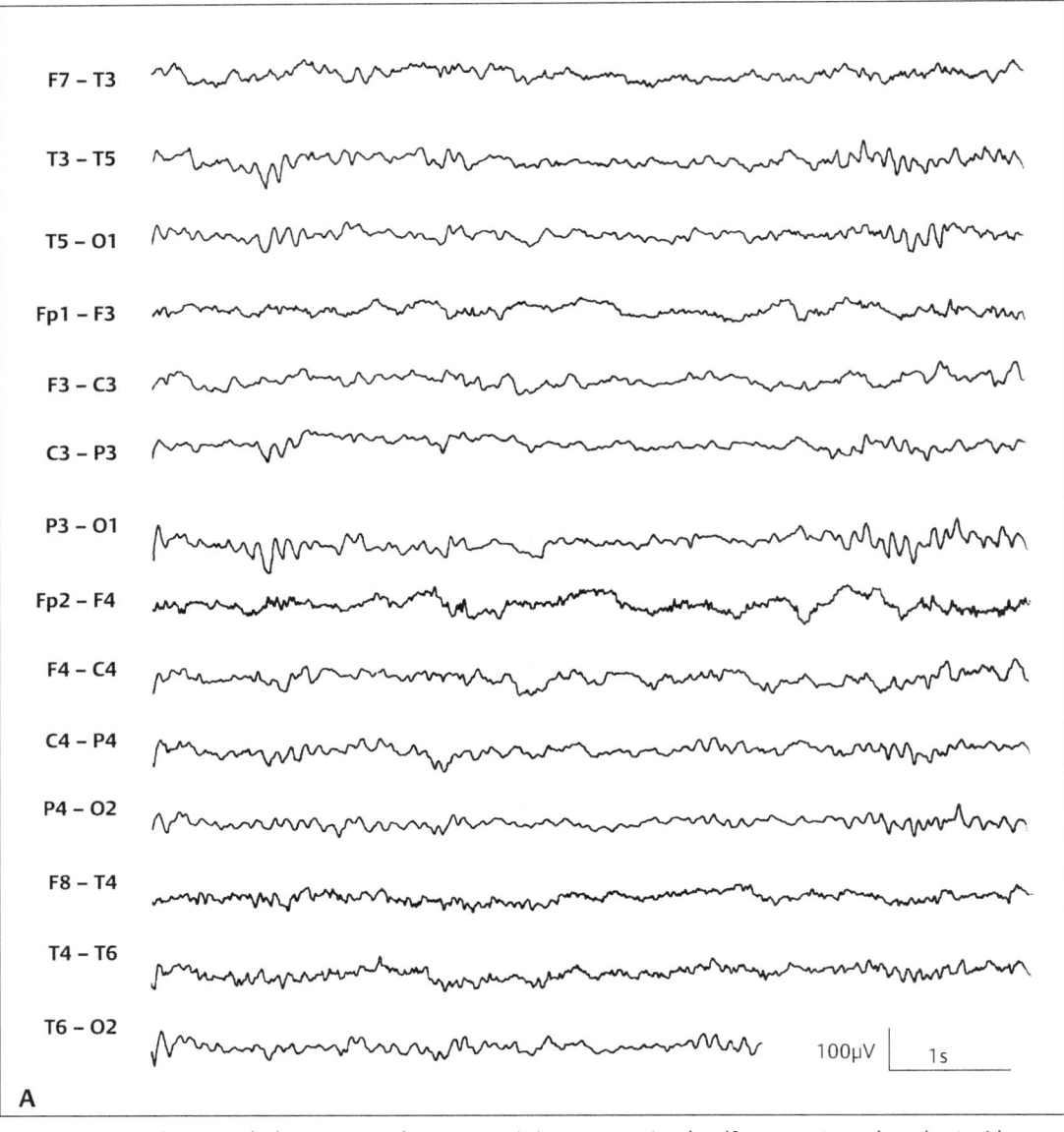

Fig. 7-11. Sonolência. Idade: 7 anos. Observe em (**A**) a atenuação do alfa que vai sendo substituído progressivamente por atividade lenta teta difusa (**B** e **C**). *(Continua.)*

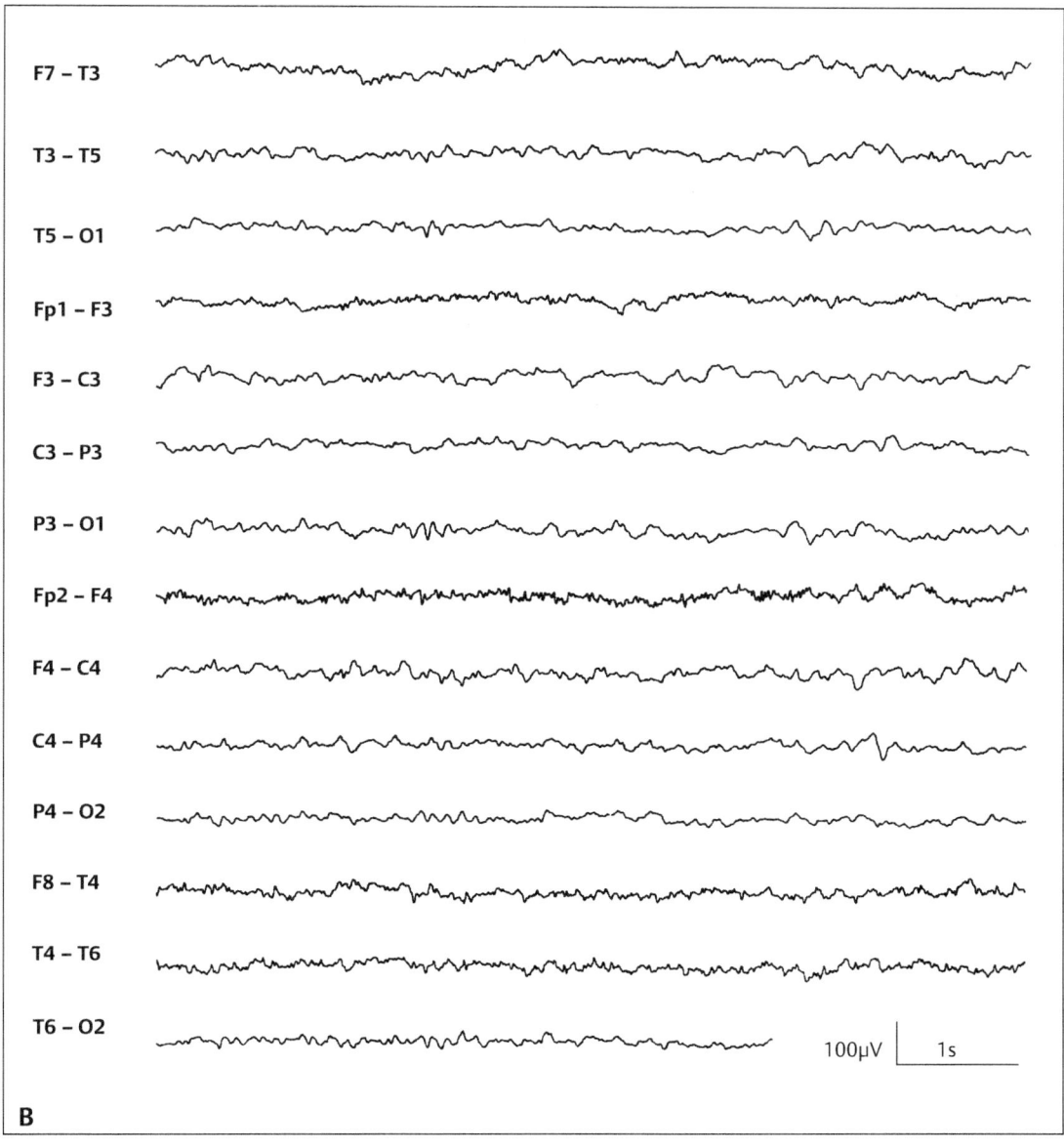

Fig. 7-11. *(Cont.)*

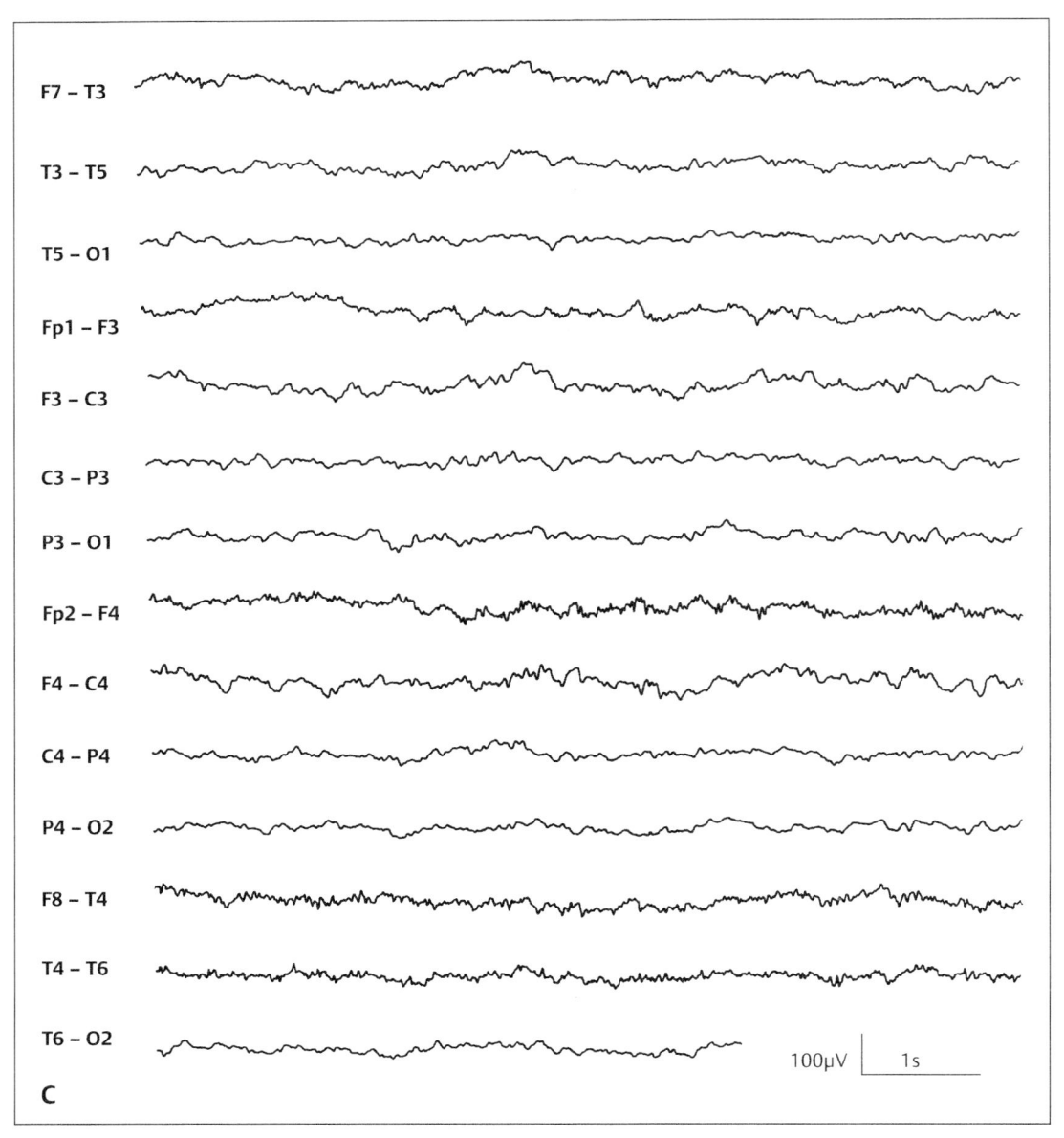

Fig. 7-11. *(Cont.)*

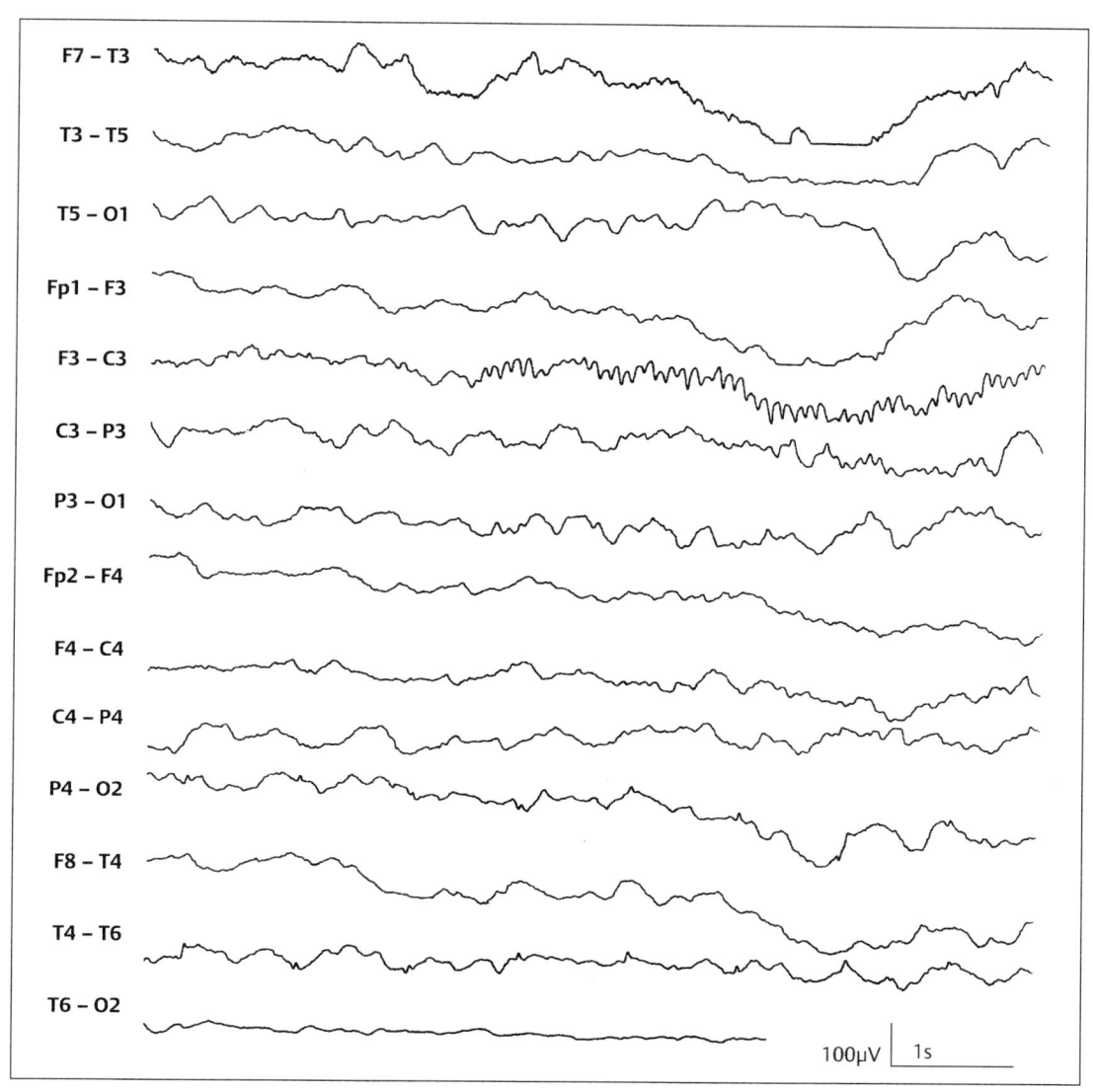

Fig. 7-12. Fusos do sono prolongados. Idade: 3 meses. Sono. Observe este fuso do sono prolongado e assíncrono, o qual é normal nos primeiros meses de vida.

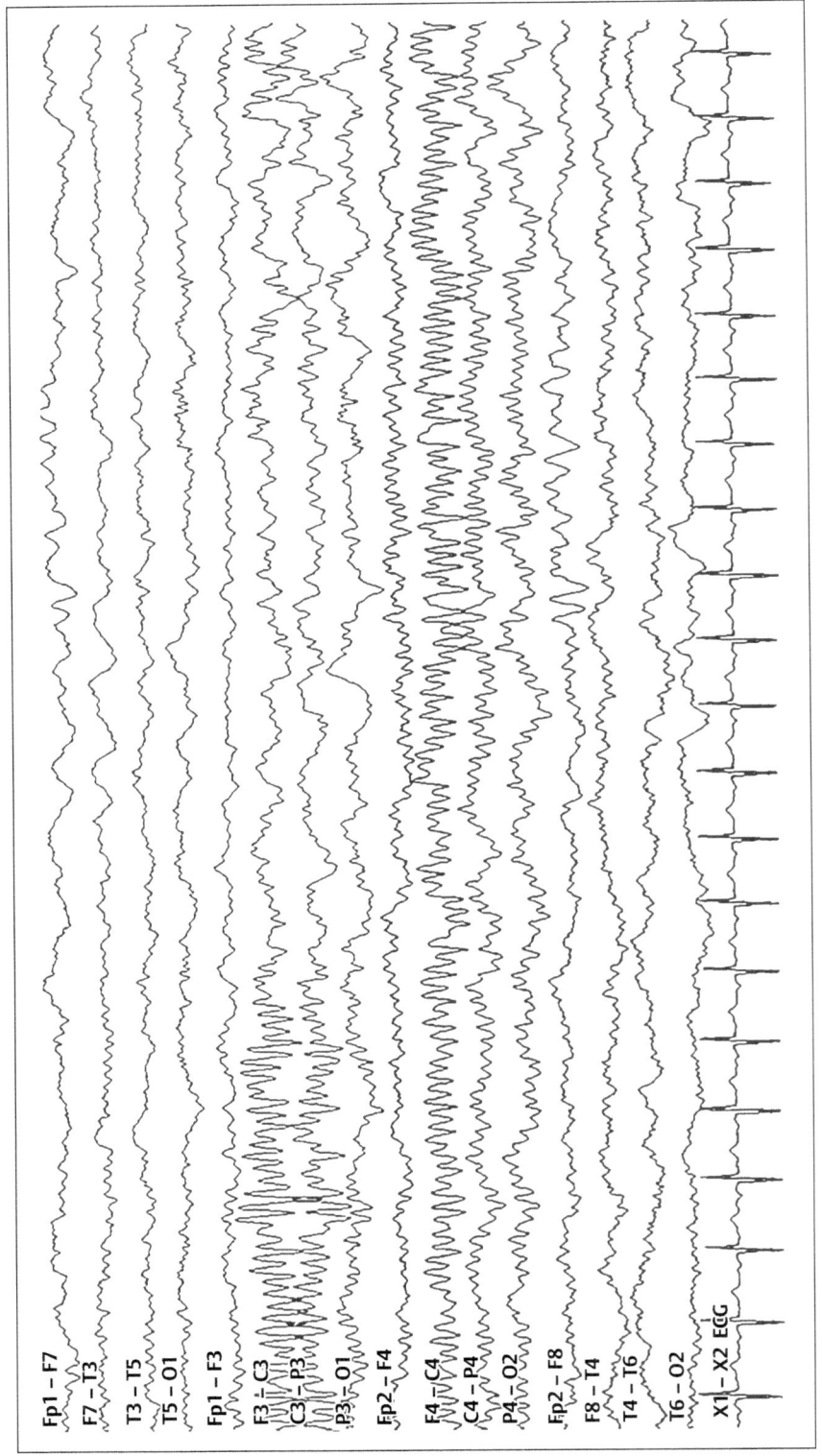

Fig. 7-13. Fusos do sono prolongados. Idade: 2 meses. Sono. Observe os fusos do sono prolongados e assíncronos.

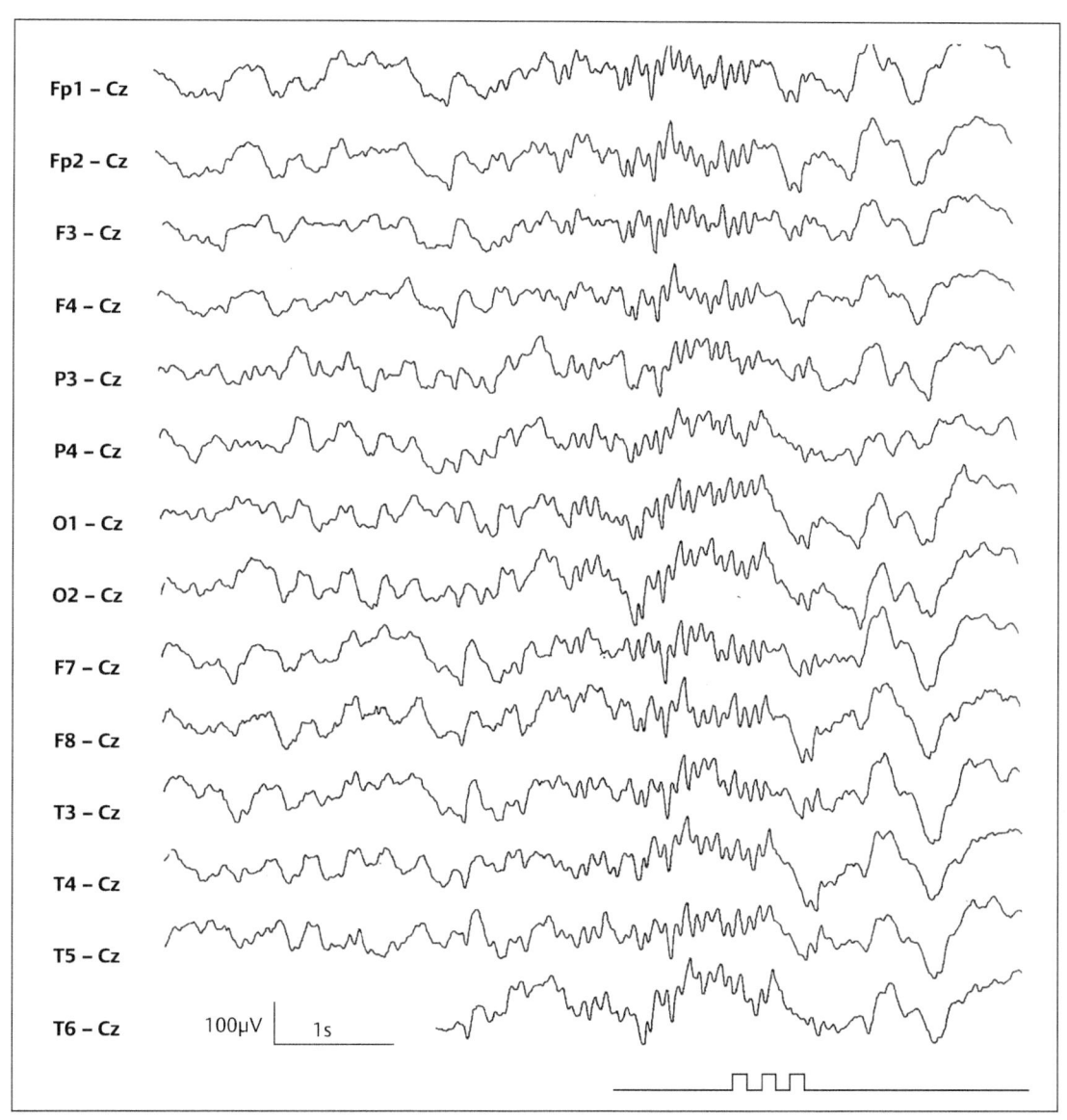

Fig. 7-14. Fusos do sono. Idade: 2 meses. Sono. Observe fusos do sono já bem formados para a idade, evidenciados em uma montagem referencial com Cz.

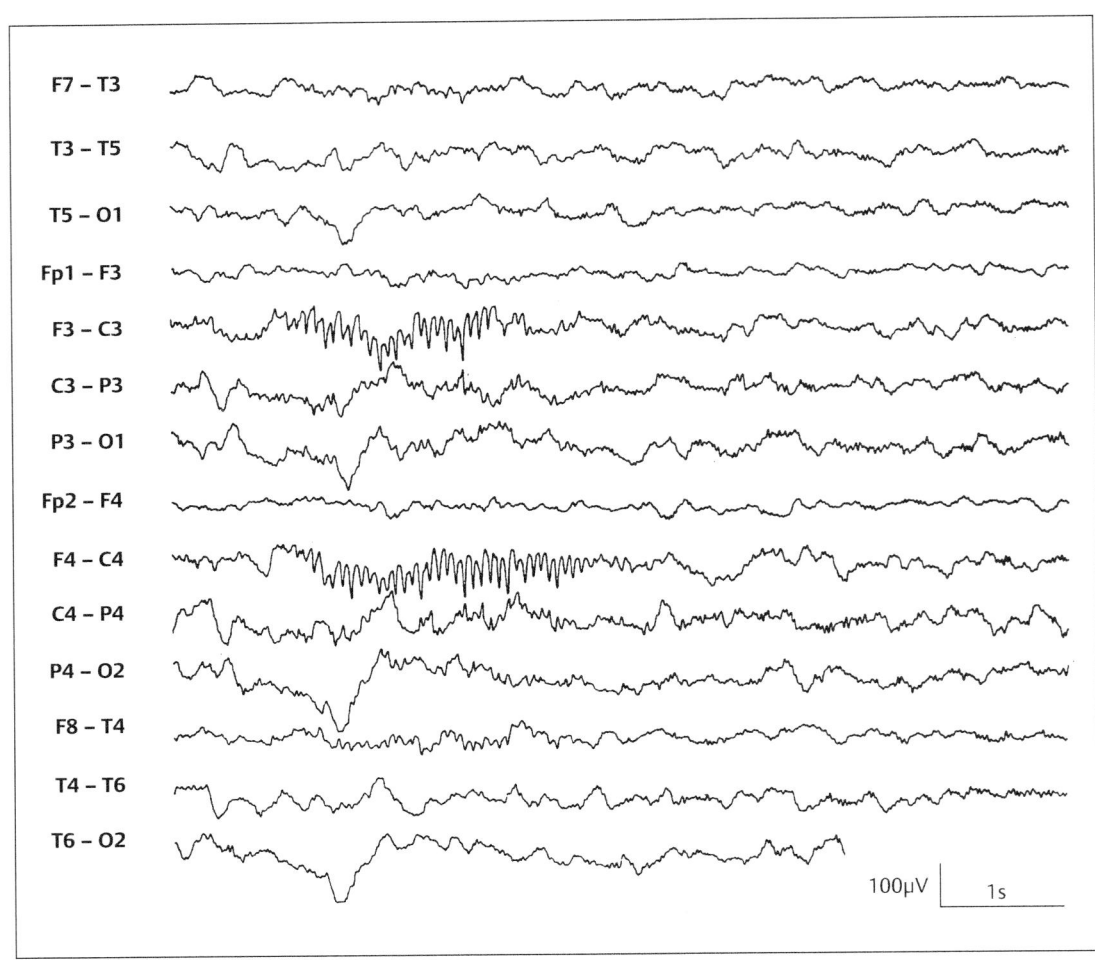

Fig. 7-15. Fusos do sono. Idade: 2 meses. Sono. Os fusos do sono devem ser observados no traçado eletrencefalográfico a partir do 2º mês de vida. Observe que, neste exemplo, os fusos são agudizados, levemente assíncronos e com duração de, aproximadamente, 3 segundos.

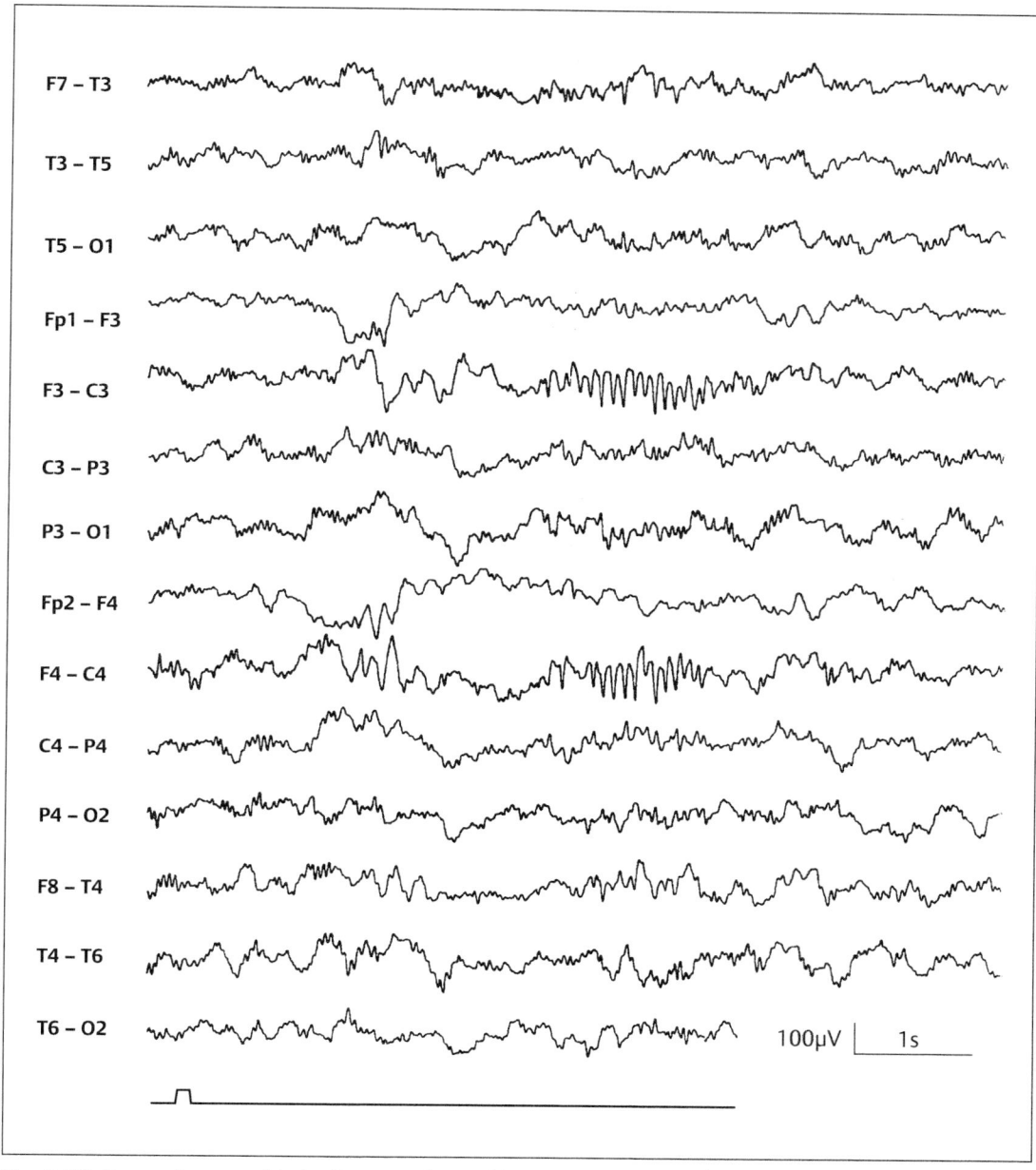

Fig. 7-16. Fusos do sono. Idade: 8 meses. Sono. Observe, neste exemplo, os fusos do sono praticamente síncronos e uma onda do vértex com predomínio nas regiões frontocentrais. Os elementos fisiológicos do sono podem ser assimétricos até 24 meses de vida. Antes dessa idade sua assimetria não deve ser considerada como achado patológico.

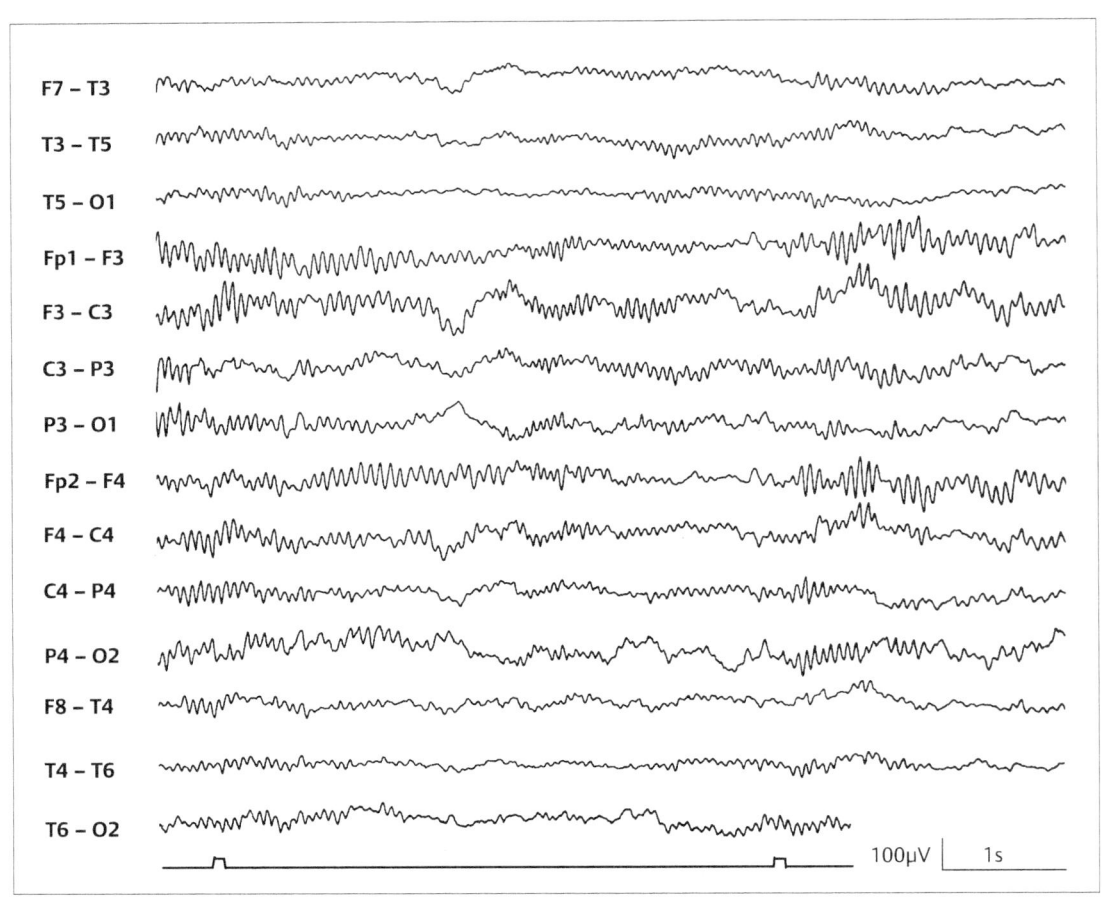

Fig. 7-17. Fusos extremos (*extreme spindles*). Idade: 4 anos. Sono. Observe como os fusos do sono são prolongados, com predomínio nas regiões frontocentrais. Esta amostra é parte do traçado eletrencefalográfico de uma criança com encefalopatia crônica não progressiva.

Ondas agudas do vértex são observadas a partir do 5º mês, e sua amplitude aumenta com o passar do tempo, atingindo o máximo entre os 3 e 8 anos de idade, quando são relativamente mais agudizadas, de alta amplitude, e podem ocorrer repetitivamente em trens (Figs. 7-18 a 7-20), com característica bifásica. Sua negatividade máxima ocorre na região do vértex, entretanto seu espraiamento pode ser assimétrico, especialmente na infância.[5] **Complexos K** são observados a partir do 5º mês, algumas vezes como resposta a estímulos sensoriais. A sincronia inter-hemisférica dos elementos fisiológicos do sono deve ser completa após 24 meses de vida. Esses grafoelementos encontram-se, predominantemente, nas regiões centrais, porém podem ser encontrados mais anteriormente.

Nos primeiros anos de vida, observam-se ondas agudas de alta amplitude, com formato triangular, encontradas nas regiões posteriores, durante o sono.[10] Alguns autores chamam esta atividade de **"ondas cone"** (*cone waves*). Esse achado é normal para a faixa etária (Figs. 7-21 e 7-22), podendo ser encontrado até os 5 anos de idade.[3]

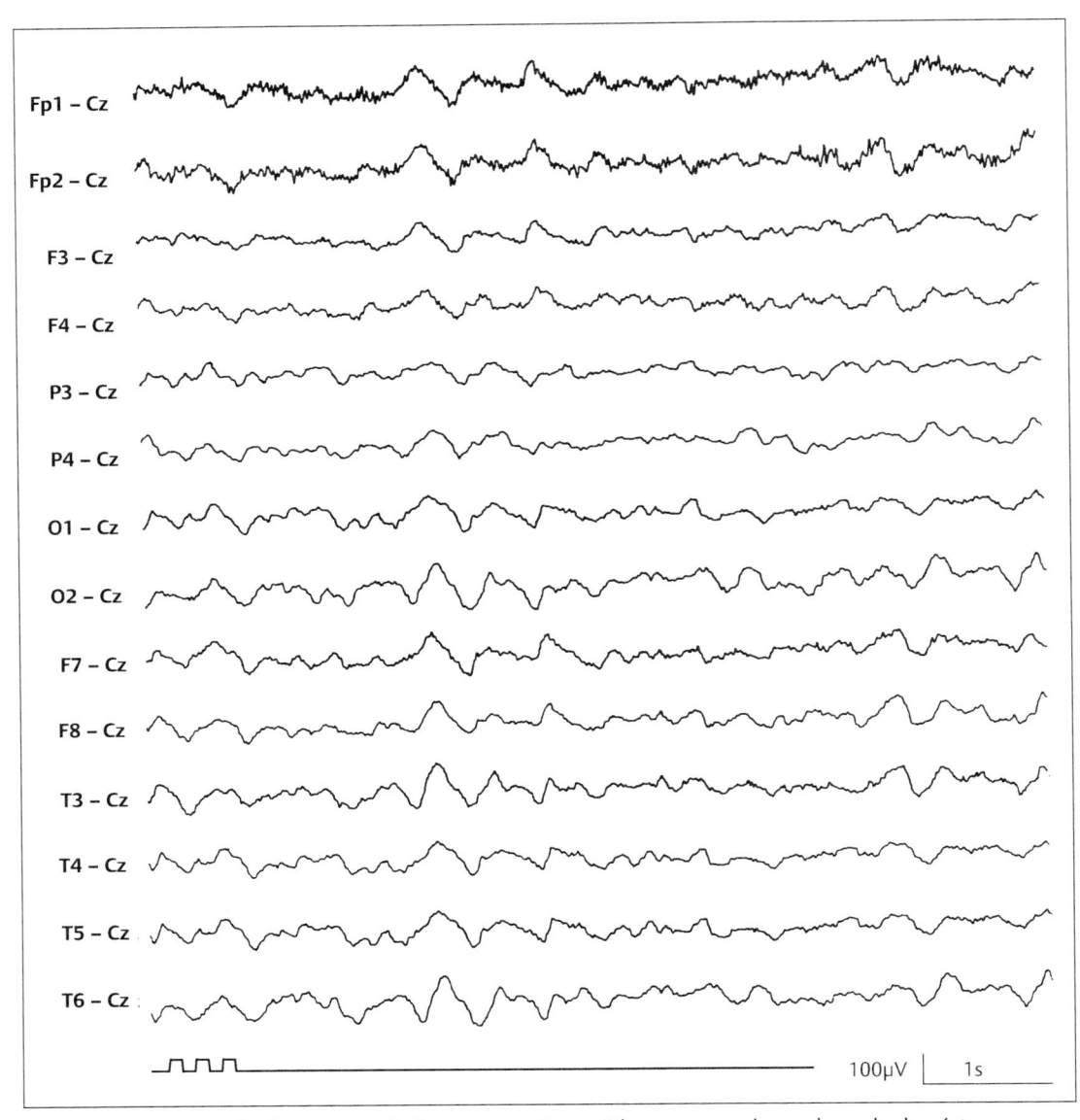

Fig. 7-18. Onda aguda do vértex. Idade: 4 meses. Sono. Observe um esboço de onda do vértex em um lactente com apenas 3 meses de idade. As ondas agudas do vértex devem estar presentes no traçado eletrencefalográfico a partir do 5º ou 6º mês de vida; entretanto, um esboço dessa atividade pode ser observado em idades mais precoces, principalmente nas montagens referenciais com Cz.

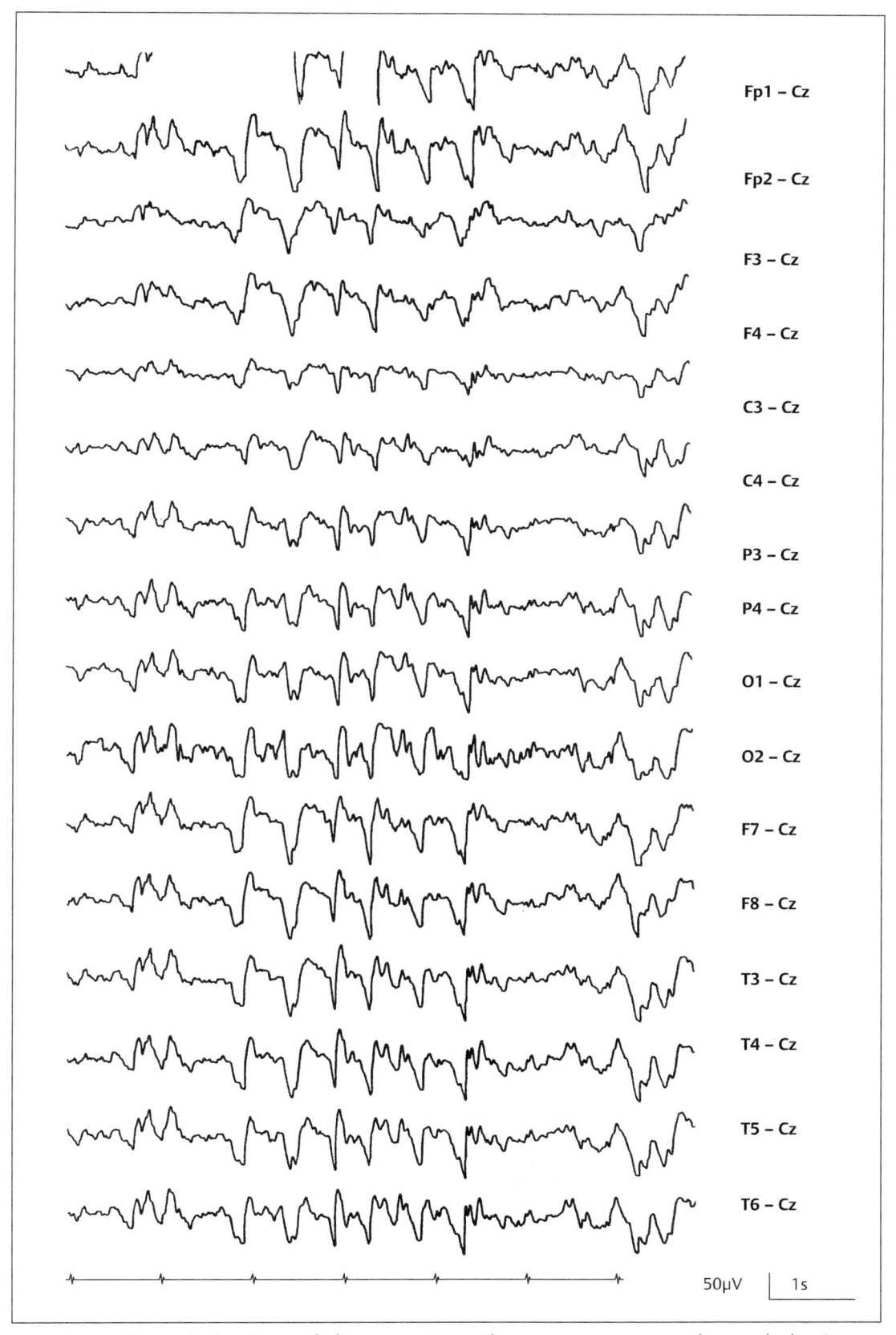

Fig. 7-19. Onda aguda do vértex. Idade: 9 anos. Sono. Observe que, neste exemplo, a onda do vértex apresenta-se bastante agudizada, de alta amplitude e ocorrendo de maneira repetitiva, com duração de, aproximadamente, 2,5 segundos. Este achado é normal para a faixa etária.

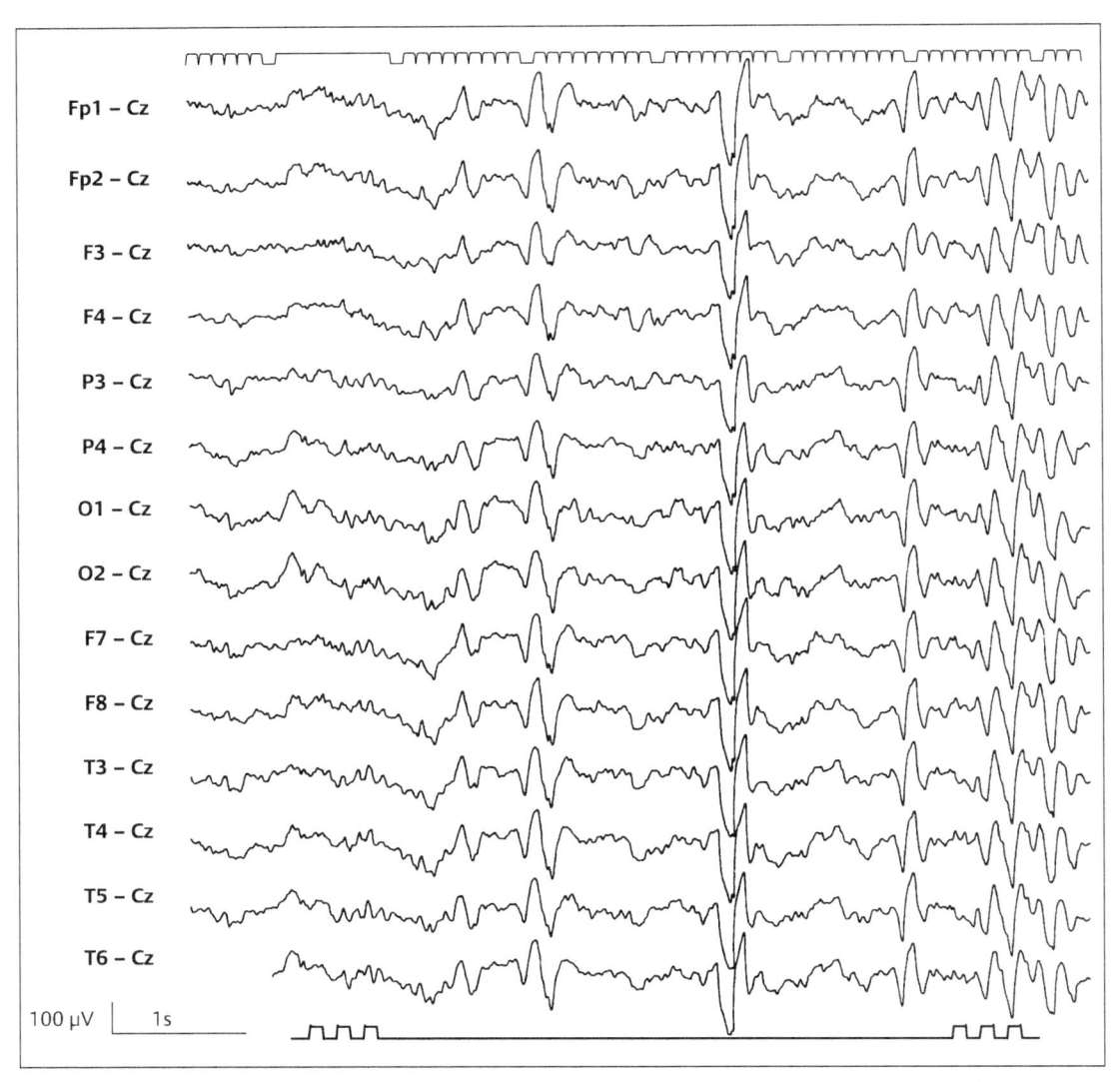

Fig. 7-20. Onda aguda do vértex. Idade: 13 anos. Sono. Observe que, neste exemplo, a onda do vértex apresenta-se agudizada, de alta amplitude e ocorrendo de maneira repetitiva. Na infância e na adolescência, os elementos fisiológicos do sono apresentam-se mais agudizados e com maior amplitude e não devem ser confundidos com atividade epileptiforme.

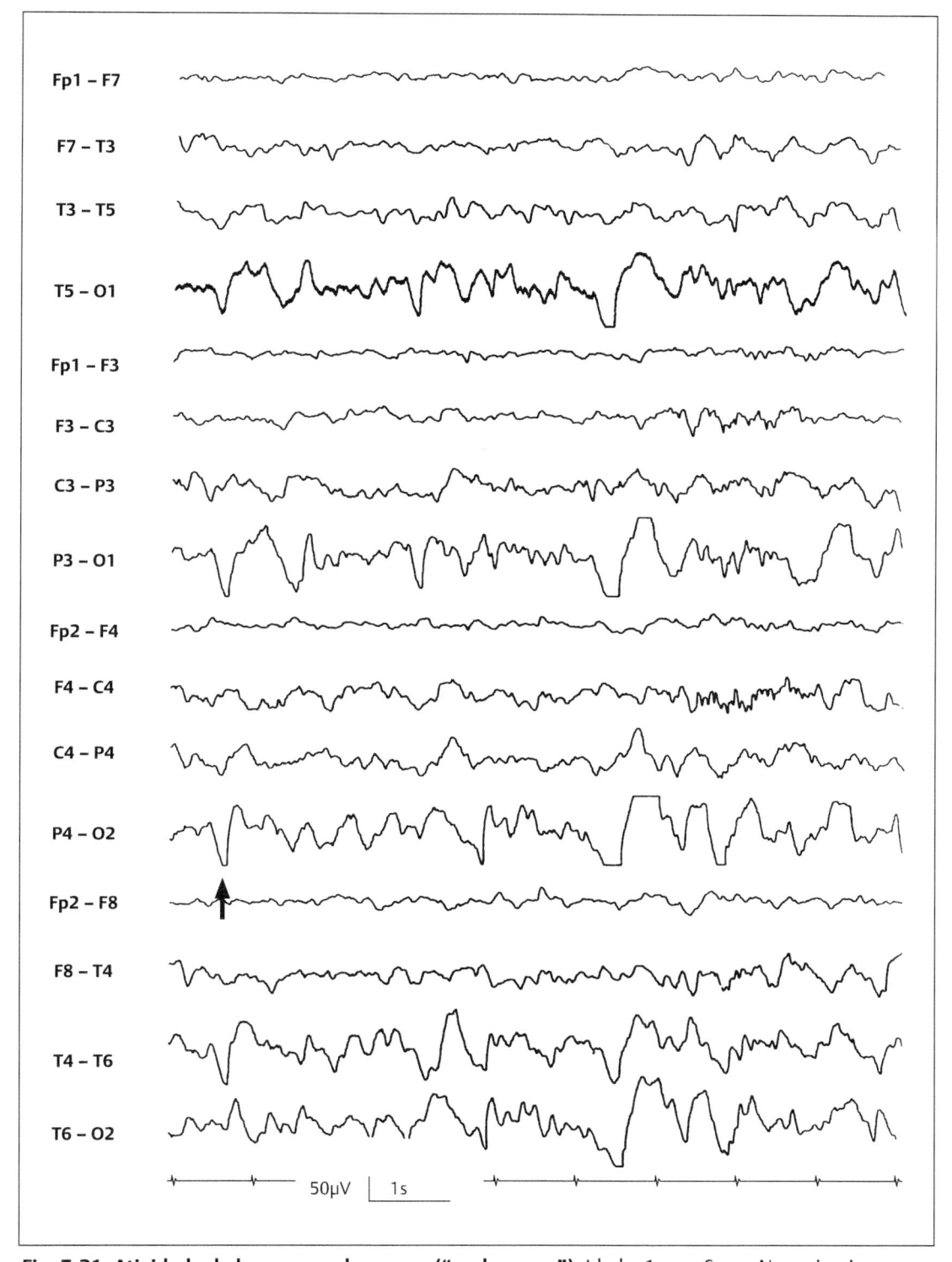

Fig. 7-21. Atividade de base normal no sono ("ondas cone"). Idade: 1 ano. Sono. Nos primeiros anos de vida, observa-se durante o sono atividade delta, agudizada e de alta amplitude nas regiões posteriores (seta). Alguns autores denominam esta atividade de ondas cone (*cone waves*), que representam um achado normal para a faixa etária.

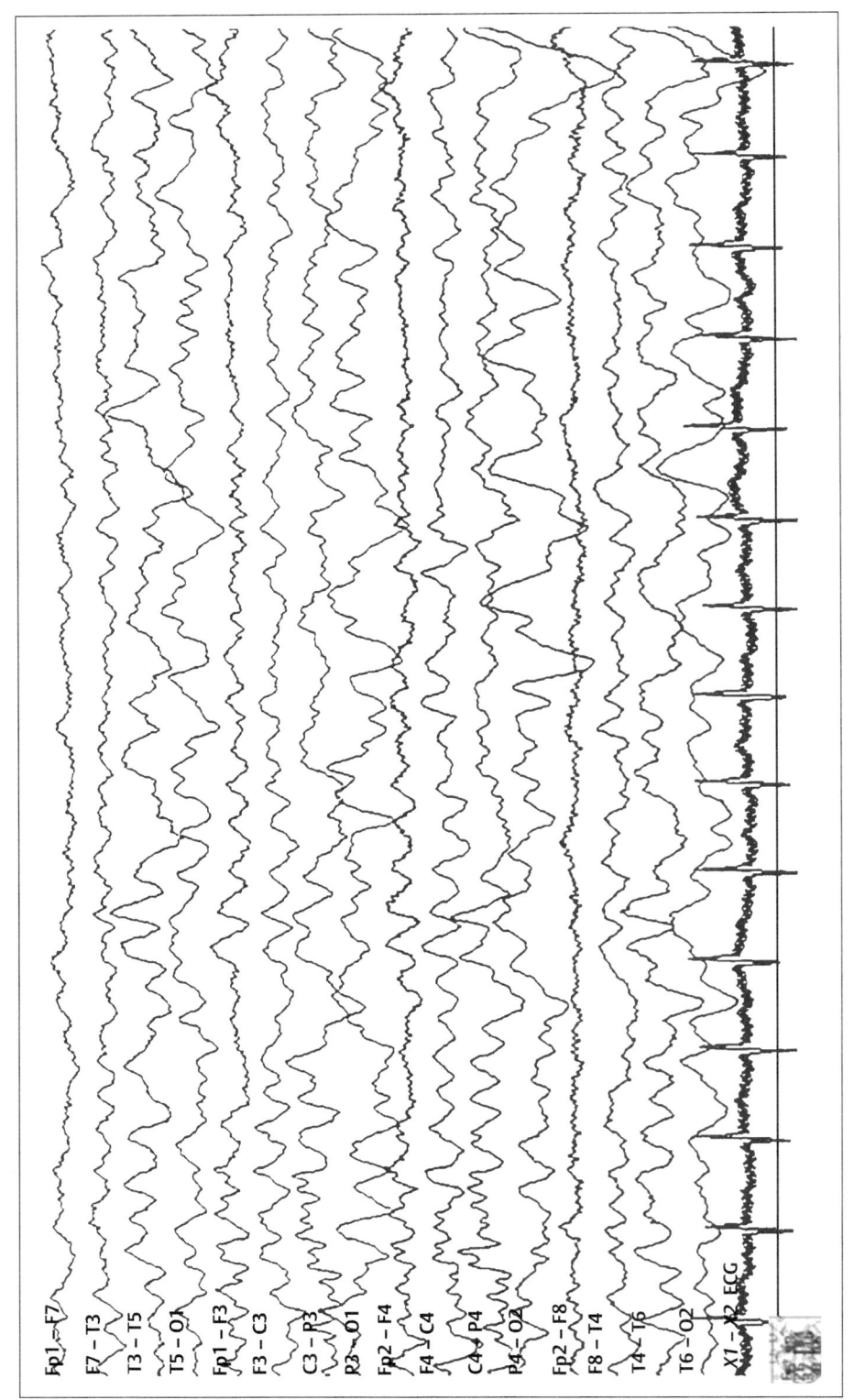

Fig. 7-22. Ondas cone. Idade: 4 anos. Sono. Observe atividade agudizada, de alta amplitude, nas regiões posteriores.

Reação de despertar. Em adolescentes e adultos, a transição entre sono e vigília é abrupta, e rapidamente observa-se atividade alfa nas regiões posteriores. Reação de despertar é uma atividade normal, rítmica, difusa e de alta voltagem, na frequência teta (4 a 6 Hz), que ocorre em crianças com idade entre 2 e 12 anos (Fig. 7-23). Sua duração pode ser prolongada, especialmente em crianças com lesão neurológica leve, nas quais essa atividade se apresenta mais espiculada e máxima nas regiões anteriores do cérebro.[8]

Hiperventilação pode ser realizada a partir do 3º ano de vida e produz lentificação nas frequências teta e delta, difusa e marcante até a metade da 2ª década. Considera-se dentro dos limites da normalidade a lentificação difusa exclusivamente durante a hiperventilação, em geral limitada a até 1minuto após o término da hiperventilação.

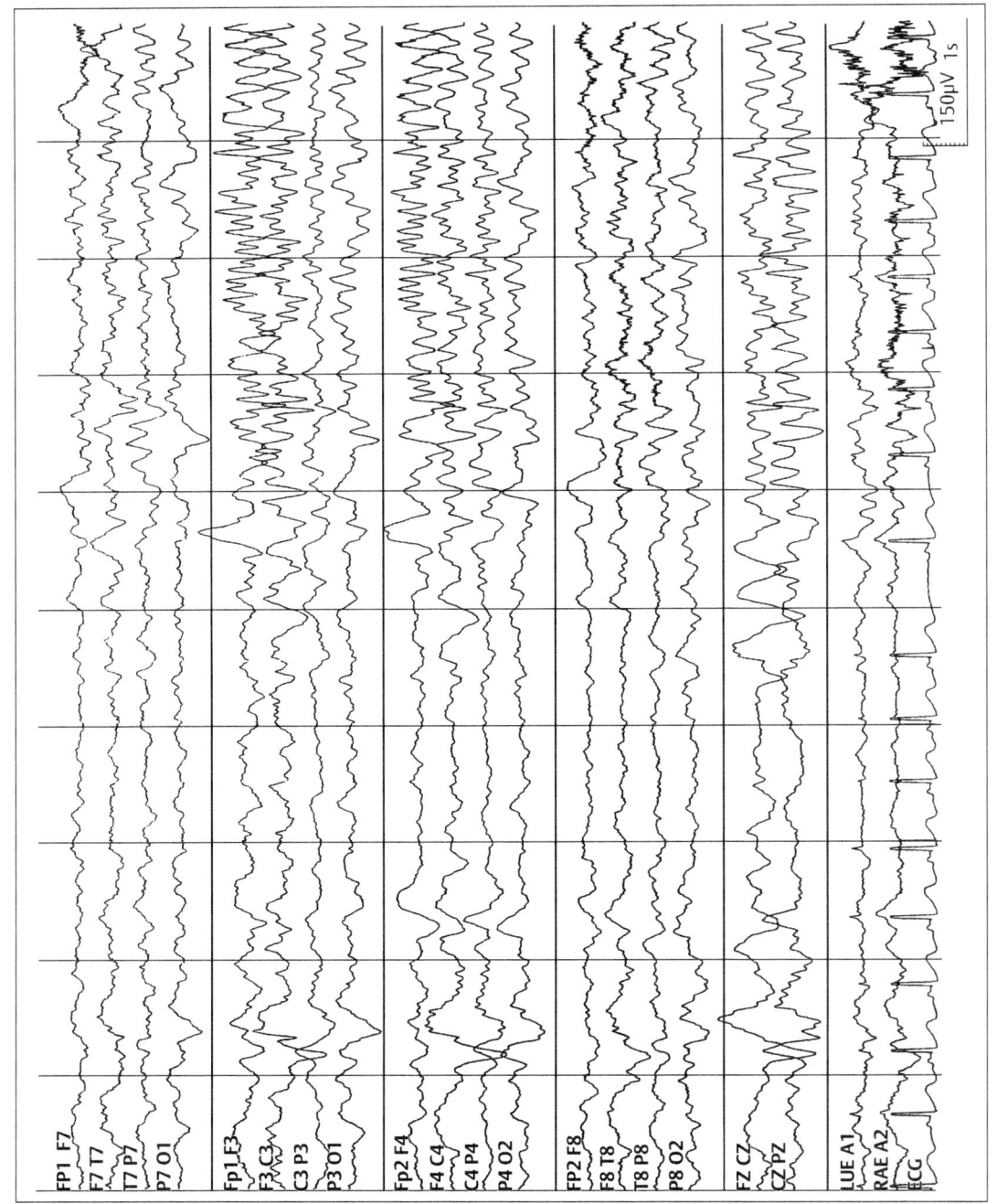

Fig. 7-23. Reação de despertar. Idade: 4 anos. Transição sono/vigília. Observe ondas agudas rítmicas, com predomínio nas regiões frontocentrais, ocorrendo durante a transição entre sono e vigília. Este achado é normal na infância. Observe, no início do traçado, a presença de um complexo K. (Cortesia do Dr. Blaise Bourgeois.)

REFERÊNCIAS BIBLIOGRÁFICAS

1. Blume WT. Normal EEG from infants to adults. Education Program Syllabus. American Academy of Neurology. San Diego, California: 52nd Annual Meeting, 2000.
2. Duffy FH, Iyer VG, Surwillo WW. Clinical electroencephalography and topographic brain mapping. New York: Springer-Verlag; 1989.
3. Fisch BJ. Basic principles of digital and analog EEG. 3rd Ed. Amsterdam: Elservier; 1999.
4. Hughes JR. EEG in Clinical Practice. 2nd Ed. Newton, MA: Butterworth-Heinemann; 1994.
5. Niedermeyer E. Sleep and EEG. In: Niedermeyer E, Lopes da Silva F (Eds). Electroencephalography: basic principles, clinical applications, and related fields. 4th ed. Philadelphia: Lippincot Williams & Wilkins; 1999, p. 174-88.
6. Niedermeyer E, Silva FL. Electroencephalography. Basic principles, clinical applications, and related fields. 5th Ed. Philadelphia: Lippincott Williams & Wilkins, 2005.
7. Gibbs EL, Gibbs FA. Extreme spindles. Correlation of electroencephalographic sleep pattern with mental retardation. Science 1962;138:1106-7.
8. Niedermeyer E. Maturation of the EEG: development of waking and sleep patterns. In: Niedermeyer E, Lopes da Silva F (Eds). Electroencephalography: basic principles, clinical applications, and related fields. 4th Ed. Philadelphia: Lippincot Williams & Wilkins; 1999, p. 189-214.
9. Westmoreland BF. Benign and unusual EEG variants. Education Program Syllabus, 52nd Annual Meeting. San Diego, California: American Academy of Neurology; 2000.
10. Stern JM, Engel J. Atlas of EEG patterns. Amsterdam: Lippincott Williams & Wilkins; 2005.

VIGÍLIA NORMAL

Maria Augusta Montenegro ▪ Marilisa M. Guerreiro
Carlos Alberto M. Guerreiro ▪ Fernando Cendes

O EEG registra ondas de várias frequências, sendo as mais comuns: beta, alfa, teta e delta (Quadro 8-1 e Fig. 8-1).

A atividade de base (ritmo de base ou atividade de fundo) do registro eletrencefalográfico do adulto em repouso consiste na mistura de três tipos de ondas: alfa, ritmo central (mu) e beta. Cada uma dessas ondas predomina em uma determinada região cerebral, produzindo um gradiente anteroposterior caracterizado por atividade alfa nas regiões posteriores, atividade mu nas regiões centrais e atividade beta nas regiões anteriores.

Quadro 8-1. Frequências das Ondas no EEG

- Frequência beta > 13 ciclos/segundo
- Frequência alfa = 8 a 13 ciclos/segundo
- Frequência teta = 4 a 7 ciclos/segundo
- Frequência delta < 4 ciclos/segundo

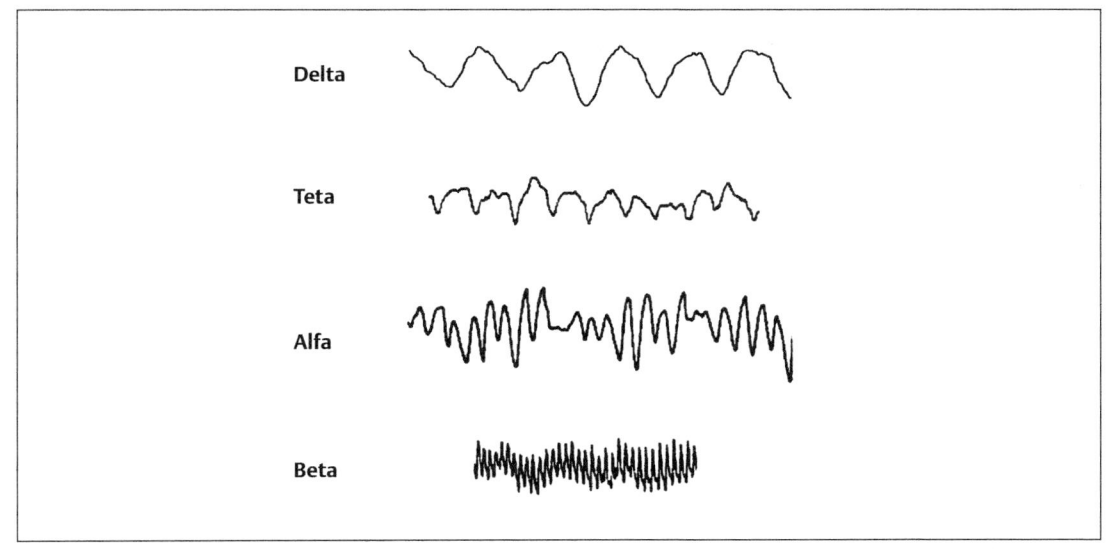

Fig. 8-1. Frequências de onda habitualmente presentes no eletrencefalograma: delta, teta, alfa e beta. Observe as características morfológicas das diferentes frequências de onda.

A amplitude dos potenciais registrados varia na maioria do traçado do adulto em repouso entre 10 e 100 μV. Esses valores são muito baixos quando comparados com o registro direto na superfície cerebral (eletrocorticografia), no qual os potenciais registrados podem ultrapassar 1.500 μV. A diferença entre o registro na superfície cerebral e no escalpo deve-se à atenuação da atividade elétrica cerebral pelo líquido cefalorraquiano, por meninges, osso, músculo, gordura e pele.[1]

Atividade lenta, abaixo de 8 Hz (ou 8 ciclos/segundo), teoricamente não deve estar presente no EEG de adultos durante a vigília, exceto em pequenas quantidades nas regiões frontais e temporais. No entanto, o ambiente e as condições em que se realizam exames de EEG (indivíduo deitado com os olhos fechados etc.) propiciam certo grau de sonolência na maioria dos indivíduos. Portanto, na prática clínica, observa-se quase sempre certa quantidade de ondas teta que acompanham esses períodos de sonolência, e elas não devem ser interpretadas como anormalidades.

Alfa. Esta atividade é habitualmente registrada nas porções cerebrais posteriores (eletrodo temporal posterior, parietal e occipital), geralmente entre 9 e 11 ciclos por segundo. Sua amplitude varia entre 40 e 50 μV, podendo ser discretamente maior no hemisfério não dominante. Apresenta-se mais exuberante com o paciente deitado, relaxado e com os olhos fechados. A abertura ocular atenua esta atividade, sendo difícil identificá-la, se o indivíduo mantiver os olhos abertos (Fig. 8-2). A reatividade de alfa à abertura ocular deve ser testada em todo exame de rotina, pedindo-se ao paciente que abra e feche os olhos com um intervalo de alguns segundos. Alfa apresenta morfologia sinusoidal, podendo ser mais agudizada na infância e na adolescência, e de baixa amplitude na terceira idade (Figs. 8-3 a 8-5). Durante a sonolência, a alfa é substituída gradativamente por ondas lentas difusas na frequência teta (Fig. 8-6).

A assimetria da reatividade de alfa à abertura ocular é chamada de **fenômeno de Bancaud** e refere-se à ausência unilateral de atenuação de alfa à abertura ocular. É observada em pacientes com lesões nas regiões parietal, temporal ou occipital, ipsolateral à ausência de reatividade.[2,3]

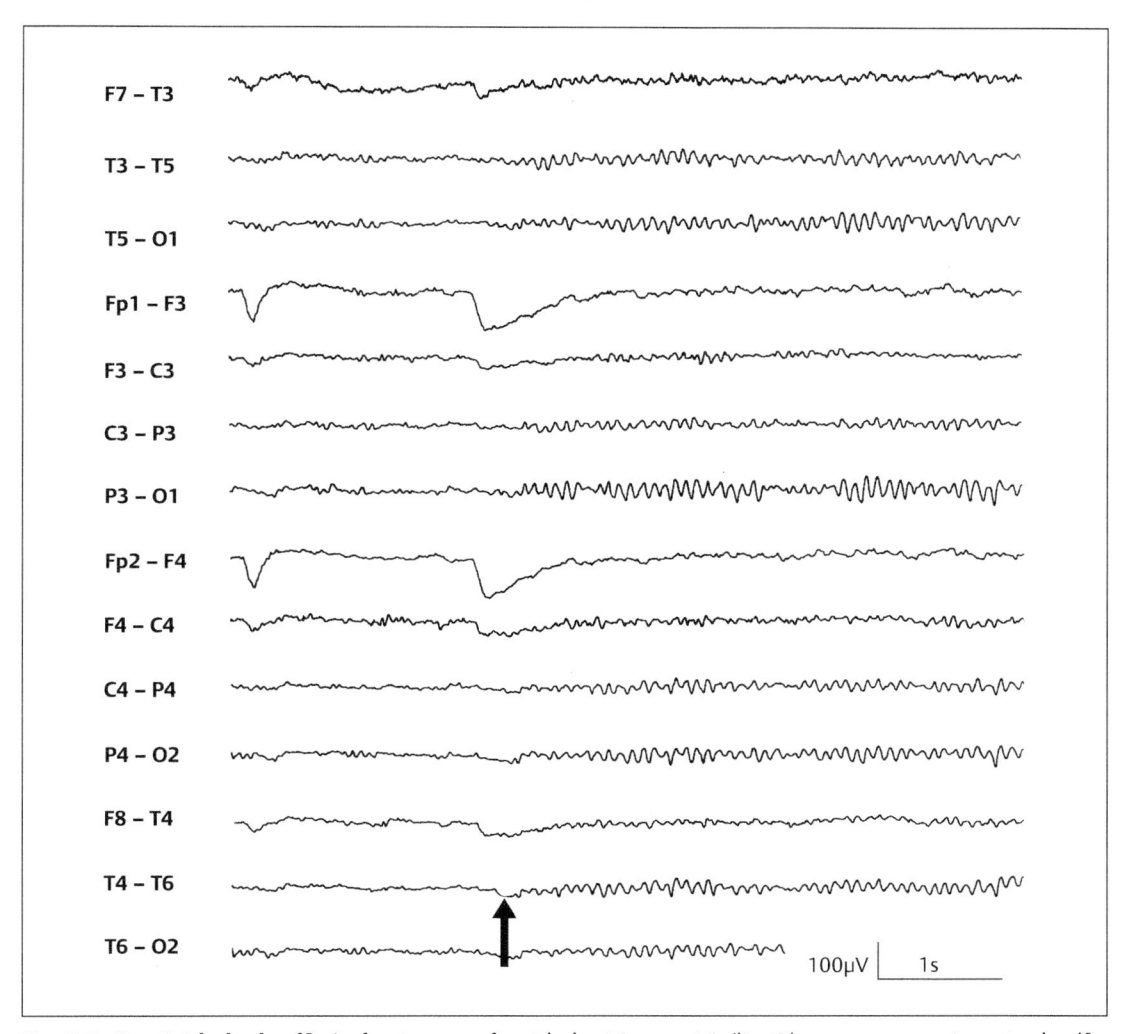

Fig. 8-2. Reatividade de alfa à abertura ocular. Idade: 18 anos. Vigília. Observe o aparecimento de alfa nas regiões posteriores após o fechamento ocular (seta).

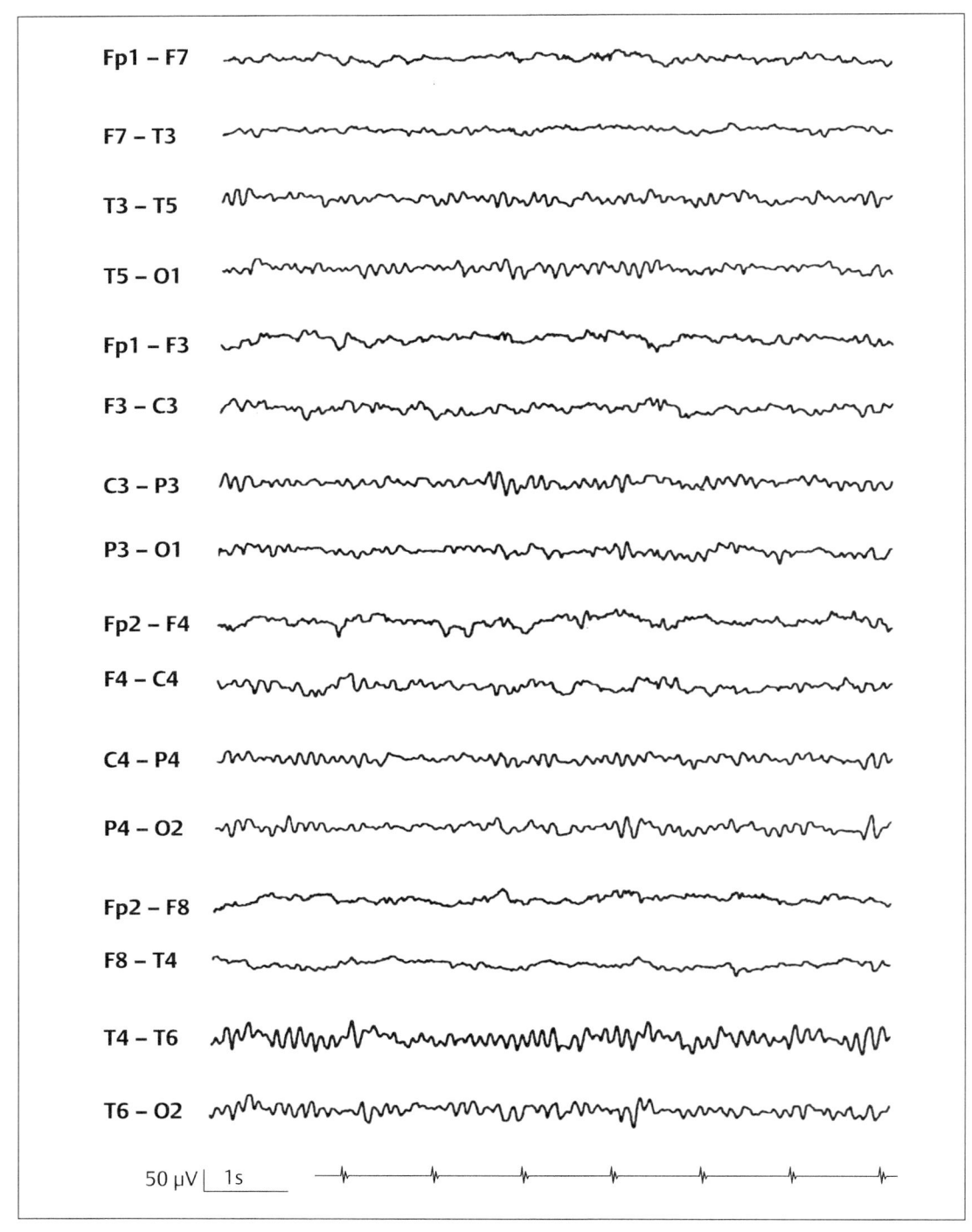

Fig. 8-3. Atividade de base normal. Idade: 30 anos. Vigília. Observe a atividade de base normal e, nas regiões posteriores, o ritmo dominante posterior na frequência de 9 a 10 Hz. Nesta faixa etária a atividade de base apresenta-se com menor amplitude do que durante a infância e a adolescência (ver Figs. 7-5 e 7-7).

VIGÍLIA NORMAL

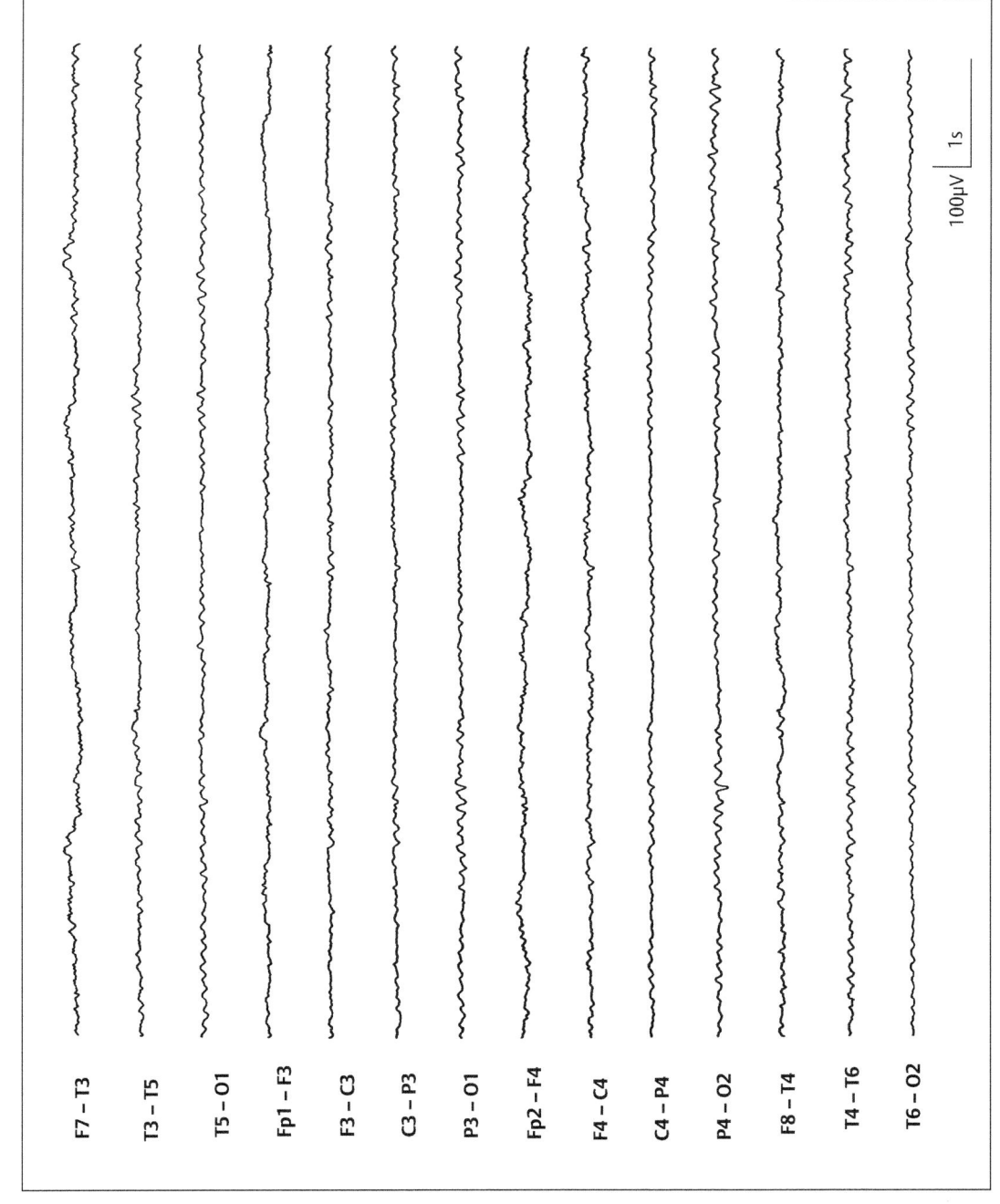

Fig. 8-4. Atividade de base normal. Idade: 38 anos. Vigília. Observe a atividade de base normal e, nas regiões posteriores, o ritmo dominante posterior na frequência de 9 a 10 Hz.

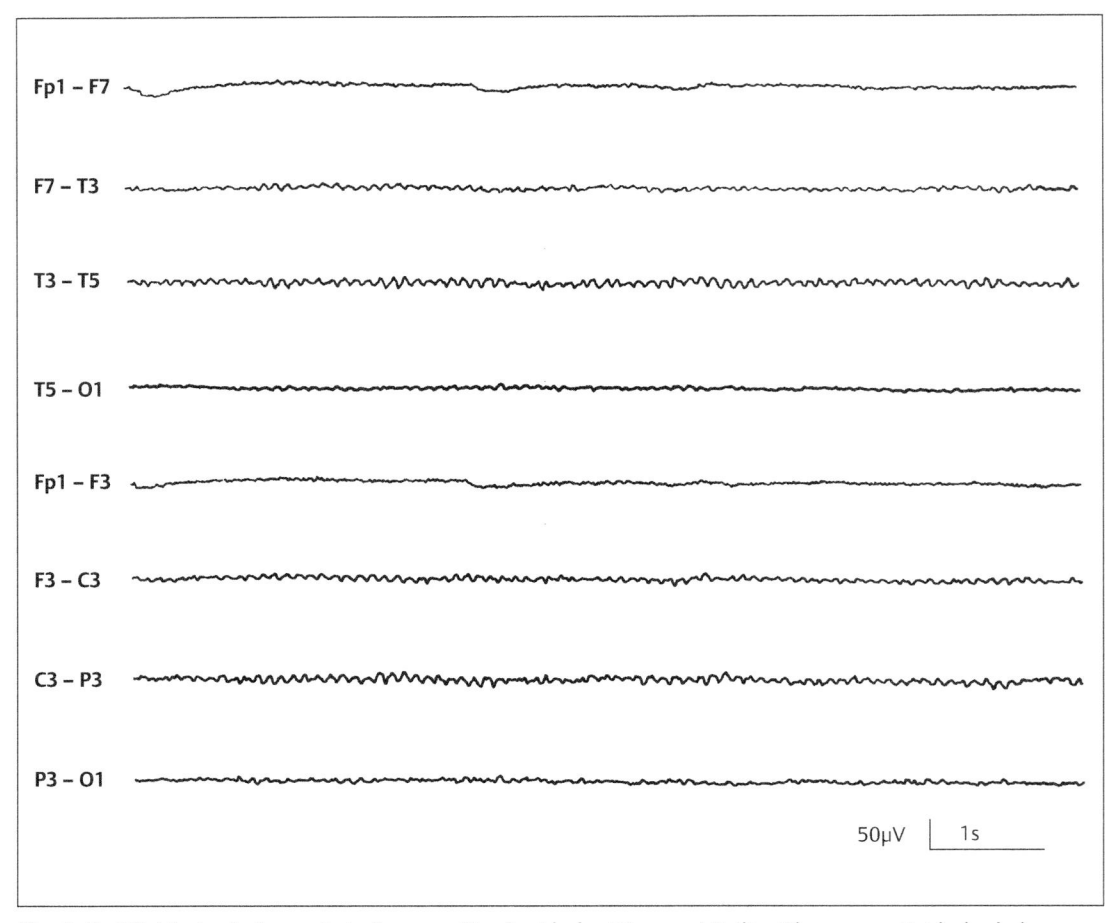

Fig. 8-5. Atividade de base de baixa amplitude. Idade: 76 anos. Vigília. Observe a atividade de base de baixa amplitude nas regiões posteriores, com ritmo dominante posterior na frequência entre 9 e 10 Hz. Traçados de baixa amplitude podem ocorrer em qualquer fase da vida adulta e constituem um polimorfismo genético.

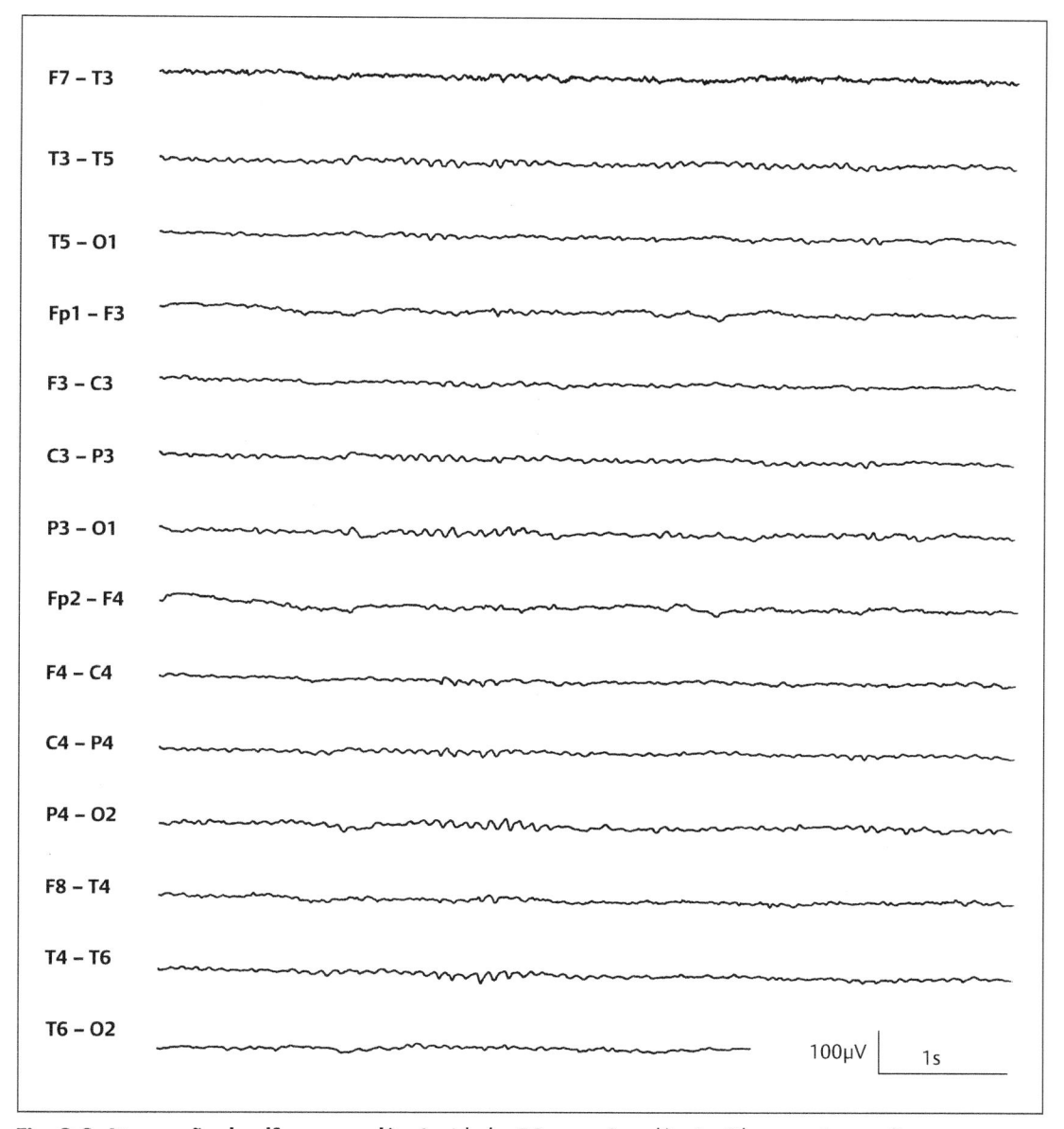

Fig. 8-6. Atenuação de alfa na sonolência. Idade: 56 anos. Sonolência. Observe atenuação intermitente do ritmo dominante posterior alfa nas regiões posteriores.

Ritmo central (mu). Atividade com morfologia arciforme registrada nas regiões centrais, preferencialmente pelos eletrodos C3 e C4 (Fig. 8-7). Apresenta frequência (10 Hz) e amplitude (50 μV) semelhantes às de alfa, entretanto sua atenuação ocorre quando se solicita que o paciente realize ato motor com o membro contralateral. O pensamento de realizar o ato motor já é suficiente para atenuar o ritmo mu. Na infância e na adolescência, pode ter aspecto agudizado, inclusive com caráter espicular.

Beta. Caracteriza-se por frequências acima de 13 Hz, predominando nas regiões anteriores do encéfalo. Podem ser exacerbadas pelo uso de barbitúricos ou benzodiazepínicos.

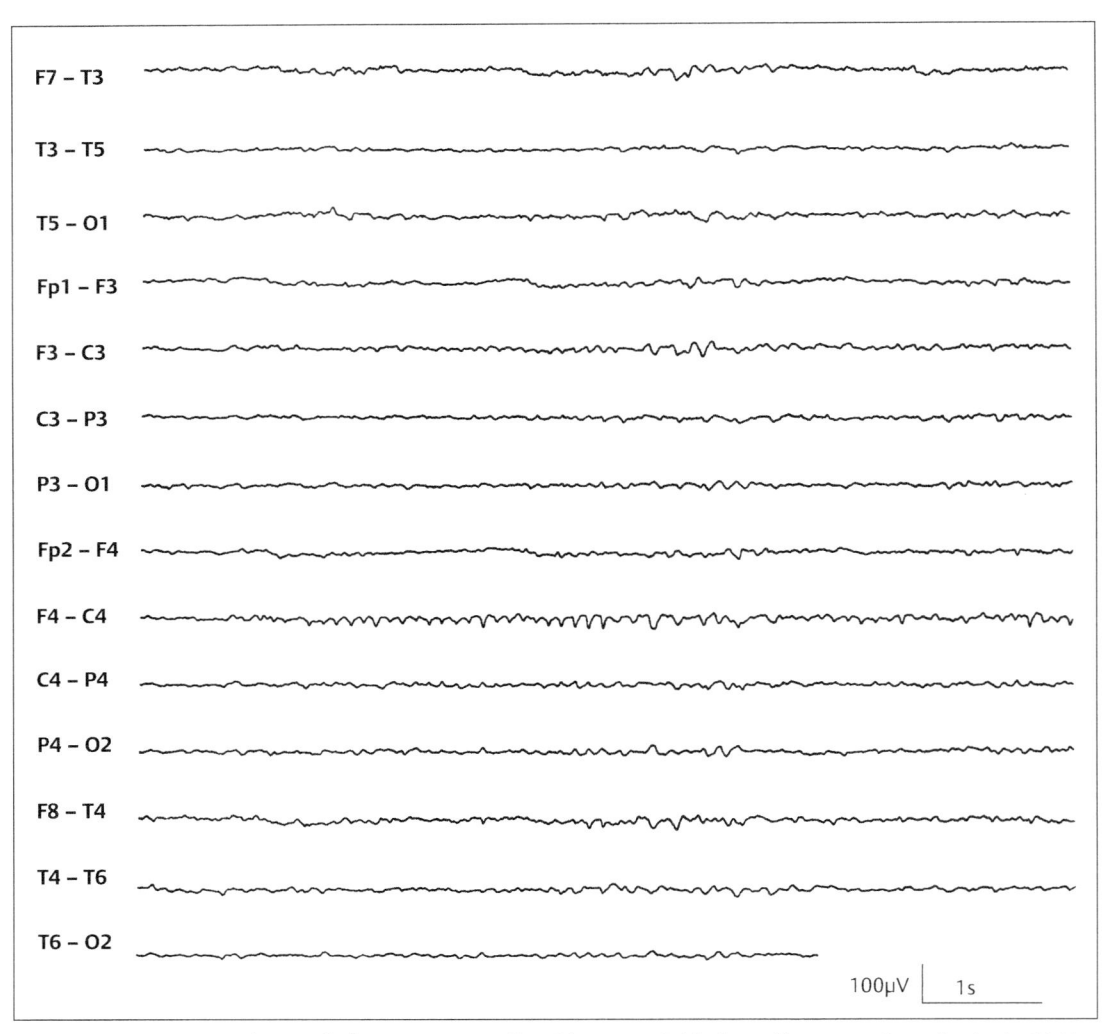

Fig. 8-7. Ritmo central mu. Idade: 26 anos. Vigília. Observe atividade arciforme na frequência de 10 Hz nas regiões centrais, neste exemplo mais evidente à direita, em F4-C4. Este ritmo é atenuado por atividade motora contralateral.

EEG E ENVELHECIMENTO NORMAL

No idoso, pode ser encontrada lentificação focal, faixa teta (4-7 Hz), nas regiões temporais, com predomínio no hemisfério esquerdo. As ondas lentas podem ser rítmicas e são breves, podendo apresentar alguns componentes agudizados. Não há diferença na memória entre pacientes com ou sem lentificação temporal. Alguns autores acreditam que parte da lentificação seja causada pela facilidade do idoso de adormecer durante o dia, entretanto nem todos os pacientes com lentificação temporal apresentam sonolência excessiva durante o dia.

A prevalência de lentificação intermitente no idoso parece aumentar com o avanço da idade, entretanto essa lentificação tem duração menor do que 2 segundos e ocorre poucas vezes durante o traçado eletrencefalográfico. Não há nenhuma correlação entre lentificação intermitente e declínio cognitivo ou alteração de neuroimagem.[4] Acreditamos que esse achado deve ser descrito no laudo do EEG; contudo, por não apresentar correlação com qualquer alteração clínica, o traçado deve ser considerado como dentro dos limites da normalidade.

Excesso de atividade lenta frequentemente é encontrado em pacientes com demência do tipo Alzheimer, e há um incremento da lentificação conforme a doença progride; entretanto, esse achado é inespecífico e não apresenta valor diagnóstico, quando analisado fora do contexto clínico.[5]

Também é considerado normal no idoso o aparecimento de atividade delta bilateral, com predomínio anterior, de média a alta voltagem, por 2 a 10 segundos, chamada **bradirritmia anterior** (Fig. 8-8). Esta atividade não é FIRDA (*frontal intermittent rhythmic delta activity*), que, ao contrário da bradirritmia anterior, é considerada patológica.[6] Para outros autores, a presença de atividade delta em vigília deve ser considerada anormalidade no idoso.[7]

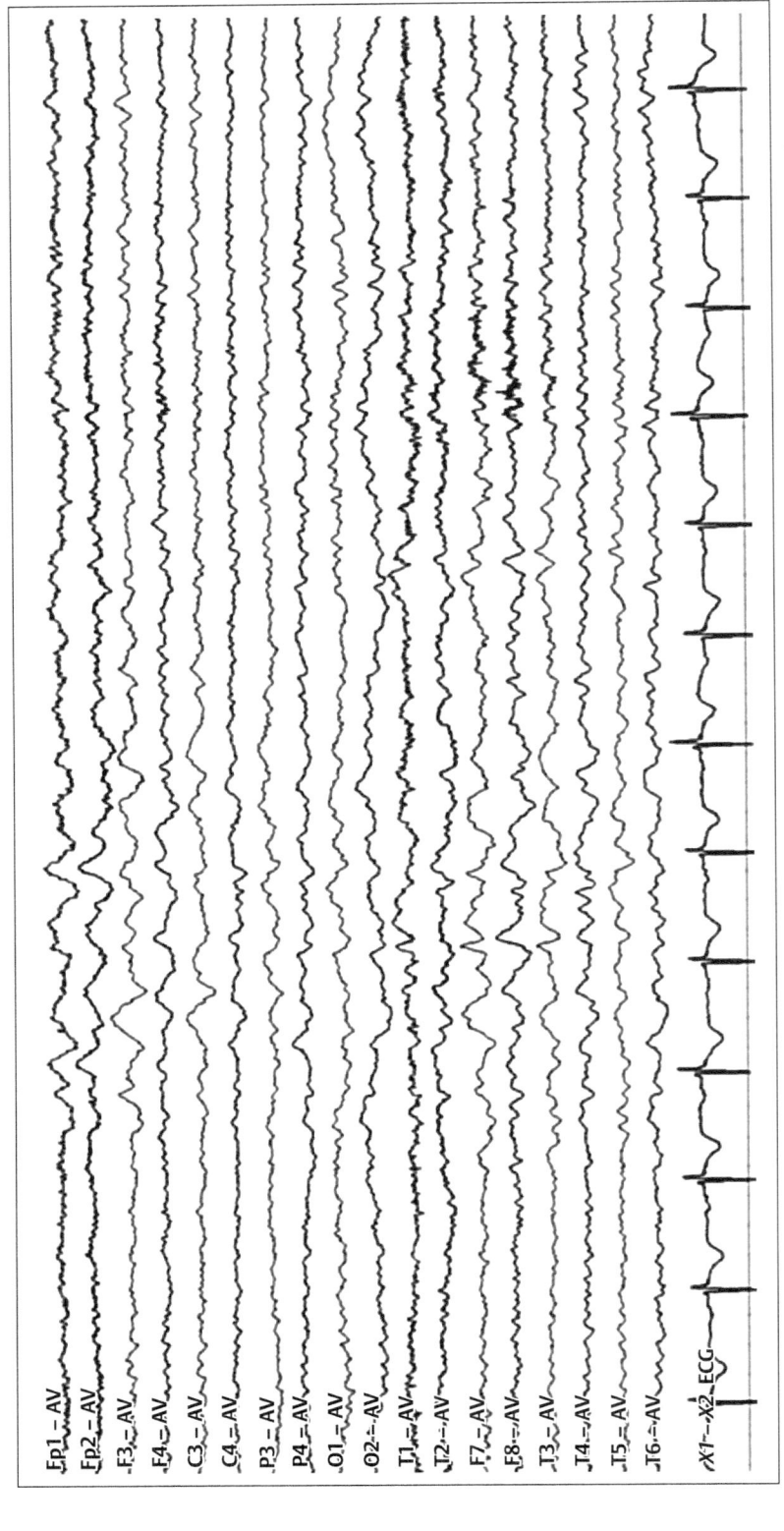

Fig. 8-8. Bradirritmia anterior. Idade: 82 anos. Vigília. Observe a atividade delta bilateral, com predomínio anterior, de média a alta voltagem.

REFERÊNCIAS BIBLIOGRÁFICAS

1. Niedermeyer E. The normal EEG of the waking adult. In: Niedermeyer E, Lopes da Silva F (Eds). Electroencephalography: basic principles, clinical applications, and related fields. 4th Ed. Philadelphia: Lippincot Williams & Wilkins; 1999, p. 149-73.
2. Bancaud J, Hecaen H, Lairy GC. Modifications de la réactivité EEG, troubles des fonctions symboliques et troubles confusionnels dans les lésions hémispheriques localisées. Electroenceph Clin Neurophysiol. 1955;7:179-92.
3. Westmoreland BF. Benign and unusual EEG variants. Education Program Syllabus, 52nd Annual Meeting. San Diego, California: American Academy of Neurology; 2000.
4. Shigeta M, Julin P, Almkvist O, Basun H, Rudberg U, Wahlund LO. EEG in successful aging, a 5 year follow up study from the eighth to ninth decade of life. Electroencephalogr Clin Neurophysiol. 1995;95(2):77-83.
5. Knott V, Mohr E, Mahoney C, Iliuitisky V. Quantitative electroencephalography in Alzheimer's disease: comparison with a control group, population norms and mental status. J Psychiatry Neurosci. 2001;26(2):106-16.
6. van Sweden B, Wauquier A, Niedermeyer E. Normal Aging and Transient Cognitive Disorders in the Elderly. In: Niedermeyer E, Lopes da Silva F (Eds). Electroencephalography: basic principles, clinical applications, and related fields. 4th ed. Philadelphia: Lippincott Williams and Wilkins; 1999, p. 340-8.
7. Gloor P. The EEG and differential diagnosis of epilepsy. In: van Duijn H, Donker DNJ, van Huffelen AC (Eds). Current concepts in clinical neurophysiology. Trio: The Hague; 1977, p. 9-21.

SONO NORMAL

Tânia Marchiori Cardoso ▪ Maria Augusta Montenegro
Carlos Alberto M. Guerreiro ▪ Marilisa M. Guerreiro ▪ Fernando Cendes

Sempre que possível, o EEG de vigília deve ser complementado por registro durante o sono. O objetivo do registro eletrencefalográfico durante o sono é revelar anormalidades que possam estar ausentes no traçado obtido exclusivamente em vigília. Quando realizado em um laboratório de eletrencefalografia, o traçado obtido durante o sono registrará, em geral, apenas a sonolência, a transição entre vigília e sono, além de parte do estágio N2 do sono. Entretanto, como sonolência e sono leve (estágio N2) são as fases mais informativas, o registro de 5 a 30 minutos desses estágios costuma ser suficiente para exames de rotina na investigação de epilepsias.[1,2] Em algumas situações clínicas (especialmente nas epilepsias), é conveniente que parte do registro de EEG de rotina seja obtida durante o sono. Por outro lado, o sono, mesmo que sob sedação, muitas vezes é a única forma de se obter registro de EEG em crianças não cooperativas. Já para a investigação de distúrbios do sono é indicada uma polissonografia, um estudo do sono durante uma noite inteira. A polissonografia permite, entre outros aspectos, a identificação dos diferentes estágios do sono, em tempos sucessivos, com duração de 30 segundos cada um.

O ideal é que o EEG seja realizado em sono espontâneo, entretanto a privação do sono pode ser utilizada para potencializar o aparecimento de descargas epileptiformes. O efeito da privação do sono não é devido apenas ao fato de o paciente estar sonolento durante o exame, mas sim pela privação em si, que atua como um estresse sobre o sistema nervoso central, predispondo ao aparecimento de atividade epileptiforme.

Após a privação do sono, o paciente deverá ser mantido acordado durante parte do registro eletrencefalográfico, principalmente nos casos de epilepsia primariamente generalizada. Pacientes com epilepsia do lobo temporal podem beneficiar-se, especialmente, do traçado durante o sono após privação.[3,4] Uma desvantagem da privação, especialmente para casos de epilepsias generalizadas e epilepsias focais benignas da infância, seria a rápida evolução para o estágio N3 do sono NREM em alguns casos, o qual é menos informativo que o estágio N2. No entanto, para a epilepsia de lobo temporal, o estágio N3 é até mais informativo que o N2. Tem sido sugerido maior cuidado com a estimulação fótica em indivíduos submetidos à privação de sono.[2]

Durante a noite, o sono passa por quatro a seis ciclos sucessivos, com duração de aproximadamente 90 minutos cada um. Cada ciclo consiste da alternância entre dois estados fisiológicos distintos: sono REM e sono não REM (NREM). O sono REM recebe essa denominação por apresentar movimentos oculares rápidos (*rapid eye movements*), associados a atonia muscular e respiração irregular. O sono NREM é dividido em três estágios, N1, N2 e N3,[5] denominação que substituiu os estágios 1, 2, 3 e 4 da nomenclatura anterior.[6] Esses estágios são caracterizados pelo aprofundamento progressivo do sono, por respiração regular e ausência de movimentos oculares, até o estágio mais profundo do sono NREM, o N3 (anteriormente estágios 3 e 4), também denominado sono de ondas lentas. Alguns elementos fisiológicos do sono são observados, principalmente, nos dois primeiros estágios do sono (Quadro 9-1).

Quadro 9-1. Elementos Fisiológicos do Sono

- **Fusos do sono:** atividade rítmica, sinusoidal, bifásica, na frequência de 12 a 15 Hz, máxima nas regiões centrais. Apresentam duração de, pelo menos, 0,5 segundo, no entanto podem ser prolongados durante o primeiro ano de vida, com duração de até 10 segundos na segunda metade do primeiro ano. Na infância, podem apresentar configuração agudizada e de amplitude relativamente elevada. Desde o seu aparecimento, por volta do 2º mês de vida, até 24 meses de vida podem ser assíncronos e, a partir de então, devem ser sempre bilaterais e síncronos. São mais expressivos na infância e na adolescência. Estão presentes mais densamente no estágio N2 e podem estar presentes no estágio N3.[2,7]
- **Ondas agudas do vértex:** atividade aguda positiva seguida por componente negativo proeminente, bilateral e síncrona. Sua negatividade máxima ocorre na região do vértex, entretanto seu espraiamento pode ser assimétrico, especialmente em crianças.[2] São observadas na sonolência profunda e, no estágio N2 do sono, aparecem isoladamente, em intervalos irregulares, raramente mais de uma por segundo. Podem ser identificadas a partir do 5º mês de vida e podem ocorrer em resposta a um estímulo sensitivo,[8] indicando estado alterado de responsividade cerebral, na forma de potenciais evocados secundários. No idoso, pode ser pequena e de difícil identificação.[2,9]
- **Complexo K:** consiste em uma onda aguda bifásica, com componente inicial negativo, que se assemelha a uma onda aguda do vértex, seguido por componente lento positivo e, então, por fusos do sono superpostos, com duração do complexo de 0,5 segundo ou mais. O componente positivo é uma grande onda lenta, cuja duração pode exceder 1.000 ms. Apresentam distribuição máxima na região central ou, por vezes, frontal.[9] Podem ocorrer em resposta a um estímulo sensitivo (potencial evocado).[10] Assim como os fusos do sono, estão presentes mais densamente no estágio N2 e podem estar presentes no estágio N3.

Estágio N1. Sonolência. O ritmo alfa é atenuado, seu caráter sinusoidal se acentua e começa a desaparecer progressivamente, ocorrendo em menos de 50% de um período de 30 segundos do registro polissonográfico. Observa-se o aparecimento de ondas lentas na frequência teta, difusas (Fig. 9-1). Na sonolência profunda, aparecem as ondas agudas do vértex (Figs. 9-2 e 9-3). Movimentos oculares lentos podem ser observados. Na infância, pode ocorrer alentecimento difuso, com atividade teta (4 a 6 Hz), rítmica, de alta amplitude, com duração de poucos segundos, ocasionalmente com pequenas espículas interpostas, chamadas de hipersincronia hipnagógica (Fig. 9-4).[7]

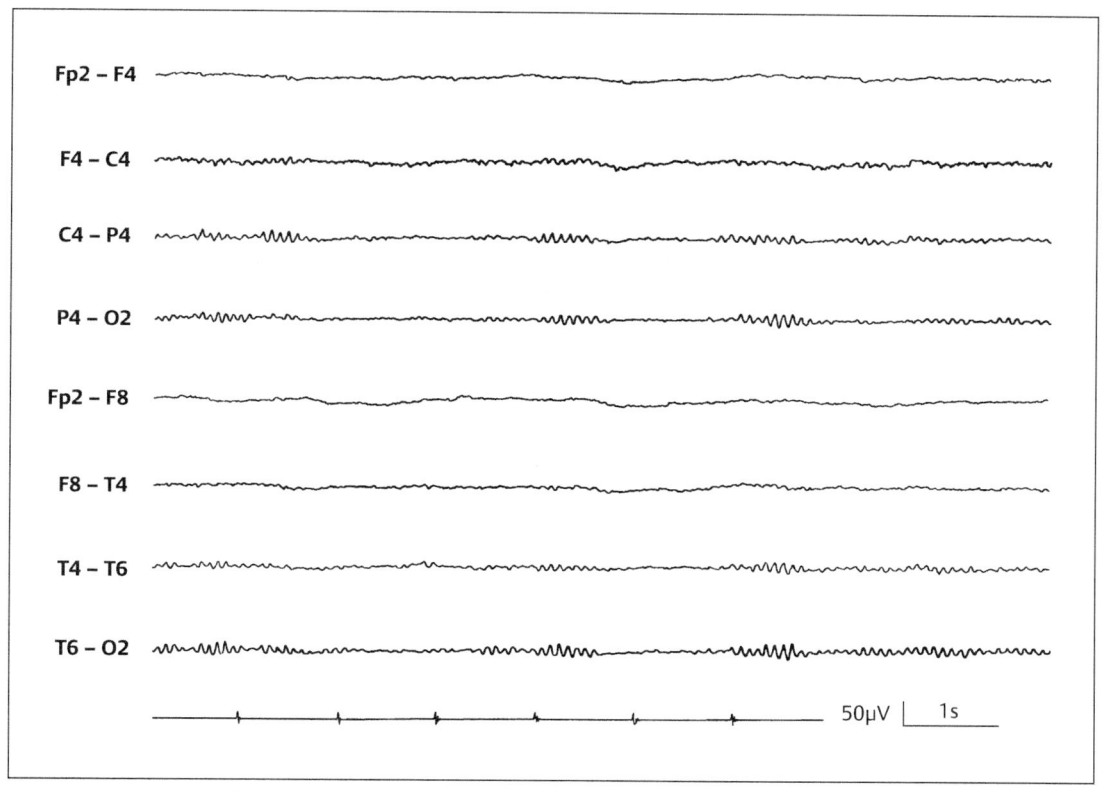

Fig. 9-1. Atenuação do alfa na sonolência. Idade: 23 anos. Sonolência. Observe atenuação intermitente do ritmo dominante posterior alfa, mais bem evidenciada no 4º e 8º canais. Este fenômeno ocorre no início da sonolência, precedendo o aparecimento de ondas lentas teta difusas.

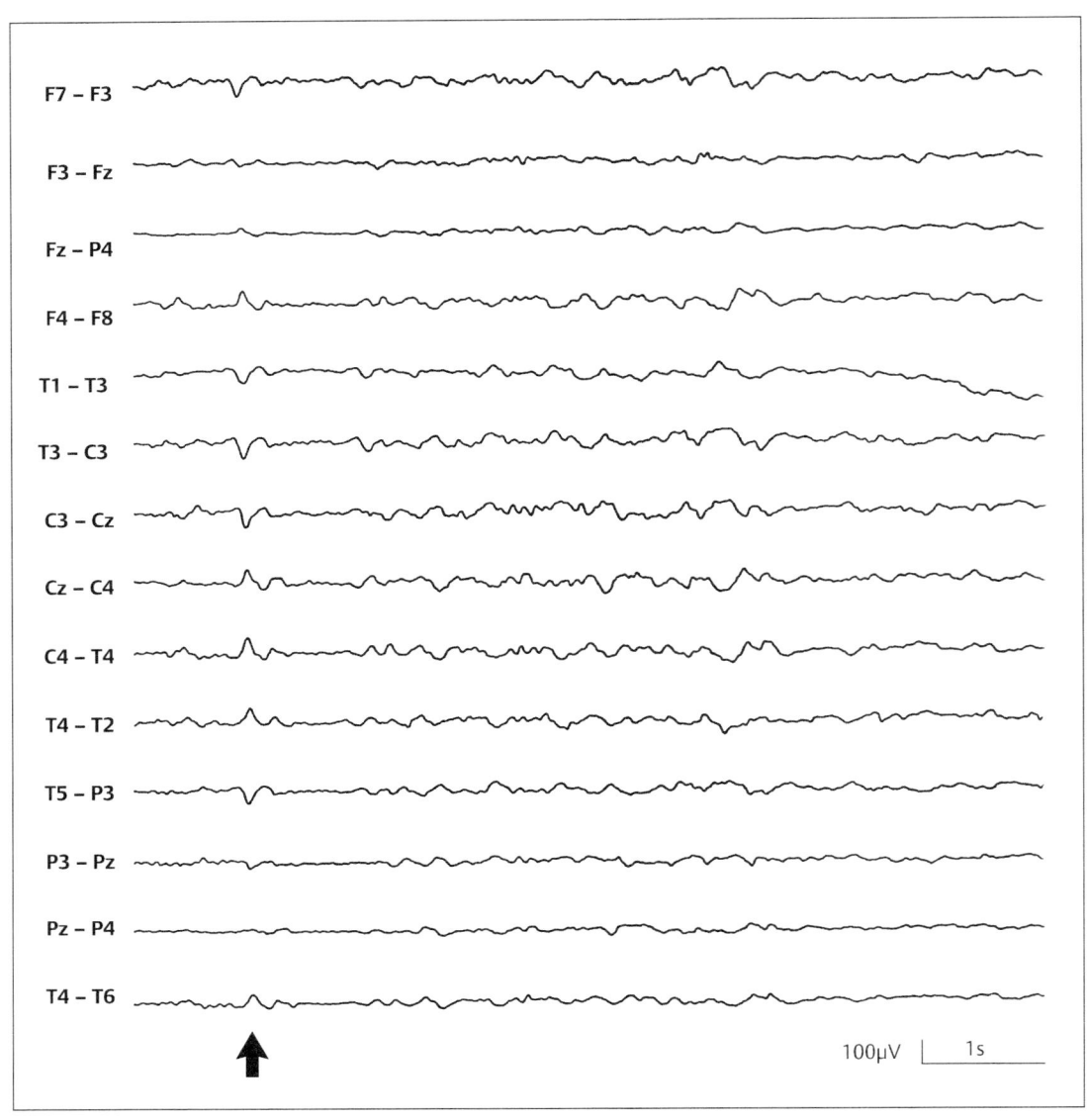

Fig. 9-2. Onda aguda do vértex. Idade: 38 anos. Sonolência. Observe que neste exemplo a onda do vértex apresenta-se pouco agudizada e de baixa amplitude (seta), com sua morfologia típica encontrada nos adultos.

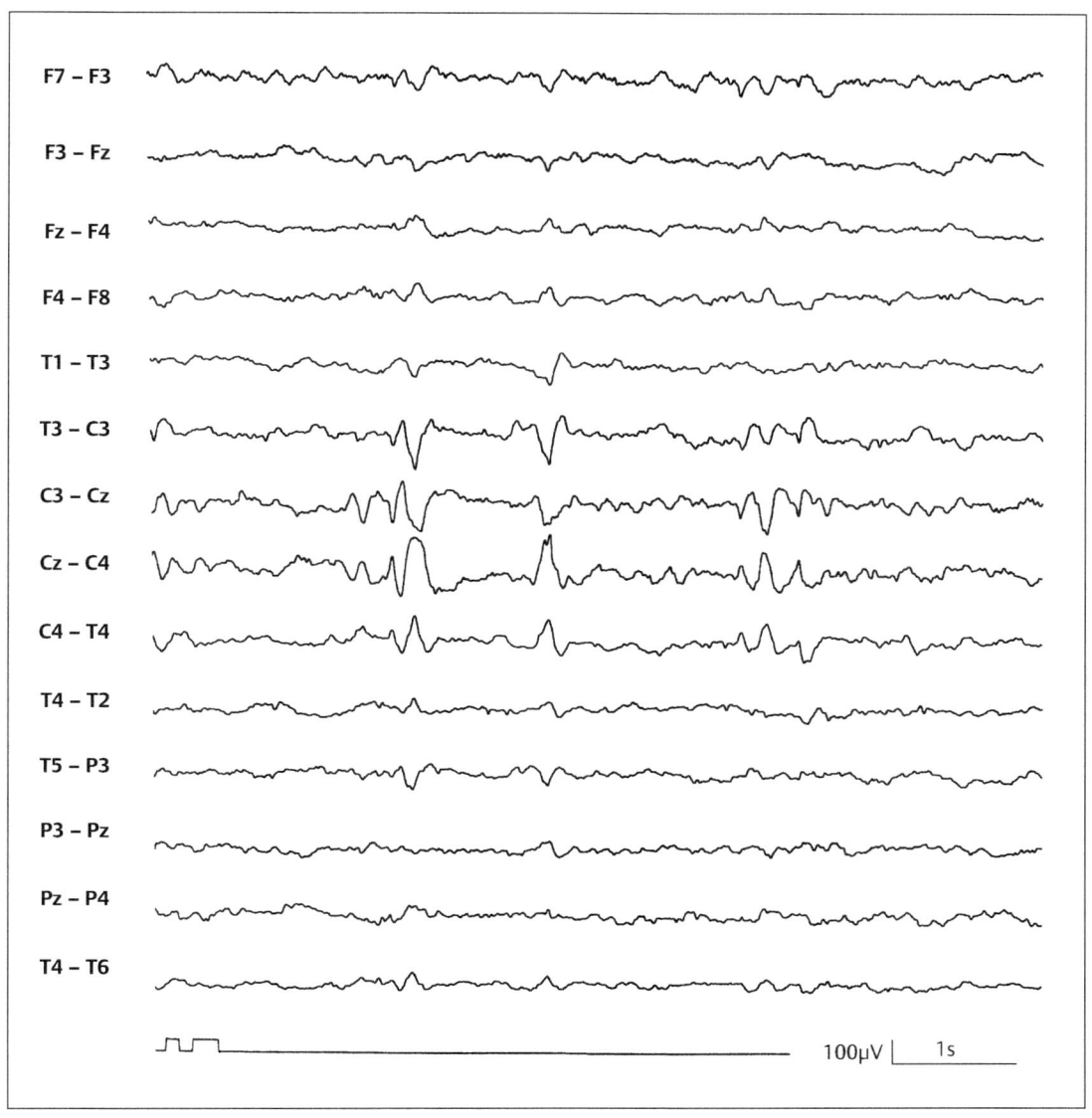

Fig. 9-3. Onda aguda do vértex. Idade: 13 anos. Sono. Observe ondas agudas com reversão de fase em Cz.

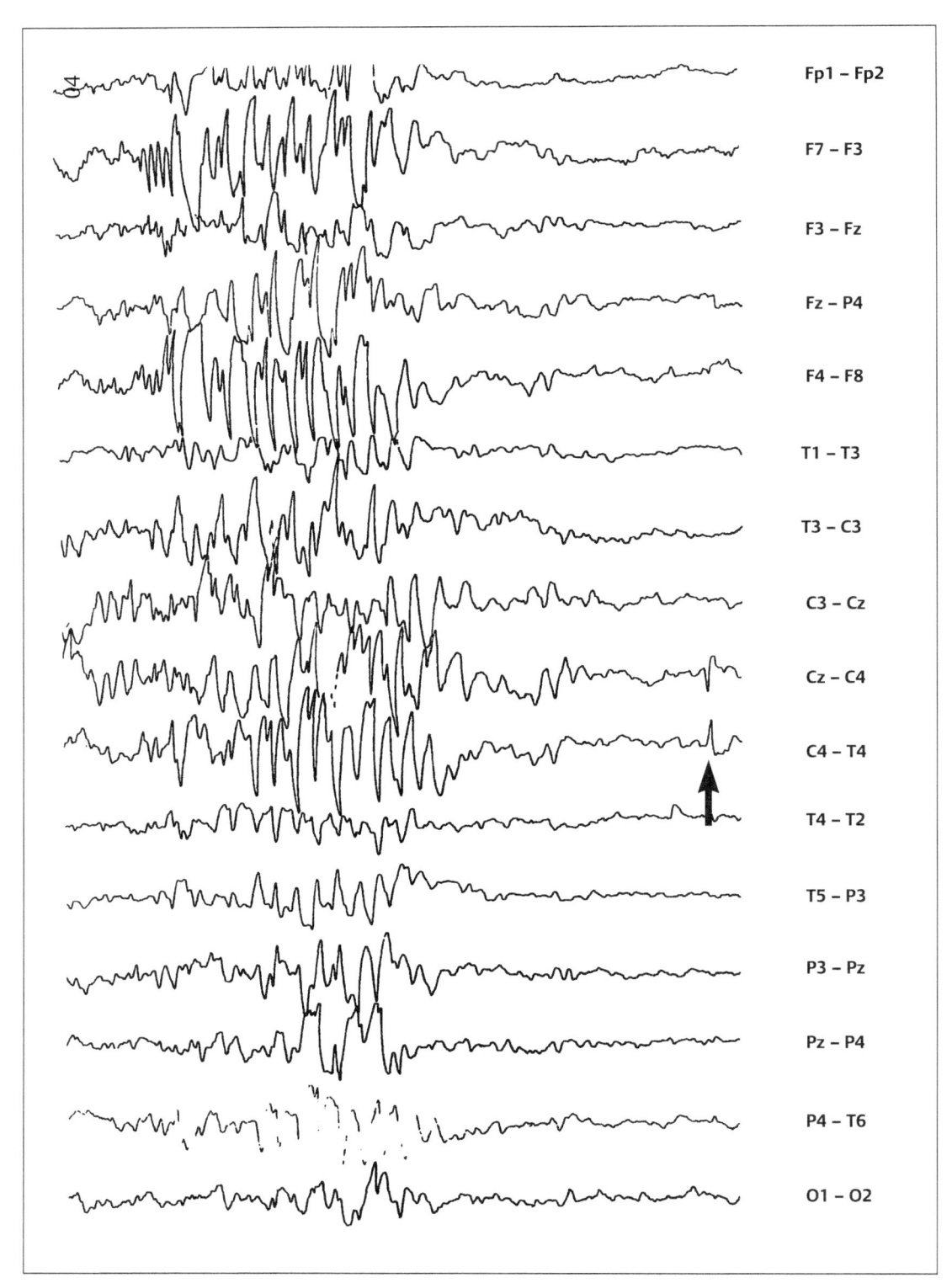

Fig. 9-4. Hipersincronia hipnagógica. Idade: 8 anos. Sonolência. Observe o paroxismo de ondas lentas de alta amplitude, máximas nas regiões centrais durante a sonolência. Observe também uma onda aguda (seta) na região central direita, com reversão de fase em C4. Esta amostra é parte do traçado eletrencefalográfico de uma criança com epilepsia autolimitada com espículas centrotemporais.

Estágio N2. Sono leve. Neste estágio, observa-se o aparecimento de fusos do sono e complexos K (Figs. 9-5 e 9-6). O paciente já adormeceu e não responde mais aos estímulos do meio, a não ser que seja despertado. A atividade de fundo é caracterizada por ondas lentas na frequência de 2 a 7 Hz, contínuas e síncronas. Atividade delta (2 Hz e 75 uV de amplitude) pode estar presente em menos de 20% de cada período de 30 segundos do registro polissonográfico no estágio N2. POSTS (ondas agudas positivas nas regiões posteriores, durante o sono) podem ocorrer neste estágio do sono.

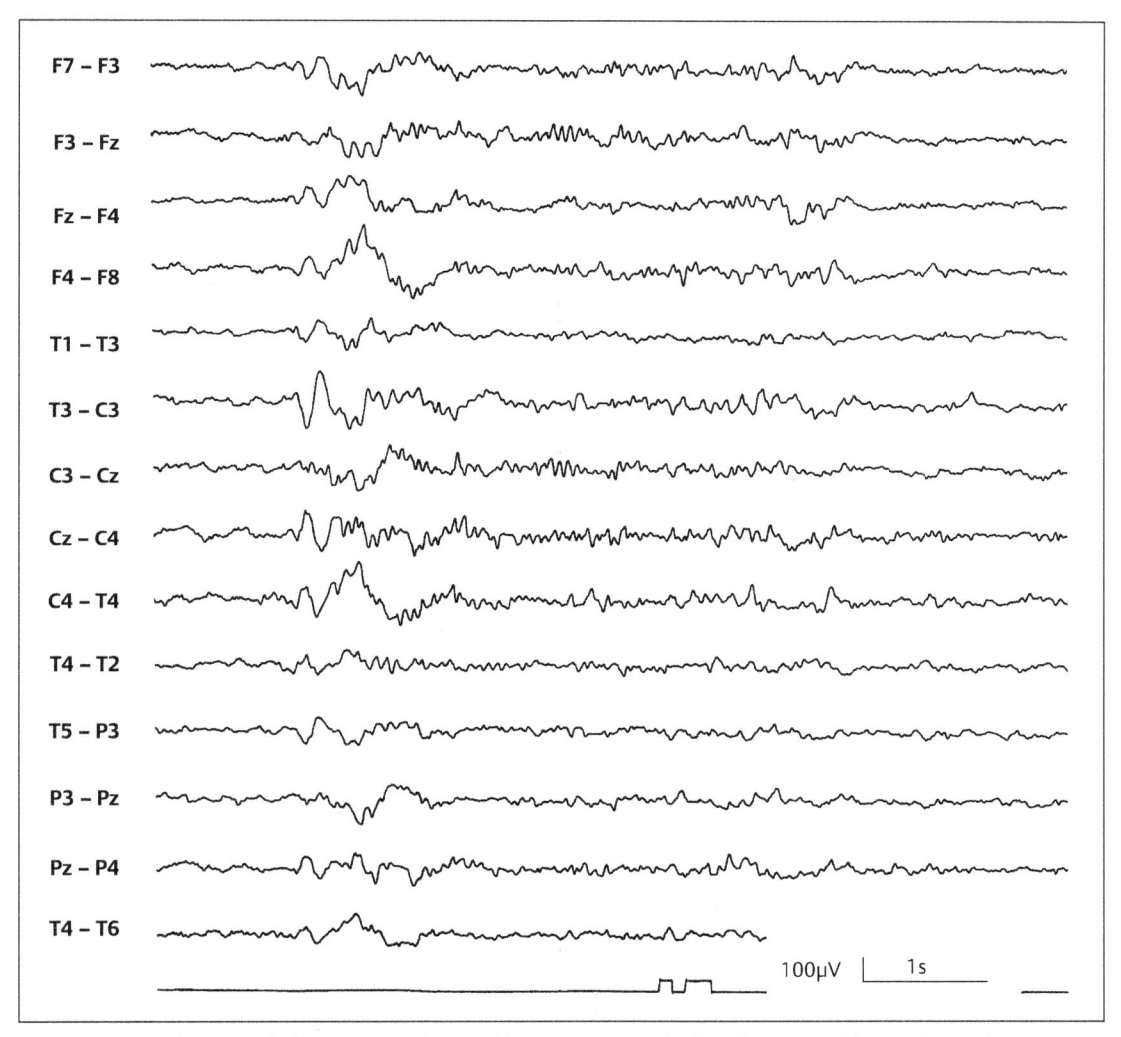

Fig. 9-5. Complexo K. Idade: 20 anos. Sono. Observe uma onda do vértex seguida por fusos do sono, formando um complexo K.

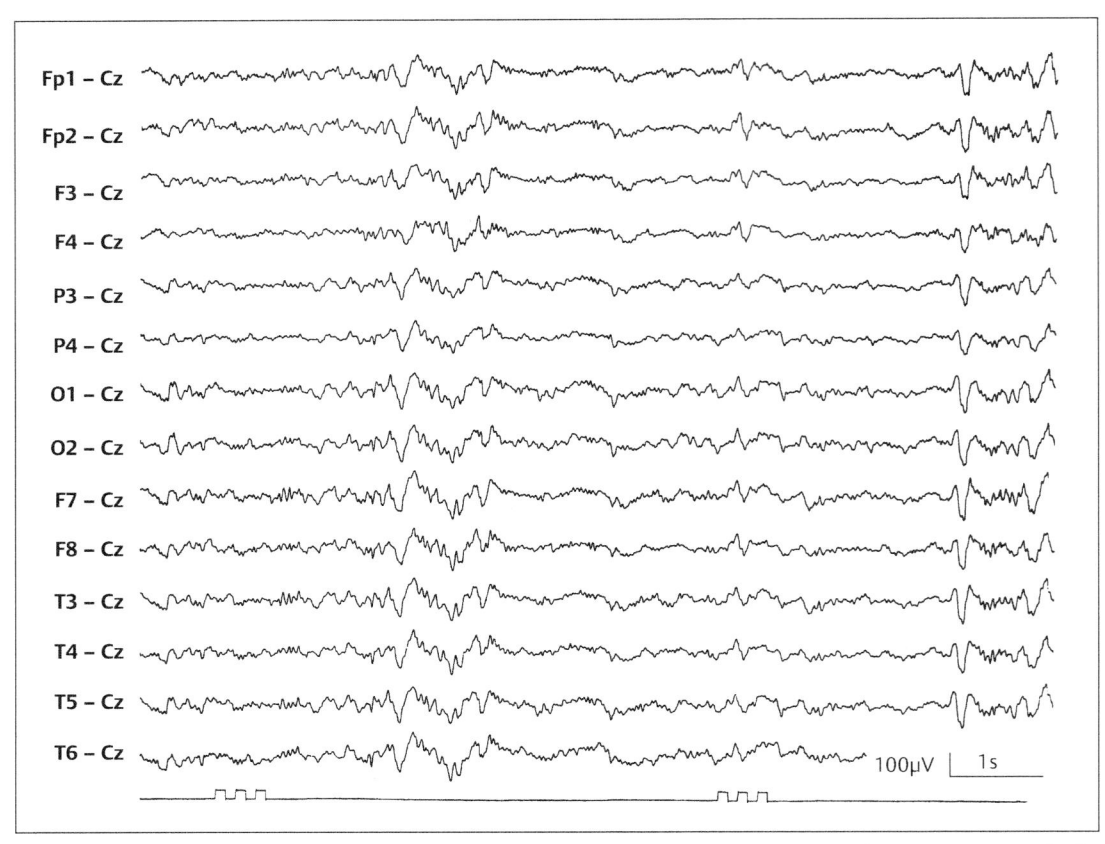

Fig. 9-6. Complexo K. Idade: 15 anos. Sono. Observe nesta montagem referencial com Cz uma onda do vértex seguida por fusos do sono, formando um complexo K.

Estágio N3. Compreende os antigos estágios 3 e 4 do sono NREM e constitui o estágio mais profundo do sono. A atividade de base é caracterizada por ondas delta de 0,5 a 2 Hz, com amplitude maior ou igual a 75 μV, em 20% ou mais do período, daí a denominação "sono de ondas lentas".[11] Complexos K podem estar presentes, mas são menos frequentes do que no estágio 2 (Figs. 9-7 e 9-8). Esse estágio pode ser registrado no EEG de rotina após privação de sono.

Sono REM. Também denominado estágio R. Caracterizado por atividade muscular na EMG submentoniana de amplitude muito baixa (atonia muscular), respiração irregular e movimentos rápidos dos olhos, associados a um registro de baixa amplitude, com ondas lentas associadas à atividade mais rápida (frequências mistas).[11] Fusos do sono e complexos K estão ausentes neste estágio. Dificilmente é registrado durante o EEG de rotina, em virtude da duração restrita do exame, pois, em condições normais, o primeiro estágio REM ocorre em 70 a 120 minutos após o início do sono.

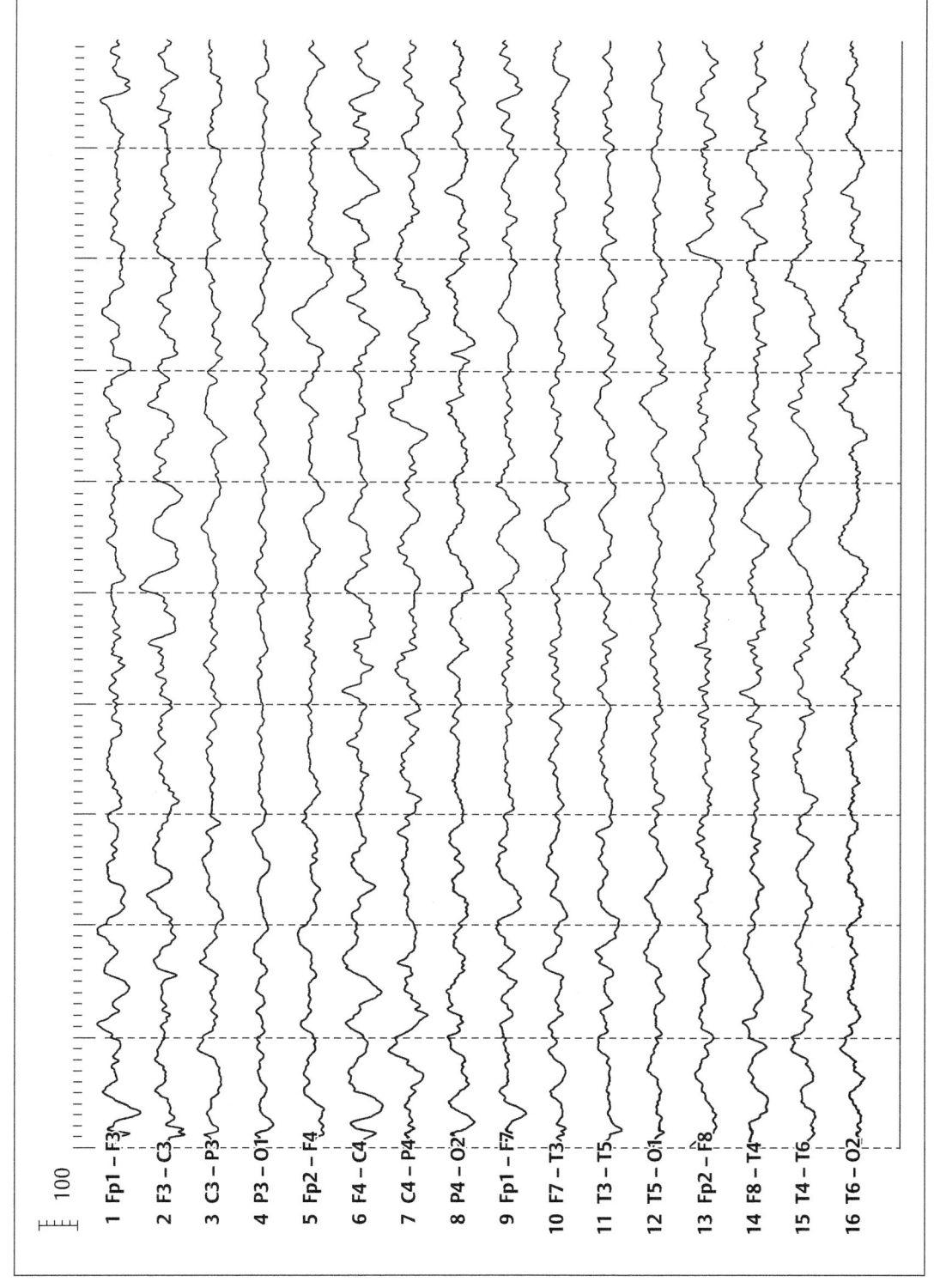

Fig. 9-7. Estágio N3 do sono. Idade: 14 anos. Sono. Observe que neste estágio de sono lento ainda existem poucos fusos do sono, mas já se observa grande quantidade de ondas lentas na frequência delta. Nessa amostra do estágio N3 do sono a quantidade de ondas lentas delta é superior a 20% e inferior a 50%.

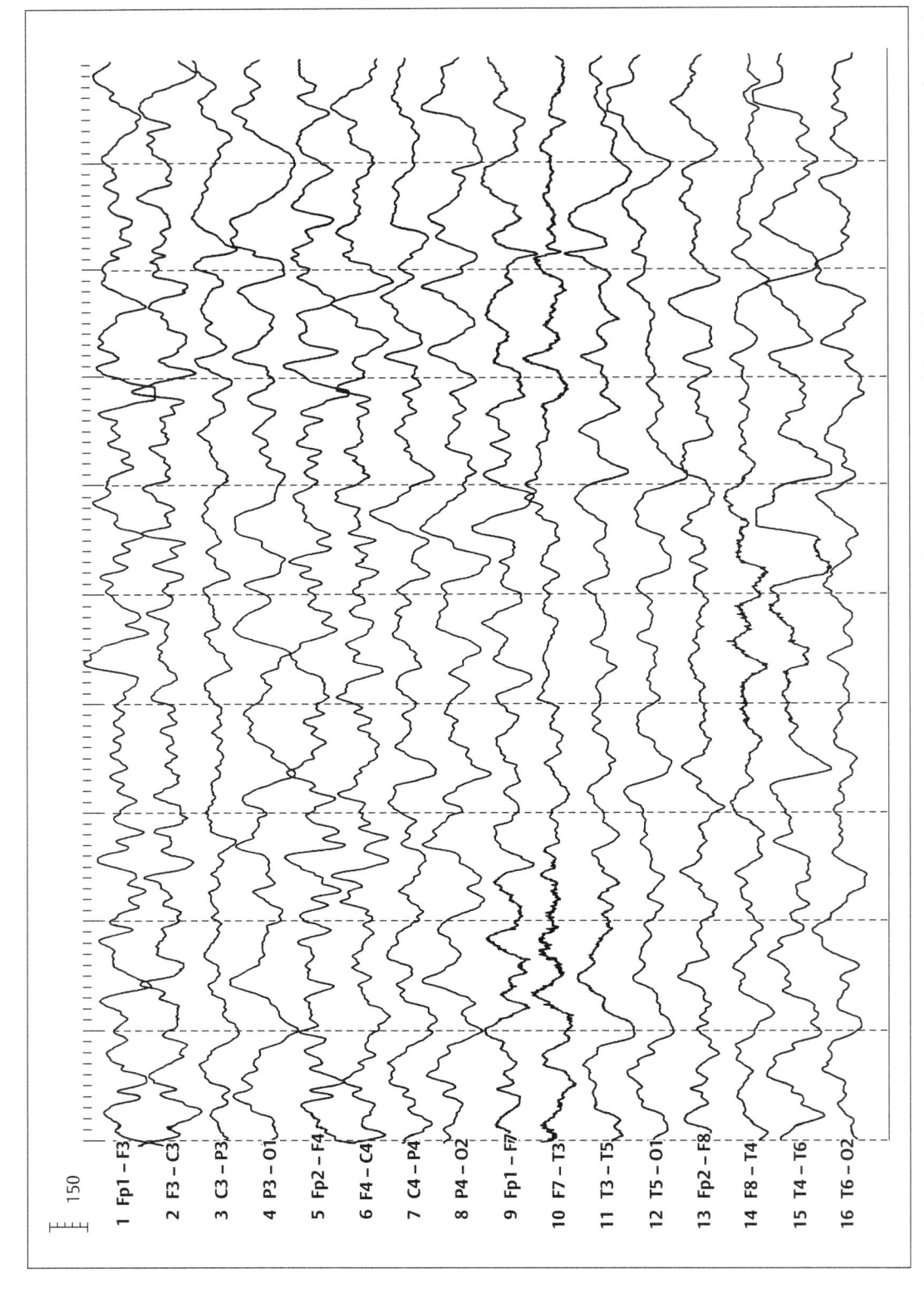

Fig. 9-8. Estágio N3 do sono. Idade: 10 anos. Sono. Observe o predomínio de ondas lentas na frequência delta, difusamente. Nessa amostra do estágio N3 do sono a quantidade de ondas lentas delta é maior que 50%.

SEDAÇÃO

A maioria dos pacientes que devem ser submetidos ao EEG de sono não necessita de sedação para que o exame seja realizado, e não há dúvida de que o registro do sono espontâneo é melhor do que o do sono induzido por medicação. Privação de sono na noite anterior pode ser uma estratégia eficiente, que facilita a obtenção de sono espontâneo durante o traçado, e algumas crianças conseguem dormir até mesmo durante a colocação dos eletrodos.

Crianças pequenas toleram bem a realização do exame, principalmente quando feito por técnico experiente e com paciência, que consegue fixar os eletrodos em aproximadamente 20 minutos enquanto conversa e distrai o paciente. É importante lembrar que a maioria das crianças, mesmo as calmas e colaborativas, ficam irritadas quando estão cansadas, e, idealmente, o tempo total no laboratório de EEG não deve ultrapassar 90 minutos. Sedação deve ser reservada para pacientes com deficiência mental grave ou distúrbios psiquiátricos e que realmente são incapazes de colaborar com o exame.

A medicação de escolha para sedação na infância é o hidrato de cloral, entretanto atualmente não é mais disponível no país. Quando disponível era administrado por via oral ou retal. O hidrato de cloral produz muito menos atividade beta do que os outros agentes sedativos e é rapidamente metabolizado.[12] A dose recomendada é de 50 mg/kg/dose, podendo ser repetida duas vezes na dose de 25 mg/kg/dose (a dose máxima é de 1.500–2.000 mg/dia para o adulto). Os barbitúricos e benzodiazepínicos por via intramuscular ou endovenosa devem ser evitados, pois induzem um sono pouco natural, que rapidamente se torna profundo e contém elementos característicos de estágios iniciais de anestesia. Além disso, na sedação parenteral, os estágios mais importantes e informativos, sonolência e sono leve, apresentam duração muito curta.[1,12]

O hidroxizine é uma alternativa ao hidrato de cloral, pela recente dificuldade de aquisição da medicação em nosso meio. A dose preconizada é de 1 mg/kg dose. Caso não haja sucesso na sedação, a mesma dose pode ser repetida uma vez após 30 minutos.

REFERÊNCIAS BIBLIOGRÁFICAS

1. Niedermeyer E. Sleep and EEG. In: Niedermeyer E, Lopes da Silva F (Eds). Electroencephalography: basic principles, clinical applications, and related fields. 4th Ed. Philadelphia: Lippincot Williams & Wilkins; 1999, p. 174-88.
2. Chang BS, Schomer DL, Niedermeyer E. Normal EEG and Sleep: Adults and Elderly. In: Schomer Dl, Silva FL (Eds). Niedermeyer's Electroenceplagraphy: basic principles, clinical applications, and related fields. 6th Ed. Philadelphia: Lippincott Williams & Wilkins; 2011, p. 182-214.
3. Degen R. A study of the diagnostic value of wake and sleep EEGs after sleep deprivaton in epileptic patients on anticonvulsive therapy. Electroencephalogr Clin Neurophysiol. 1980;49:577-84.
4. Naitoh P, Dement W. Sleep deprivaton in humans. In: Remond A (Ed). Handbook of electroencephalography and clincal neurophysiology. Amsterdan: Elsevier; 1976, p. 146-51.

5. Iber C, Ancoli-Israel S, Chesson A, Quan SF. The AASM manual for the scoring of sleep and associated events: rules, terminology and technical specifications. Westchester, IL: American Academy of Sleep Medicine; 2007.
6. Rechtschaffen A, Kales A. A manual of standardized terminology, techniques and scoring system for sleep stages of human subjects. Washington, DC: US Department of Health, Education and Welfare Public Health Service - NIH/ NIND; 1968.
7. Riviello Jr JJ, Nordli Jr DR, Niedermeyer E. Normal EEG and sleep: infants to adolescents. In: Schomer Dl, Silva FL (Eds). Niedermeyer's Electroenceplagraphy:basic principles, clinical applications, and related fields. 6th Ed. Philadelphia: Lippincott Williams & Wilkins; 2011, p. 163-81.
8. Fisch BJ. Spehlmann's EEG Primer, 2nd ed. Amsterdam: Elsevier; 1991.
9. Keenan S, Hirshkowitz M. Sleep stage scoring. In: Kryger M, Roth T (Eds). Principles and practice of sleep medicine. 6th Ed. Philadelphia, PA: Elsevier; 2017, p. 1567-75.
10. Anzica F, Steriade M. The K-complex: its slow (< 1Hz) rhythmicity and relation to delta wavas. Neurology 1997;49:952-9.
11. Chokroverty S, Radtke R, Mullington J. Polysomnography: Technical and Clinical Aspects. In: Schomer Dl, Silva FL (Eds). Niedermeyer's Electroenceplagraphy:basic principles, clinical applications, and related fields, 6th Ed. Philadelphia: Lippincott Williams & Wilkins; 2011, p. 817-64.
12. Duffy FH, Iyer VG, Surwillo WW. Clinical electroencephalography and topographic brain mapping. New York: Springer-Verlag, 1989.

EEG NO RECÉM-NASCIDO

CAPÍTULO 10

Katia Maria Ribeiro Silva Schmutzler ▪ Maria Augusta Montenegro
Marilisa M. Guerreiro

Técnicas não invasivas de avaliação do funcionamento cerebral do recém-nascido (RN) têm expressiva importância no diagnóstico de afecções neurológicas neonatais, porém, o eletrencefalograma neonatal associado a outras variáveis neurofisiológicas e comportamentais é considerado o exame "padrão ouro" desse período, pois, além de não invasivo, é mais sensível que o exame clínico neurológico na detecção precoce e também no prognóstico de disfunções cerebrais. Quando seriado permite o estudo da ontogênese do sistema nervoso central, sendo um excelente método para acompanhamento do processo maturacional cortical do RN. Quando a esse sistema se adiciona uma câmara de vídeo, o universo de compreensão e de interpretação do exame se multiplica infinitamente.

Apesar de a maioria dos princípios gerais da eletrencefalografia utilizada no registro e interpretação do EEG no adulto e na criança poderem ser aplicados no período neonatal, entretanto, algumas peculiaridades próprias desta fase do desenvolvimento cerebral devem ser consideradas. Diversos parâmetros comportamentais e fisiológicos são influenciados pelos estados comportamentais do RN e, a identificação dos estados de vigília e sono é essencial na avaliação neurofisiológica do neonato. A análise do EEG nesse período exige formação especializada em aspectos próprios do período neonatal, além de conhecimento das características do EEG de RN prematuros e a termo. Os achados eletrencefalográficos do RN sofrem mudanças contínuas durante este período do desenvolvimento cerebral, e os padrões normais devem ser considerados dentro de cada faixa etária. Consequentemente, a variável mais importante na interpretação do EEG neonatal é a idade concepcional (IC), definida como a idade gestacional (IG) somada a idade cronológica após o nascimento. Este dado é importante porque o EEG se desenvolve de forma semelhante estando o RN intraútero ou já no período pós-natal.[1] Consequentemente, o EEG de um RN prematuro de 33 semanas (IG), nascido há 5 semanas (idade cronológica), será igual ao de um RN que acabou de nascer com 38 semanas de IG.

A correlação entre IC e EEG deve sempre ser considerada, pois, a persistência de padrões característicos de uma determinada IC além do período normalmente esperado deve ser considerada como anormalidade, indicando a imaturidade neurofisiológica do RN.

Idealmente, o EEG deve ser realizado no RN, em ambiente calmo, com pouca luz, sem ruídos, com o RN alimentado e aquecido adequadamente, durante sono espontâneo e vigília. Nos exames com o RN dentro da incubadora e sem roupas, a temperatura deverá ser mantida em 32-34 °C.

A duração deve ser por um período mínimo de 1 a 2 horas, para observação da ciclagem completa sono REM e NREM.[2,3] Devem ser usados no mínimo 12 canais, com a adição de dois ou mais canais para o registro de outras variáveis neurofisiológicas.[4] Uma vez que o EEG neonatal sofre profundas variações de acordo com os diferentes estados do ciclo vigília-sono, a poligrafia ou polissonografia com 16 ou mais canais é sempre recomendada por aumentar a acuidade da eletrencefalografia, permitindo a avaliação de aspectos comportamentais e a monitorização de outros parâmetros (dois canais de oculograma, um canal de eletrocardiograma, um canal de eletromiograma submentoniano, um canal para termistor de fluxo aéreo nasal, um canal para a cinta respiratória e um canal para monitorização da saturação de oxigênio; Quadro 10-1). Os eletrodos são especiais para o neonato, ou os regulares de prata, presos com a pasta condutora (evitar o uso de colódio e nunca utilizar éter ou acetona). Na maioria das vezes é possível utilizar 21 eletrodos, exceto em prematuros muito pequenos, onde é necessário utilizar montagens adaptadas contendo um número menor de eletrodos (Figs. 10-1 a 10-3). As posições dos eletrodos no escalpo para o registro seguem o sistema internacional 10-20, exceto na região frontal, em que se preconiza a colocação dos eletrodos Fp3 e Fp4, situados respectivamente no ponto médio da linha dos eletrodos Fp1 a F3 e Fp2 a F4. Isto se deve ao fato de as atividades mais características na região frontal se projetarem em maior amplitude na área pré-frontal, em vez de para as áreas frontopolares e frontais superiores.

Quadro 10-1. Parâmetros Importantes no EEG Neonatal

- **Eletrocardiograma:** deve ser registrado rotineiramente e em particular quando há problemas cardíacos ou respiratórios, ou ocorrência de artefatos rítmicos. Os dois eletrodos devem ser fixados próximo ao mamilo esquerdo; constante de tempo 0,3; filtro 35 Hz; amplitude (sensibilidade) 50 uV/mm.
- **Oculograma:** eletrodos devem ser colocados no canto de cada olho (um 0,5 cm acima e lateral e o outro 0,5 cm abaixo e lateral ao canto do olho) ter uma referência comum: E1-A1, E2-A2 ou E1-A2, E2-A1; constante de tempo 0,16 segundos, filtro 35 Hz, amplitude (sensibilidade) de 7 μV/mm.
- **EMG:** dois eletrodos no mento, 1 cm lateralmente à linha média. Sensibilidade de 3-7 μV/mm, filtro de baixa frequência de 5 Hz, filtro de alta frequência de 70 Hz, constante de tempo 0,05- 0,16 segundo.
- **Respirograma:** Termistor fixado com micropore, constante de tempo de 3 segundos, filtro 70 Hz, sensibilidade 5 V. A cinta respiratória *(strain gauge)* deve ser ajustada sobre o abdome do RN, filtro de baixa frequência entre 0,3 e 0,6 Hz, amplificação deve ser ajustada para permitir visualização clara da deflexão da pena. Quando há queixa respiratória deve ser acrescentada uma cinta no tórax.

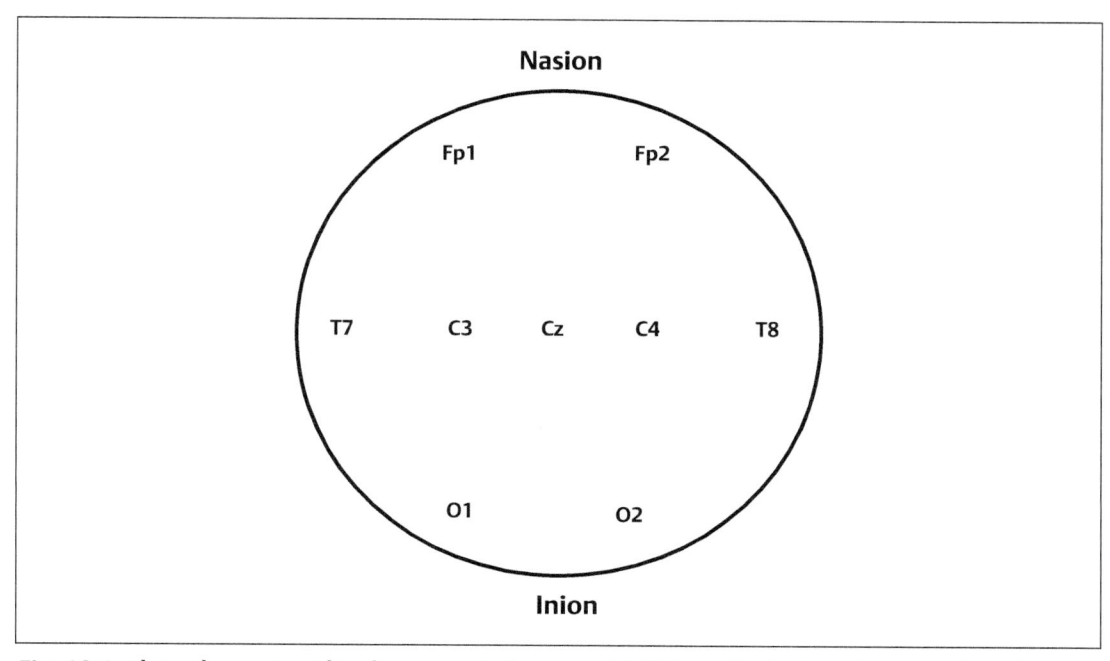

Fig. 10-1. Eletrodos mais utilizados no período neonatal. Colocação de eletrodos segundo o sistema internacional 10-20, para recém-nascidos com perímetro craniano reduzido.[5]

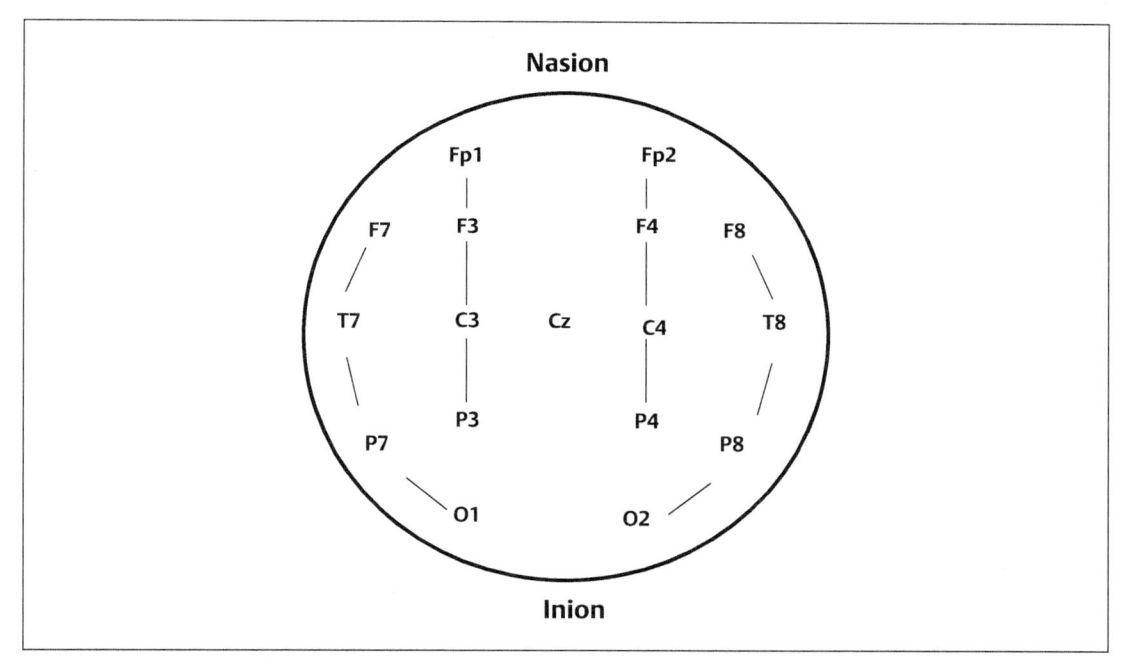

Fig. 10-2. Montagem bipolar longitudinal recomendada no período neonatal. Esta montagem utiliza quase o mesmo número de eletrodos da rotina, entretanto, em um aparelho de 16 canais deixa quatro canais disponíveis para o registro de parâmetros da poligrafia (oculograma, respiração e ECG).

```
                        Nasion
                    Fp1       Fp2

          T7 ——— C3 ——— Cz ——— C4 ——— T8

                    O1        O2
                         Inion
```

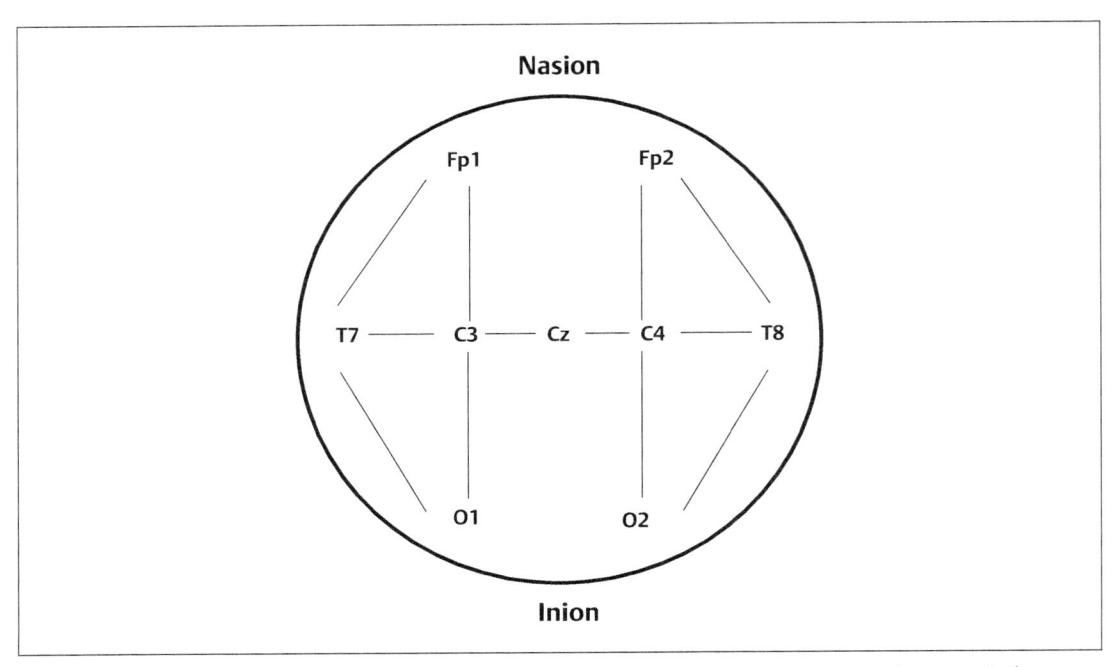

Fig. 10-3. Montagem recomendada no período neonatal. Montagem recomendada no período neonatal, quando for necessário utilizar número reduzido de eletrodos.

Os canais de EEG devem ser utilizados com montagens bipolares e com dupla distância, além de transversa passando pela linha média. O uso de uma montagem é suficiente para todo o registro, pois, no RN, os campos elétricos mais amplos possibilitam um número reduzido de eletrodos.

Os registros devem ser feitos à velocidade do papel de 15 mm/segundo, de acordo com a padronização internacional, permitindo melhor determinação dos grafoelementos peculiares a esse período.

O exame deve ser realizado por pessoal técnico treinado no procedimento e na colocação dos eletrodos, que consiga reconhecer as fases do sono nesse período.

Alguns parâmetros devem ser ajustados na realização e na interpretação do EEG. A sensibilidade deve ser aumentada (mínimo 7 μV/mm), filtro de baixa frequência entre 0,3 e 0,6 Hz (em vez de 1 Hz) pela maior quantidade de atividade lenta normalmente encontrada nesta idade. O filtro de alta frequência e a constante de tempo devem ser mantidas como no traçado de adultos, ou seja, 70 Hz e 0,3 segundos, respectivamente.

MATURAÇÃO DO EEG NO PERÍODO NEONATAL

A maturação eletrencefalográfica ocorre de forma progressiva, e o traçado descontínuo e assíncrono do prematuro é substituído por períodos cada vez maiores de continuidade e sincronia. Nos prematuros extremos, o ritmo de base é caracterizado por: descontinuidade, labilidade e fragmentação. Com menos de 30 semanas de idade concepcional (IC) há um predomínio da atividade eletrencefalográfica no vértex, em regiões rolândicas e occipital.

Geralmente por volta da 38ª/40ª semana de IC, aproximadamente, os períodos de descontinuidade devem ser escassos e não ultrapassar 6 segundos de duração. Os muito prematuros (< 30 semanas) apresentam hiperssincronia em decorrência da extrema imaturidade cerebral. A partir da 30ª semana aparece assincronia, que chega a 50% em torno de 32 semanas de IC, e o percentual volta a cair a partir da 36ª semana. A atividade independente assíncrona em um hemisfério pode ser considerada normal, desde que a frequência de cada elemento observado seja semelhante nos dois hemisférios. Quanto à simetria do traçado, uma diferença de amplitude maior do que 2:1 é considerada anormal, não só no prematuro, mas em todas as idades.[1]

No estágio NREM, o ritmo de base apresenta-se de duas formas: traçado alternante (surtos de ondas com 1-6 Hz, –50-200 μV, mescladas com transientes espiculados, separados por períodos intersurto de baixa amplitude) e o traçado de ondas lentas contínuas (0,5-4 Hz, –50-200 μV) e tendência à formação de gradiente anteroposterior.

Durante o sono REM são observados dois padrões de EEG: o primeiro quando inicia o sono, caracteriza-se por atividade contínua, difusa com predomínio de frequência teta (50-150 μV). O segundo (após o ciclo NREM) caracterizada por atividade mista (teta, delta) de reduzida amplitude (20-60 μV).

Durante o processo de maturação do EEG, observam-se elementos característicos desta fase do desenvolvimento cerebral que estão sobrepostos à atividade de fundo. Cada um destes elementos apresenta morfologia, frequência e distribuição específicas, e em sua maioria desaparecem até o final do primeiro mês (IC).

A palavra "dismaturidade" significa a existência ou persistência de padrões imaturos para uma determinada IC com base em índices quantitativos. Esta diferença deve ser de no mínimo 2 semanas entre a idade eletrencefalográfica e a IC.

O cálculo da IC por meio do EEG pode ser realizado a partir da 30ª-32ª semana:

1. Determinar a idade concepcional ou idade corrigida (soma da idade gestacional em semanas, usando a idade gestacional pediátrica calculada nas primeiras 24 horas de vida, com os dias de vida extrauterina.
2. Escolher no traçado 5 minutos contínuos e característicos de sono NREM e REM.
3. Contagem de fusos delta: realizar a contagem num mesmo canal nas duas fases do sono, escolher o canal onde estes predominam ou têm maior amplitude.

4. Sincronia inter-hemisférica, contar o número de surtos no período de sono NREM escolhido no item 2 e verificar o percentual de surtos síncronos. Considerar surto síncrono quando este inicia nos dois hemisférios com uma diferença inferior a 1,5 segundo e possui duração equivalente.
5. Intervalo intersurto: determinar a duração em segundos do maior intervalo intersurto da época escolhida no item 2 para o sono NREM. A definição de intervalo intersurto: aquele com amplitude inferior a 15-20 µV.

Os dados são comparados a tabelas validadas disponíveis na literatura.

A concordância entre a atividade elétrica cerebral e comportamental é caracterizada por variáveis fisiológicas e comportamentais que associadas definem um estado clínico. São considerados quatro itens:

A) Movimentos faciais, corporais e/ou de membros ocorrendo exclusivamente no sono REM, sendo que somente breves tremores ocorrem no sono NREM
B) Movimentos oculares isolados ou em salvas frequentes ocorrendo em sono REM e raramente movimentos oculares lentos ocorrendo em NREM
C) Respiração regular com somente mínimas irregularidades (menos de 50 segundos em 5 minutos de sono) e ausência de apneias (exceto as com duração inferior a 7 segundos simultâneas aos tremores) em sono NREM.
D) Em sono NREM a presença de padrão descontínuo no EEG, ou alternante, constituído por surtos de atividade mista de alta voltagem separados por intervalos de baixa amplitude (intervalo intersurto) e em sono REM padrão contínuo.

O Quadro 10-2 apresenta a ontogênese da atividade bioelétrica neonatal.[6]

Quadro 10-2. Ontogênese da Atividade Bioelétrica Neonatal

IG (semanas)	Ativo/REM	Quieto/NREM
< 28	Traçado descontínuo, intersurto menor do que em NREM	Traçado descontínuo
28-32	Atividade mais contínua, ↑ de atividade teta	Intervalos intersurtos menores
32-34	Atividade mais contínua	Intervalos intersurtos menores
34-37	Atividade contínua mista	Traçado alternante (TA)
38-42	Padrão de frequências mistas de baixa voltagem irregular	TA e posteriormente padrão de ondas lentas contínuas de alta voltagem

Fonte: Nunes & Da Costa, 2003[6]

ELEMENTOS ELETRENCEFALOGRÁFICOS CARACTERÍSTICOS DO PERÍODO NEONATAL (FIGS. 10-4 A 10-8)

Traçado descontínuo: caracteriza-se por surtos de frequência mista (atividade lenta (1 Hz) e rápida (10-14 Hz)) e grande amplitude, intercalados por períodos de quiescência ou intervalos intersurtos (IIS), que podem durar de segundos a alguns minutos. Ocorre principalmente durante a prematuridade, desaparecendo por volta da 32ª-34ª semana (IC).[1] Como regra geral, se IC < 30 semanas, não deve ultrapassar 30 segundos; após 30 semanas não deve ultrapassar 20 segundos.

Fusos delta: atividade fusiforme (8 a 22 Hz), em crescendo/decrescendo, amplitude de 20 a 150 μV e duração de 0,2 a 1,2 segundos, sobreposta à atividade delta com 0,8-1,5 Hz e amplitude de 50 a 200 μV observada durante a prematuridade a partir da 27ª a 30ª semana de IC. Antes da 32ª semana (IC) é mais frequente no sono REM, e a partir da 32ª semana (IC), no sono NREM. Sua topografia é variável, inicialmente apresentam-se de forma difusa, posteriormente predominando em região temporal e occipital, a partir da 36ª semana localizam-se tipicamente na região occipital. Devem desaparecer após 40 semanas de IC. Não são precursores dos fusos.[1,7] Sua persistente atenuação ou ausência em alguma região pode ser indicativa de lesão estrutural.

Transientes occipitais: considerados benignos, um dos primeiros elementos observados em prematuros extremos, além do traçado descontínuo. Descrito por Hughes e cols.[1] como atividade monomórfica alfa ou teta localizada na região occipital, frequência 5 a 6 Hz, com duração de 6 a 10 segundos, assíncrona e assimétrica, mas podendo ocorrer de forma síncrona. Foi descrita por Biagioni *et al.*[8] a presença de atividade teta serrilhada, rítmica de formato regular, amplitude média a alta com duração 0,5-3 segundos.

Ondas agudas temporais: surto de atividade rítmica de 4,5-6 Hz e 20-200 μV, presente no traçado de prematuros a partir da 24ª semana de IC (principalmente entre 28-32 semanas), tendem a desaparecer até a 34ª semana. Ocorrem de forma independente em ambas as regiões temporais no sono REM e máxima nas regiões temporais. Não deve ser encontrada no EEG de RN a termo.[1,8] A forma serrilhada é a usual do prematuro < 32 semanas, posteriormente ocorrendo como uma atividade espiculada com polaridade negativa. A persistência de alta incidência entre 33-34 semanas de IC com prognóstico neurológico desfavorável.[8]

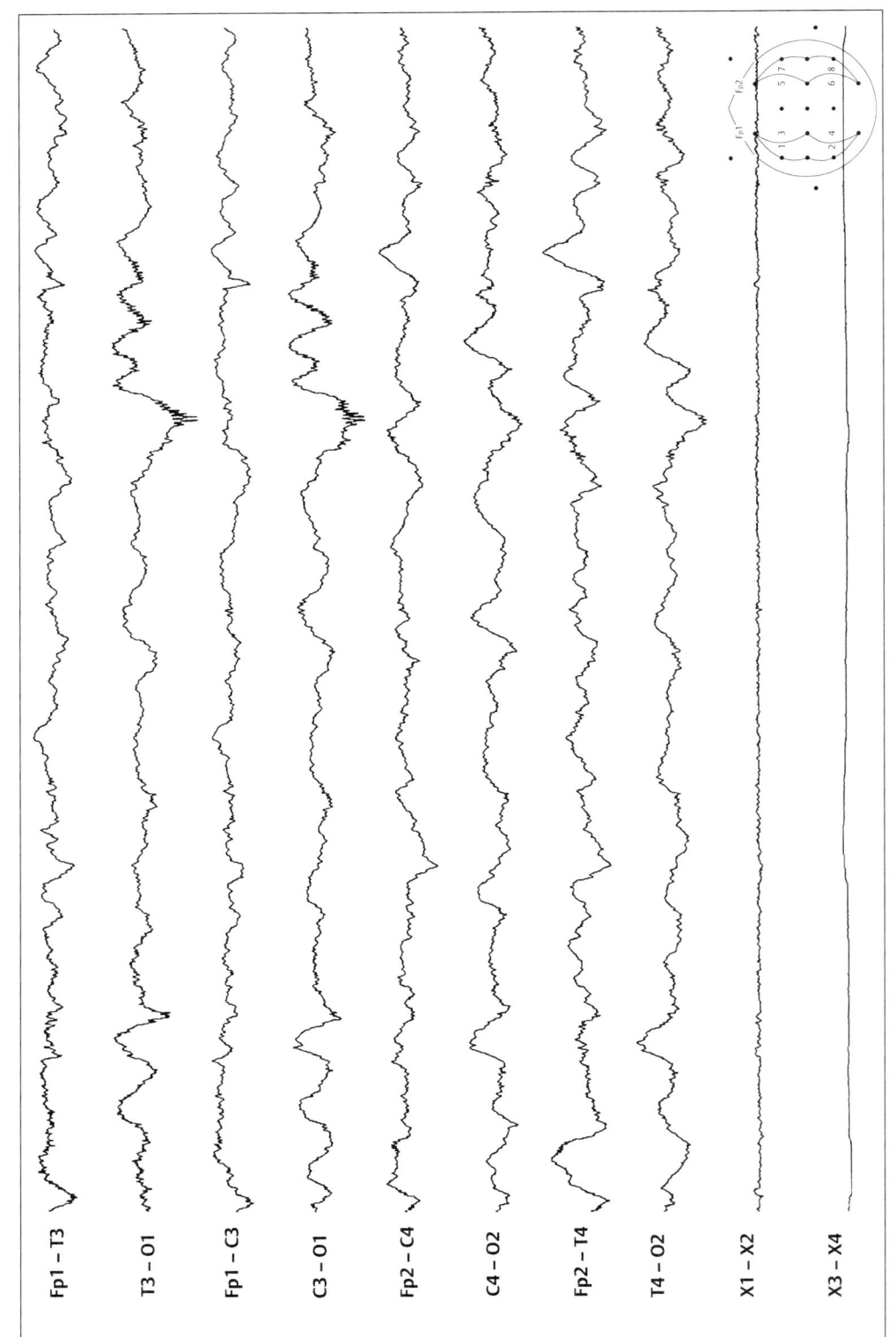

Fig. 10-4. Fuso delta. Observe a atividade rápida sobreposta à onda lenta.

Fig. 10-5. Fuso delta. Observe a atividade rápida sobreposta à onda lenta.

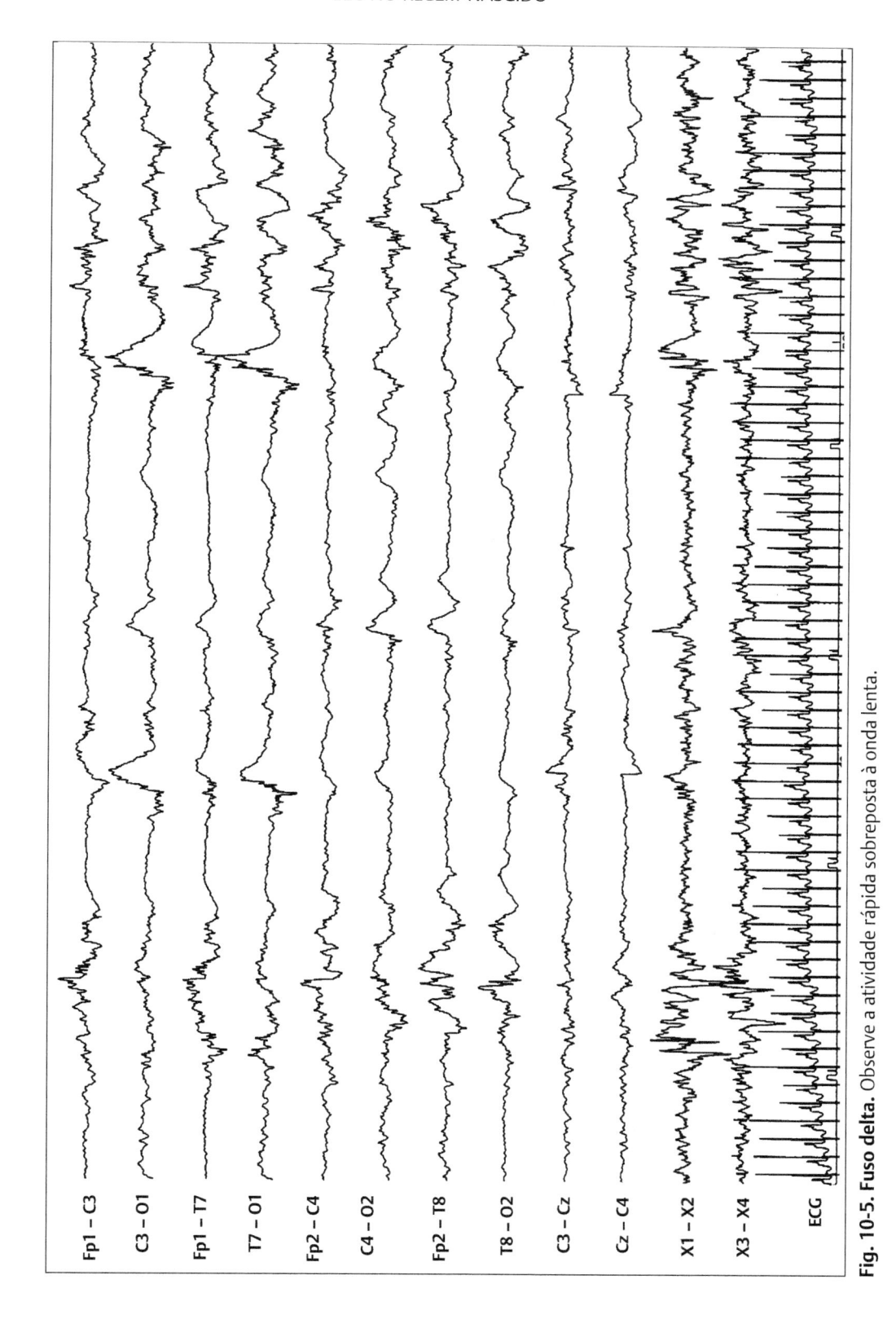

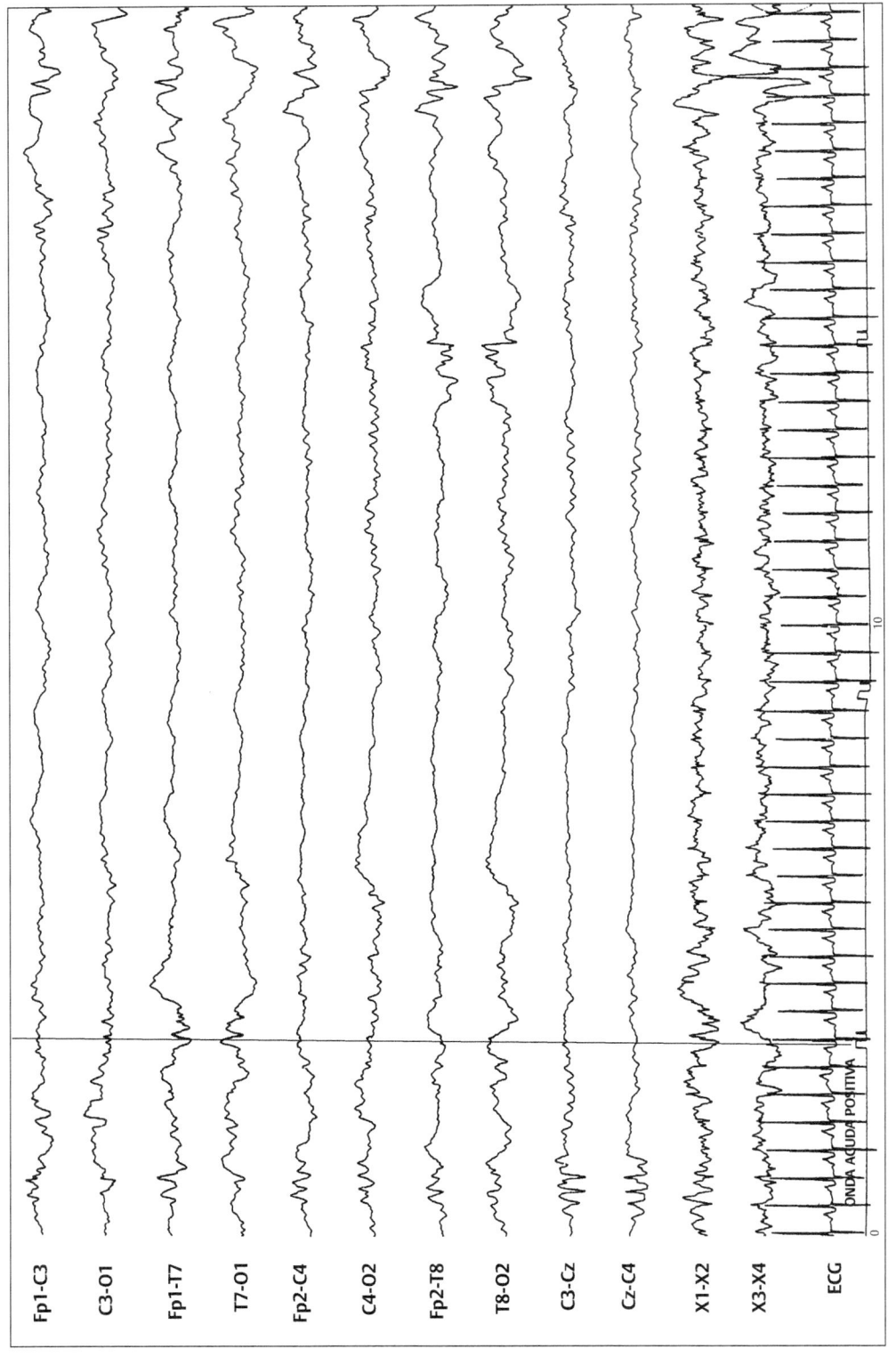

Fig. 10-6. Onda aguda positiva. Observe a onda aguda positiva na região temporal esquerda.

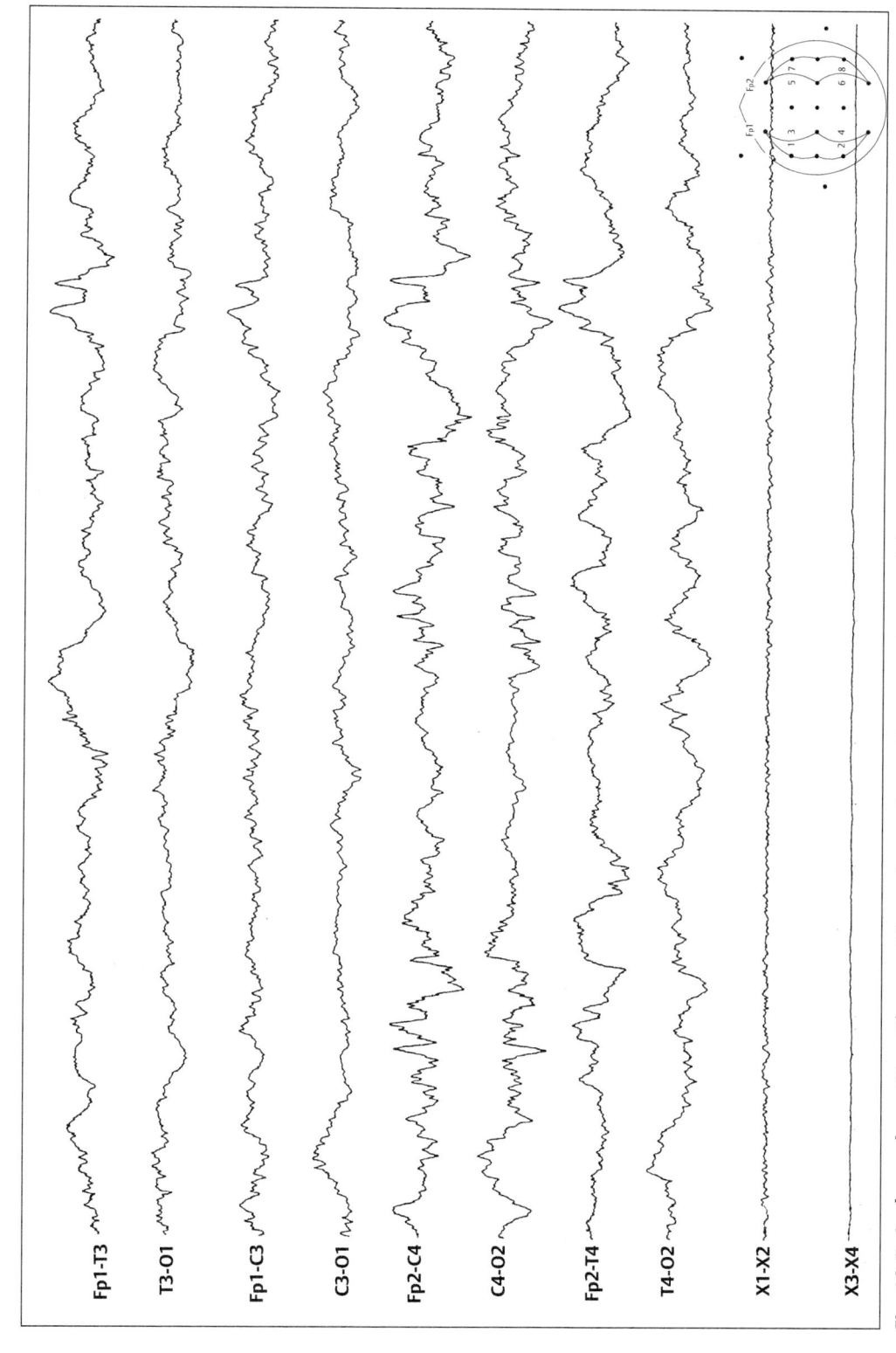

Fig. 10-7. Onda aguda positiva. Observe várias ondas agudas positivas na região central direita. RNT exame de UTF com dilatação do sistema ventricular assimétrica (maior à direita).

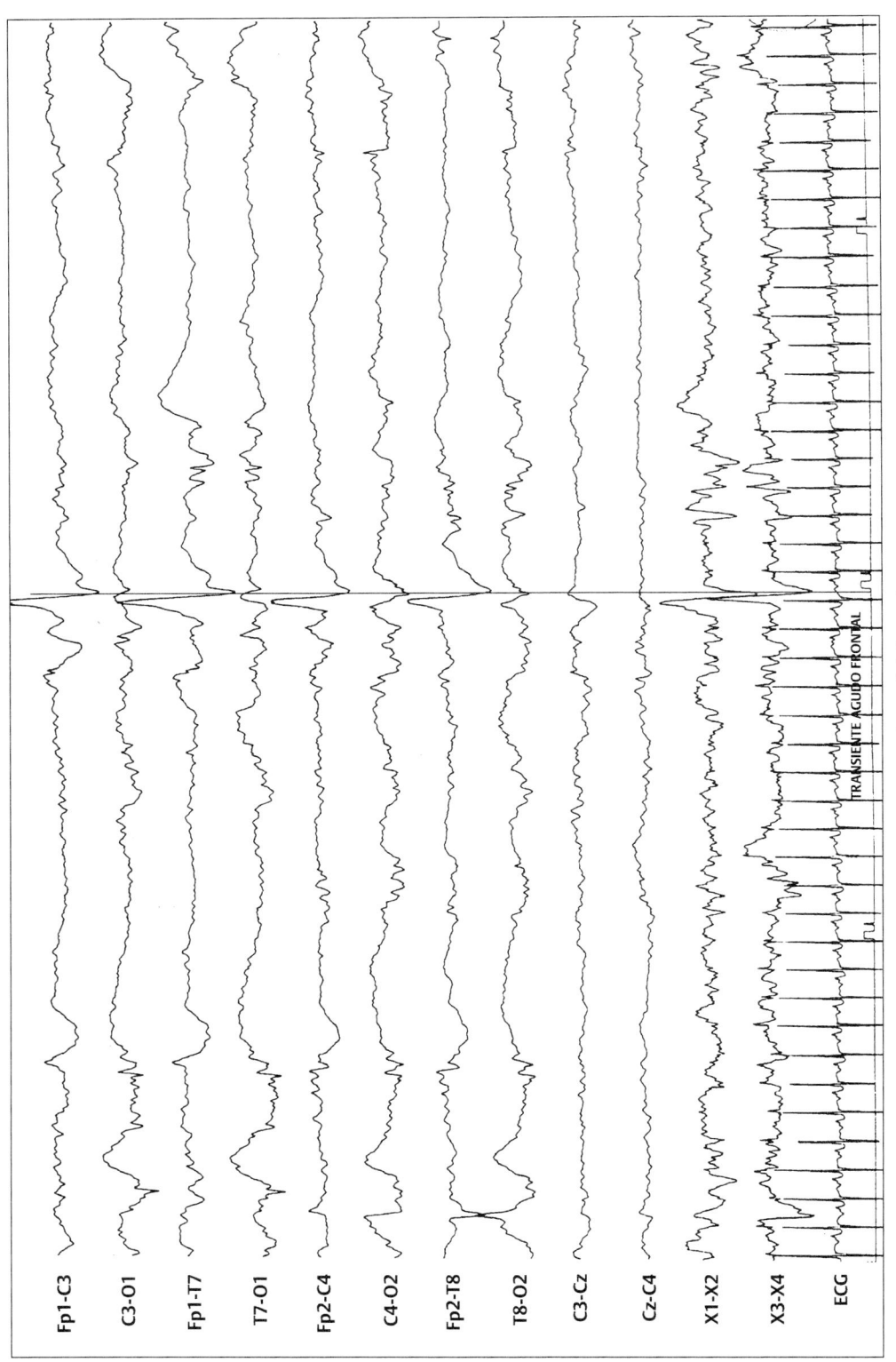

Fig. 10-8. Transiente agudo frontal. Observe onda agudas na região frontal, bilateral.

Ondas agudas frontais: ondas agudas, bifásicas que aparecem nas regiões frontais, em torno 34ª a 36ª semana (IC), com maior densidade no RNT (38ª-40ª semana) devendo desaparecer até a 44ª-45ª semana de IC. Geralmente ocorre na transição entre REM e NREM, podendo aparecer em trens e de forma unilateral ou bilateral, síncrona ou assíncrona.[1]

Atividade delta rítmica frontal (ADRF): atividade rítmica delta nas regiões frontais com frequência de 2 a 4 Hz e amplitude de 50-100 μV (em geral com amplitude inferior a 75 μV), mono ou polimórfica ocorrendo próximo a 36ª semana. Frequentemente estão associadas às ondas agudas frontais.

Atividade rítmica de linha média (ARLM): surtos de atividade nas frequências alfa e teta, de curta duração (5 segundos), amplitude variável, polaridade negativa, registrados nos eletrodos de linha média. A Escola Francesa a classifica como elemento fisiológico do sono neonatal (quieto/NREM ou no transicional), porém, tem sido observada em RN normais como associados a patologias neurológicas. Classificada atualmente como de significado incerto.

Ondas agudas positivas (OAP): atividade aguda, positiva, era anteriormente considerada como sugestiva de hemorragia ventricular (principalmente quando presente nas regiões centrais). Entretanto esse achado não é específico de hemorragia e pode-se associar a outros tipos de lesão como hidrocefalia ou leucomalacia.[9] Apesar de serem paroxísticas não apresentam correlação ictal. Podem ser unilaterais ou não. Atualmente acredita-se que apesar de poder estar associada à patologia subcortical, necrose de substância branca, também pode ser encontrada em recém-nascidos saudáveis, sem evidência de qualquer lesão no sistema nervoso central.[10-12]

ALTERAÇÕES DO RITMO DE BASE

As alterações do ritmo de base no EEG neonatal podem preceder a manifestação da patologia neonatal e podem se correlacionar fortemente com o prognóstico. Os grafoelementos não podem ser considerados isolados, mas dentro do contexto dos estados do sono e vigília, da patologia de base e da IC.

Inatividade do ritmo de base: amplitude inferior a 10 μV em todos os estados e não reativo. Alguns sugerem atividade inferior a 5 μV[13] ou 2 μV.[14] No período neonatal, o traçado inativo ou isoelétrico não é critério suficiente para confirmar o diagnóstico de morte cerebral e em alguns casos pode ser reversível. Mas, geralmente sugere prognóstico reservado.

Baixa Amplitude: amplitude do ritmo de base de 10 a 30 μV com estágios do sono indiferenciado. Ausência dos elementos fisiológicos do sono. Sugere mal prognóstico.

Descontinuidade excessiva: compreende o espectro entre descontinuidade excessiva para a IC até o padrão surto-supressão. Ocorre quando o intervalo intersurto (IIS) do TA são superiores ao esperado para a IC.

Segundo Lombroso:[15] IC < 30 semanas: IIS de 30 a 35 segundos; IC de 31 a 33 semanas: até 20 segundos; IC de 34 a 36 semanas: até 10 segundos; IC de 38-40: até 6 segundos.

Descontinuidade persistente: espectro de anormalidades da continuidade do ritmo de base. Persistência de IIS prolongando (30 a 60 segundos ou mais e amplitude inferior a 10 μV) com a duração superior à esperada para a IC, mas com atividade normal nos surtos.

Padrão de surto-supressão: surto de ondas lentas (teta, delta) irregulares e com alta voltagem associados a pontas e ondas agudas com duração de 1-2 a 10 segundos, seguido de períodos com inatividade do ritmo de base (< 5 μV).

Os surtos podem ser assíncronos, mas geralmente ocorrem de forma sincrônica em ambos os hemisférios; podem ou não ser reativos; os estágios do sono não são identificáveis; grafoelementos fisiológicos do sono ausentes; os IIS em duração constante. Esse padrão ocorre em qualquer IC.

Padrão delta difuso: descrito somente no RN a termo. Atividade delta difusa invariável, presente no sono e na vigília, e fracamente reativa à estimulação. Se persiste além da segunda semana de vida relaciona-se a prognóstico desfavorável.

Assimetria de amplitude: assimetria persistente e invariável tanto na vigília quanto no sono. Vinte e cinco a 50% de assimetria sugerem anormalidade estrutural cortical do hemisfério com menor amplitude. Assimetrias transitórias podem ocorrer no sono NREM e não parecem ter correlação com alterações neurológicas ou prognóstico.

Atenuação focal: atenuação persistente e focal de amplitude e uma determinada região. Há discussão de sua relação com patologia focal.

Assincronia inter-hemisférica entre surtos: dependente da IC, sendo anormal quando os surtos são excessivamente assíncronos para a IC. Pode estar correlacionada com lesões estruturais ou consistir em padrão de imaturidade.

Traçado hiperativo rápido do RN a termo: ritmo rápido (4-12 hz) com morfologia pontiaguda, que ocorre de forma difusa e assíncrona superposto ao ritmo de base normal. Parece estar associado ao uso de medicação anticrise.

Atividade lenta focal: surtos de ondas lentas, delta polimórfico de alta amplitude (> 200 μV), associada a disfunção focal lesional.

ATIVIDADE INTERICTAL

No período neonatal, ondas agudas não significam necessariamente que determinada região cerebral apresente maior potencial epileptogênico, ao contrário do que habitualmente se considera no lactente e crianças maiores. Atividade aguda no período neonatal pode indicar encefalopatia focal ou difusa. O traçado interictal é particularmente importante na avaliação da atividade de fundo, a qual apresenta valor prognóstico importante. O consenso entre os autores determina que ondas agudas ou pontas devam ser consideradas anormais quando: repetitivas, excessivas para a IC, consistentemente focais, em surtos, polifásicas ou quando registradas no período de atenuação do TA.[15]

Fernandes[16] observou que a incidência de ondas agudas e pontas maior ou igual a 10/minuto se correlacionou com a presença de crises epilépticas no período neonatal.

ATIVIDADE ICTAL

No período neonatal, as crises geralmente são focais, restritas a determinada região, podendo ser bilaterais assíncronas, acompanhadas ou não de correlação clínica evidente (Figs. 10-9 a 10-11). O Quadro 10-3 mostra a classificação das crises epilépticas neonatais classicamente proposta por Mizrahi & Kellaway.[3] Entretanto, em 2010 a ILAE propõe que as crises epilépticas neonatais não são uma entidade a parte e devem ser classificadas conforme a proposta da ILAE para as outras faixas etárias.[17]

A atividade ictal pode ocorrer tanto em frequências rápidas como lentas, e muitas vezes ocorre na faixa teta-delta, denominada de atividade pseudorrítmica ou atividade rítmica pseudofisiológica (ARPF). O prefixo "pseudo" é utilizado apenas para diferenciar dos ritmos fisiológicos dos adultos e crianças mais velhas. Também pode manter a morfologia constante durante toda a crise (muitas vezes bizarra), assim como mudar o padrão diminuindo a frequência das ondas e aumentando sua amplitude (*build-up*). Isto é particularmente importante na diferenciação entre atividade ictal e possíveis artefatos, pois, enquanto em um adulto a atividade rítmica monomórfica desde o seu início geralmente representa artefato, no RN pode ser compatível com atividade ictal. Não existe consenso sobre qual a duração mínima de atividade rítmica necessária para caracterizar-se um evento como sendo ictal; entretanto, a maioria dos autores defende que em adultos uma crise eletrográfica deve ter no mínimo 10 segundos.[18]

BRD é definida como atividade agudizada, focal ou generalizada, rítmica, com ou sem evolução.[19] Surto-supressão ou surto-atenuação não devem ser considerados como BRD. O valor prognóstico das breves descargas rítmicas (*brief rhythmic discharges* – BRD) ou descargas breves interictais/ictais rítmicas (*brief interictal/ictal rhythmic discharges* – BIRDs) ainda é motivo de controvérsia, mas podem estar associadas a crises eletrográficas com a mesma morfologia.[20] BRD ou BIRDs são frequentemente observadas em neonatos.

O padrão hipsarrítmico neonatal ocorre em RN com grave comprometimento neurológico (encefalopatia hipóxico-isquêmica ou infecções no SNC) e lembra o padrão de hipsarritmia do lactente, entretanto, aparece somente em trechos sugestivos de sono quieto/NREM.

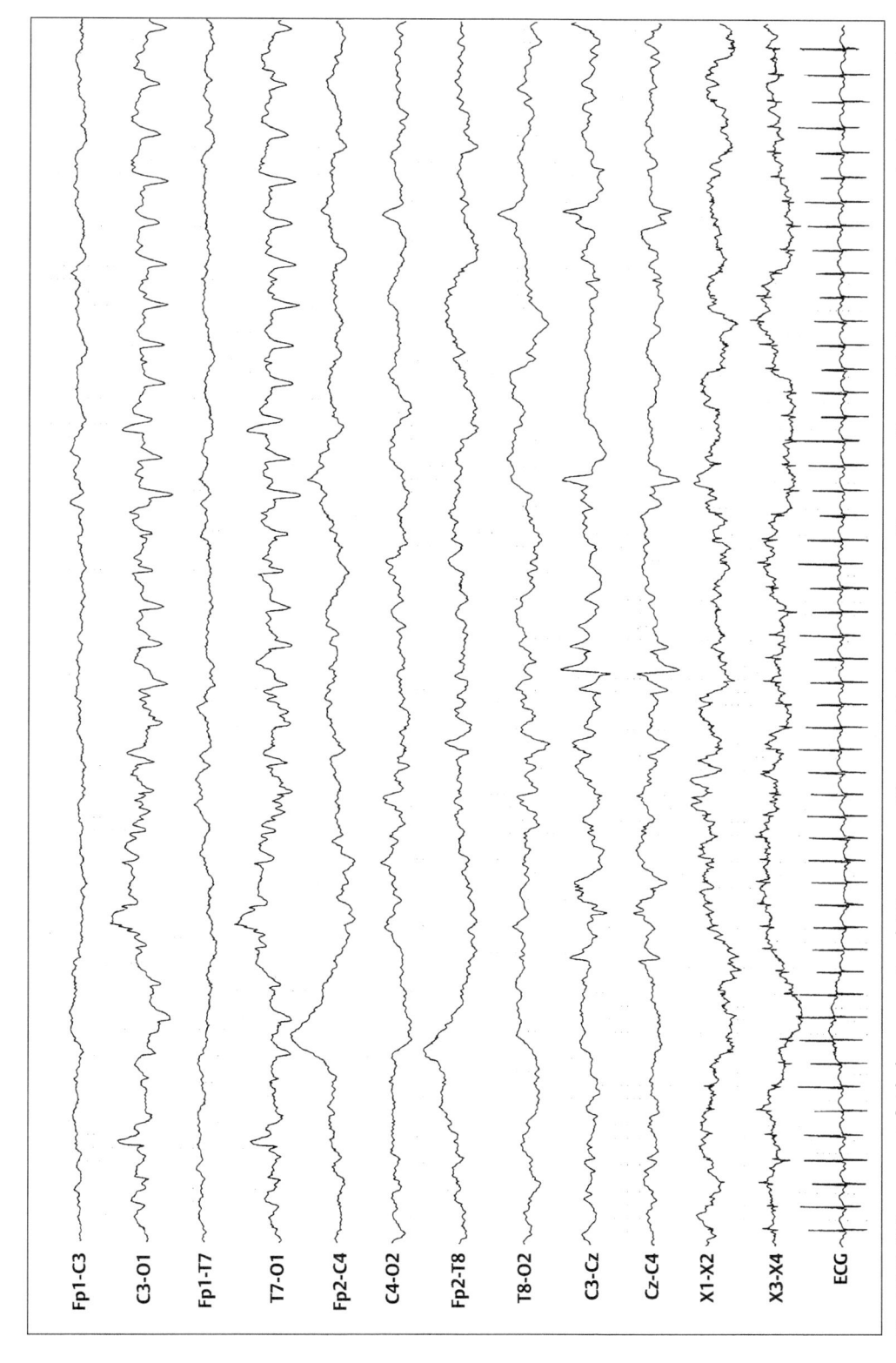

Fig. 10-9. Crise neonatal. Idade concepcional: 38 semanas. Observe início de crise eletrográfica na região occipital esquerda caracterizada por ondas agudas que progressivamente tornam-se rítmicas, diminuem a frequência e aumentam a amplitude. Além disso, observe ondas agudas positivas na região central.

Fig. 10-10. Crise neonatal. Idade concepcional: 38 semanas + 1 dia. Observe início de crise eletrográfica na região central direita (reversão de fase em C4) caracterizada por ondas agudas que progressivamente se tornam rítmicas, diminuem a frequência e aumentam a amplitude. Observe que no período neonatal as crises ficam restritas a uma região (não têm campo muito amplo).

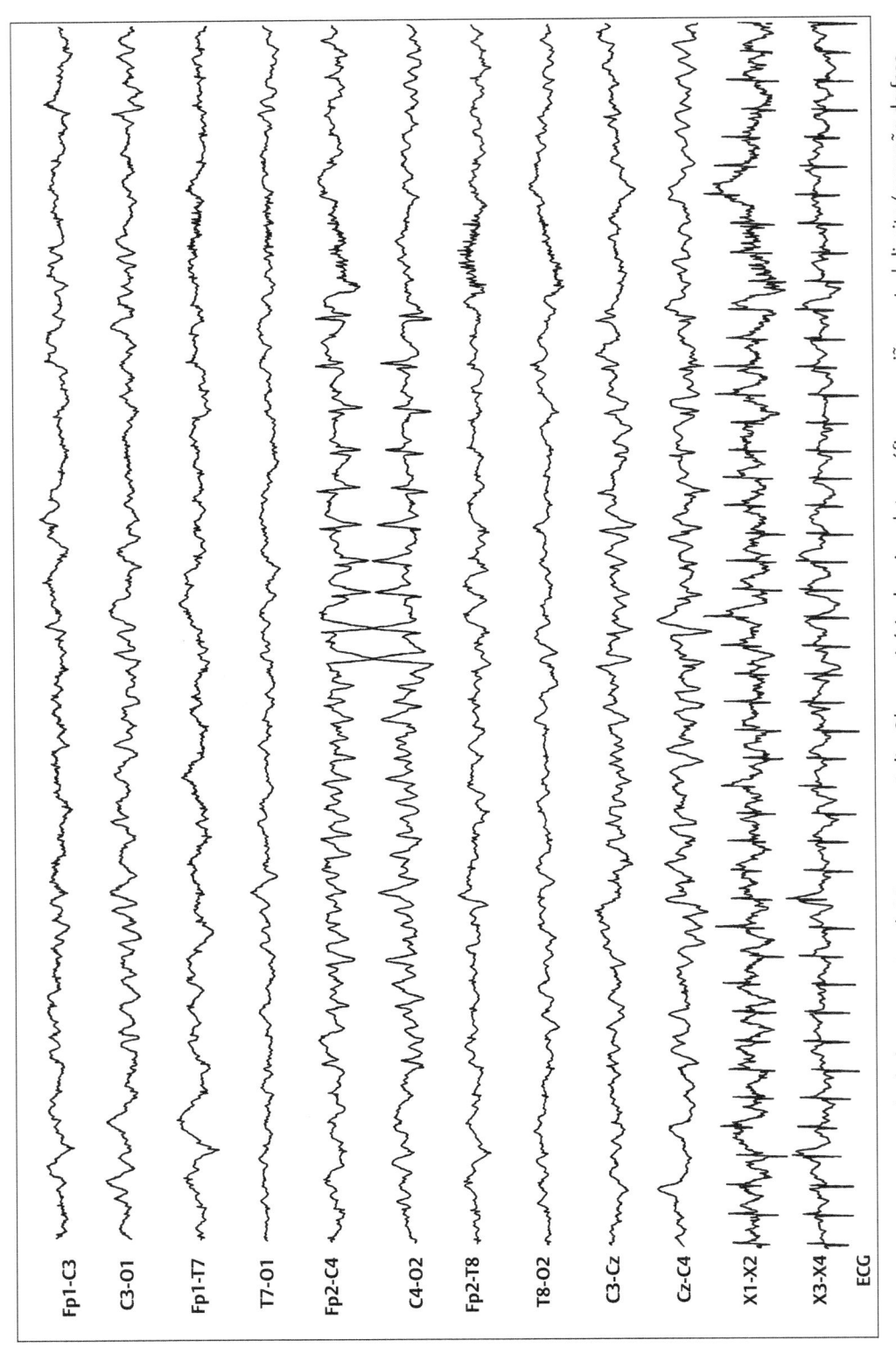

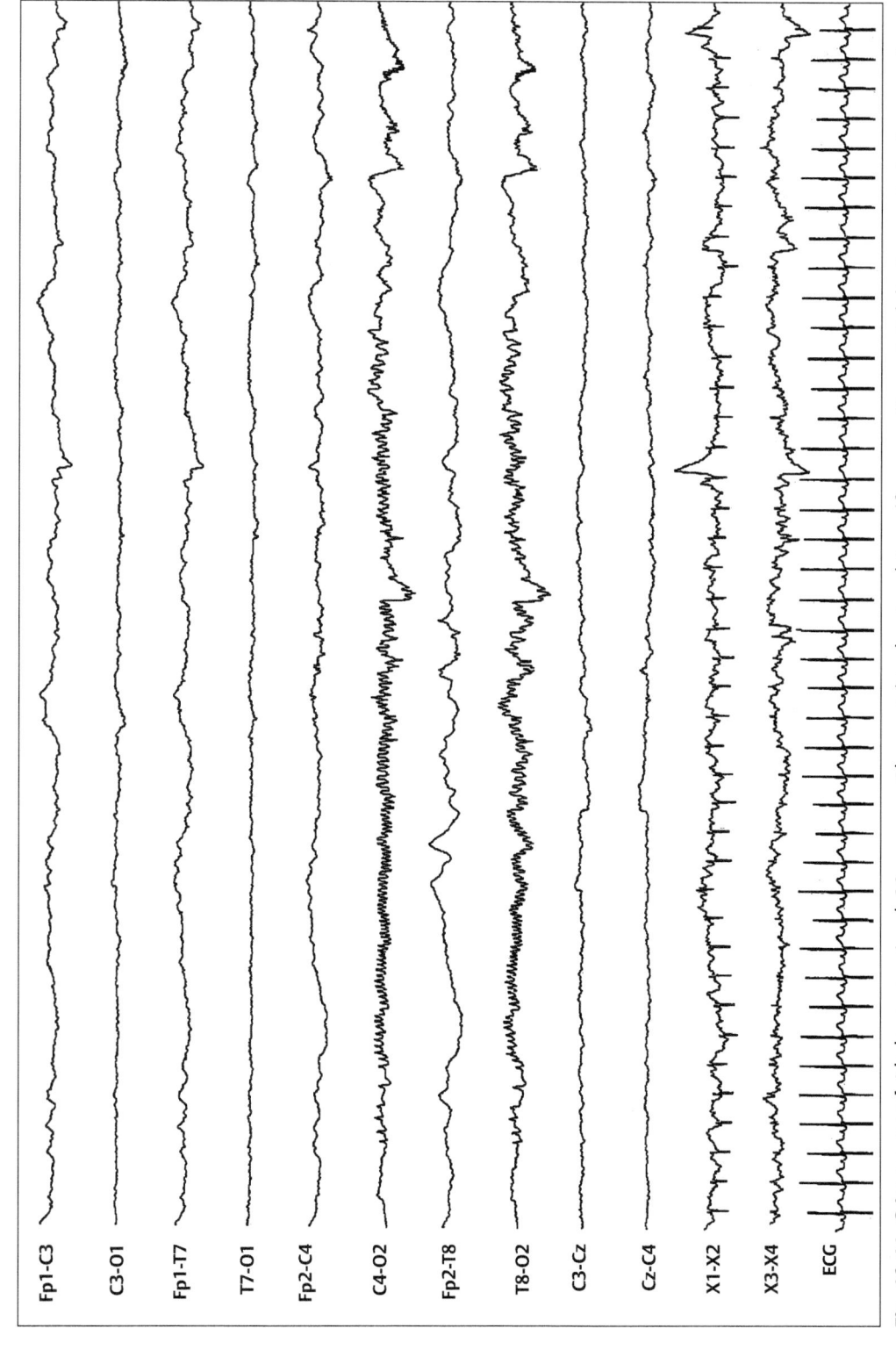

Fig. 10-11. Crise neonatal. Idade concepcional: 38 semanas. Observe início de crise eletrográfica na região occipital direita caracterizada por ondas agudas que se tornam rítmicas, e progressivamente diminuem a frequência e aumentam a amplitude.

Quadro 10-3. Classificação das Crises Epilépticas no Período Neonatal

Crises com correlação eletrográfica consistente:
1. Motora
- Automatismos
- Clônica
- Espasmo epiléptico
- Tonica

2. Não motora
- Autonômica
- Parada comportamental

3. Sequencial
4. Não classificável

Crise eletrográfica (sem atividade clínica correspondente): geralmente observada em neonato paralisado farmacologicamente, previamente tratado com droga antiepiléptica, ou na presença de encefalopatia grave.

Modificado de Pressler et al, 2021[19]

Para o reconhecimento das anormalidades paroxísticas, deve-se sempre ter em mente: 1) a determinação da frequência em que ocorrem; 2) a identificação fora dos períodos de surtos fisiológicos do ritmo de base (TA e *descontinu*); e 3) as repercussões na organização do ciclo vigília/sono.

MATURAÇÃO DO SONO NO RECÉM-NASCIDO

O estudo da ontogênese do sono em RN através da eletrencefalografia tornou-se útil na caracterização do desenvolvimento funcional do sistema nervoso central (SNC), permitindo a avaliação das condições funcionais das diversas regiões do SNC e a sua atividade bioelétrica (Figs. 10-12 e 10-13).

Nos estudos iniciais sobre o EEG neonatal considerava-se que a organização dos estágios do sono no RN prematuro somente iniciava a partir da 30ª-31ª semana de IC, entretanto hoje tem sido possível a demonstração da diferenciação dos estágios do sono no prematuro a partir da 26ª-27ª semana.[21] A concordância entre os componentes eletrencefalográficos, comportamentais e variáveis poligráficas inicia-se com 30 semanas de IC, mas só é realmente completa a partir de 36 semanas.

O RN de termo apresenta os estados do sono e vigília de forma cíclica, iniciando com sono REM, seguido por sono de ondas lentas contínuas (NREM), e depois traçado descontínuo (traçado alternante), seguido pelo sono REM novamente. Entre os diferentes estágios, ocorrem despertares espontâneos ou evocados. Períodos de sono indiferenciado ocorrem em geral entre um estágio e outro. O sono é polifásico e segue ritmo endógeno ultradiano de 4 horas. Ao longo do primeiro ano de vida emerge o ritmo circadiano sendo que as variações noite/dia e a liberação da melatonina por volta dos 2-3 meses passam a influenciar sua sincronização.

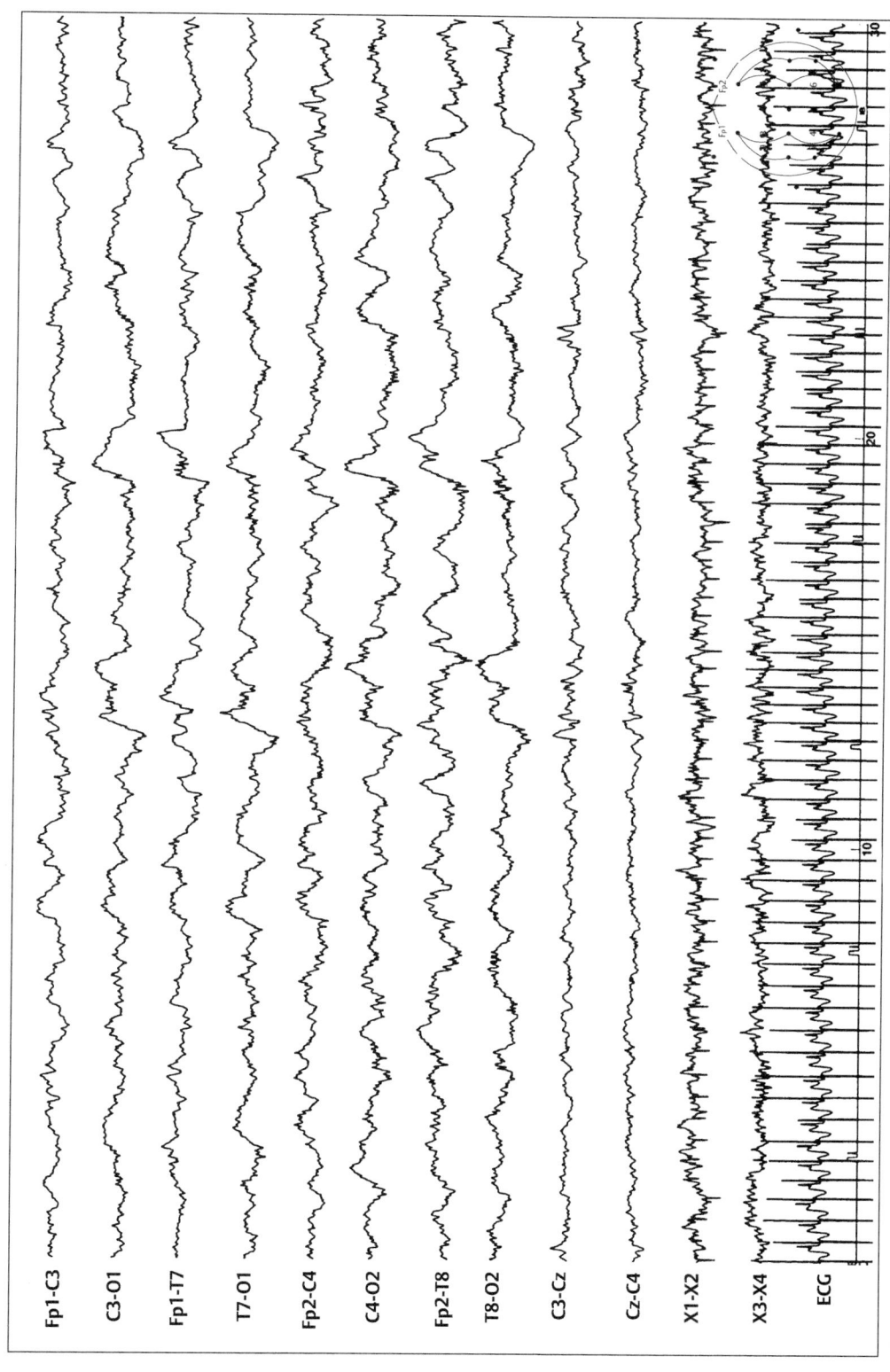

Fig. 10-12. Sono ativo (REM). Observe atividade de base contínua, padrão misto em RNT.

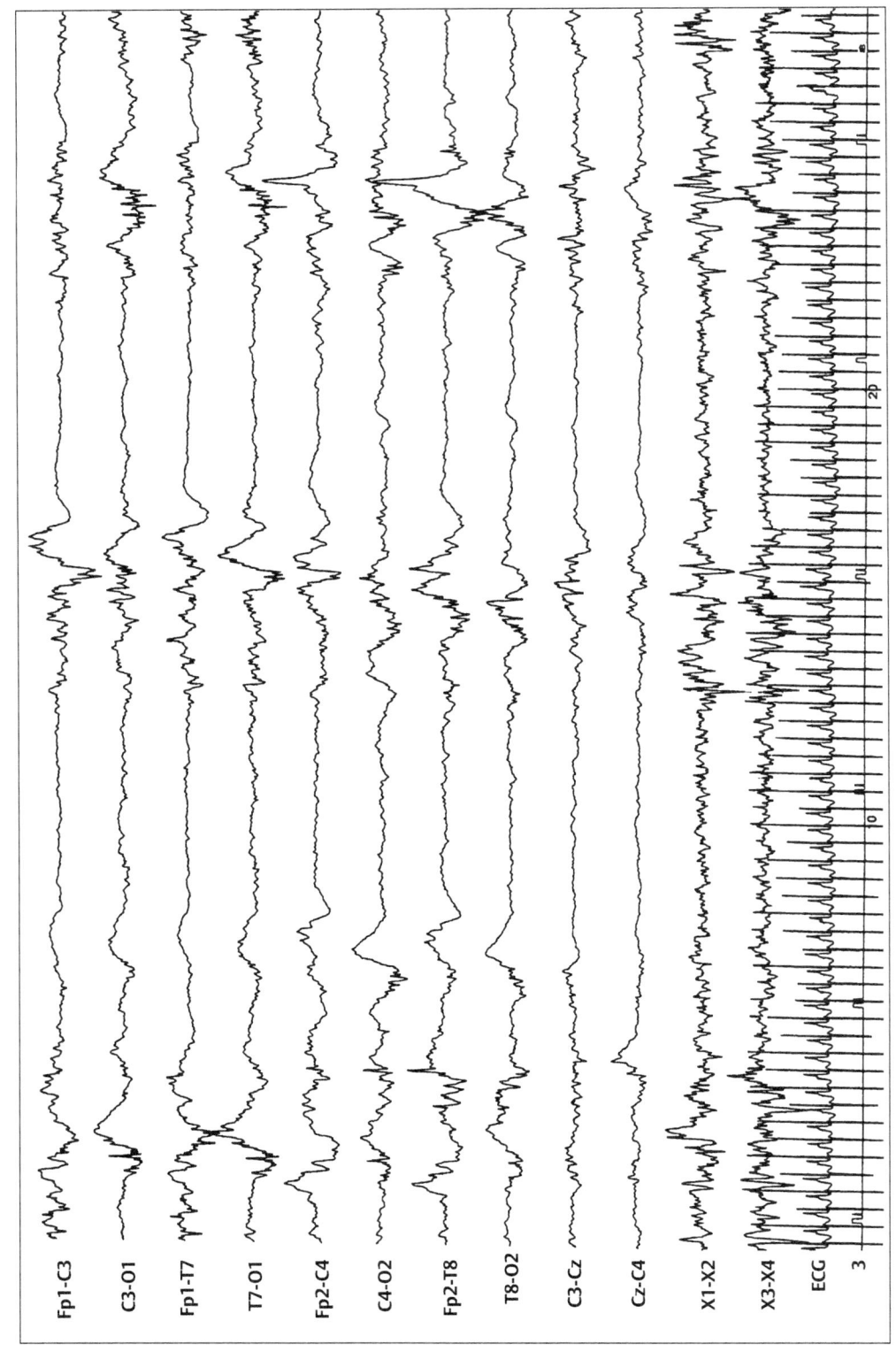

Fig. 10-13. Sono quieto (NREM). Observe ondas lentas difusas, fusos delta e atenuação difusa da voltagem por poucos segundos (*tracé alternant*).

Sono REM – *rapid eye movement*, ou sono paradoxal é o primeiro que aparece e também o primeiro a se organizar, pois é dependente de estruturas que apresentam maturação mais precoce sistema monoaminérgico de neurônios reticulares da ponte e da medula) por volta da 32ª semana (IC), quando passa a existir atividade elétrica contínua caracterizada por ondas lentas (1 Hz) misturada à atividade rápida (8 a 30 Hz), com amplitude de 40 μV a 100 μV. A respiração é irregular, o eletromiograma (EMG) mostra hipotonia e observam-se movimentos rápidos oculares. Ao contrário do que se observa no adulto, no período neonatal o primeiro ciclo do sono é o REM.[1,22] Do ponto de vista comportamental o neonato mantém os olhos fechados ou semiabertos, com movimentos corporais e faciais de caráter afetivo-emotivo (choro, sorriso e resmungo).

Sono NREM: aparece mais tardiamente e envolve regiões distintas do SNC, como o núcleo talamorreticular, mesencefálico, pontino, colinérgicos da porção basal do lobo frontal, porção posterior do hipotálamo (histamina) e *locus ceruleo* (noradrenalina). Organiza-se a partir da 34ª semana (IC), e caracteriza-se por atividade lenta de alta voltagem (50–150 μV), difusa. Também se observa atividade descontínua caracterizada por surtos de ondas de alta voltagem (teta, delta e beta), seguidos por supressão da voltagem difusamente, traçado alternante. A respiração é regular, o EMG mostra tônus muscular mais elevado do que no sono ativo, e não se observam movimentos oculares.[1,22]

Sono transicional: é o sono não classificado tipicamente como REM ou NREM.

Vigília: com 37 semanas está bem organizada e caracteriza-se por atividade teta de baixa frequência. A respiração é irregular, EMG mostra presença de tônus aumentado em relação ao sono, os olhos estão abertos durante a maioria do tempo e há movimentos dos membros.[1]

ALTERAÇÃO DA ORGANIZAÇÃO DOS ESTADOS DO SONO/VIGÍLIA

Estágios do sono indiferenciável: impossibilidade de reconhecimento dos estágios do sono em registros prolongados. É acompanhado por alterações do ritmo de base e observado em RN comatoso com comprometimento difuso do SNC. Deve-se pesquisar sempre causas reversíveis (altas doses de DAE, hipotermia ou intoxicações). Relaciona-se geralmente a prognóstico reservado.

Sono transicional excessivo: o sono transicional não deve exceder 3% do tempo total de sono. A sua real correlação com patologias neurológicas ou o prognóstico ainda não está definida.

Labilidade dos estados: alterações rápidas nos estados do sono, espontâneas, não relacionadas com a estimulação. Relaciona-se com o uso materno de drogas, trissomia do 13 e 18, meio ambiente inadequado e a sequelas do desenvolvimento neuropsicomotor.

Estabilidade do padrão sono/vigília: a estabilidade do padrão sono/vigília é correlacionada com o prognóstico individual a longo prazo. Quanto maior a estabilidade, melhor o prognóstico, mesmo para o RN considerado de risco.

A ciclagem completa do RN a termo dura em torno de 50 minutos, um exame com 60 minutos deve conter no mínimo uma fase inicial em REM, seguido de NREM e finalizando em REM.

Reação do despertar: para o período neonatal, a definição de despertar deve incluir aspectos comportamentais e fisiológicos extracerebrais, como a frequência cardíaca (FC) e a respiratória. A duração do despertar é considerada curta (< 30 segundos) ou longa (> 1 minuto). Ocorre diminuição da amplitude e aumento da frequência do EEG, e aumento da FC e dos movimentos corporais. Alterações no mecanismo de despertar parecem estar correlacionadas com o aumento de risco para a síndrome da morte súbita do lactente. Parece agir em RN prematuros como mecanismo protetor interrompendo apneias de maior duração.

VALOR PROGNÓSTICO DO EEG NO PERÍODO NEONATAL

Durante o período neonatal, o EEG é importante na avaliação das crises epilépticas, mas também pode ser muito útil como indicador do prognóstico neurológico do RN. Anormalidades da atividade de fundo quanto à sua amplitude, continuidade, frequência, simetria, sincronia, maturação e organização dos ciclos do sono devem ser consideradas como fatores que podem comprometer o prognóstico. Entretanto, o eletrencefalografista deve notar que a amplitude do EEG pode ser afetada por bossas, cefalohematoma ou extravasamento de solução salina de venopunção no escalpo.[23]

A realização de traçados caracterizados por baixa amplitude, com voltagens inferiores a 10 μV, deve obedecer aos mesmos parâmetros aplicados aos adultos: maior distância entre os eletrodos, ganho mais alto (até 2 μV/mm) e constante de tempo longa.[23] Também deve ser lembrado que o uso de medicação sedativa, hipotermia e distúrbios metabólicos podem causar lentificação e redução da amplitude do EEG. É importante lembrar que durante o período neonatal, RNs com 28 a 32 semanas (IC) podem apresentar períodos prolongados de supressão da atividade cerebral (traçado descontínuo) algumas vezes maiores que 1 minuto.

Como regra geral, pode-se considerar que:

a) Diminuição da amplitude < 10 μV, difusamente, durante praticamente todo o traçado, assim como a presença de surto-supressão representam mau prognóstico, e os RNs que sobrevivem geralmente apresentam sequelas neurológicas.[22]
b) Assimetrias de amplitude ou assincronia inter-hemisférica persistente sugerem lesão estrutural focal em um dos hemisférios, secundárias a insulto vascular, neoplasia, malformação etc.
c) A correlação dos índices bioelétricos no EEG neonatal com a IC é um bom indicador do grau de maturidade, sendo forte preditor do prognóstico neurológico (a "dismaturidade", persistente, é relacionada com sequelas neurológicas e atraso no desenvolvimento neuropsicomotor).
d) A estabilidade e organização do ciclo sono vigília é um poderoso indicador de bom estado neurológico do RN.

Quadro 10-4. Modelo de Classificação do EEG Neonatal

EEG NORMAL	EEG ANORMAL
▪ Ritmo de base normal ▪ Ausência de elementos paroxísticos anormais ▪ Maturidade adequada para a IC ▪ Arquitetura do sono compatível com IC	▪ Alterações da atividade de base ▪ Alterações paroxísticas ▪ Dismaturidade bioelétrica ▪ Alterações na organização do ciclo sono-vigília ▪ Graus de anormalidades

Fonte: Nunes e Da Costa, 2003.[6]

O valor prognóstico do EEG deve ser considerado com cautela, e nunca se basear em um exame isolado, sendo necessária a repetição do exame para confirmar os achados e evolução do quadro. Alguns traçados podem apresentar características peculiares com interpretação duvidosa, principalmente quando as condições técnicas não são as ideais, como nos exames realizados em UTI, e padrões normais podem ser confundidos com atividade patológica. Na dúvida é sempre melhor repetir o exame para evitar interpretações errôneas. (Quadro 10-4)

Passos para a interpretação do EEG neonatal:

1. Descrever a ordem do aparecimento dos estágios do sono e a sua duração.
2. Descrever o ritmo de base.
3. Calcular a idade concepcional pelos parâmetros neurofisiológicos.
4. Descrição da presença/ausência de atividade paroxística anormal definindo se o achado é lesional ou epileptogênico.
5. Em caso de atividade ictal, descrever a clínica associada (tipo de crise).
6. Havendo o registro de crises eletrográfica sem manifestação clínica, descrever a duração e a localização.
7. Caracterizar o padrão respiratório descrevendo o número, tipo e duração das apneias. Correlacionar as pausas respiratórias com os estágios do sono, alterações na frequência cardíaca saturação da oxiemoglobina, despertares e microdespertares, e/ou movimento corporal brusco.
8. Incluir informações sobre a organização do sono e do ritmo de base, comparação entre a idade concepcional clínica pelo EEG, padrão respiratório.

REFERÊNCIAS BIBLIOGRÁFICAS

1. Hughes JR. EEG in Clinical Practice. 2nd Ed. Newton, MA: Butterworth-Heinemann; 1994.
2. Curzi-Dascalova L, Peirano P, Christova E. Respiratory characteristics during sleep in healthy small-for-gestational age newborns. Pediatrics 1996 Apr;97(4):554-9.
3. Mizrhai EM, Kellaway P. Diagnosis and management of neonatal seizures. Philadelphia: Lippincott-Raven; 1998.
4. Kuratani J, Pearl PL, Sullivan L, Riel-Romero RM, Cheek J, Stecker M, et al. American Clinical Neurophysiology Society Guideline 5: Minimum Technical Standards for Pediatric Electroencephalography. J Clin Neurophysiol. 2016 Aug;33(4):320-3.
5. Jasper HH. The ten-twenty electrode system of the International Federation. In: International Federation of Societies for Electroencephalography and Clinical Neurophysiology: recomendations for the practice of neurophysiology. Amsterdam: Elsevier; 1983.
6. Nunes ML, Da Costa JC. Manual de EEG e Polissonografia Neonatal- Atlas de traçados. Porto Alegre: EDIPUC-RS; 2003.
7. Anderson CM, Torres F, Faoro A. The EEG of the early premature. Electroenceph Clin Neurophysiol. 1985;60:95-105.
8. Biagioni E, Bartalena L, Boldrini A, Cioni G, Giancola S, Ipata AE. Background EEG activity in preterm infants: correlation of outcome with selected maturational features. Electroencephalogr Clin Neurophysiol. 1994 Sep;91(3):154-62.
9. Da Costa JC, Lombroso TC. Neurophysiological correlates of neonatal intracranial hemorrhages. Electroencephalography and Clin Neurophysiol. 1980;50:183.
10. Blume WT, Dreyfus-Brisac C. Positive rolandic sharp waves in neonatal EEG: types and significance. Electroenceph Clin Neurophysiol. 1982;53:277-82.
11. Clancy RR, Tharp BR. Positive rolandic sharp waves in the electroencephalogram of prematures neonates with intraventricular hemorrhage. Electroenceph Clin Neurophysiol. 1984;57:395-404.
12. Marret S, Parain D, Samson-Dollfus D, Jeannot E, Fessard C. Positive rolandic sharp waves and periventricular leukomalacia in the newborn. Neuropediatrics. 1986 Nov;17(4):199-202.
13. Lombroso CT. Some aspects of EEG poligraphy in newborns at risk for neurological disorders. Electroencephalogr Clin Neurophysiol Suppl. 1982;36:652-63.
14. Aso K, Sher MS, Barmada MA. Neonatal eletctroencephalography and neuropatology. J Clin Neurophysiology. 1989;6:103-23.
15. Lombroso CT. Neonatal EEG polygraphy in normal and abnormal newborns. In: Niedermeyer E, Lopes da Silva F (Eds.). Electroencephalography. 3rd Ed. Baltimore: Urban & Schwarzenberg; 1994, p. 803-875.
16. Fernandes RMF. Registros poligráficos sequenciais em recém-nascidos pré-termo e a termo, normais ou com encefalopatias diversas. Tese de Doutorado. Faculdade de Medicina de Ribeirão Preto: USP; 1995.
17. Berg AT, Berkovic SF, Brodie MJ, Buchhalter J, Cross JH, van Emde Boas W, et al. Revised terminology and concepts for organization of seizures and epilepsies: report of the ILAE Commission on Classification and Terminology, 2005-2009. Epilepsia. 2010 Apr;51(4):676-85.
18. Hirsch LJ, Fong MWK, Leitinger M, LaRoche SM, Beniczky S, Abend NS, et al. American Clinical Neurophysiology Society's Standardized Critical Care EEG Terminology: 2021 Version. J Clin Neurophysiol. 2021 Jan 1;38(1):1-29.
19. Pressler RM, Cilio MR, Mizrahi EM, Moshé SL, Nunes ML, Plouin P, et al. The ILAE classification of seizures and the epilepsies: Modification for seizures in the neonate. Position paper by the ILAE Task Force on Neonatal Seizures. Epilepsia 2021;62(3):615-28.

20. Yoo JY, Marcuse LV, Fields MC, Rosengard JL, Traversa MV, Gaspard N, et al. Brief potentially ictal rhythmic discharges [B(I)RDs] in noncritically ill adults. J Clin Neurophysiol. 2017 May;34(3):222-229.
21. Curzi-Dascalova L, Figueroa JM, Eiselt M, Christova E, Virassamy A, d'Allest AM, et al. Sleep state organization in premature infants of less than 35 weeks' gestational age. Pediatr Res. 1993 Nov;34(5):624-8.
22. Lombroso C. Neonatal polygraphy in full-term and premature infants: a review of normal and abnormal findings. J Clin Neurophysiol. 1985;2:105-55.
23. Holmes G, Lombroso C. Prognostic value of background patterns in the neonatal EEG. J Clin Neirophysiol. 1993;10:323-52.

VARIANTES DA NORMALIDADE

Maria Augusta Montenegro ▪ Marilisa M. Guerreiro
Carlos Alberto M. Guerreiro ▪ Fernando Cendes

As variantes da normalidade caracterizam-se por ondas ou complexos que sobressaem da atividade de fundo e assemelham-se àqueles registrados na maioria dos indivíduos portadores de epilepsia, ou animais com epilepsia espontânea ou induzida experimentalmente. Padrões epileptiformes incluem espículas e ondas agudas, podendo ser acompanhadas por ondas lentas, isoladas ou em surtos, com duração de poucos segundos.[1]

Apesar de a definição proposta ser bastante objetiva, nem sempre é fácil determinar o limite entre normalidade e anormalidade. Isso ocorre porque a atividade cerebral normal, ocasionalmente, pode ser muito semelhante à atividade epileptiforme.

Variantes da normalidade são ondas que possuem aparência epileptiforme, mas não têm potencial epileptogênico, ou seja, não são associadas a manifestações epilépticas.[2] Geralmente, variantes da normalidade ocorrem durante a sonolência ou o sono leve, no adulto jovem, e desaparecem com o aprofundamento do sono (Quadro 11-1).[3]

Quadro 11-1. Características das Variantes da Normalidade

Variante	Sinonímia	Idade	Localização	Frequência	Duração	Nível de consciência
Espícula onda 6 Hz	Phantom	Adolescentes e adultos jovens	Difusa	4 a 7 Hz	1 a 2 segundos	Vigília (anterior, homens) Sonolência (posterior, mulheres)
Transiente agudo positivo do sono na região occipital	POST – positive occipital sharp transient of sleep	A partir da primeira década	Occipital	4 a 5 Hz	Trens de vários segundos	Sono
Lambda	–	Crianças e adolescentes	Occipital	4 a 5 Hz	Trens de vários segundos	Vigília, durante exploração visual
Descarga eletrográfica subclínica rítmica do adulto	SREDA – subclinical rhythmic EEG discharge of adults	Adulto	Máximo temporoparietal Bilateral, pode ser assimétrica Aspecto sinusoidal	5 a 7 Hz	Vários segundos a minutos Pode ser muito prolongada	Vigília ou sonolência leve
Teta central de Ciganek	–	Adulto	Central	5 a 7 Hz	Vários segundos	Vigília ou sonolência
Onda lenta da juventude	–	Segunda metade da primeira década de vida até 25 anos	Posterior	3 a 4 Hz	Vários segundos	Vigília
Variante alfa	–	Qualquer idade	Posterior	Supra ou infra-harmônica ao alfa	3 a 4 segundos	Vigília
Teta temporal rítmico durante sonolência	Variante psicomotora	Adolescentes e adultos	Temporal anterior e posterior, uni ou bilateral, síncrono ou independente	5 a 7 Hz	Em trens de 10 segundos até mais de 1 minuto	Sonolência
Pequenos picos positivos	Small sharp spikes, BETS – benign epileptiform transients of sleep	Mais comum em adultos	Frontotemporal, bilateraisl, síncronos ou independentes	< 50 ms	Ocasionalmente, podem ocorrer em trens	Sonolência e sono leve
Espículas arciformes	Wicket spike	Adultos	Temporofrontal, uni ou bilaterais	6 a 11 Hz	Poucos segundos	Vigília ou sono leve
Ondas positivas 14 & 6	14 & 6, ctenoids	Crianças, adolescentes e adultos jovens	Temporal, uni ou bilaterais	5 a 7 Hz e 13 a 17 Hz	< 2 segundos	Vigília, sonolência e sono leve
Espícula occipital da cegueira	Occipital needle like spikes	Crianças com amaurose congênita	Occipital	Espícula de média amplitude	Pode ser muito frequente	Vigília, sonolência e sono

Ondas positivas 14 & 6 Hz (14 & 6 *positive bursts*). São surtos de espículas que ocorrem nas frequências de 13-17 Hz e/ou 5-7 Hz, mais comumente de 14 Hz e/ou 6 Hz (Figs. 11-1 a 11-3), nas regiões temporais posteriores (uni ou bilaterais) durante as fases iniciais do sono; apresentam morfologia arciforme, com o componente espicular positivo em montagens referenciais com a média ou a orelha. Seus componentes podem ser vistos de forma independente. Já foram registradas em lactentes, mas são mais frequentes a partir dos 3 anos de idade e na adolescência, com sua ocorrência tendendo a diminuir em idade adulta. Sua significância clínica é controversa. Surtos de ondas positivas 14 e 6 Hz têm sido associados a vários tipos de sintomas, como cefaleia, vertigem, desconforto abdominal, instabilidade emocional, violência e epilepsia. Entretanto, estudos normativos demonstraram que este padrão ocorre em até 20 a 60% de controles normais.[4]

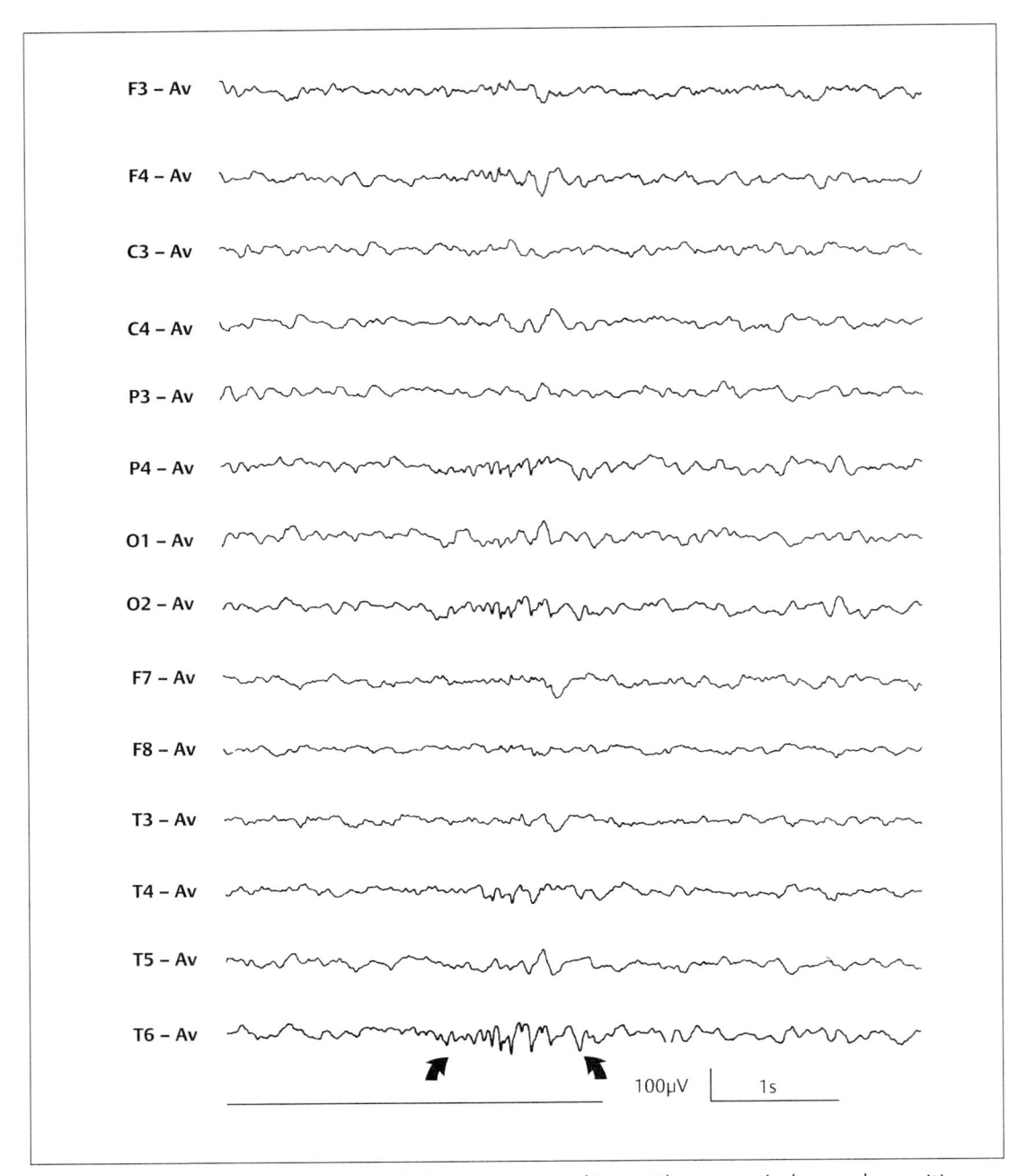

Fig. 11-1. Espículas positivas 14 & 6. Idade: 22 anos. Sonolência. Observe espículas agudas positivas na região temporal posterior direita (entre as setas). Apesar da morfologia agudizada, não representam atividade epileptiforme.

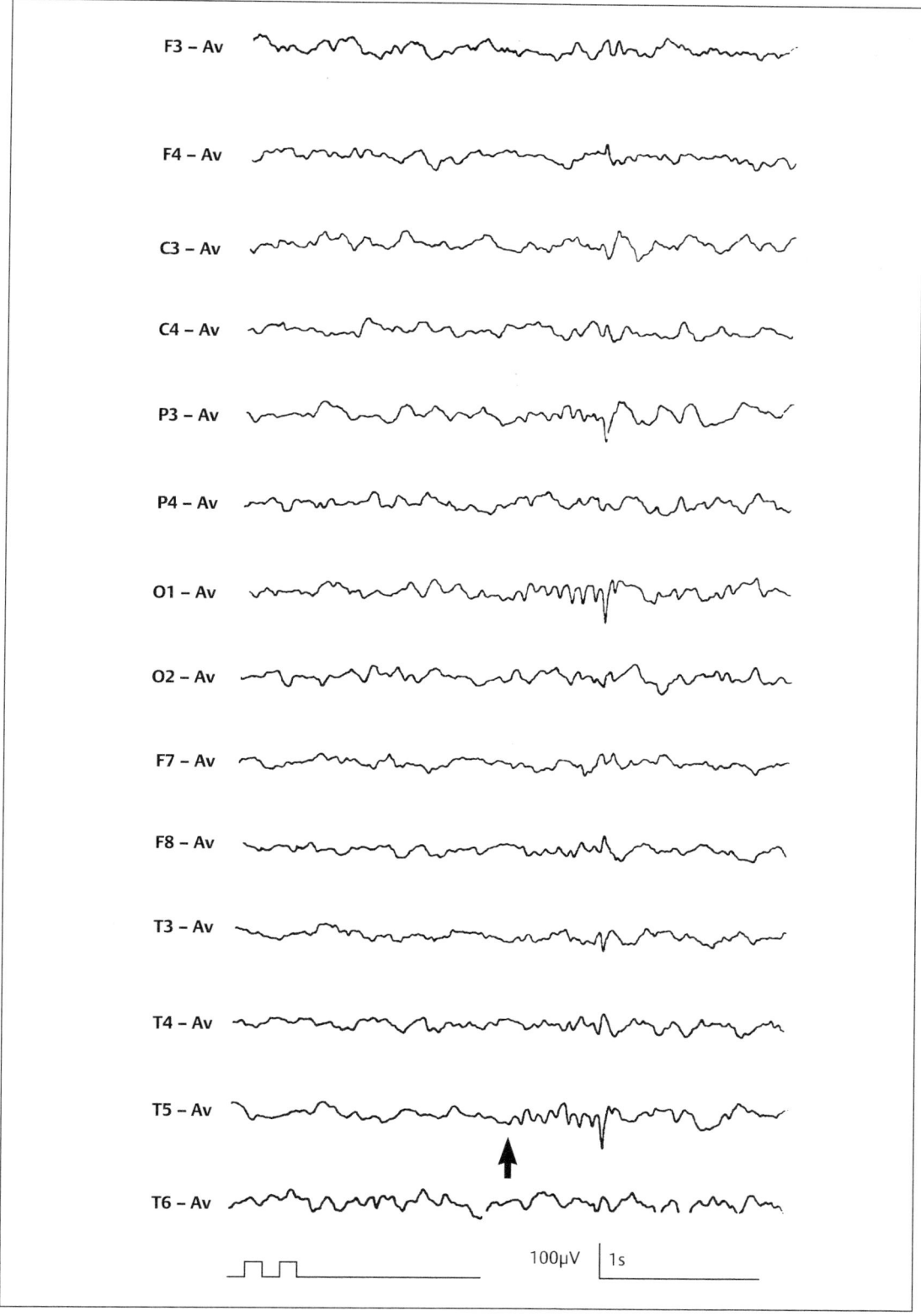

Fig. 11-2. Espículas positivas 14 & 6. Idade: 20 anos. Sonolência. Observe espículas agudas positivas na região temporal posterior esquerda (seta). Apesar da morfologia agudizada, não representam atividade epileptiforme.

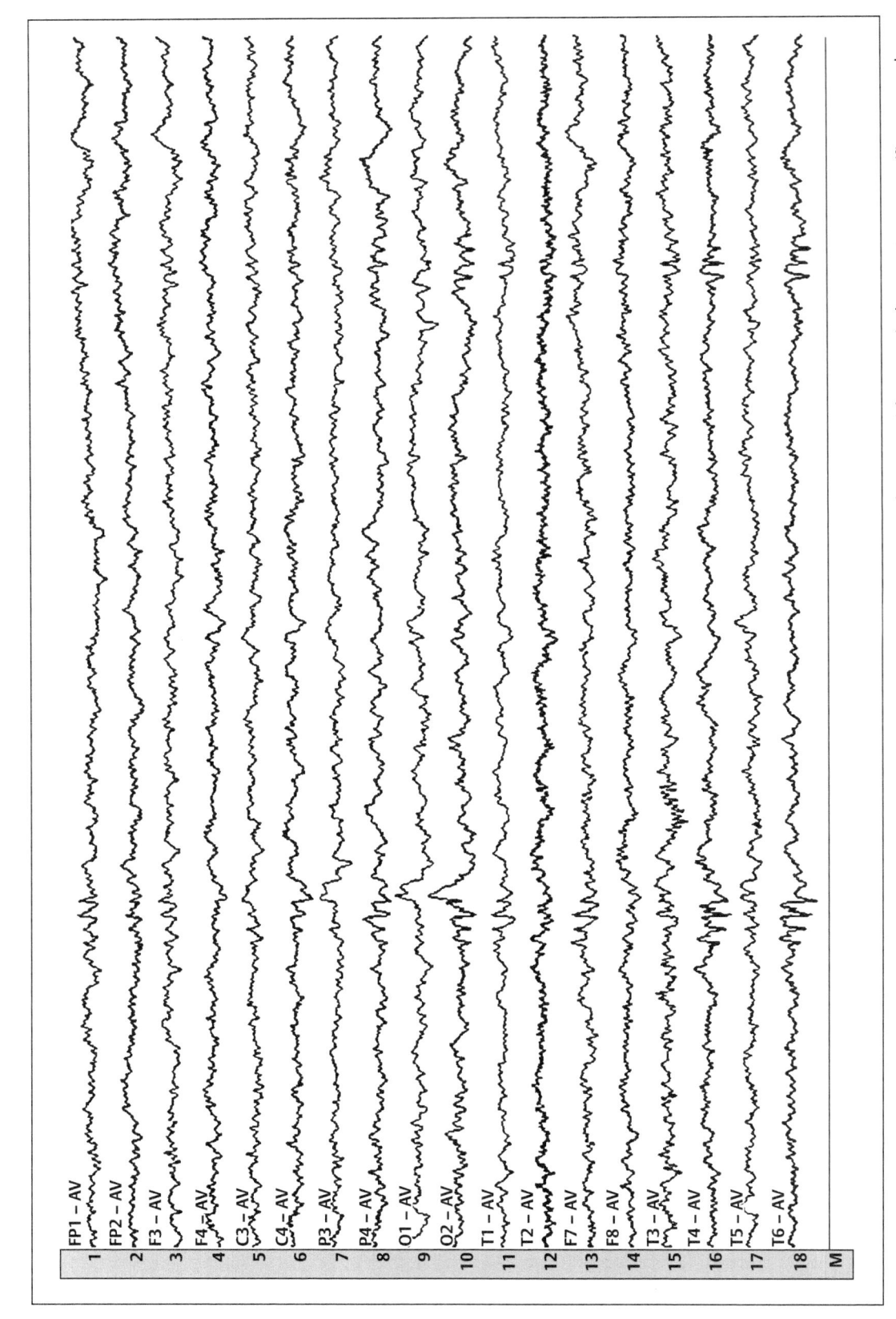

Fig. 11-3. Espículas positivas 14 & 6. Idade: 18 anos. Sonolência. Observe na montagem referencial com a média as espículas positivas na região temporal posterior direita.

Pequenos picos positivos (*small sharp spikes, benign epileptiform transients of sleep – BETS*). Espículas de baixa amplitude (< 50 μV), isoladas (geralmente não aparecem em trens), monofásicas ou difásicas, podendo ser seguidas por componente lento (Figs. 11-4 e 11-5). Ocorrem de forma independente em ambas as regiões frontotemporais, geralmente em adultos (pico entre 30 e 60 anos de idade), durante sonolência e estágio 2 do sono (desaparecem com o aprofundamento do sono). A incidência deste padrão em controles normais é estimada em 25 por cento.[5]

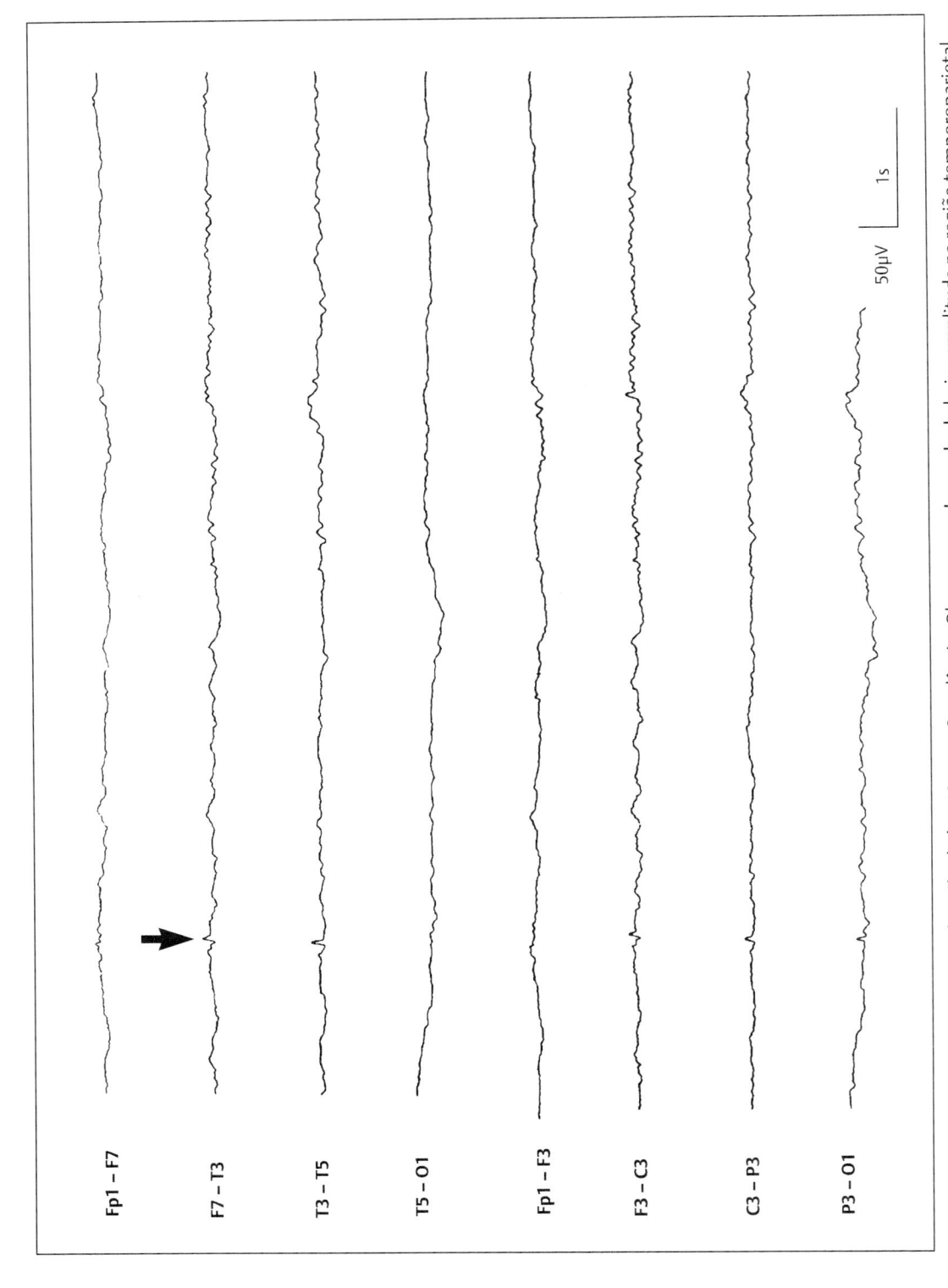

Fig. 11-4. Pequenos picos positivos (*BETS*). Idade: 40 anos. Sonolência. Observe a onda aguda de baixa amplitude na região temporoparietal esquerda (seta).

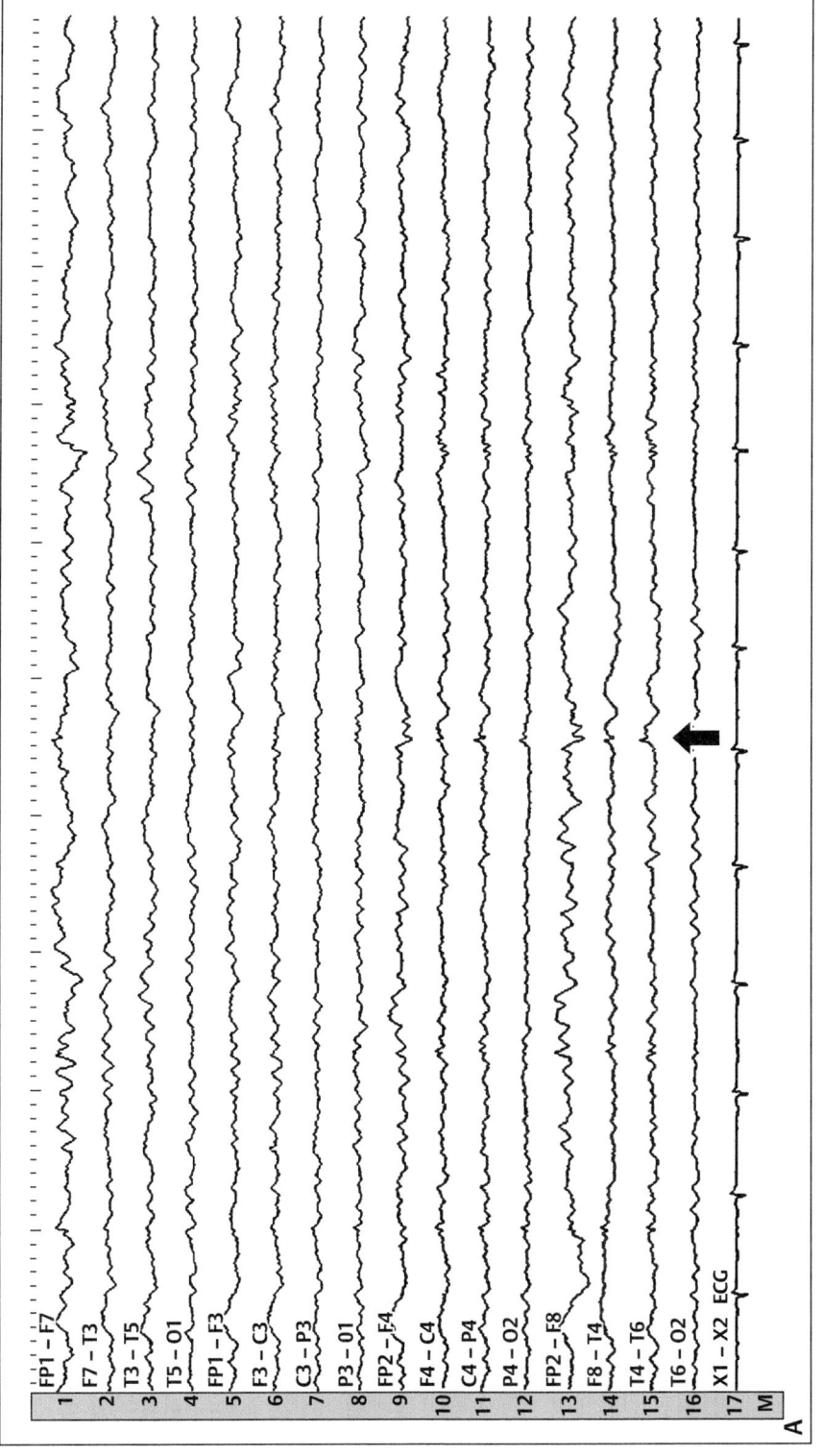

Fig. 11-5. (A) **Pequenos picos positivos (BETS)**. Idade: 31 anos. Vigília. Onda aguda de baixa amplitude na região temporal direita (seta). *(Continua.)*

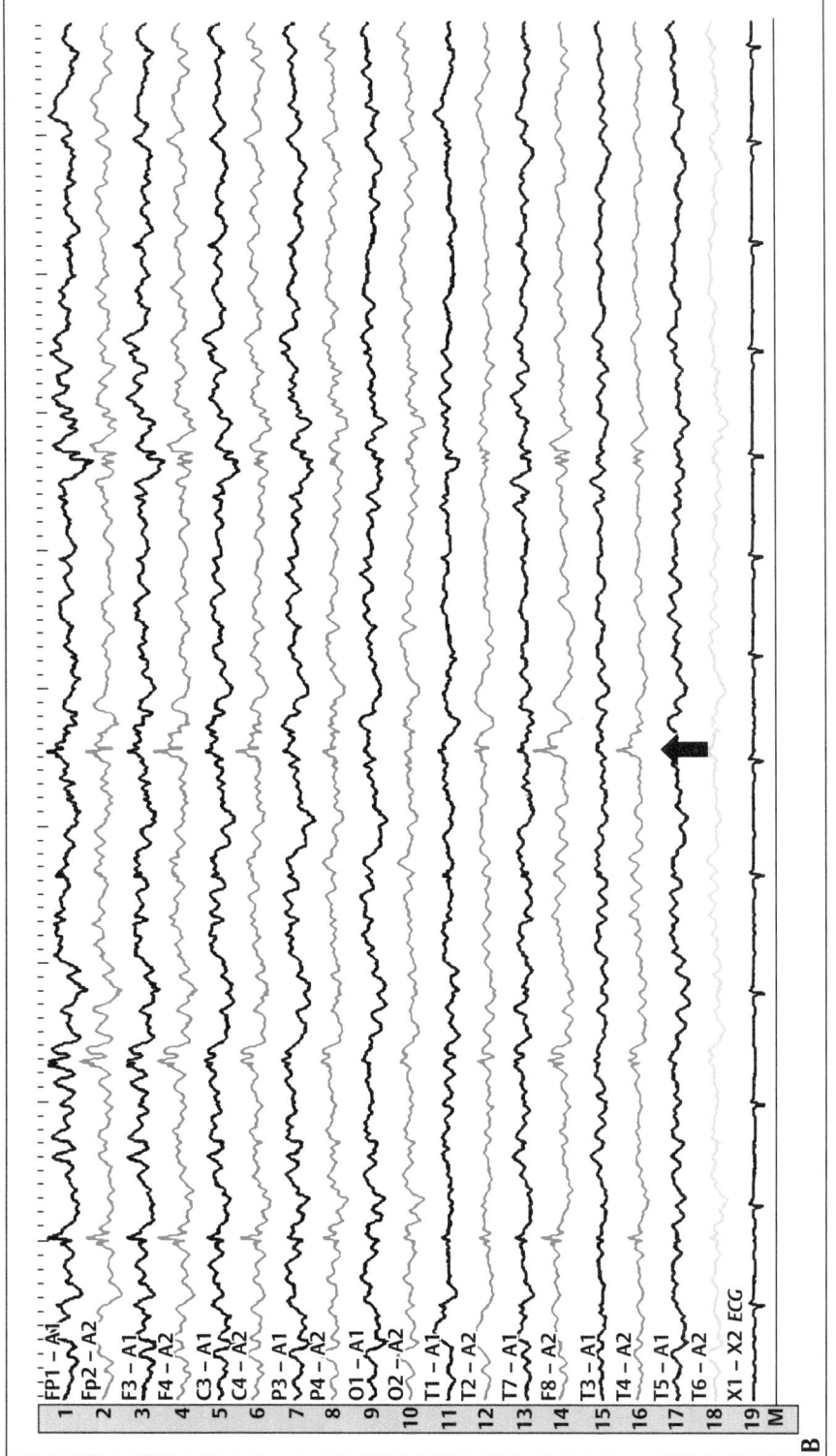

Fig. 11-5. *(Cont.)* **(B) Pequenos picos positivos (*BETS*).** Idade: 31 anos. Vigília. O mesmo traçado em montagem referencial com eletrodos auriculares.

Espículas arciformes (*wicket spikes*). Atividade aguda, rítmica, arciforme, nas regiões temporais, que ocorre isolada ou em trens durante vigília ou sono, principalmente em adultos – mais prevalente acima de 50 anos (Figs. 11-6 e 11-7). É observada mais claramente na sonolência e tende a desaparecer com o aprofundamento do sono. Apresenta frequência de 6 a 11 Hz, com amplitude de 60-200 μV, nas regiões temporais, podendo ocorrer uni ou bilateralmente, síncrona ou de forma independente.[6]

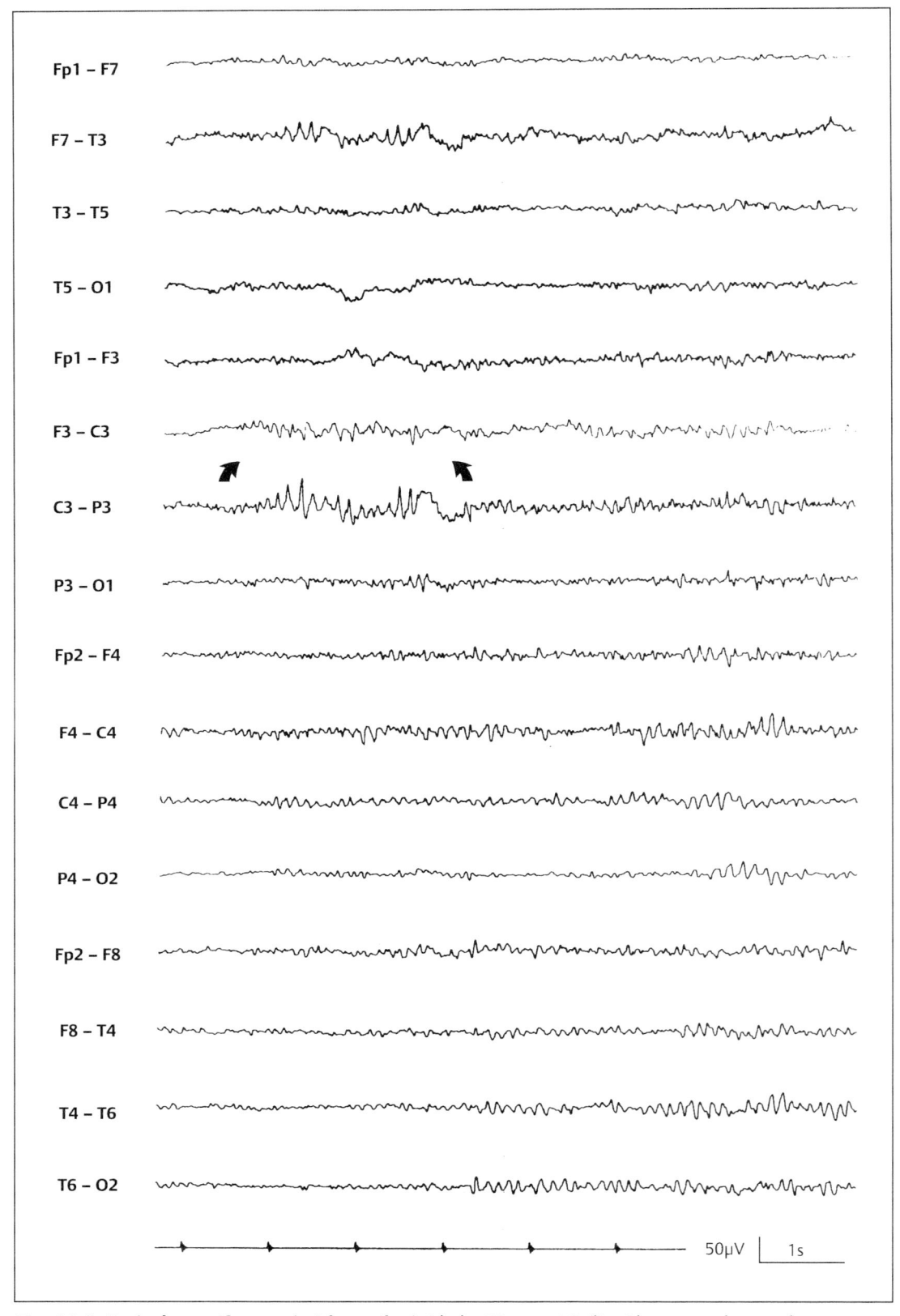

Fig. 11-6. Espículas arciformes (*wicket spikes*). Idade: 52 anos. Vigília. Observe ondas agudas, frequência de 7 Hz, na região fronto-centro-parietal esquerda (entre as setas), com reversão de fase em C3. Apesar da morfologia agudizada, não representam atividade epileptiforme.

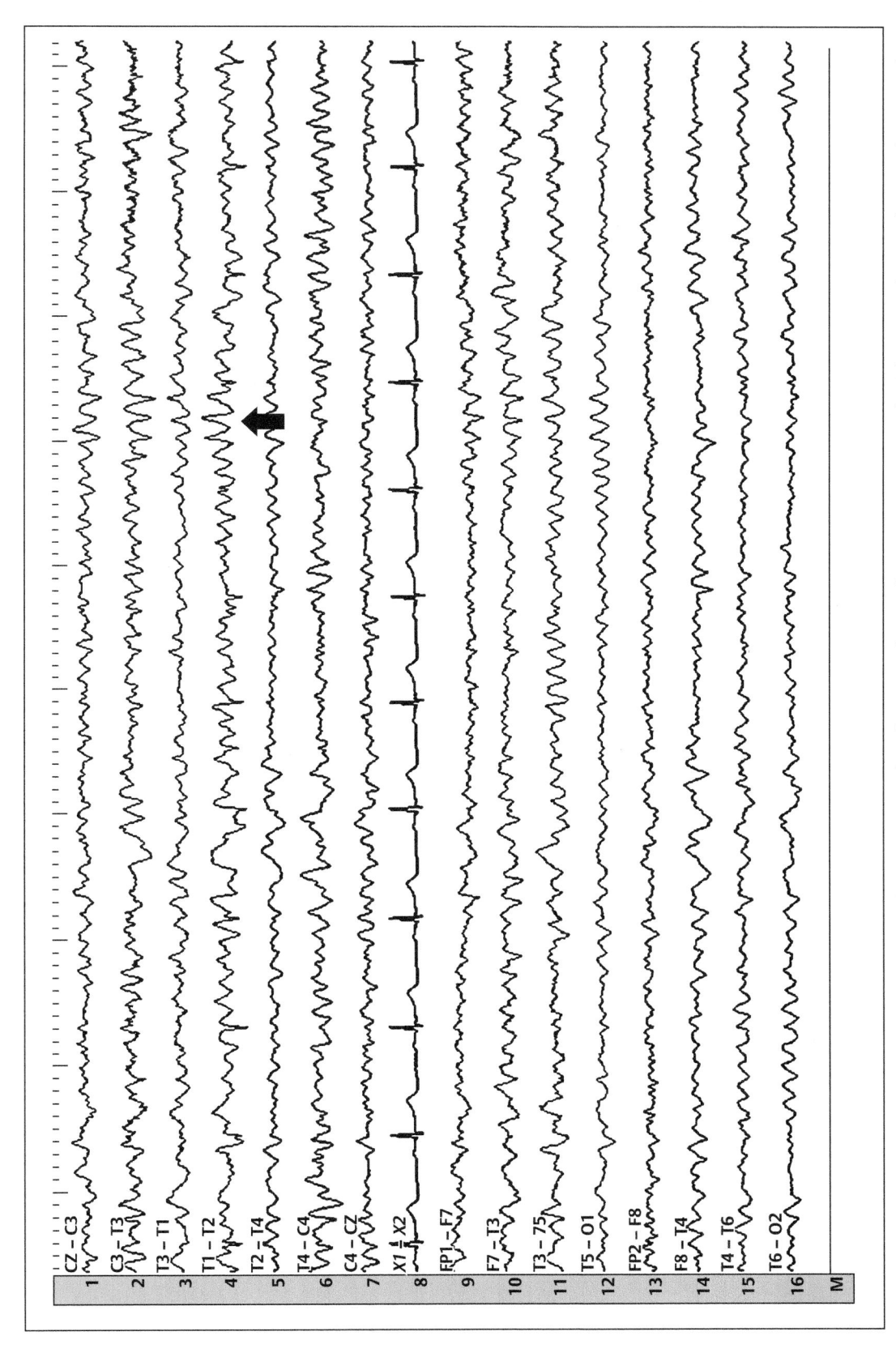

Fig. 11-7. Espículas arciformes (*wicket spikes*). Idade: 36 anos. Vigília. Observe ondas agudas na região temporal média esquerda com duração de menos de 1 segundo.

Espícula-onda 6 Hz (*Phantom*). Com aspecto em miniatura do clássico complexo espícula-onda de 3 Hz, é uma descarga generalizada na frequência de 6 Hz (varia de 4 a 7 Hz), com duração de 1 a 2 segundos, observada em adultos jovens (Fig. 11-8). Ocorre mais frequentemente em pacientes que apresentam epilepsia generalizada (50 a 60% dos casos). Em homens, geralmente ocorre durante a vigília, nas regiões anteriores, e apresenta alta amplitude (WHAM); este padrão parece estar mais associado à epilepsia quando as espículas com predomínio frontal são de elevada amplitude e em frequências abaixo de 5 a 6 Hz. Nas mulheres, geralmente ocorre na sonolência, com predomínio nas regiões posteriores, e apresenta baixa amplitude (FOLD). Nem sempre é fácil distinguir esta variante do normal de atividade verdadeiramente epileptiforme; contudo, quando ela ocorre apenas na vigília ou na sonolência (desaparecendo com o aprofundamento do sono), geralmente se trata de espícula-onda 6 Hz.[4]

Waking record	**F**emales
High in amplitude	**O**ccipital
Anterior	**L**ow in amplitude
Males	**D**rowsy record

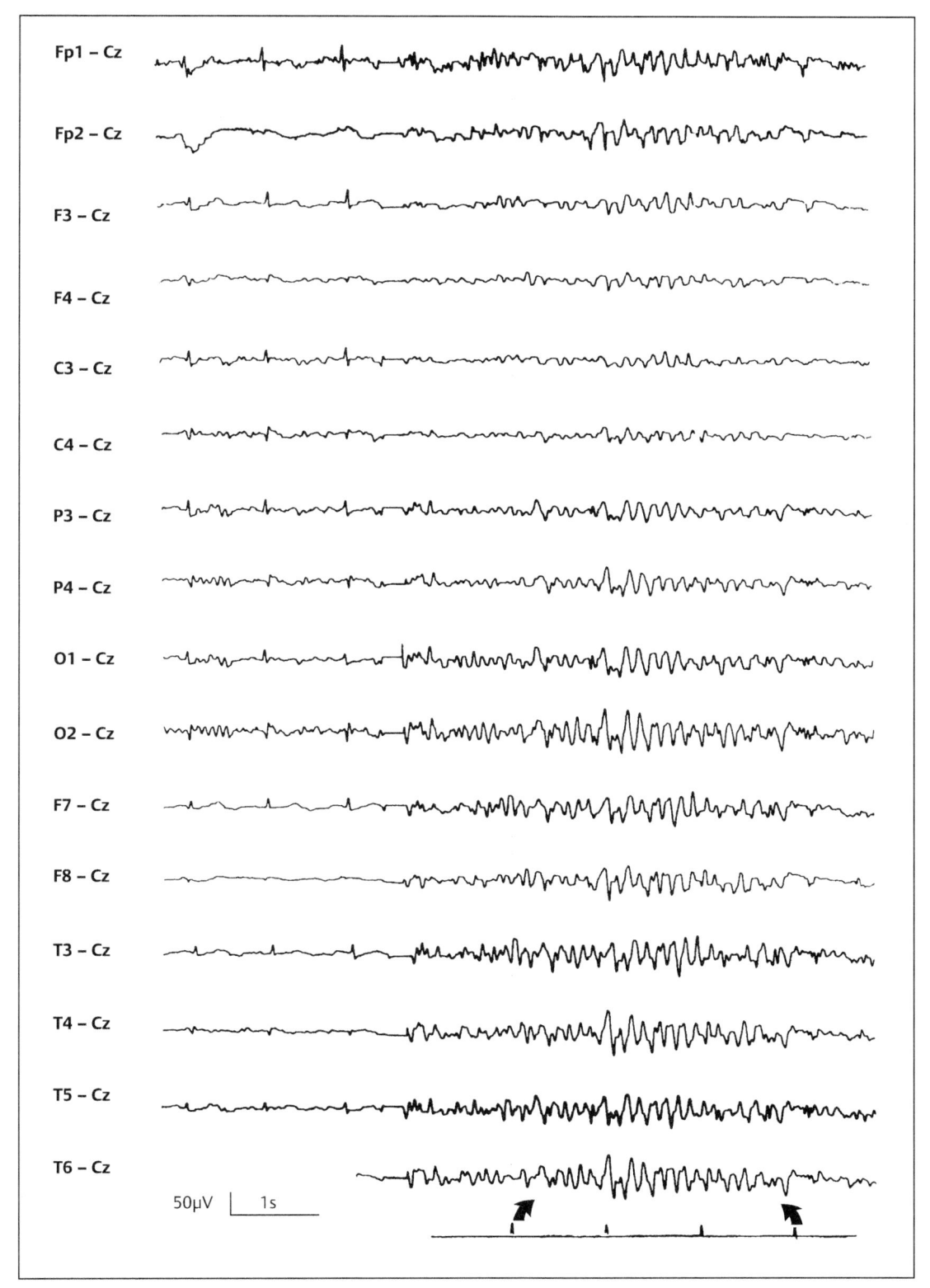

Fig. 11-8. Espícula-onda 6 Hz (*Phantom*). Idade: 27 anos. Vigília. Observe o paroxismo de ondas generalizadas na frequência de 6 Hz, com duração de aproximadamente 3 segundos (setas).

Teta temporal rítmico durante sonolência, ou variante psicomotora. É chamado de variante psicomotora pelas semelhanças com atividade rítmica ictal de crises focais disperceptivas do lobo temporal, atividade rítmica de longa duração, frequência teta (5 a 7 Hz), com componente agudizado negativo, máxima na região temporal média, podendo se espalhar para a região temporal anterior e occipital (Fig. 11-9). Ocorre mais frequentemente durante a sonolência, podendo ser uni ou bilateral, síncrono ou independente, geralmente em adultos e, menos comumente, em crianças e adolescentes. Sua duração normalmente ultrapassa 10 segundos, podendo chegar a até alguns minutos. Não se considera associação com epileptogenicidade.[6]

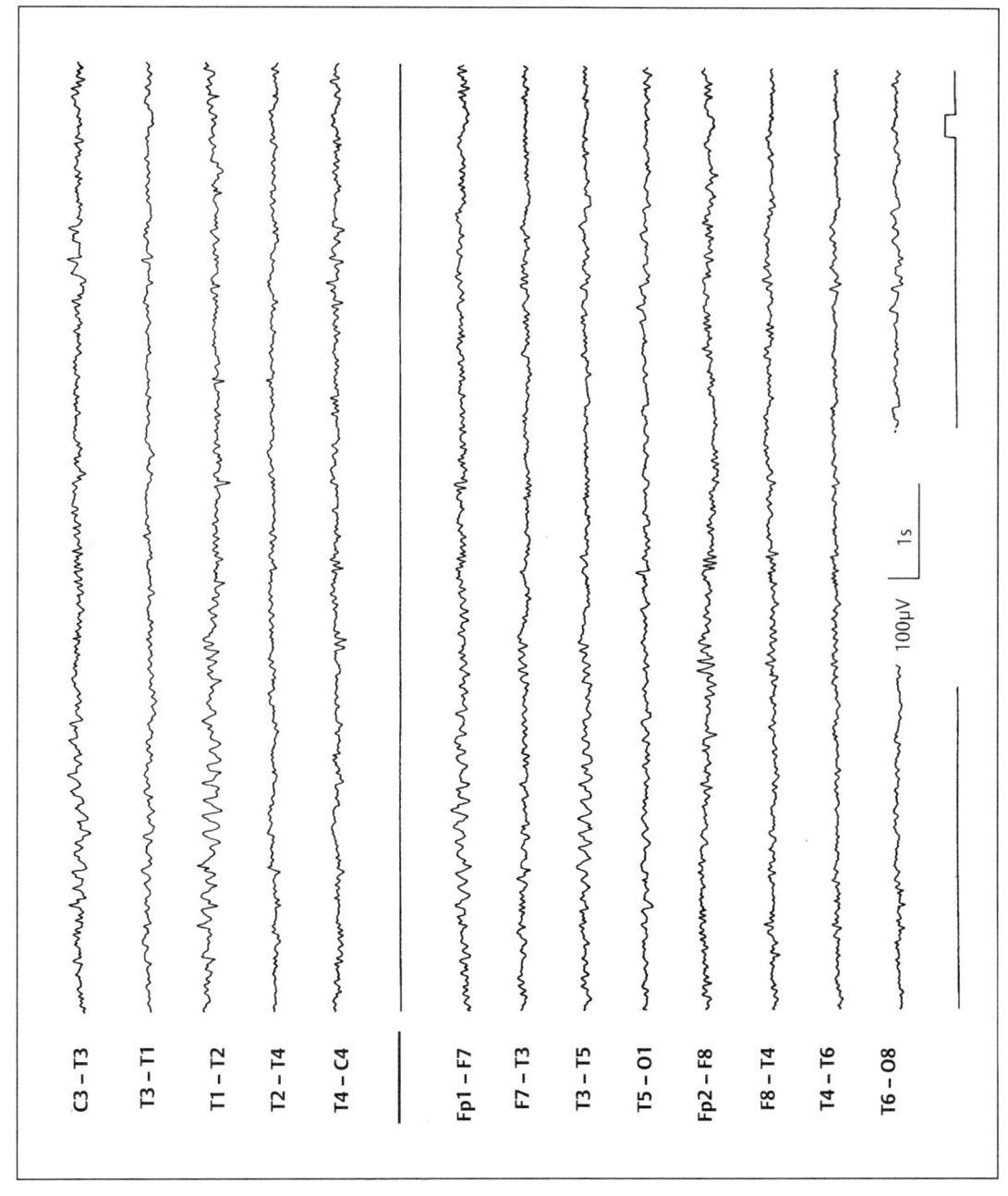

Fig. 11-9. Teta temporal da sonolência/variante psicomotora. Idade: 32 anos. Sonolência. Observe ondas lentas agudizadas, frequência de 6 Hz, monomórficas e rítmicas na região temporal esquerda. Apesar do caráter agudizado, não representam atividade epileptiforme.

Espículas occipitais da cegueira (*occipital needle-like spikes*). Espículas de média amplitude, observadas nas regiões occipitais de crianças com amaurose congênita, sem relação com ocorrência de crises epilépticas (provavelmente, são causadas por deaferentação). Desaparecem durante a infância ou a adolescência (Fig. 11-10).

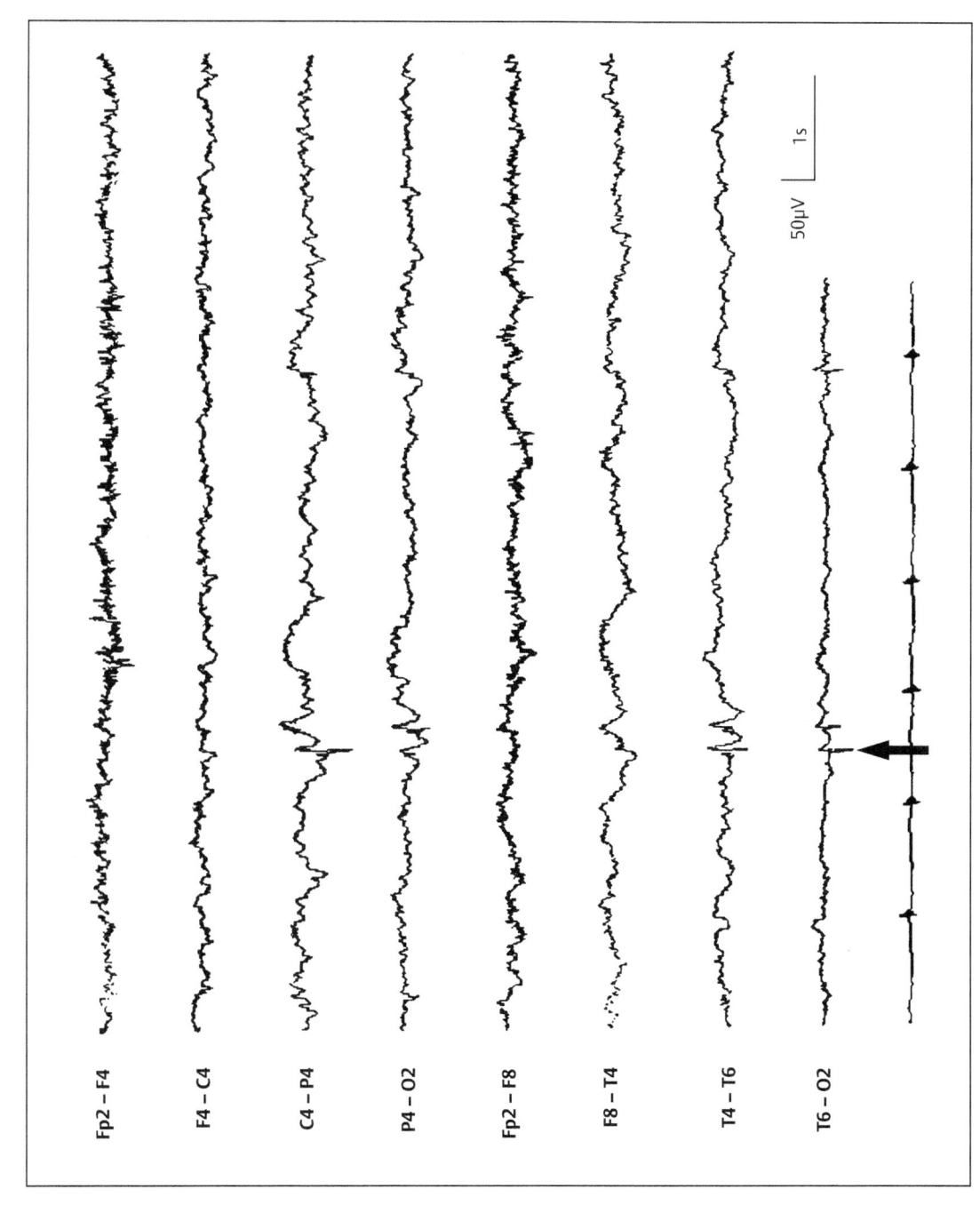

Fig. 11-10. Espículas agudizadas da cegueira. Idade: 4 anos. Vigília. Observe atividade espicular posterior (seta) em criança com amaurose congênita. Ocasionalmente, esta atividade pode ser muito frequente, entretanto não representa atividade epileptiforme.

Variante alfa. Atividade posterior, ocorrendo em frequência harmônica (supra ou infra) do ritmo dominante posterior. Pode ocorrer em qualquer idade, em surtos de 3 a 4 segundos, durante a vigília. Representa a fusão parcial de duas ondas alfa e apresenta reatividade (atenuação) à abertura ocular (Figs. 11-11 a 11-13).

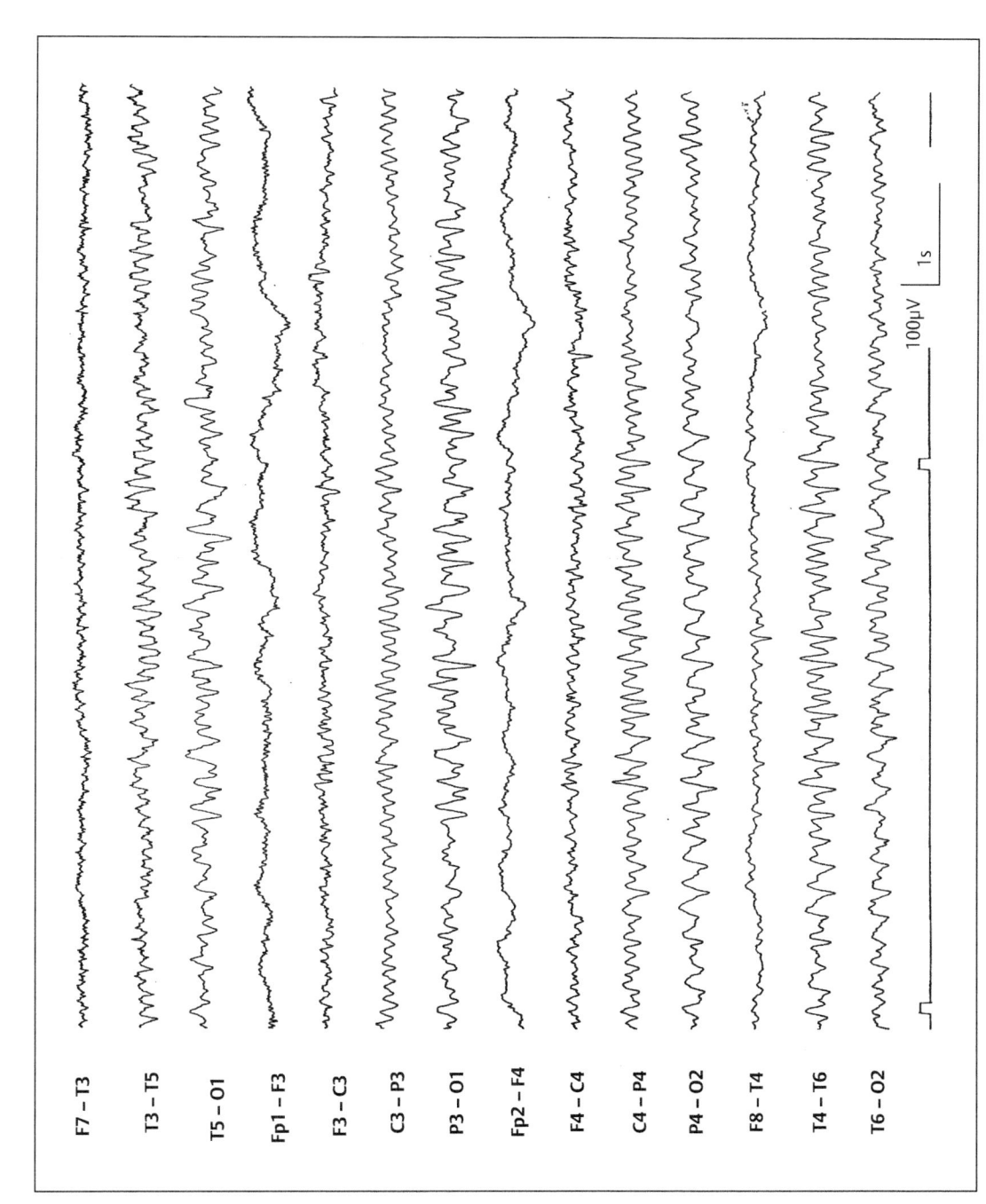

Fig. 11-11. Variante alfa (infra-harmônica). Idade: 48 anos. Vigília. Observe que o ritmo dominante posterior é formado por ondas lentas 4 Hz, mais bem evidenciado no 7º e no 11º canais. Esta atividade representa uma variante lenta do ritmo dominante posterior, que habitualmente se encontra na frequência alfa. No 6º e no 10º canais, observa-se atividade de base na frequência de 8 a 9 Hz, dentro do limite da normalidade para a faixa etária.

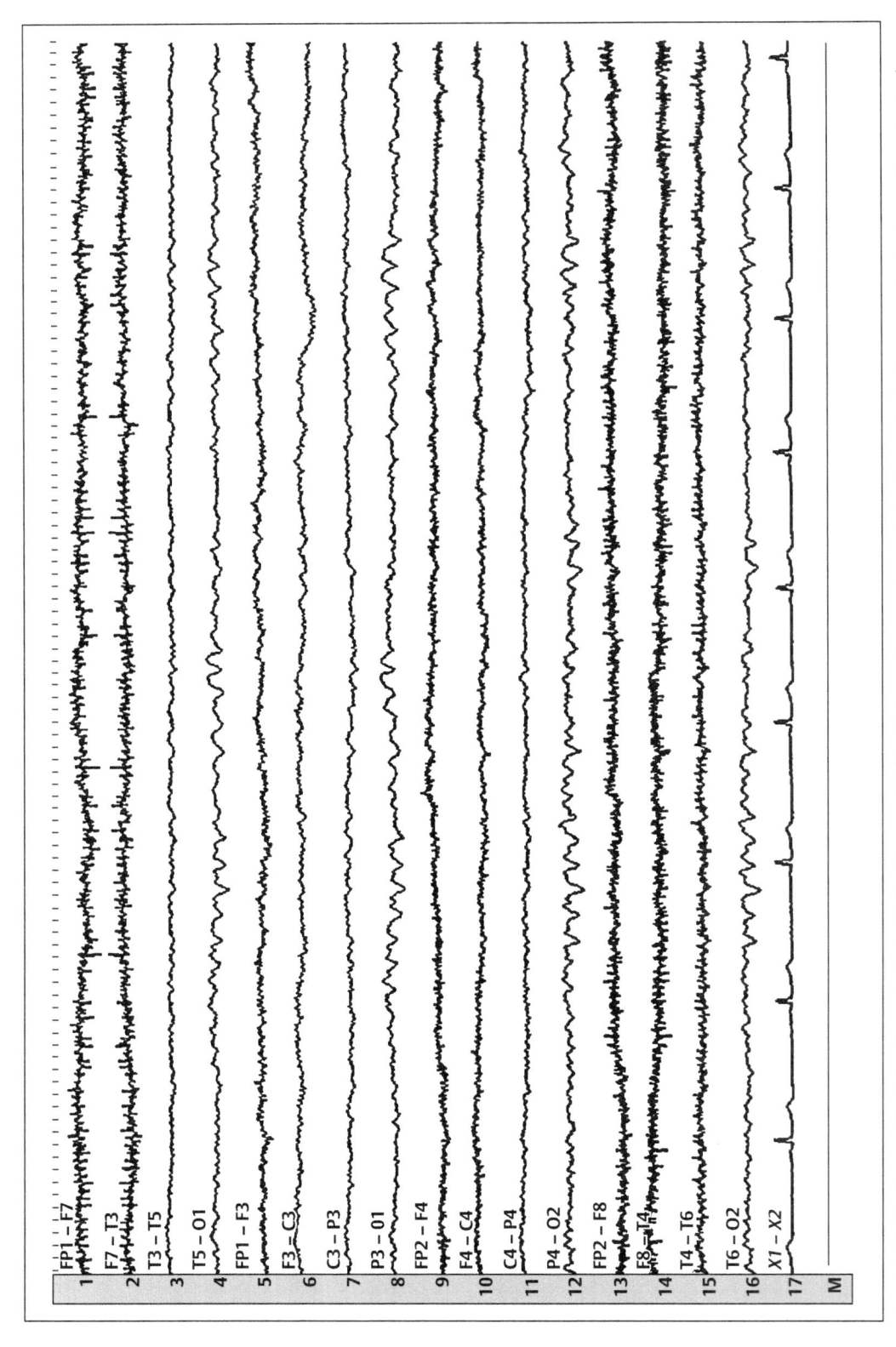

Fig. 11-12. Variante alfa (infra-harmônica). Idade: 28 anos. Vigília. O ritmo dominante posterior é caracterizado por ondas lentas na frequência de 5 Hz com entalhes no centro.

Fig. 11-13. Variante alfa (supra-harmônica). Idade: 18 anos. Vigília. Observe que, em alguns momentos, o ritmo dominante posterior é caracterizado por atividade rápida na frequência beta (entre setas), e mais adiante observa-se atividade alfa normal na frequência de 9 a 10 Hz. (Cortesia do Dr. Blaise Bourgeois.)

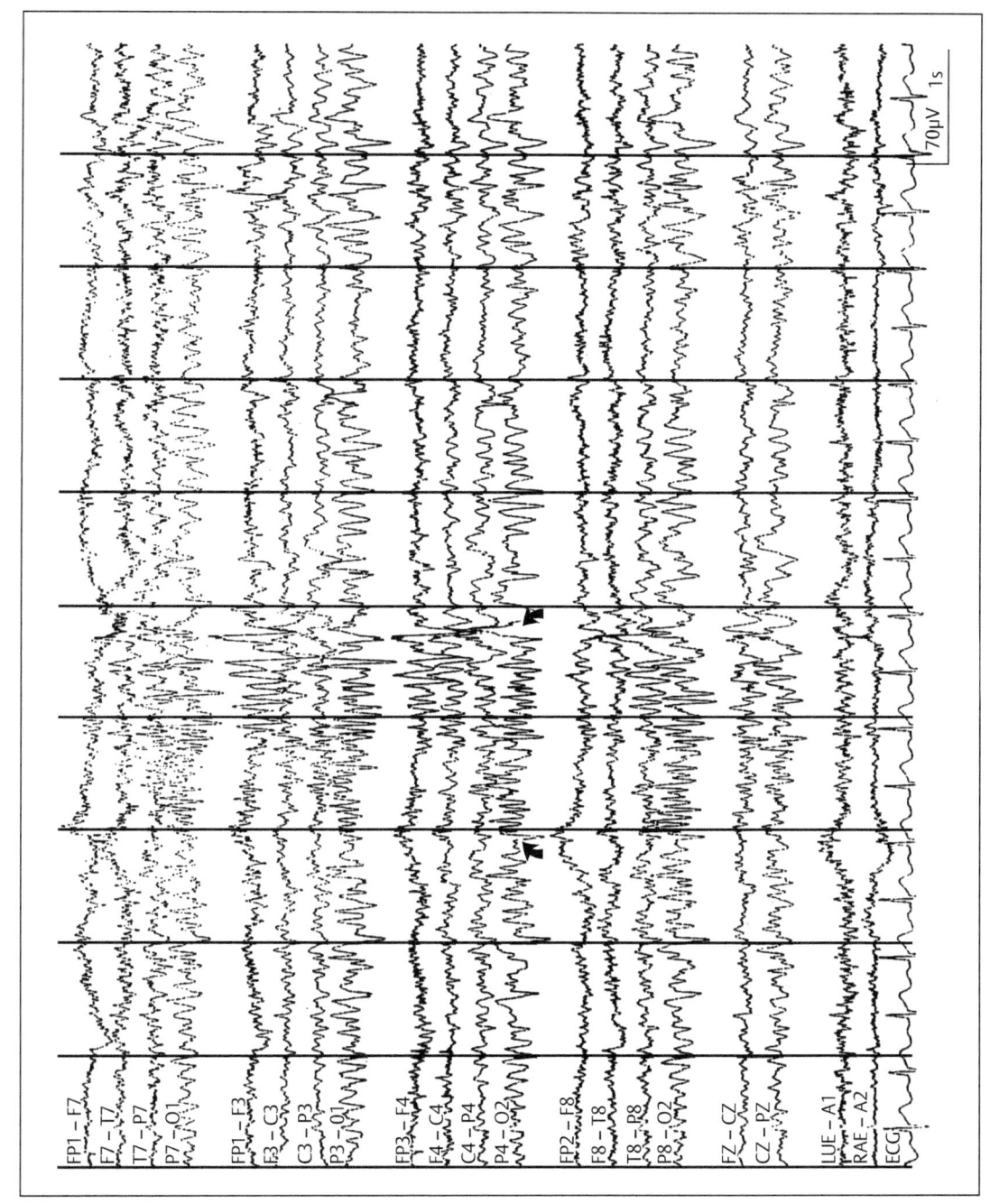

Lambda. Onda aguda positiva, de baixa amplitude, bilateral e síncrona, observada na região occipital durante a vigília, na exploração visual (sacadas exploratórias). Podem ser monofásicas ou bifásicas, sendo o componente mais proeminente positivo na superfície do escalpo. Pode haver uma pequena deflexão com negatividade no escalpo precedendo a onda (Fig. 11-14). Ocorre predominantemente na primeira e na segunda décadas de vida e desaparece com o fechamento ocular ou o escurecimento do ambiente. Parece representar um potencial evocado em resposta a estímulo visual.[4]

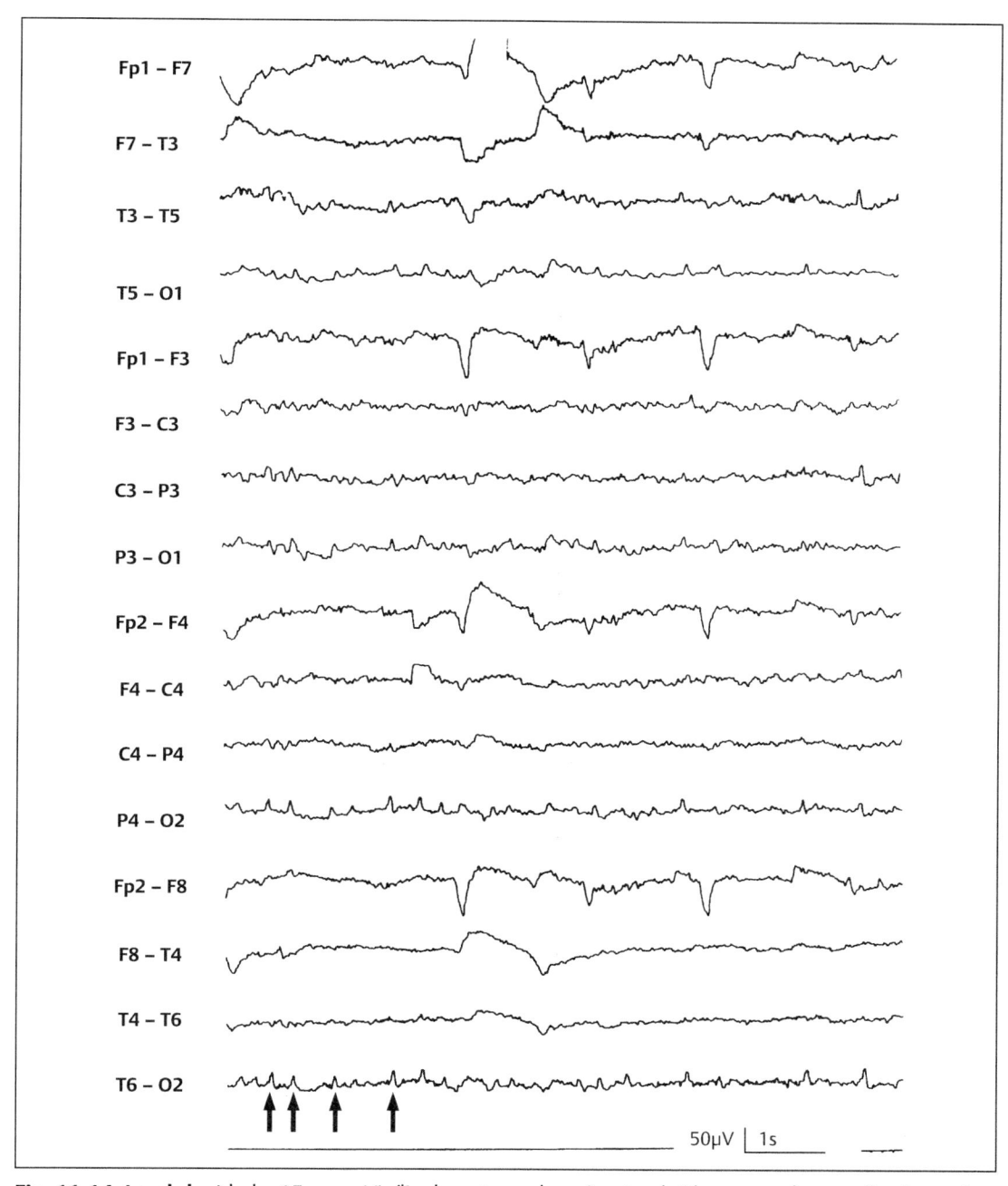

Fig. 11-14. Lambda. Idade: 15 anos. Vigília durante exploração visual. Observe ondas agudizadas muito frequentes nas regiões occipitais, principalmente no 4º, no 8º, no 12º e no 16º canais. Observe também artefatos de abertura e fechamento ocular nas regiões anteriores, 1º, 5º, 9º e 13º canais, demonstrando que esta atividade ocorreu durante exploração visual.

Transiente agudo positivo do sono na região occipital (*POSTS – positive occipital sharp transients of sleep*). Ondas agudas positivas, de baixa amplitude, bilaterais, observadas nas regiões occipitais durante o sono, a partir da primeira década de vida. Ocorrem em trens na frequência de 4 a 5 Hz (Figs. 11-15 e 11-16).

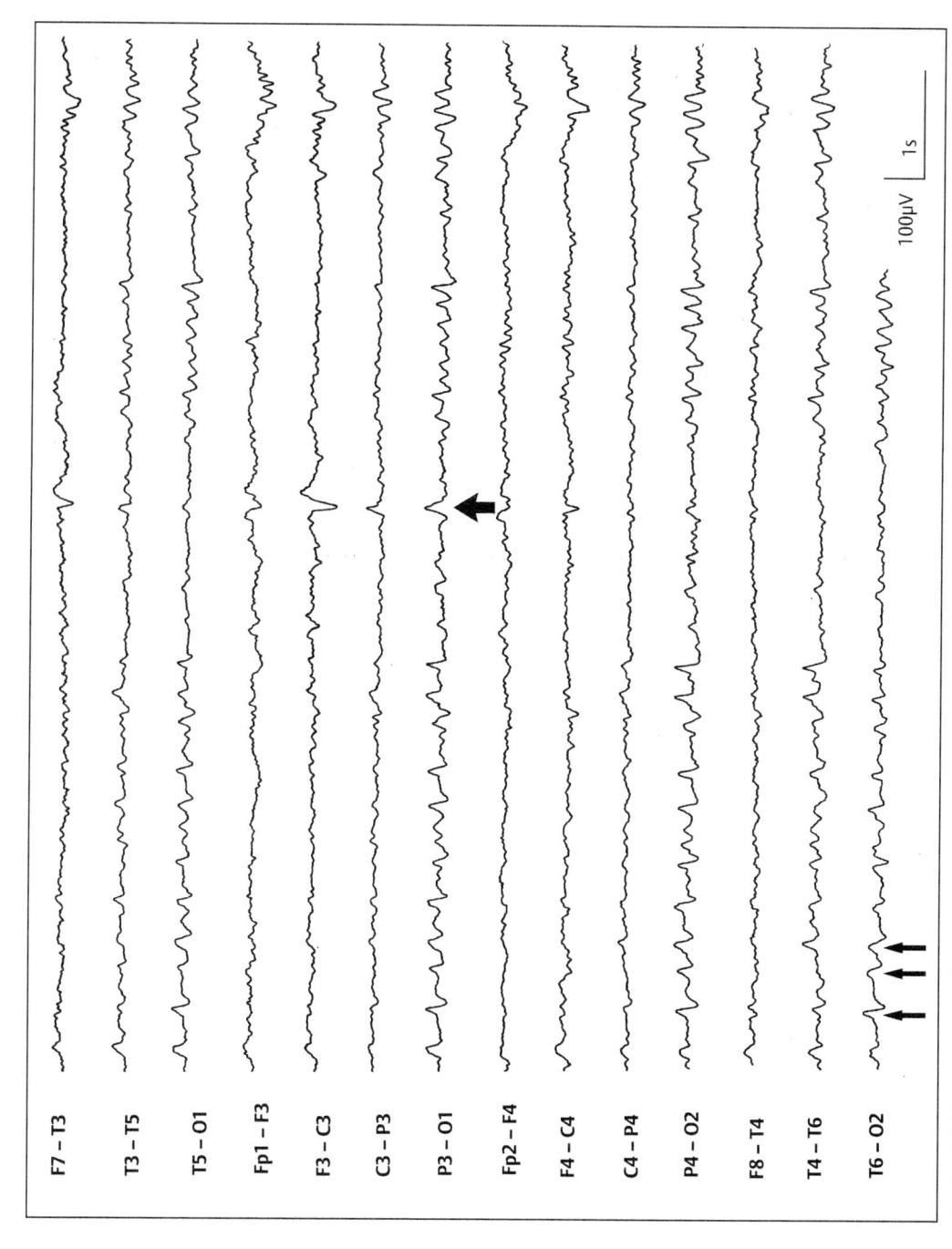

Fig. 11-15. Transiente agudo positivo do sono na região occipital (POSTS). Idade: 28 anos. Sono. Observe trens de ondas agudas positivas de baixa amplitude nas regiões occipitais (setas menores) durante o sono. Também se observa uma onda do vértex levemente assimétrica (seta maior).

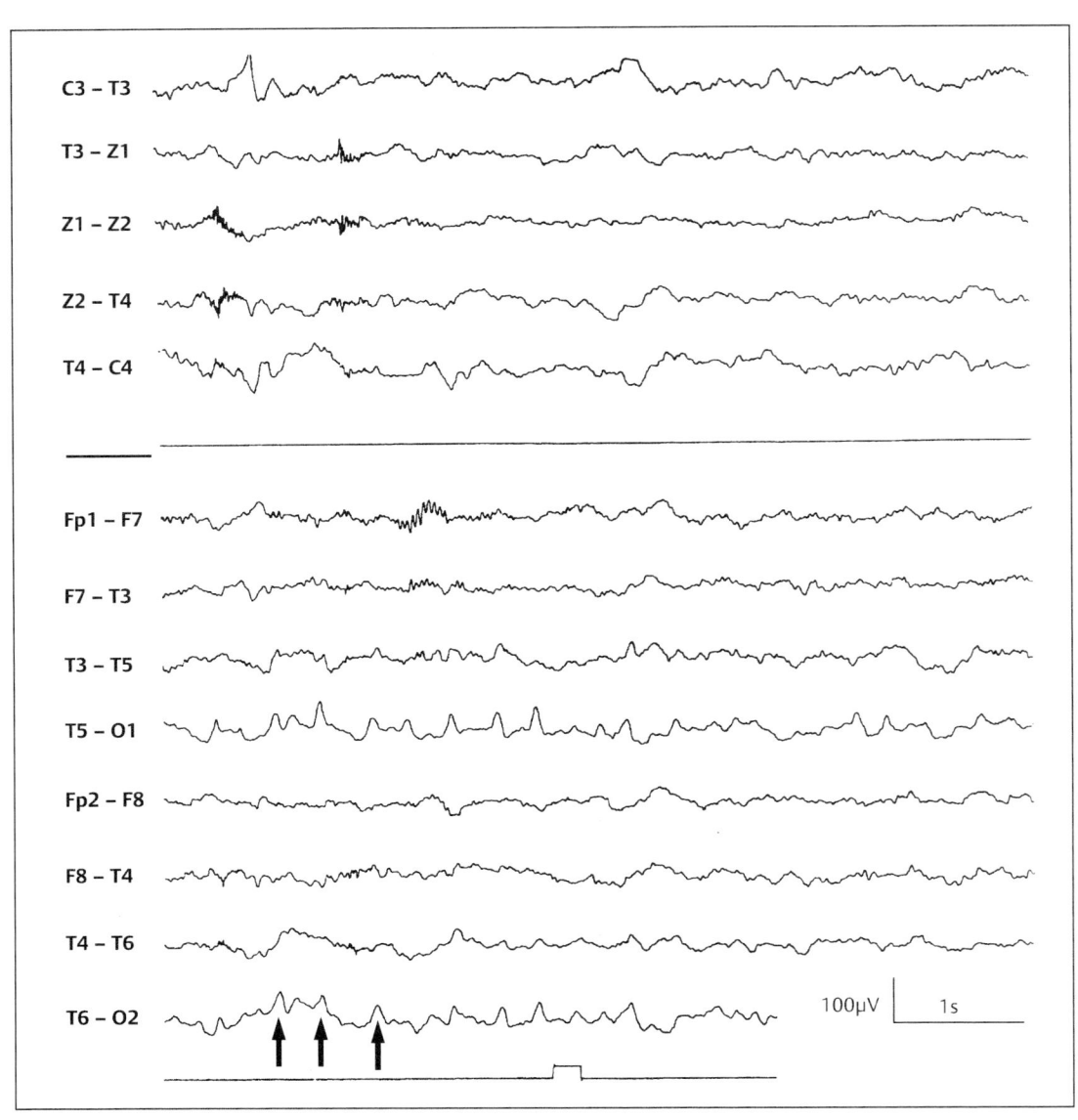

Fig. 11-16. Transiente agudo positivo do sono na região occipital (POSTS). Idade: 10 anos. Sono. Observe trens de ondas agudas positivas de baixa amplitude nas regiões occipitais (setas).

Ritmo da brecha. Os ritmos normalmente registrados pelo EEG de escalpo podem ser exacerbados (aumento da amplitude) quando a aquisição dos sinais elétricos é feita sobre um defeito do crânio. O ritmo da brecha é mais proeminente quando registrado nas regiões temporais (Figs. 11-17 e 11-18). Atividade elétrica normal, beta e ritmos centrais (*mu*), principalmente, podem apresentar-se com características bastante agudizadas.[4]

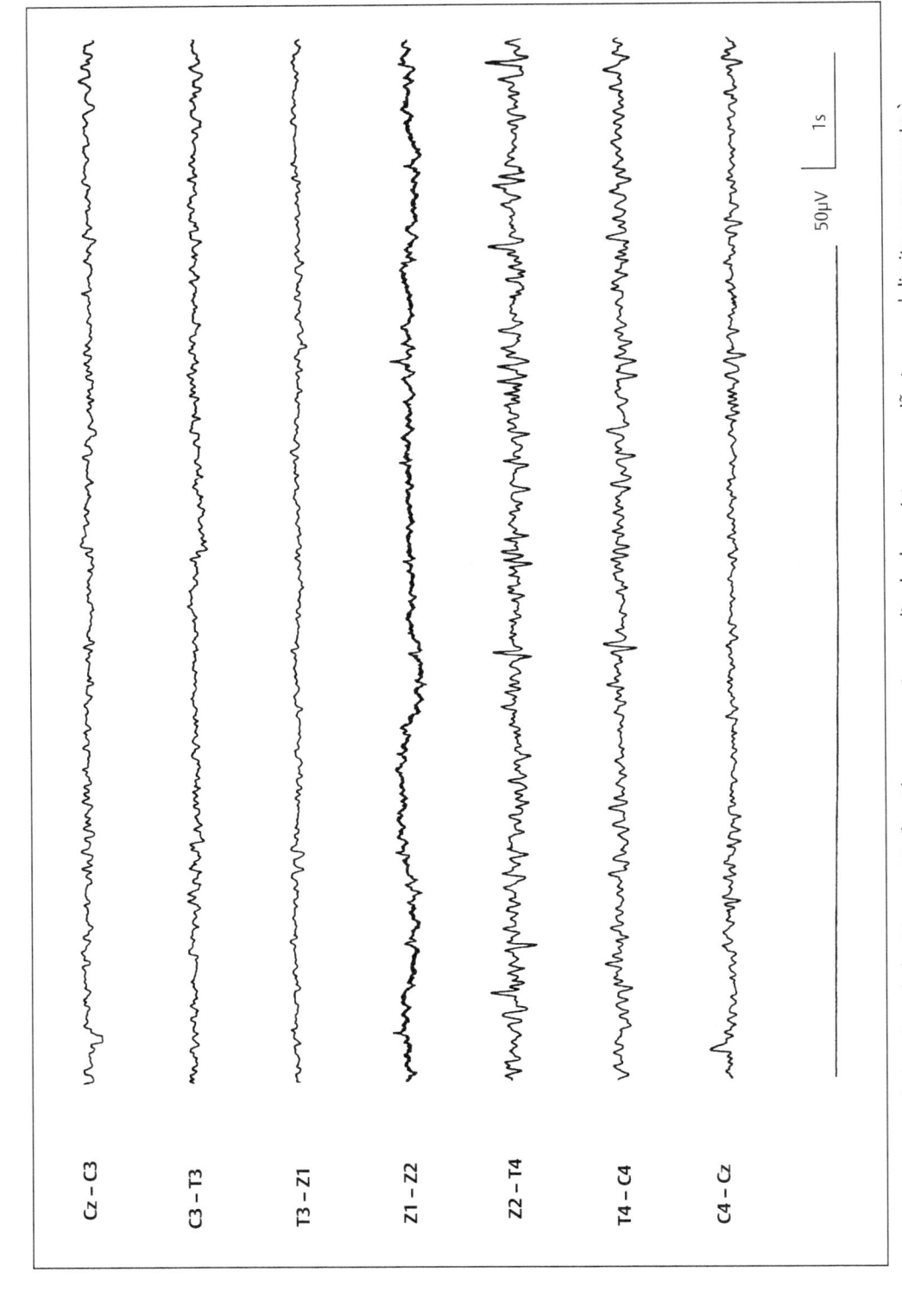

Fig. 11-17. Ritmo da brecha. Idade: 28 anos. Vigília. Observe a maior amplitude do registro na região temporal direita, consequente à falha óssea. Esta amostra é parte do traçado eletrencefalográfico de uma paciente com epilepsia do lobo temporal, submetida a amigdalo-hipocampectomia direita.

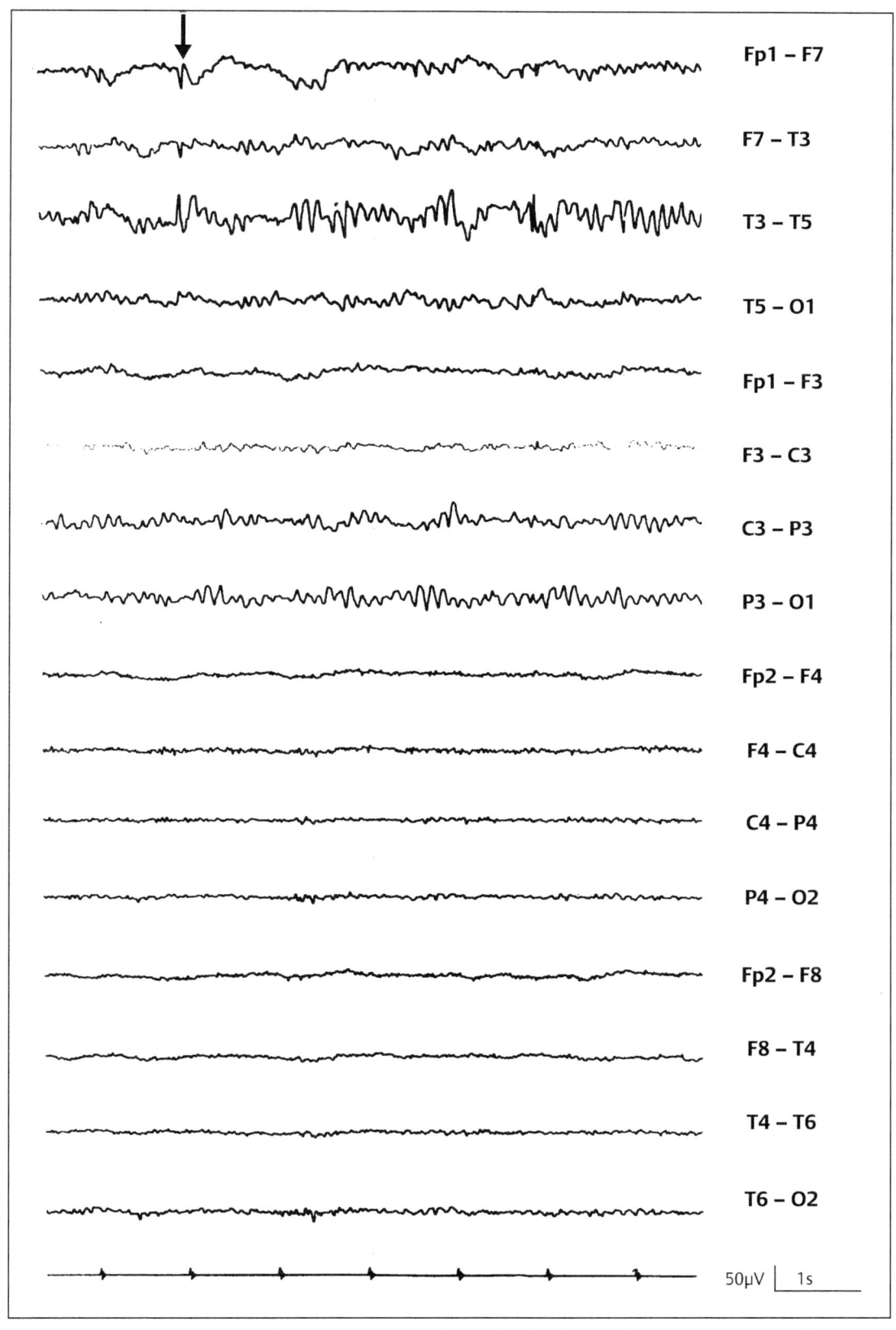

Fig. 11-18. Ritmo da brecha. Observe o aumento da amplitude do traçado na região temporal esquerda, consequente à falha óssea, em um paciente que foi submetido a craniotomia. Também pode ser observada uma onda aguda epileptiforme na mesma região (seta).

Descarga eletrográfica subclínica rítmica do adulto (*subclinical rhythmic EEG discharge of adults – SREDA*). Descarga eletrográfica subclínica do adulto é uma variante da normalidade pouco frequente, caracterizada por paroxismos de ondas agudas rítmicas, principalmente na frequência teta (4 a 7 Hz) e, ocasionalmente, delta, observados na região temporoparietoccipital (máxima no vértex; Fig. 11-19). Ocorre em adultos, na vigília ou na sonolência leve, e pode ser induzida por hiperventilação.[6] Este padrão pode ser encontrado em pacientes com distúrbios neurológicos e não neurológicos, e, apesar de seu mecanismo fisiopatogênico não ser esclarecido, parece tratar-se de uma variante benigna da normalidade, com pouco significado diagnóstico.[4]

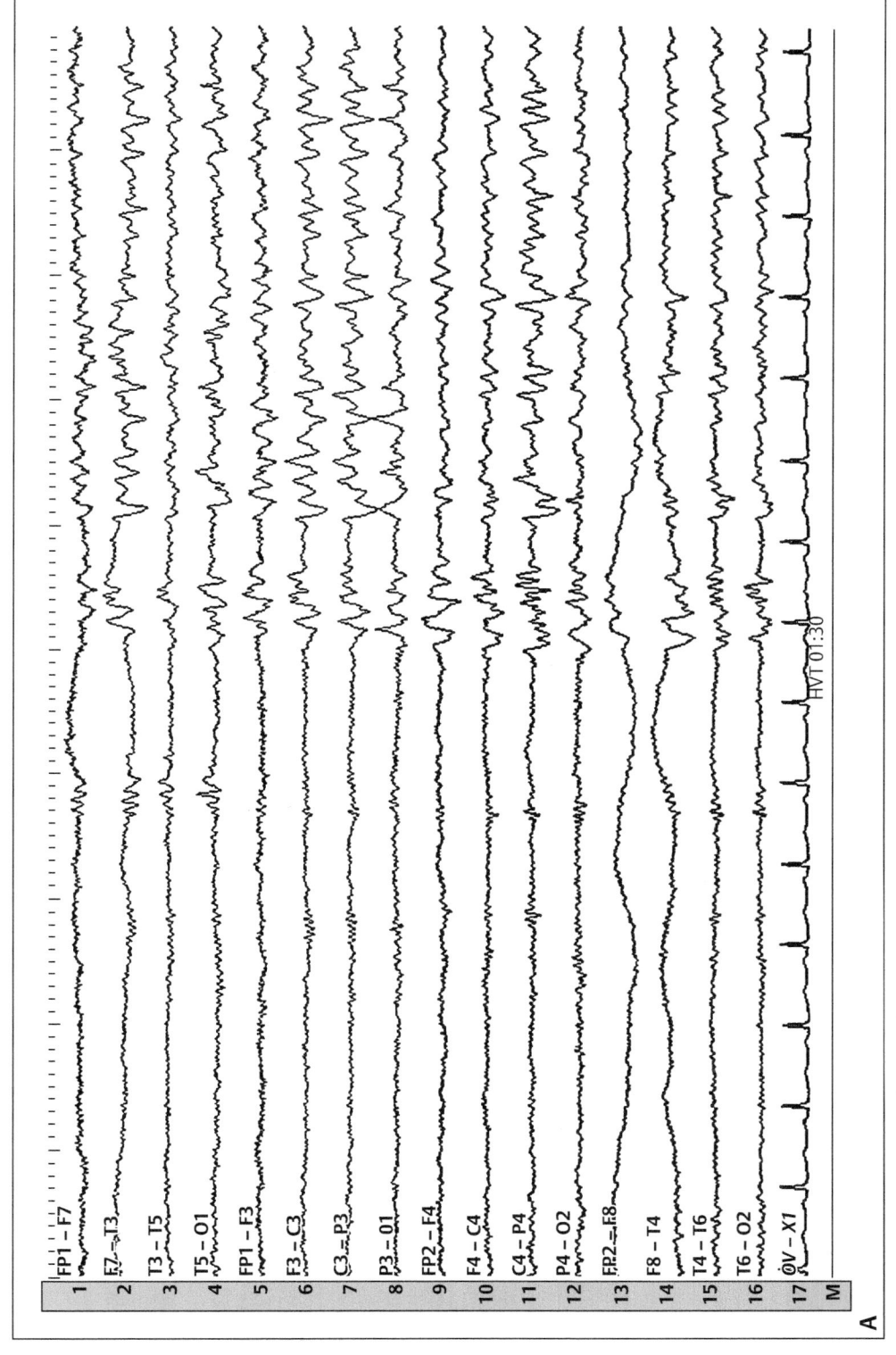

Fig. 11-19. (A) Descarga eletrográfica subclínica rítmica do adulto (SREDA). Idade: 41 anos. Sonolência. Observe trens de ondas agudas nas regiões parietais de forma síncrona, com predomínio à esquerda. (*Continua.*)

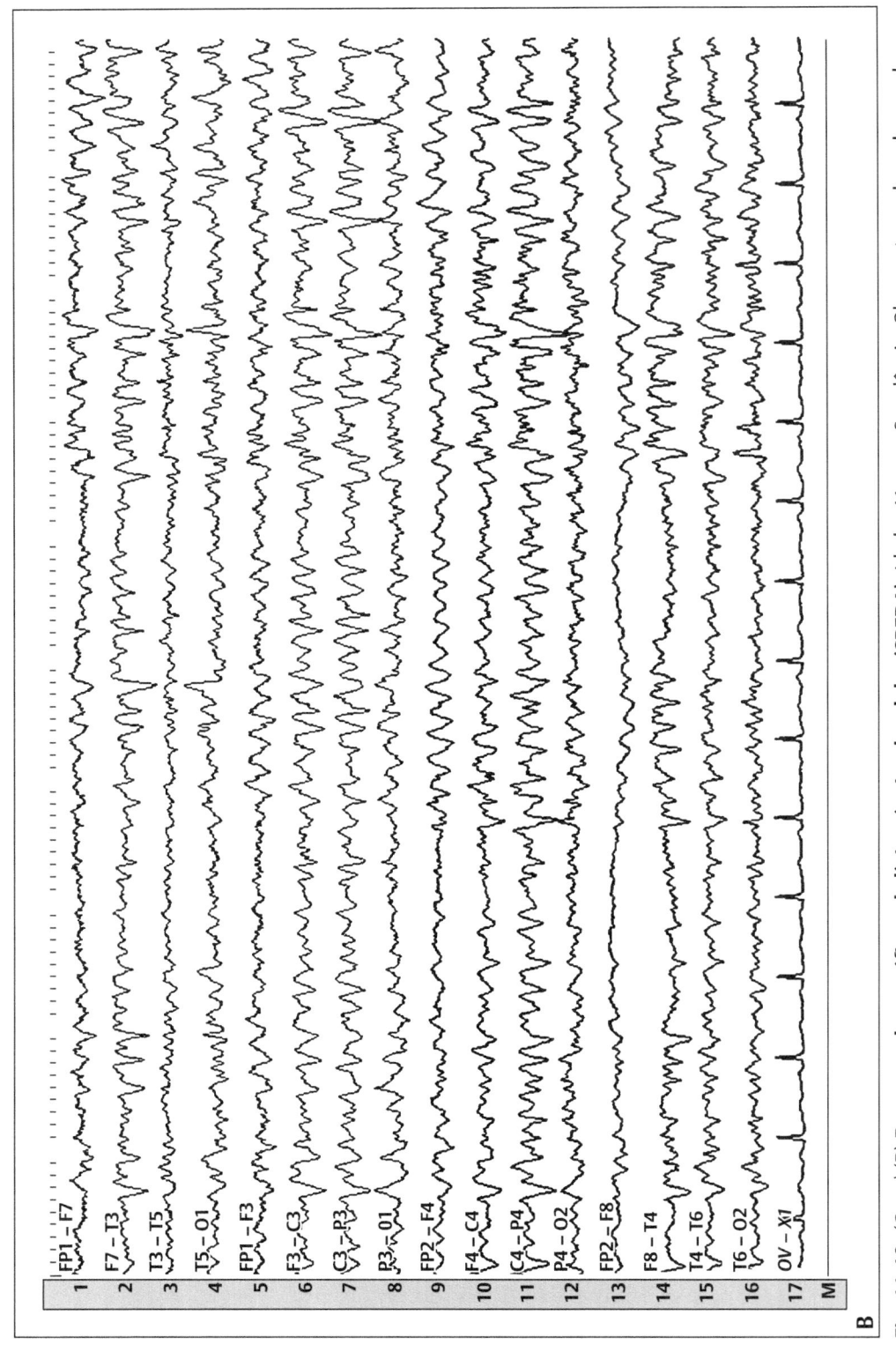

Fig. 11-19. (Cont.) **(B) Descarga eletrográfica subclínica rítmica do adulto (SREDA).** Idade: 41 anos. Sonolência. Observe trens de ondas agudas nas regiões parietais de forma síncrona.

Onda lenta da juventude. Atividade lenta (frequência aproximada de 3 a 4 Hz) posterior observada a partir da segunda metade da primeira década a até aproximadamente 25 anos, durante a vigília. Assim como o ritmo alfa, é atenuada pela abertura ocular (Fig. 11-20).

Teta central de Ciganek. Consiste em atividade rítmica na frequência de 5 a 7 Hz que ocorre em trens intermitentes nas regiões centrais, máxima no vértex. Sua aparência é sinusoidal e agudizada, por vezes arciforme, lembrando atividade mu. Ocorre durante vigília e sonolência, mas desaparece durante o sono. Representa achado inespecífico, com pouco significado diagnóstico.[4]

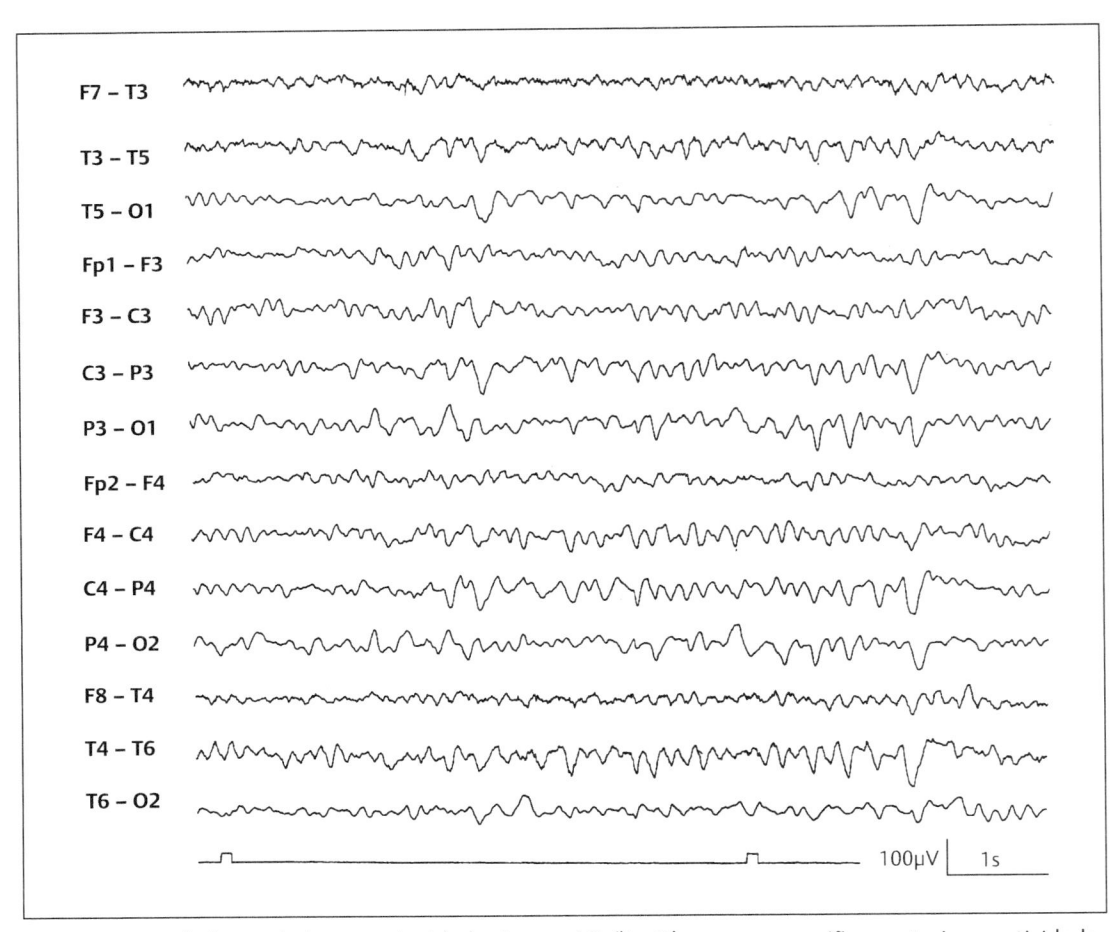

Fig. 11-20. Onda lenta da juventude. Idade: 8 anos. Vigília. Observe, nas regiões posteriores, atividade delta, com morfologia "quadrada", normalmente encontrada no traçado eletrencefalográfico durante a segunda metade da primeira década de vida e durante a segunda década de vida. Esse achado é normal para a faixa etária.

REFERÊNCIAS BIBLIOGRÁFICAS

1. Chatrian GE, Bergamini L, Dondey M, et al. A glossary of terms most commonly used by clinical electroencephalographers. Electroencephalogr Clin Neurophysiol. 1974;37(5):538-48.
2. Klass DW, Westmoreland BF. Nonepileptogenic epileptiform electroencephalographic activity. Ann Neurol. 1985;18:627-35.
3. Westmoreland BF. Epileptiform electroencephalographic patterns. Mayo Clinic Proc. 1996;71:501-11.
4. Westmoreland BF. Benign and unusual EEG variants. Education Program Syllabus, 52nd Annual Meeting. San Diego, California: American Academy of Neurology; 2000.
5. Lebel M, Reiher J, Klass D. Small sharp spikes (SSS): electroencephalographic characteristics and clinical significance (abstract). Electroenceph Clin Neurophysiol. 1977;43:463
6. Niedermeyer E, Silva FL. Electroencephalography. Basic principles, clinical applications, and related fields. 5th Ed. Philadelphia: Lippincott Williams & Wilkins; 2005.

ATIVIDADE EPILEPTIFORME INTERICTAL

Maria Augusta Montenegro
Marilisa M. Guerreiro

Os avanços científicos recentes permitiram delinear, com mais detalhes, inúmeras novas síndromes epilépticas. O objetivo deste capítulo é descrever os achados interictais das síndromes epilépticas clássicas.

A diferenciação entre elementos epileptiformes e não epileptiformes nem sempre é simples, e um dos fatores mais importantes para tal, provavelmente, é a experiência do eletrencefalografista. Apesar da grande variabilidade na apresentação dos diversos tipos de ondas cerebrais, alguns critérios morfológicos podem ajudar na diferenciação entre atividade epileptiforme ou não epileptiforme (Quadro 12-1, Figs. 12-1 e 12-2).[1]

O registro de atividade epileptiforme interictal consiste na resultante da soma de vários potenciais pós-sinápticos, inibitórios e excitatórios, ou seja, de um grupo grande de neurônios. A descarga epileptiforme registrada no EEG de superfície é consequência da sincronização de, pelo menos, 6 cm^2 de córtex.[2] A redução da negatividade intracelular devida ao influxo de Na+ chama-se despolarização. Durante uma descarga epileptiforme, a membrana celular próxima do corpo neuronal atinge voltagens altas, o que produz uma despolarização relativamente prolongada, que acaba por gerar um potencial de ação. Nesse momento, o EEG do escalpo registra atividade espicular.[3] Após a despolarização, segue-se a hiperpolarização, que limita a duração do paroxismo

Quadro 12-1. Características da Atividade Epileptiforme

1. Simetria *versus* assimetria da onda: ondas agudas e espículas epileptiformes têm uma ascensão aguda e a segunda fase (descida) mais lenta, conferindo aspecto assimétrico entre dois lados da onda. Ondas agudas não epileptiformes são simétricas quanto à duração da fase de subida e descida.
2. Ondas agudas e espículas epileptiformes são frequentemente seguidas por ondas lentas, podendo ser da mesma polaridade ou de polaridade oposta. Ondas agudas e espículas não epileptiformes raramente são seguidas por atividade lenta.
3. Ondas agudas e espículas epileptiformes geralmente são bifásicas ou trifásicas, enquanto a atividade não epileptiforme é monofásica.
4. Ondas agudas e espículas epileptiformes têm duração diferente da atividade de fundo normal do paciente, sendo mais alta ou mais baixa, e consequentemente chamam a atenção do eletrencefalografista.
5. A atividade de fundo próxima da atividade epileptiforme geralmente é perturbada, formando um "campo" ao redor das ondas agudas.

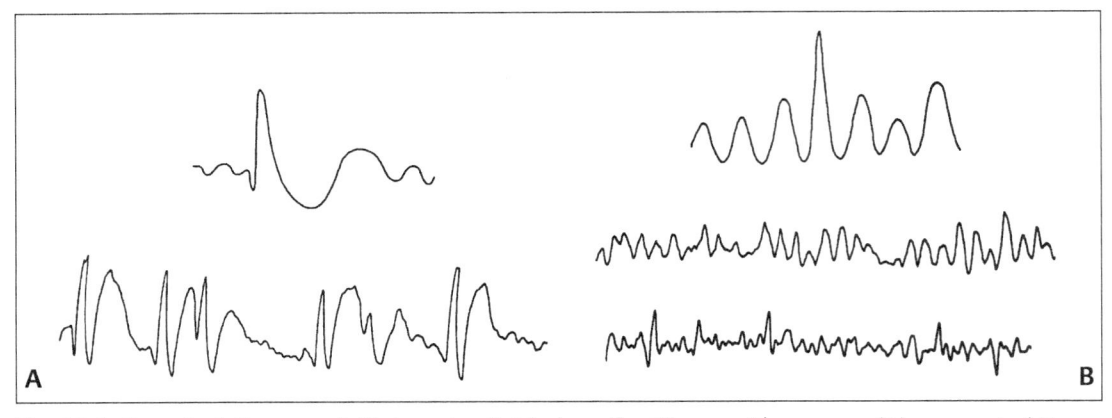

Fig. 12-1. Características morfológicas da atividade epileptiforme. Observe em (**A**) as características de uma onda aguda epileptiforme: ela é assimétrica e seguida por uma onda lenta. Observe abaixo um traçado eletrencefalográfico mostrando várias ondas agudas seguidas por ondas lentas. Em (**B**), observe uma onda aguda não epileptiforme. Observe abaixo um trecho do registro eletrencefalográfico mostrando atividade de base normal em um paciente de 9 anos previamente submetido à craniectomia (ritmo de brecha). Apesar de agudizadas, essas ondas não apresentam características epileptiformes. (Modificada de Gloor P, 1977.)[1]

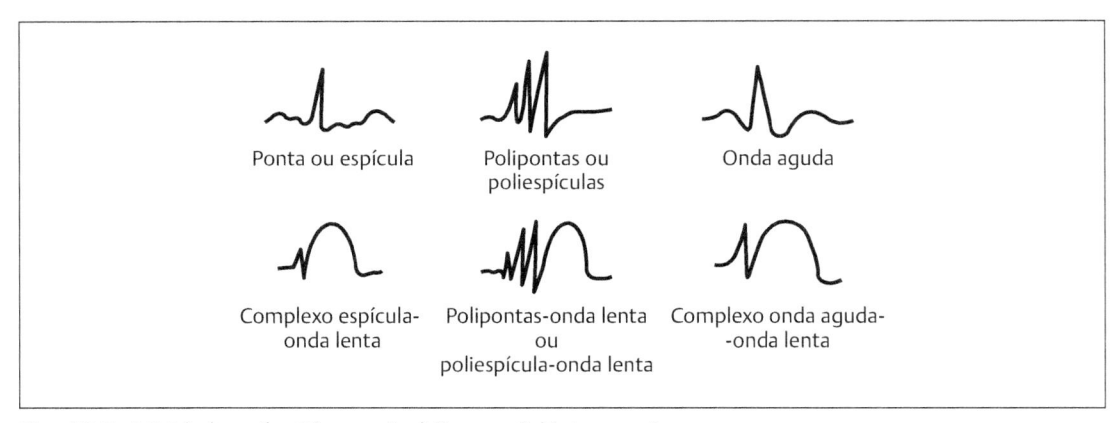

Fig. 12-2. Atividade epileptiforme. Padrões morfológicos mais comuns.

interictal, e no registro eletrencefalográfico observa-se uma onda lenta. Se a despolarização não for seguida por hiperpolarização, podem ocorrer espículas repetitivas ou crise epiléptica.[3]

As propriedades neurofisiológicas do neocórtex dependem da influência de estruturas subcorticais, principalmente do tálamo. Aferências talâmicas são necessárias para a geração dos ritmos talamocorticais (fusos do sono, por exemplo). No cérebro imaturo, as conexões talamocorticais ainda não estão estabelecidas, consequentemente, a ausência das influências talâmicas faz com que a expressão neurofisiológica das síndromes epilépticas da infância seja idade-dependente.[4]

ATIVIDADE EPILEPTIFORME INTERICTAL FOCAL

Epilepsia autolimitada com espículas centrotemporais (epilepsia rolândica). O traçado evidencia ondas agudas de elevada amplitude (100-300 μV), difásicas, isoladas ou em *clusters*, uni ou bilaterais, seguidas de ondas lentas, máximas em regiões centrotemporais (C3, C4, T7 e T8), porém podem ter distribuição frontocentrotemporal ou mesmo centroparietotemporal. Estas ondas agudas ou espículas amplas também podem ser precedidas por uma pequena espícula no ascender da espícula maior (fenômeno da dupla ponta)[5,6] e tendem a se difundir para áreas adjacentes, principalmente durante o sono, visto que este ativa marcantemente a atividade epileptiforme nestes pacientes. Até um terço das crianças com epilepsia da infância com paroxismos centrotemporais apresentará descargas apenas durante o sono.

A epilepsia autolimitada com espículas centrotemporais é um exemplo típico de dipolo horizontal (ou tangencial), pois a origem do foco localiza-se na profundidade de um sulco, e a disposição neuronal permite a captação das duas extremidades do dipolo, positiva e negativa. Na montagem referencial com a média, observam-se potenciais positivos, nos eletrodos anteriores, e negativos, nos eletrodos posteriores.

A atividade de base é normal, entretanto pode ser observada pseudolentificação focal, caracterizada por ondas lentas focais acompanhando os paroxismos epileptiformes nas regiões centrotemporais.[7,8] Fotoestimulação e hiperventilação não alteram o traçado (Figs. 12-3 a 12-8).

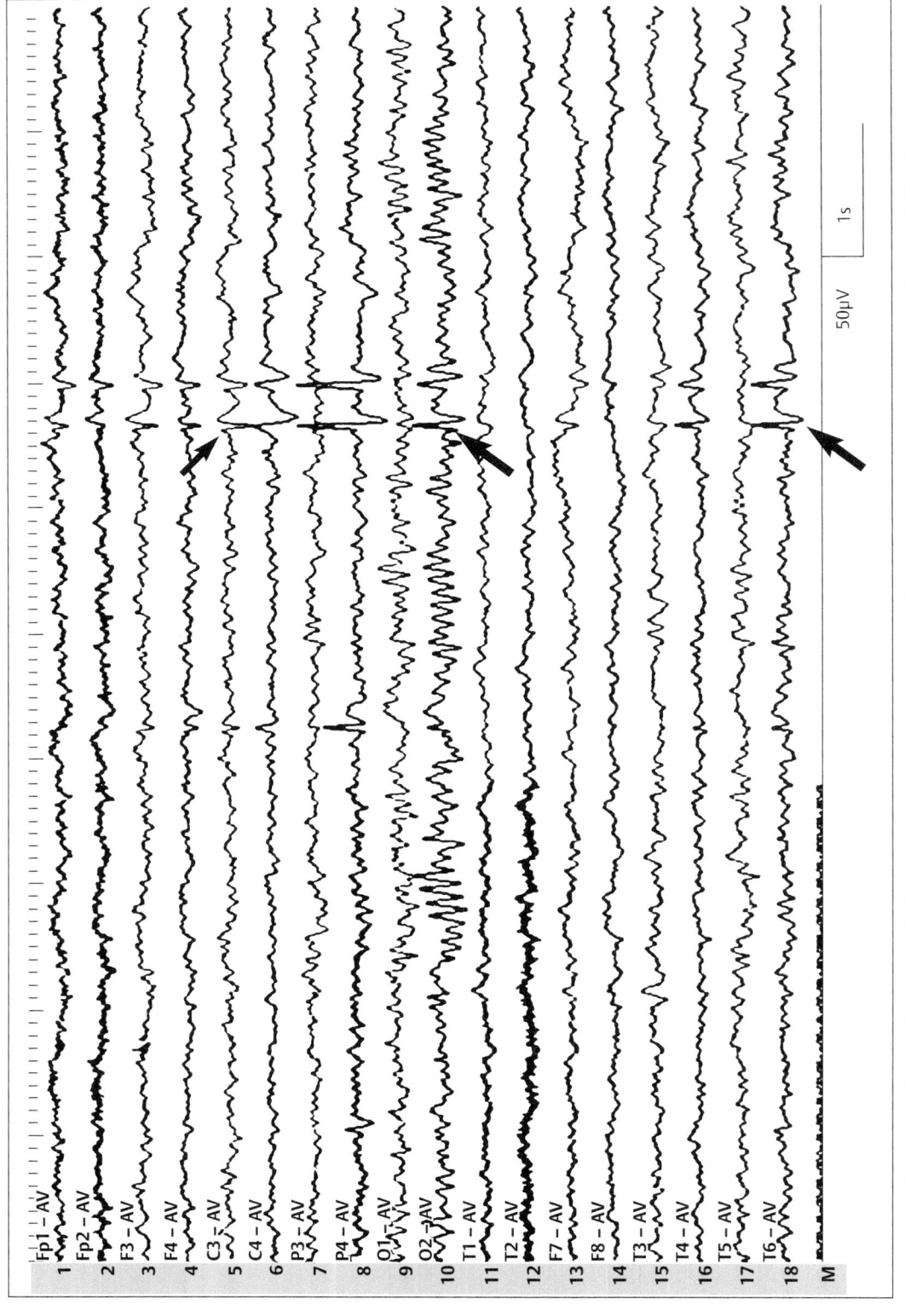

Fig. 12-3. Epilepsia autolimitada com espículas centrotemporais – com espículas centroparietotemporais. Idade: 12 anos. Vigília. Esta montagem referencial com a média mostra o dipolo horizontal, frequentemente encontrado na epilepsia rolândica. Observe que nas regiões posteriores a atividade epileptiforme apresenta polaridade negativa (componente agudo e onda lenta para cima, setas mais grossas) e nas regiões anteriores a polaridade é positiva (componente agudo e onda lenta para baixo, seta fina).

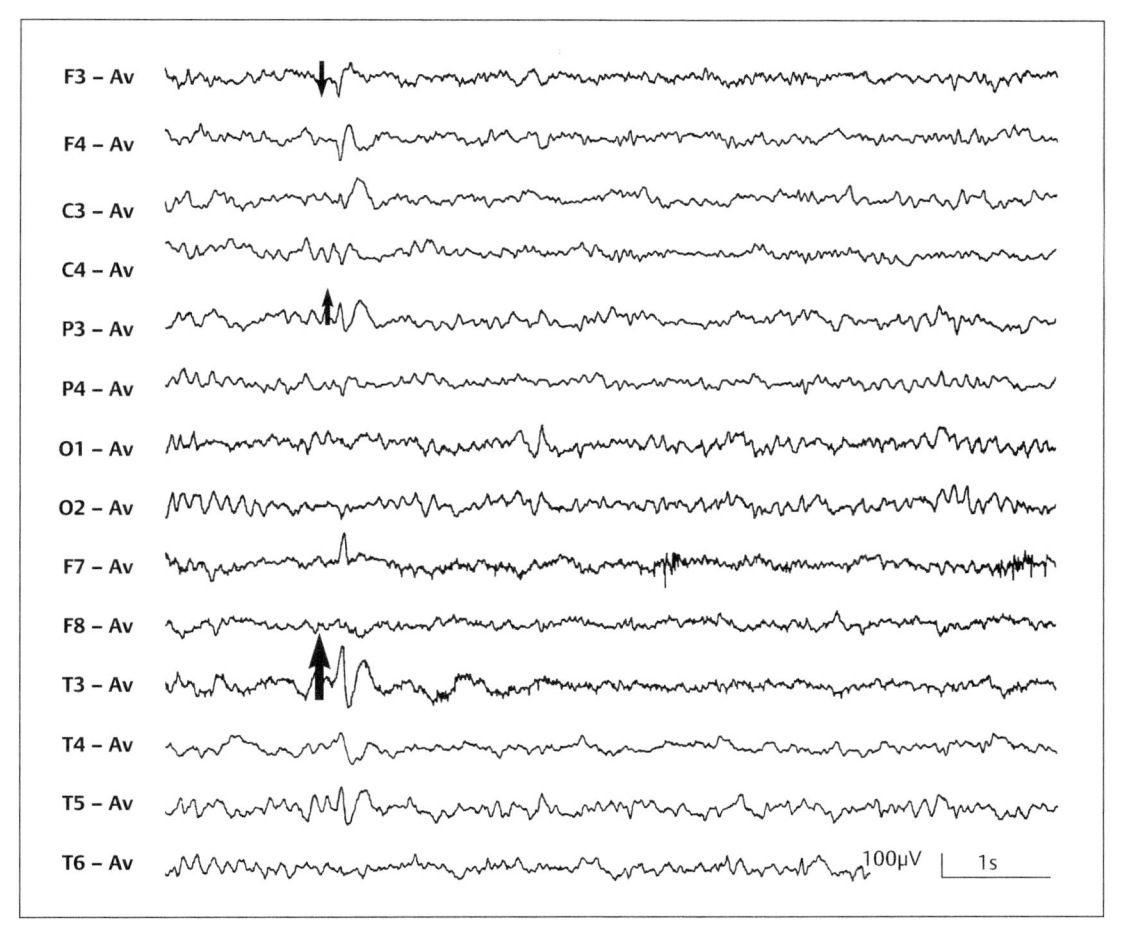

Fig. 12-4. Epilepsia autolimitada com espículas centrotemporais. Idade: 8 anos. Vigília. Esta montagem referencial com a média também evidencia um dipolo horizontal com polaridade negativa em regiões posteriores (componente agudo e onda lenta para cima – seta maior) e polaridade positiva nas regiões anteriores (componente agudo e onda lenta para baixo – seta menor). Também se observa que a anormalidade epileptiforme assume maior amplitude no 11º canal (T3-Av) e, como se trata de montagem referencial com a média, pode-se inferir que o eletrodo T3 é o local de máxima negatividade.

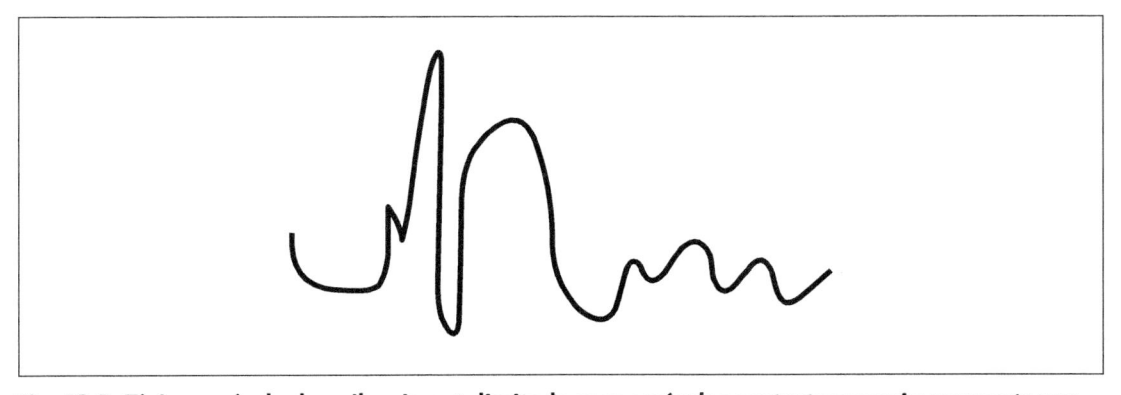

Fig. 12-5. Típica espícula da epilepsia autolimitada com espículas centrotemporais: composta por uma fase negativa ampla seguida por onda lenta e precedida por espícula na ascensão da espícula maior (fenômeno da dupla ponta).

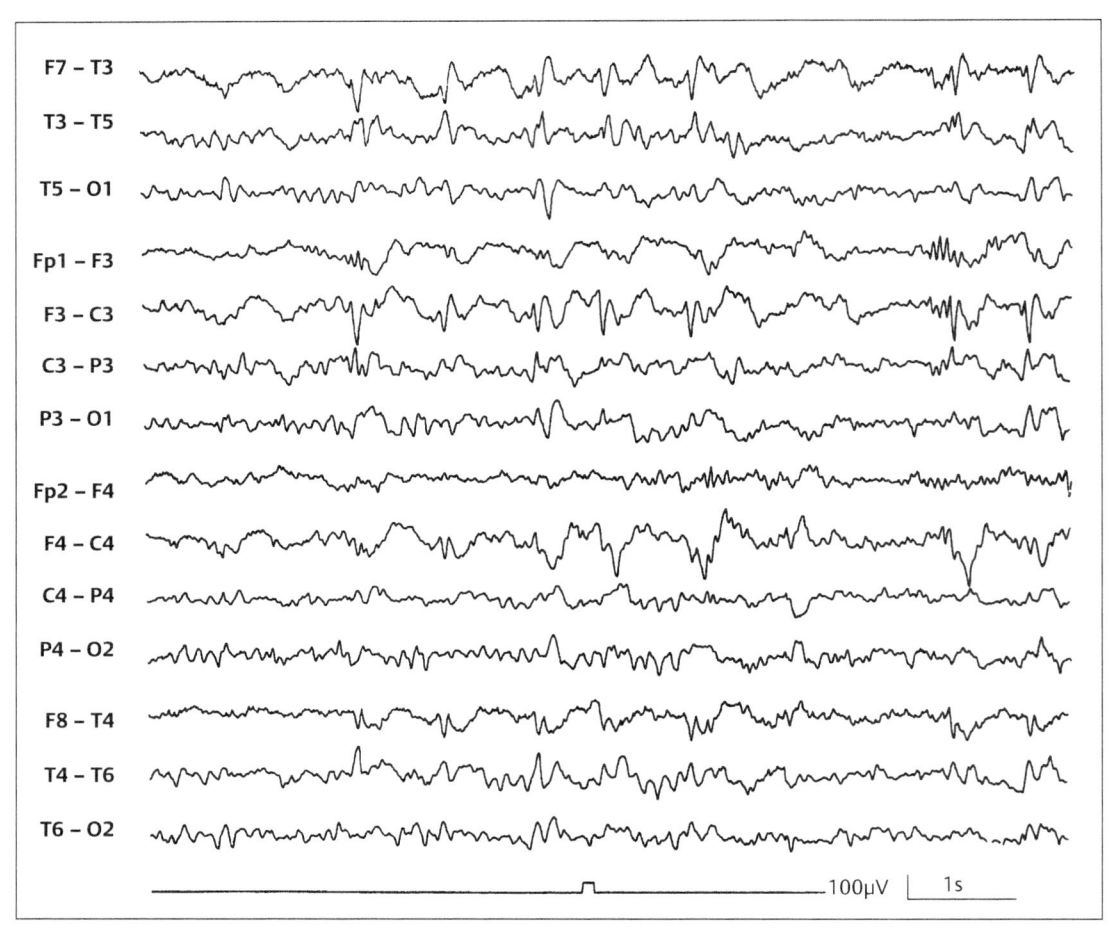

Fig. 12-6. Epilepsia autolimitada com espículas centrotemporais: pseudoalentecimento focal.
Idade: 8 anos. Vigília. Observe ondas agudas seguidas por ondas lentas, muito frequentes, nas regiões centrotemporais. Neste exemplo também se observa exacerbação da lentificação da atividade de base, em consequência do excesso de atividade epileptiforme. Apesar da aparente lentificação da atividade de base, não há relação com lesão estrutural do SNC.

ATIVIDADE EPILEPTIFORME INTERICTAL

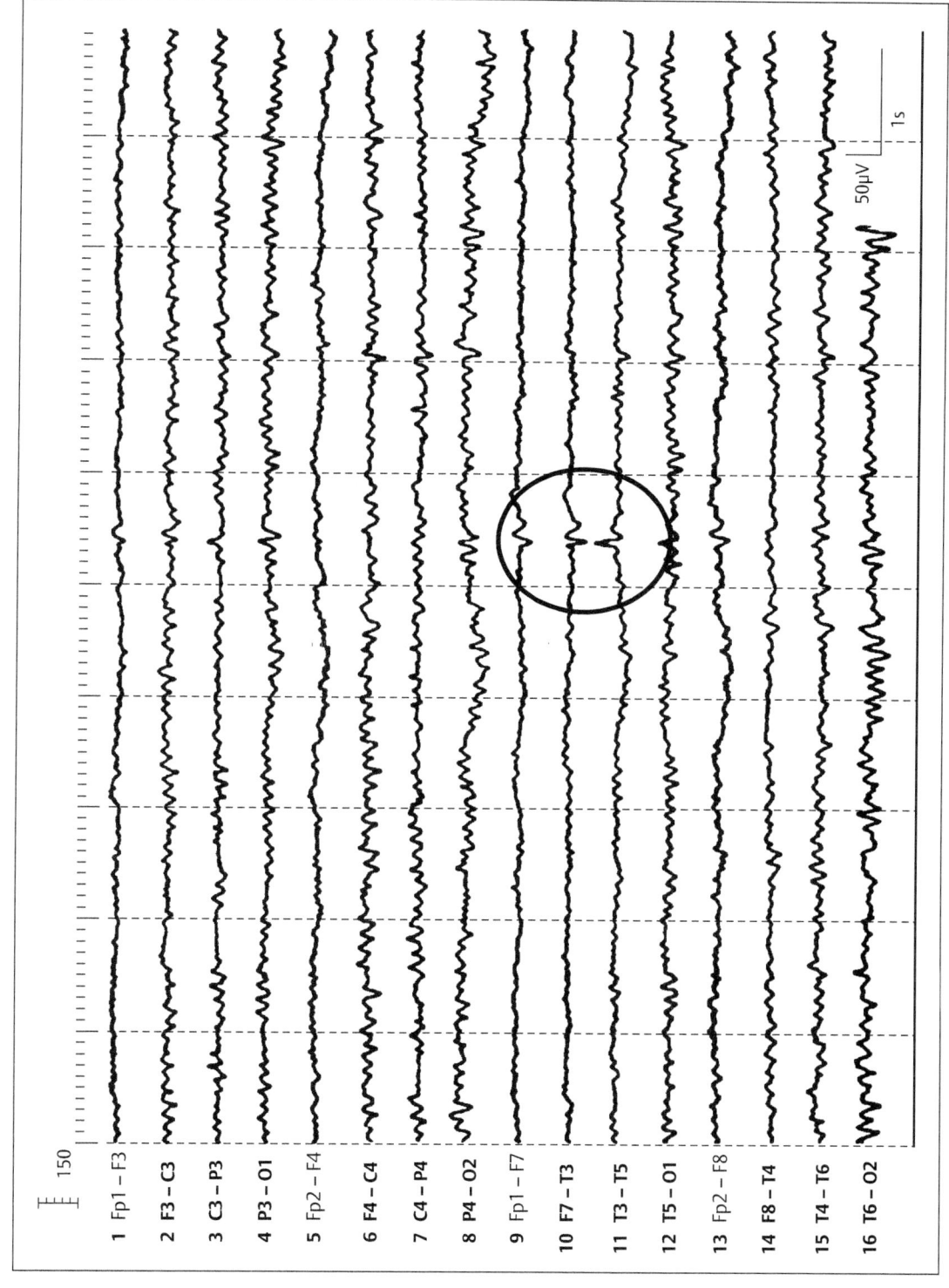

Fig. 12-7. Epilepsia autolimitada com espículas centrotemporais. Idade: 10 anos. Vigília. Observe uma onda aguda na região temporal esquerda com reversão de fase em T3.

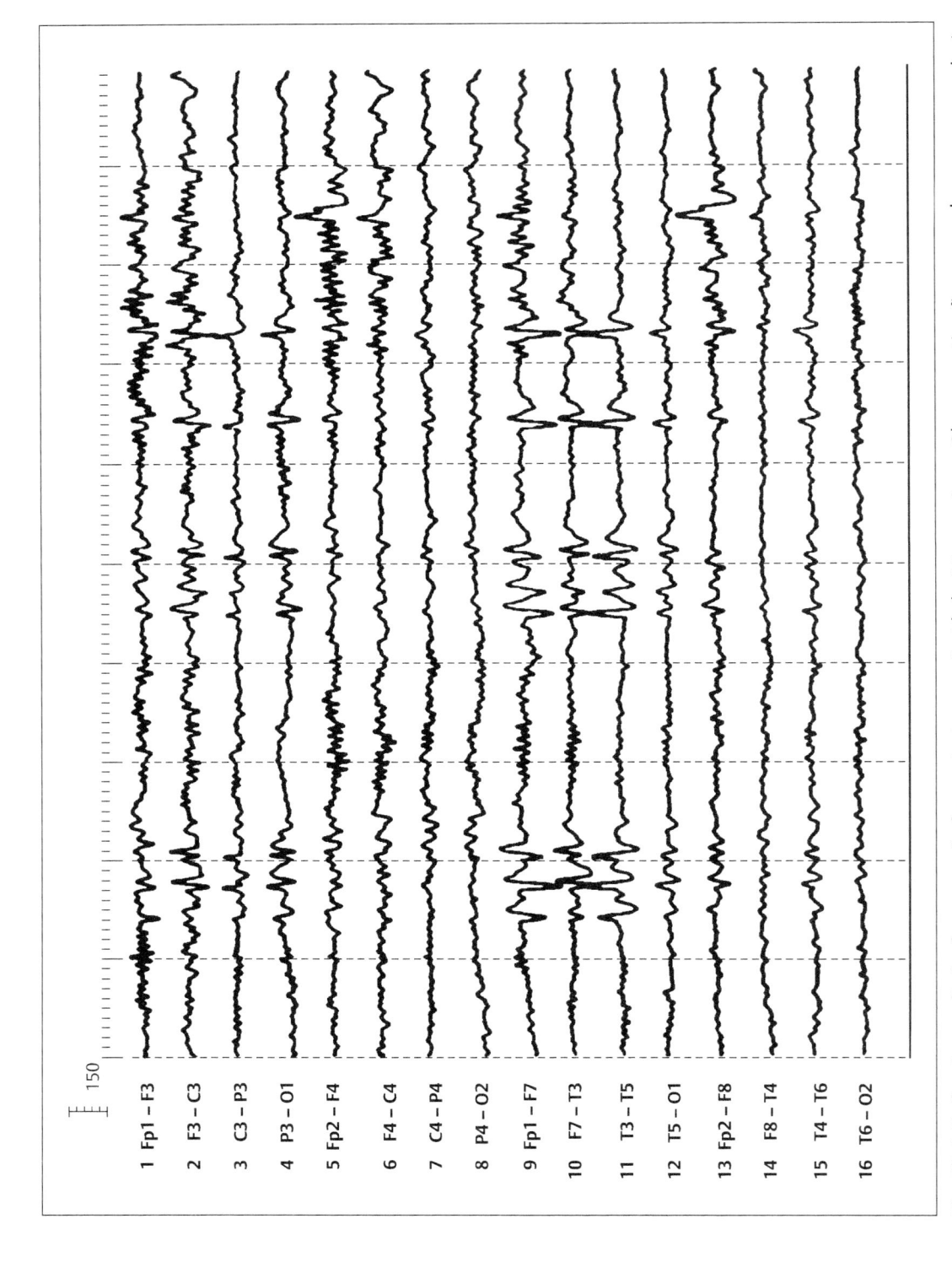

Fig. 12-8. Epilepsia autolimitada com espículas centrotemporais. Idade: 10 anos. Sono. Observe a ativação provocada na mesma paciente da Figura 12-7.

Epilepsia autolimitada com crises autonômicas (síndrome de Panayiotopoulos). Nesse tipo de epilepsia as crises ocorrem nos primeiros anos de vida, preferencialmente durante o sono, e as manifestações características são desvio ocular, sinais autonômicos proeminentes e vômito ictal. Cefaleia pode ocorrer no período pós-ictal. O registro mostra espículas ou ondas agudas de alta amplitude, seguidas por ondas lentas, que podem acometer todas as regiões cerebrais, inclusive com caráter multifocal em alguns casos (Fig. 12-9). Pode haver predomínio nas regiões posteriores.[9]

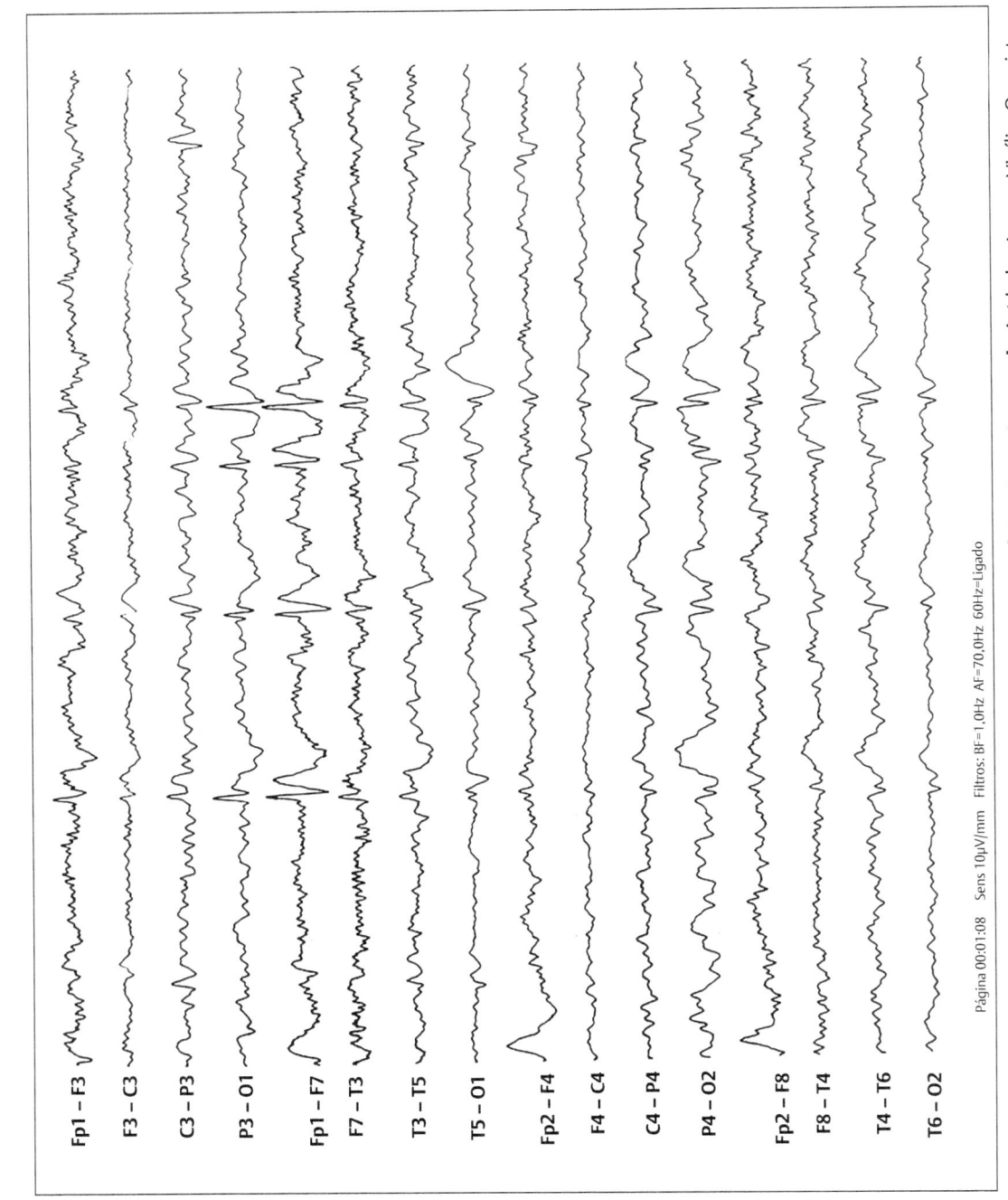

Fig. 12-9. Epilepsia autolimitada com crises autonômicas (antigo subtipo Panayiotopoulos). Idade: 4 anos. Vigília. O registro mostra ondas agudas de alta amplitude seguidas por ondas lentas, sem localização bem definida.

Epilepsia visual occipital da infância (epilepsia com paroxismos occipitais, subtipo Gastaut). Nesse tipo de epilepsia as crises ocorrem em crianças mais velhas (6 a 12 anos) e são caracterizadas por alucinação visual (geralmente, imagens coloridas, mas pode haver breve fenômeno negativo com manifestação de cegueira cortical) seguida por hemiconvulsão ou crise tônico-clônica generalizada. O traçado mostra espículas ou ondas agudas de alta amplitude, seguidas por ondas lentas, máximas nas regiões posteriores, principalmente nos eletrodos occipitais (O1 e O2). Podem ser unilaterais ou bilaterais, síncronas ou independentes. Apresentam ativação pelo sono e são bloqueadas pela abertura ocular (fenômeno de *fixation-off*). Após o fechamento ocular, devem reaparecer dentro de 20 segundos (Figs. 12-10 e 12-11). Fotoestimulação intermitente pode atenuar a atividade epileptiforme interictal, mesmo com os olhos fechados, provavelmente por produzir aferência luminosa nas regiões occipitais. A atividade de base é normal.[10]

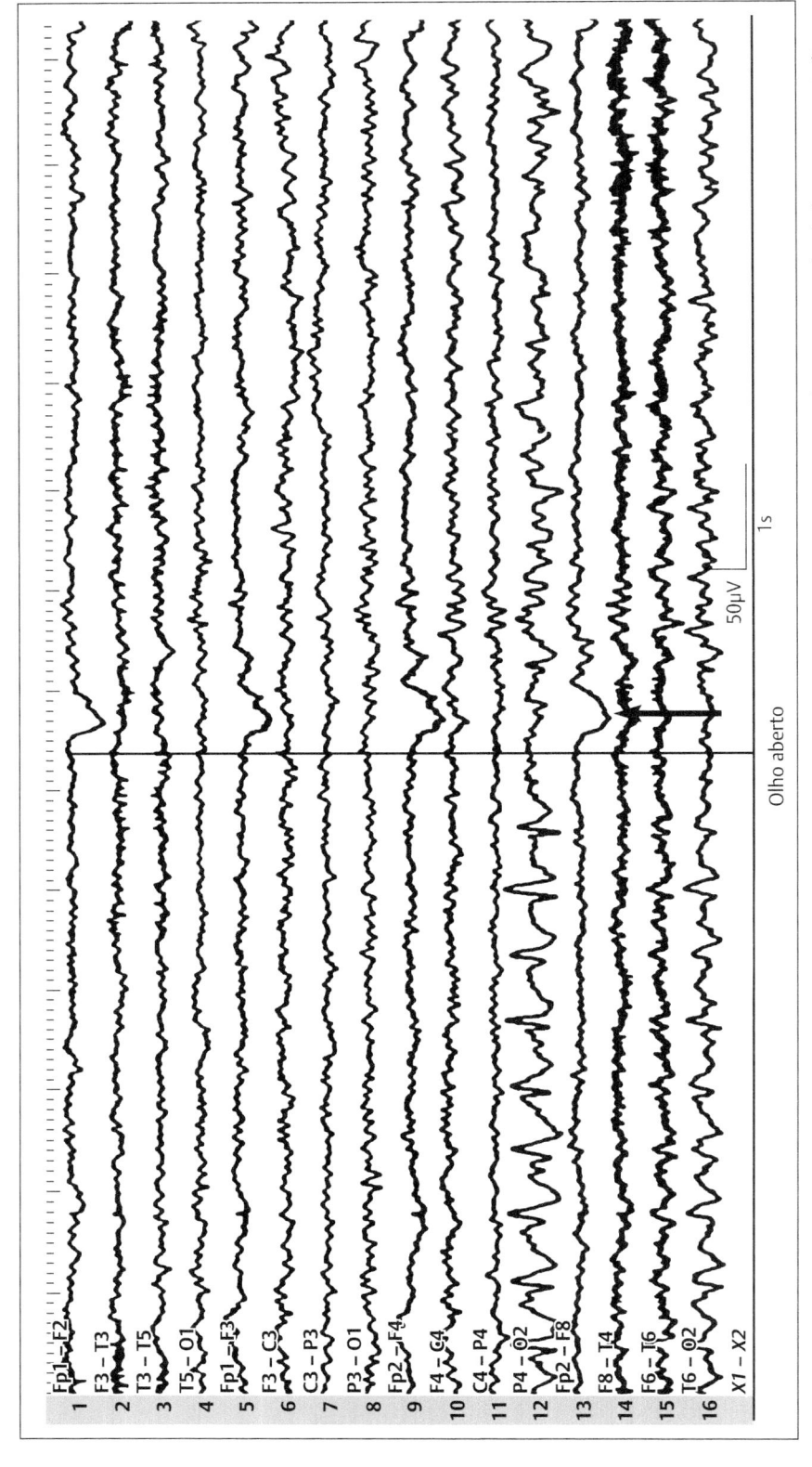

Fig. 12-10. Epilepsia visual occipital da infância (antiga epilepsia da infância com paroxismos occipitais; subtipo Gastaut). Idade: 11 anos. Vigília. Observe ondas agudas seguidas de ondas lentas em região occipital direita, com desaparecimento após abertura ocular. Na epilepsia visual occipital da infância a atividade epileptiforme apresenta reatividade a abertura ocular e fechamento ocular, ou seja, desaparece com a abertura e retorna após o fechamento ocular. Observe também a pseudolentificação que se instala nos canais 12º e 16º onde havia previamente os paroxismos occipitais.

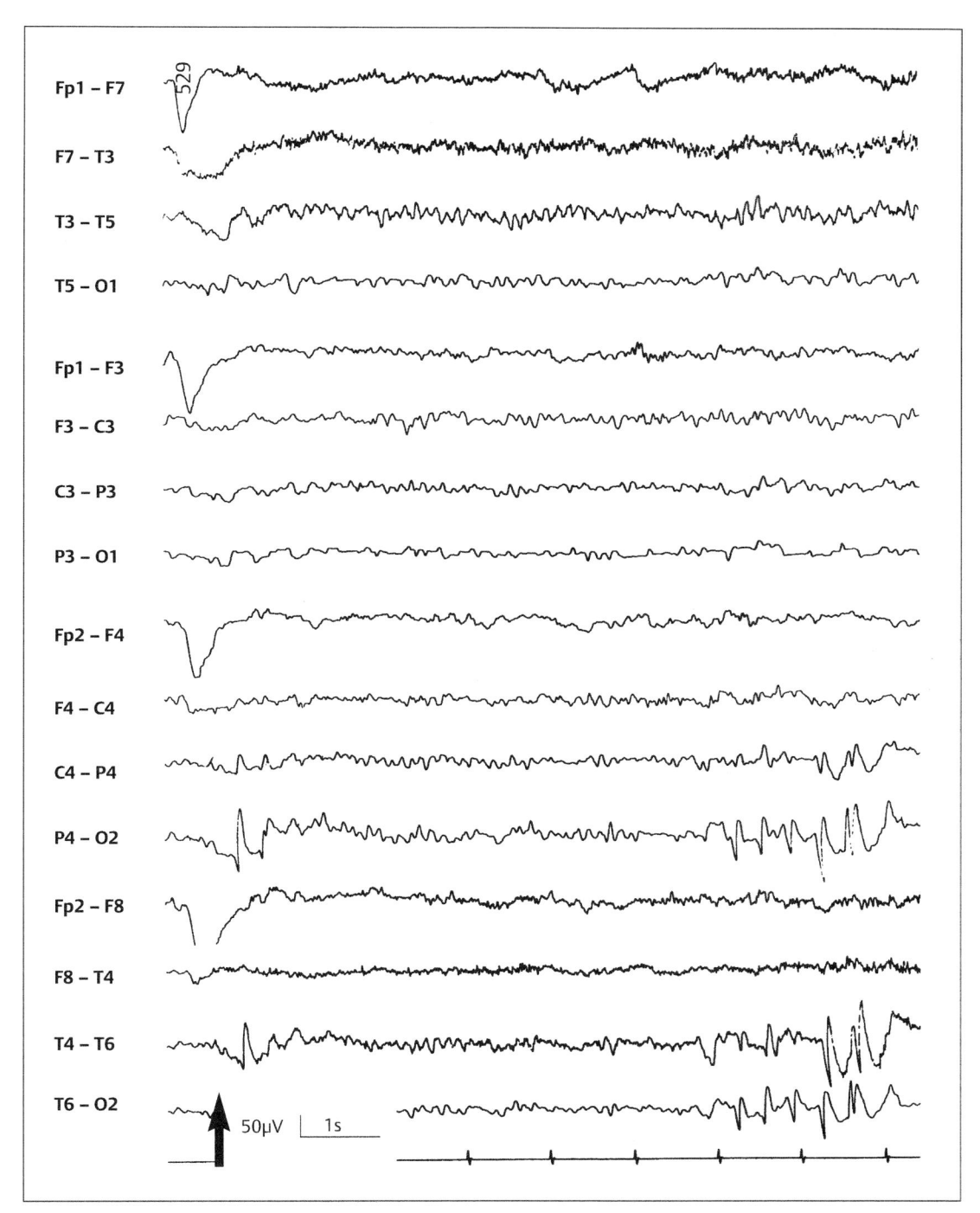

Fig. 12-11. Epilepsia visual occipital da infância (epilepsia da infância com paroxismos occipitais; subtipo Gastaut). Idade: 9 anos. Vigília. Observe ondas agudas seguidas por ondas lentas na região occipital direita, presentes após o fechamento ocular (seta).

Epilepsia focal com potenciais evocados somatossensitivos das extremidades. O registro mostra ondas agudas nas regiões parietais evocadas por estímulo tátil, especialmente na sola dos pés (Fig. 12-12).

Epilepsia focal com espículas no vértex durante o sono. Ocorre em lactentes com desenvolvimento neuropsicomotor adequado, com crises focais que raramente evoluem para generalização secundária. O traçado eletrencefalográfico em vigília é normal. No sono, observam-se espículas de baixa voltagem seguidas por ondas lentas nas regiões frontocentrais e vértex, bilateralmente (síncronas ou independentes).

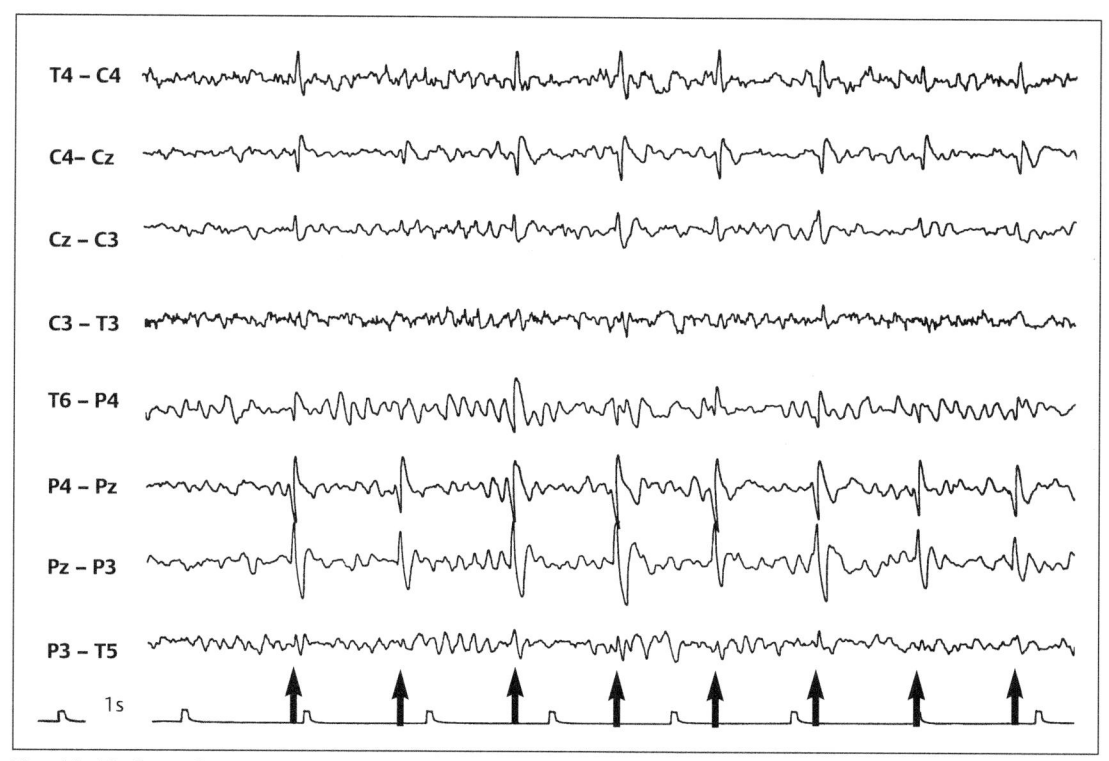

Fig. 12-12. Paroxismos somatossensitivos parietais evocados. Idade: 6 anos. Vigília. Observe atividade aguda evocada por percussão dos pés. Cada seta representa uma percussão. (Cortesia de Dr. Lineu C. Fonseca.)

Epilepsia de lobo temporal. O registro mostra ondas agudas de baixa a média amplitude, ou ondas lentas, isoladas ou em trens, nos eletrodos temporais (F7, F8, T7, T8, P7 e P8), zigomáticos ou esfenoidais (Figs. 12-13 e 12-14). Eventualmente, no EEG de pacientes com epilepsia de lobo temporal, há descargas nas regiões frontais e centrais. Podem ser unilaterais ou bilaterais, associadas à atividade de base normal. A hiperventilação pode acentuar a anormalidade lenta, não epileptiforme. A fotoestimulação não altera o traçado. Atividade delta rítmica nas regiões temporais tem valor localizador e pode representar anormalidade epileptiforme focal (Fig. 12-15).[11]

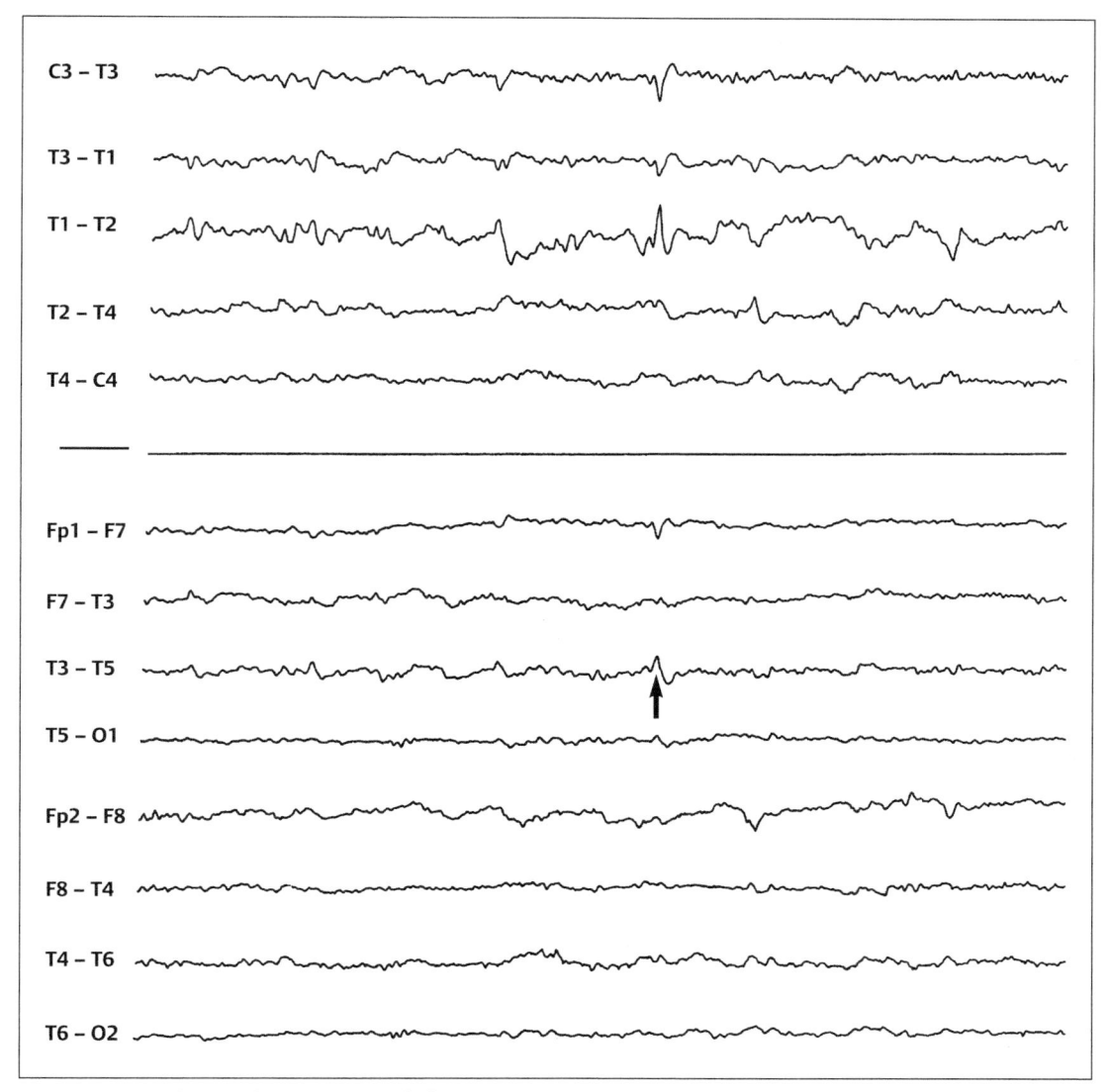

Fig. 12-13. Onda aguda temporal. Idade: 19 anos. Vigília. Observe uma onda aguda na região temporal esquerda com equipotencialidade em F7-T3.

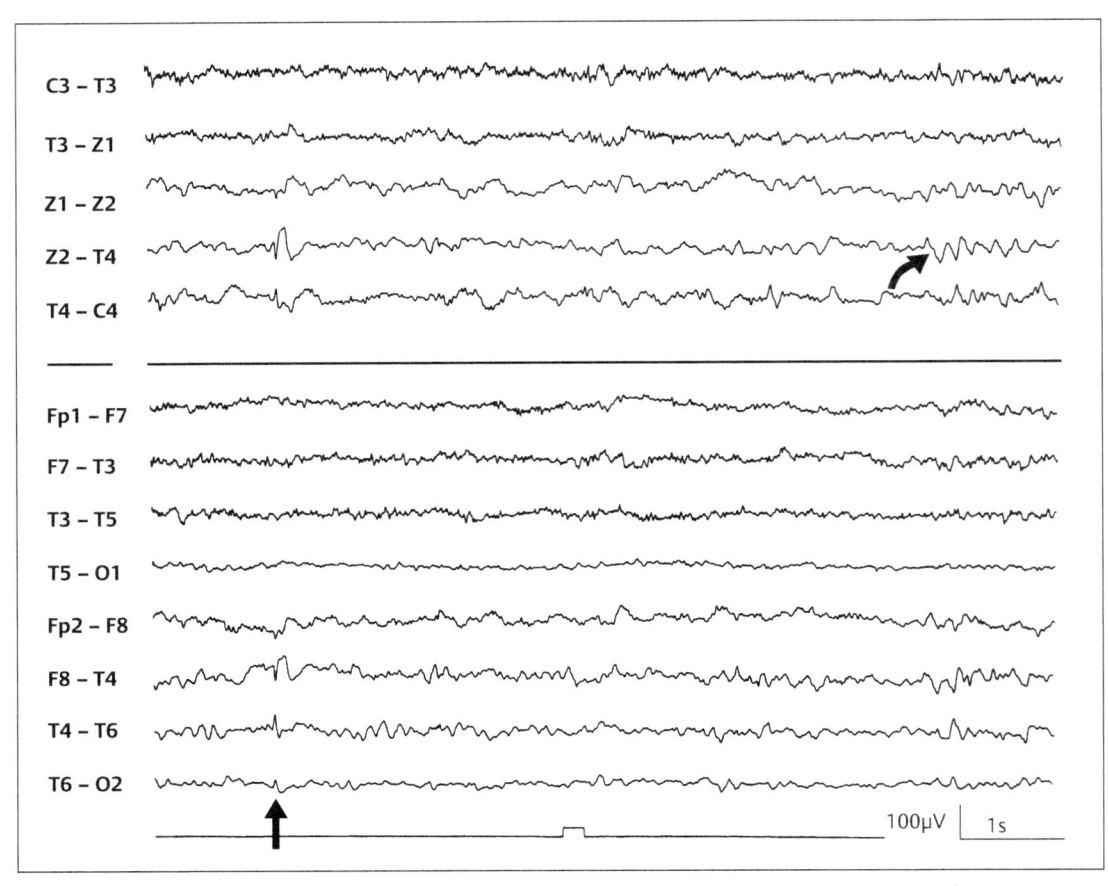

Fig. 12-14. Onda aguda e onda lenta na região temporal. Idade: 25 anos. Sonolência. Observe uma onda aguda na região temporal direita, com reversão de fase em T4 (seta), seguida por ondas lentas de frequência teta na mesma região (seta curva).

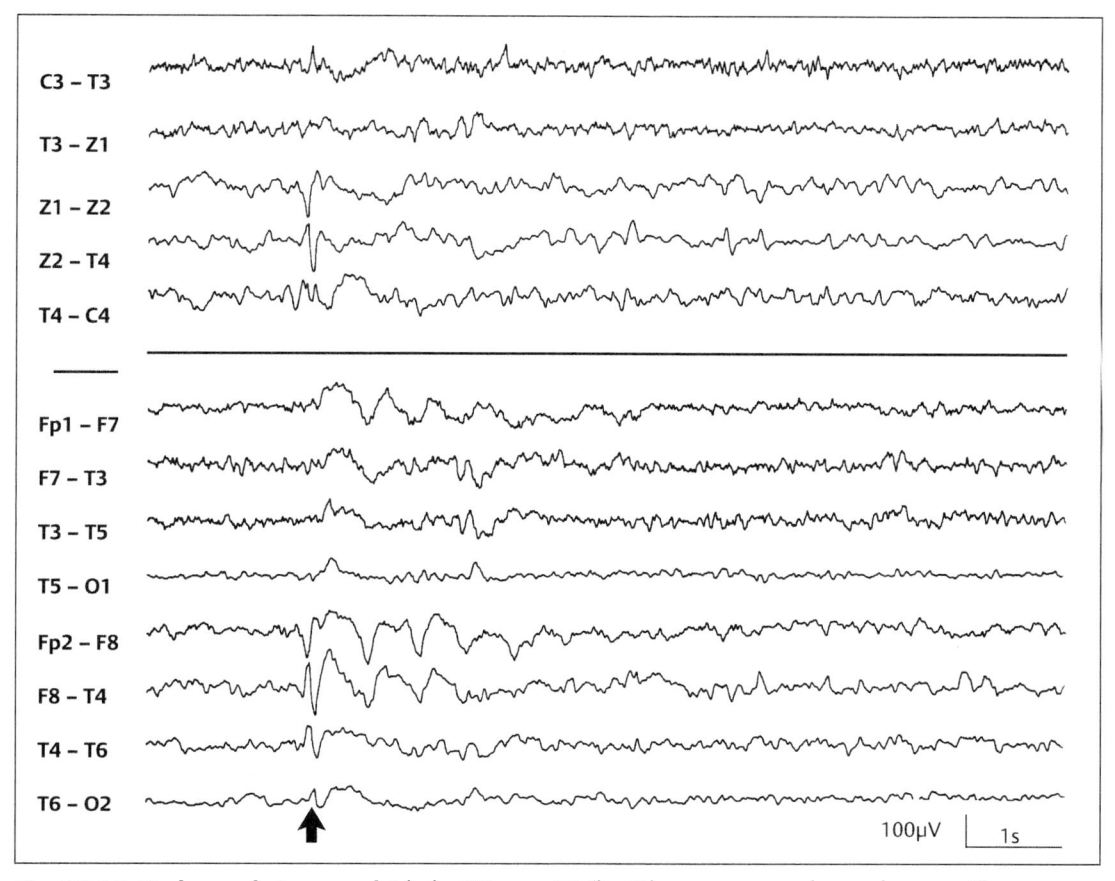

Fig. 12-15. Onda aguda temporal. Idade: 25 anos. Vigília. Observe uma onda aguda na região temporal anterior direita, com reversão de fase em F8 e Z2 (seta), seguida por ondas lentas delta rítmicas (TIRDA) e outras ondas agudas menos evidentes na mesma região.

Epilepsia de lobo frontal. O registro mostra, geralmente, atividade epileptiforme na região frontal; entretanto, muitas vezes, o registro interictal é normal ou o registro de atividade epileptiforme frontal é escasso. Também pode ser observada atividade epileptiforme generalizada, precedida ou não por atividade epileptiforme focal frontal (bissincronia secundária).[12] Bissincronia secundária refere-se ao paroxismo de atividade epileptiforme generalizada com origem focal, ou seja, o espraiamento da atividade epileptiforme focal foi tão rápido que não foi possível registrá-la adequadamente. Essa descarga generalizada pode ocorrer em qualquer tipo de epilepsia focal, contudo é mais comum na epilepsia do lobo frontal (Fig. 12-16).

A descarga generalizada observada na bissincronia secundária pode ser precedida por anormalidades focais, o que ajuda a estabelecer o diagnóstico diferencial entre atividade epileptiforme focal e generalizada. Contudo, nem sempre essa diferenciação pode ser estabelecida com segurança. Umas das maiores dificuldades é o fato de que, assim como na epilepsia de lobo frontal, as epilepsias generalizadas idiopáticas também apresentam predomínio da atividade epileptiforme generalizada nas regiões anteriores do cérebro. Por outro lado, pacientes com epilepsia generalizada idiopática podem apresentar "pseudofocalidades", principalmente quando em uso de fármaco anticrise. De forma geral, apenas quando o paroxismo generalizado é precedido por, pelo menos, duas ou três espículas ou ondas agudas focais é que se pode estabelecer com maior segurança que se trata de bissincronia secundária.

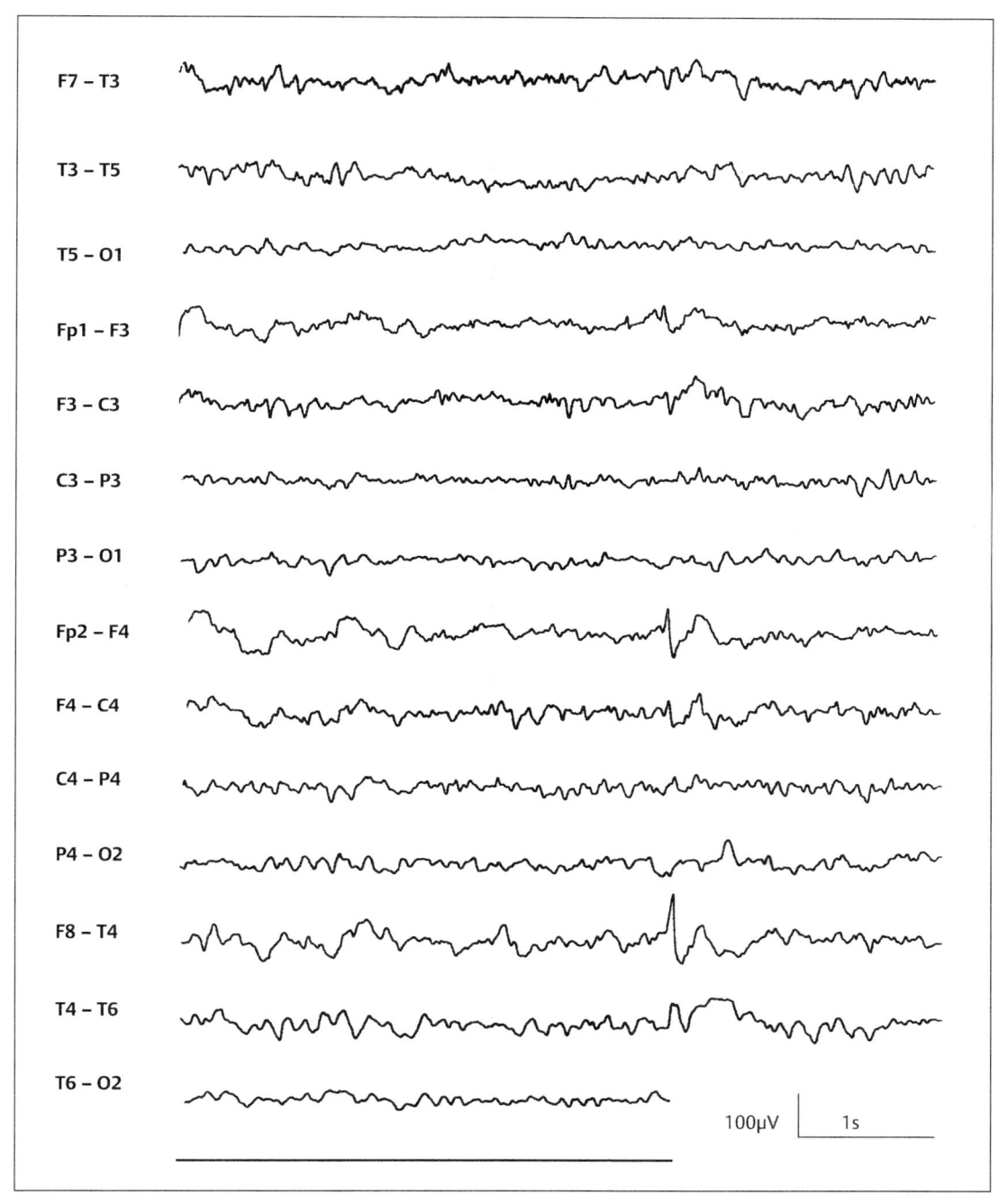

Fig. 12-16. Onda aguda frontal. Idade: 20 anos. Vigília. Observe a onda aguda seguida por onda lenta na região frontal direita, mais bem evidenciada no 8º e no 12º canais.

Displasias corticais focais são frequentemente encontradas no lobo frontal. Muitas vezes, a atividade epileptiforme interictal observada ocorre de forma rítmica (descarga epileptiforme rítmica), por vezes quase contínua. As ondas agudas ou espículas rítmicas (RED: *rhythmic epileptiform discharges*) registradas no EEG de escalpo apresentam estreita relação com as descargas epileptiformes contínuas observadas na eletrocorticografia realizada durante a ressecção cirúrgica desse tipo de lesão (Figs. 12-17 a 12-21).[13,14] O mesmo padrão de descargas rítmicas também pode ser observado em lesões glióticas, sendo morfologicamente indistinguíveis do padrão das displasias corticais focais.[15]

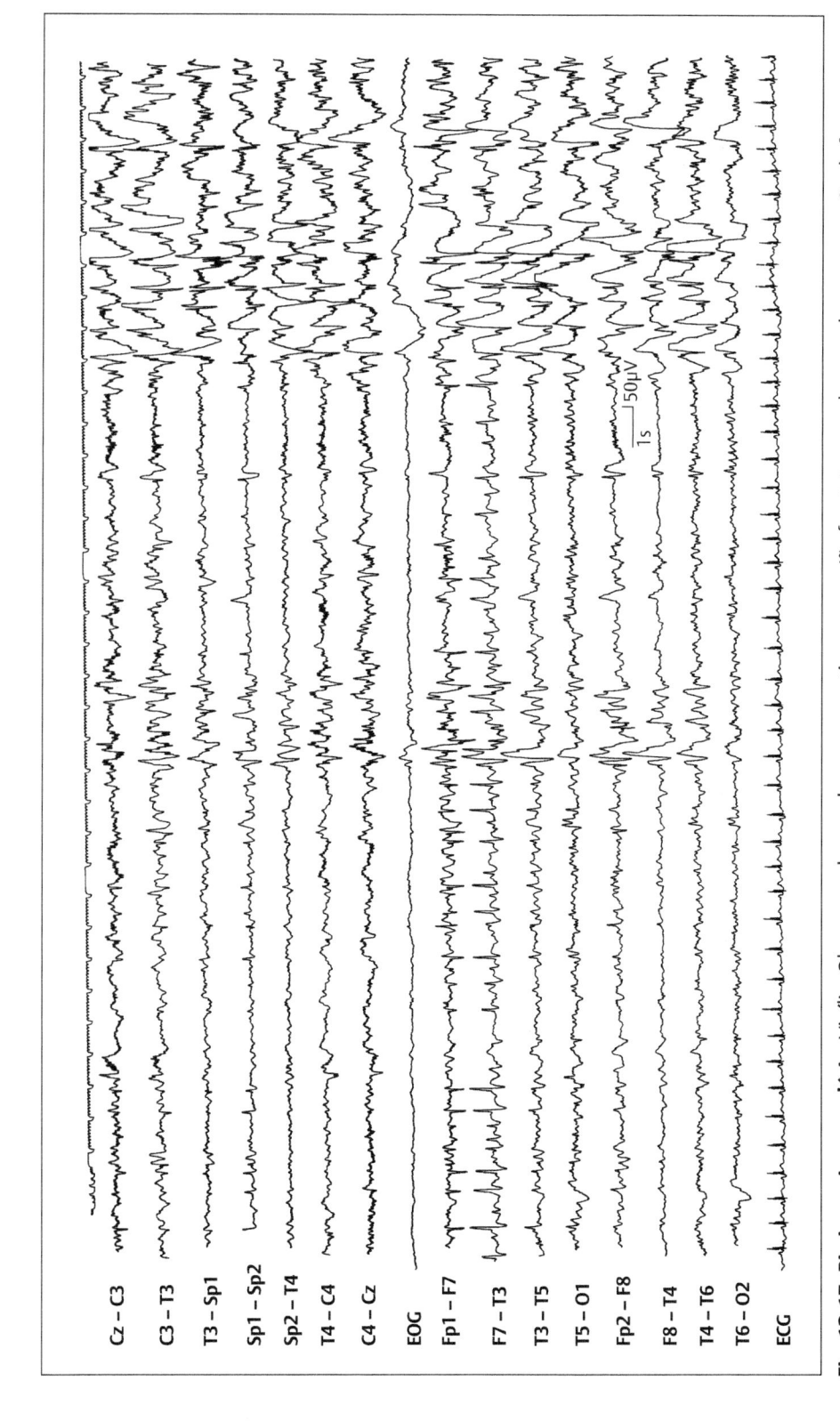

ATIVIDADE EPILEPTIFORME INTERICTAL

Fig. 12-17. Bissincronia secundária. Vigília. Observe ondas agudas quase contínuas na região frontotemporal esquerda, com reversão de fase em F7, seguidas por generalização secundária. Observe também que a atividade focal não é registrada pelos eletrodos esfenoidais (Sp). Esta paciente apresentava foco epileptogênico frontal dorsolateral inferior, confirmado por eletrodos intracranianos. Este exemplo ilustra o fato de que os eletrodos F7 e F8 podem registrar atividade proveniente tanto do lobo frontal dorsolateral inferior e opercular como do lobo temporal.

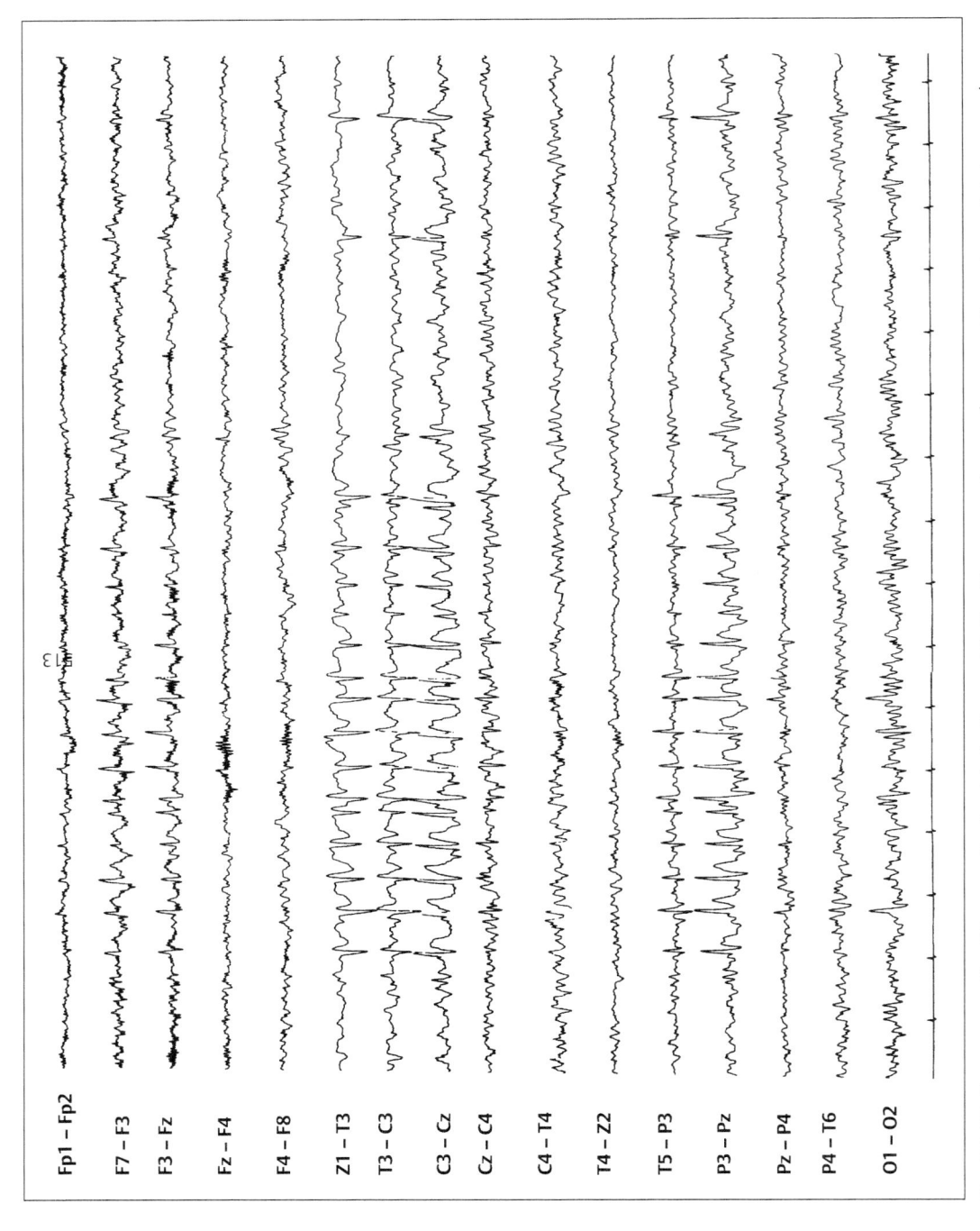

Fig. 12-18. Descarga epileptiforme rítmica. Idade: 8 anos. Vigília. Observe ondas agudas na região centroparietotemporal esquerda. Esta amostra é parte do registro interictal de uma criança com crises focais envolvendo hemiface e braço à direita, secundária à displasia cortical focal na região central esquerda. (Reproduzido de Guerreiro et al., 2000; com permissão.)[15]

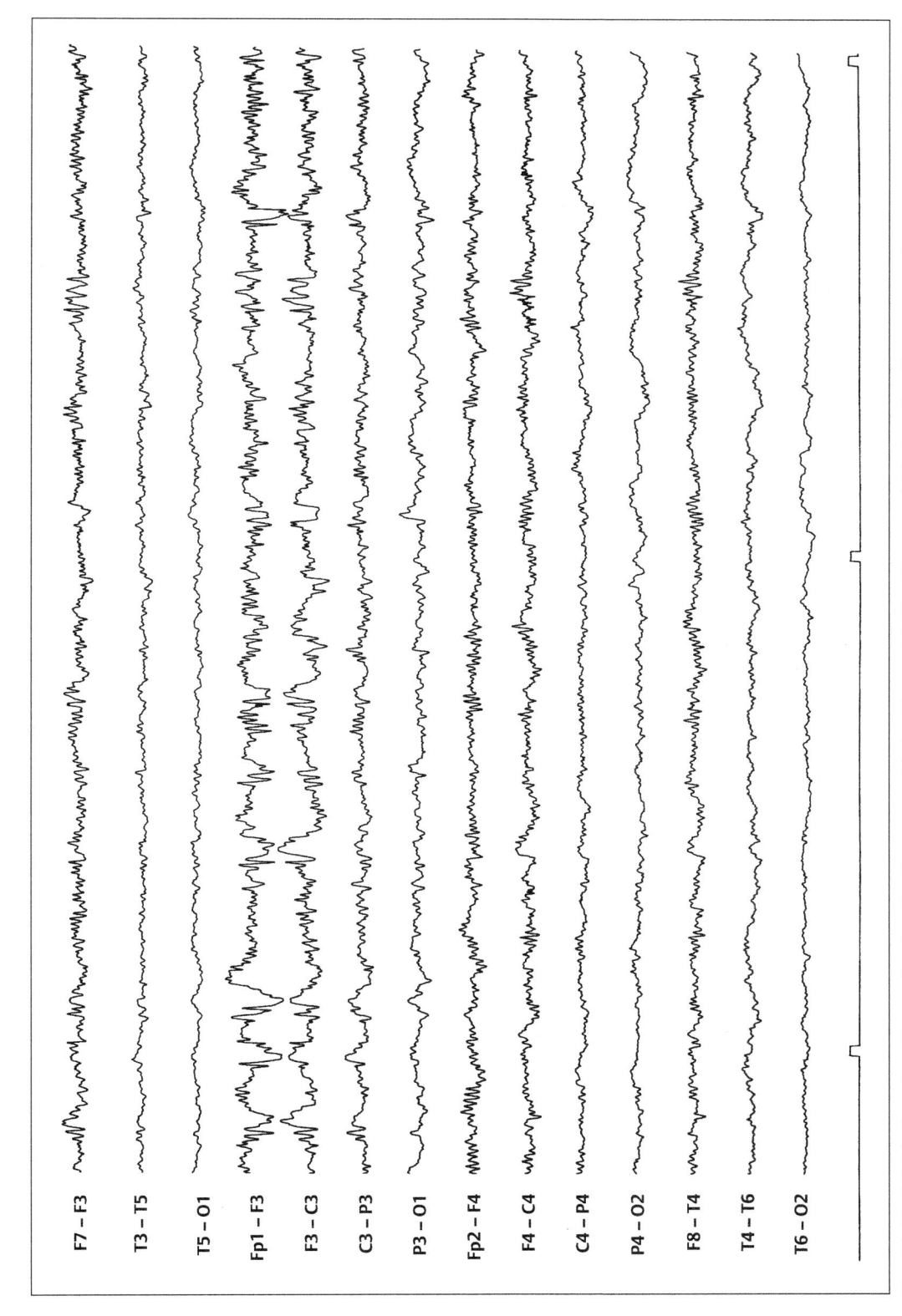

Fig. 12-19. Atividade epileptiforme focal muito frequente. Idade: 13 anos. Vigília. Observe atividade epileptiforme muito frequente na região frontal esquerda, com reversão de fase em F3. Esta amostra é parte do registro eletrencefalográfico interictal de um paciente com epilepsia focal secundária à displasia cortical focal na região frontocentral esquerda. (Reproduzido de Guerreiro et al., 2000; com permissão.)[15]

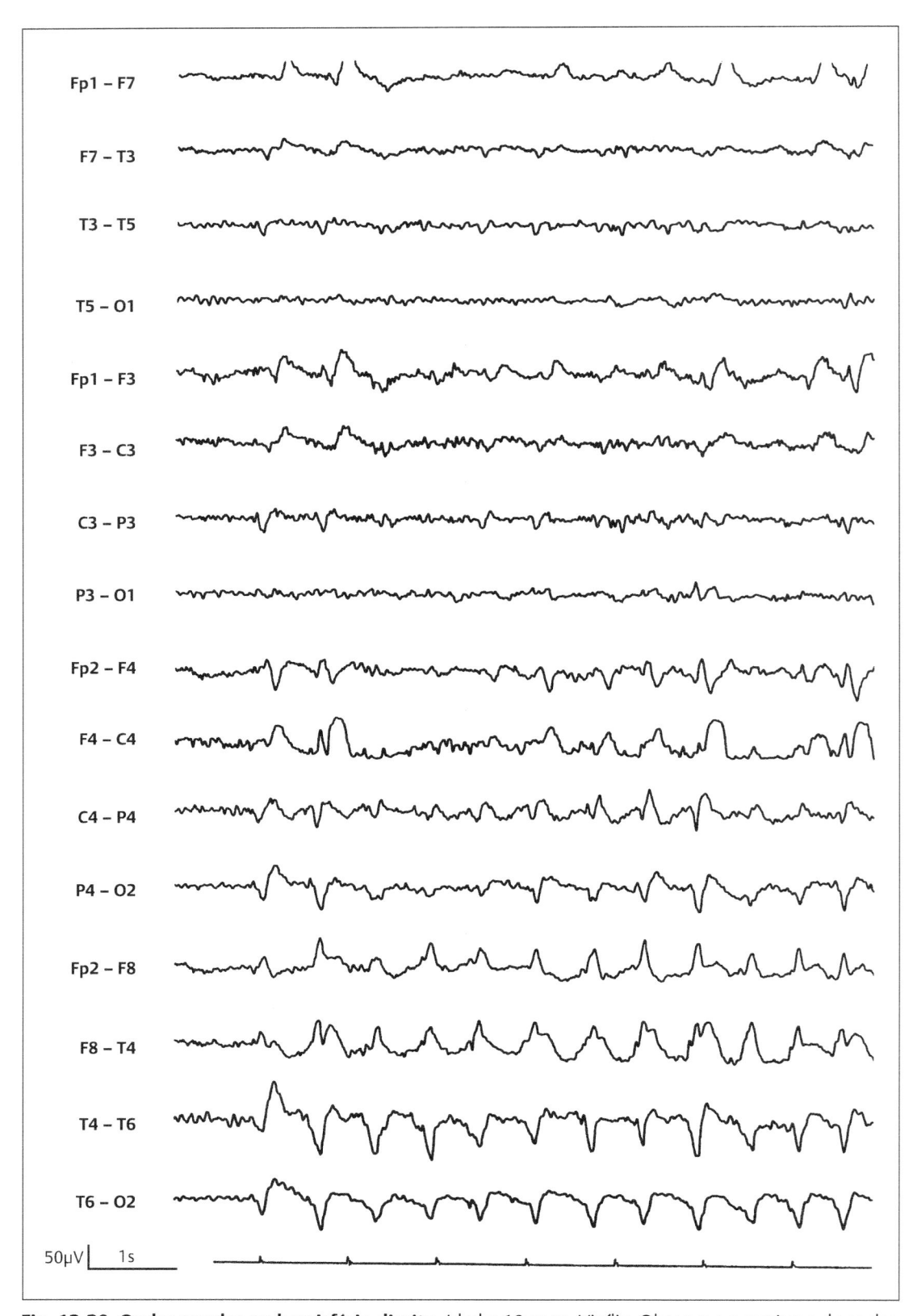

Fig. 12-20. Ondas agudas no hemisfério direito. Idade: 19 anos. Vigília. Observe o paroxismo de ondas agudas rítmicas no hemisfério cerebral direito. Esta amostra é parte do registro eletrencefalográfico de uma paciente com heterotopia nodular extensa na região temporoparietal direita.

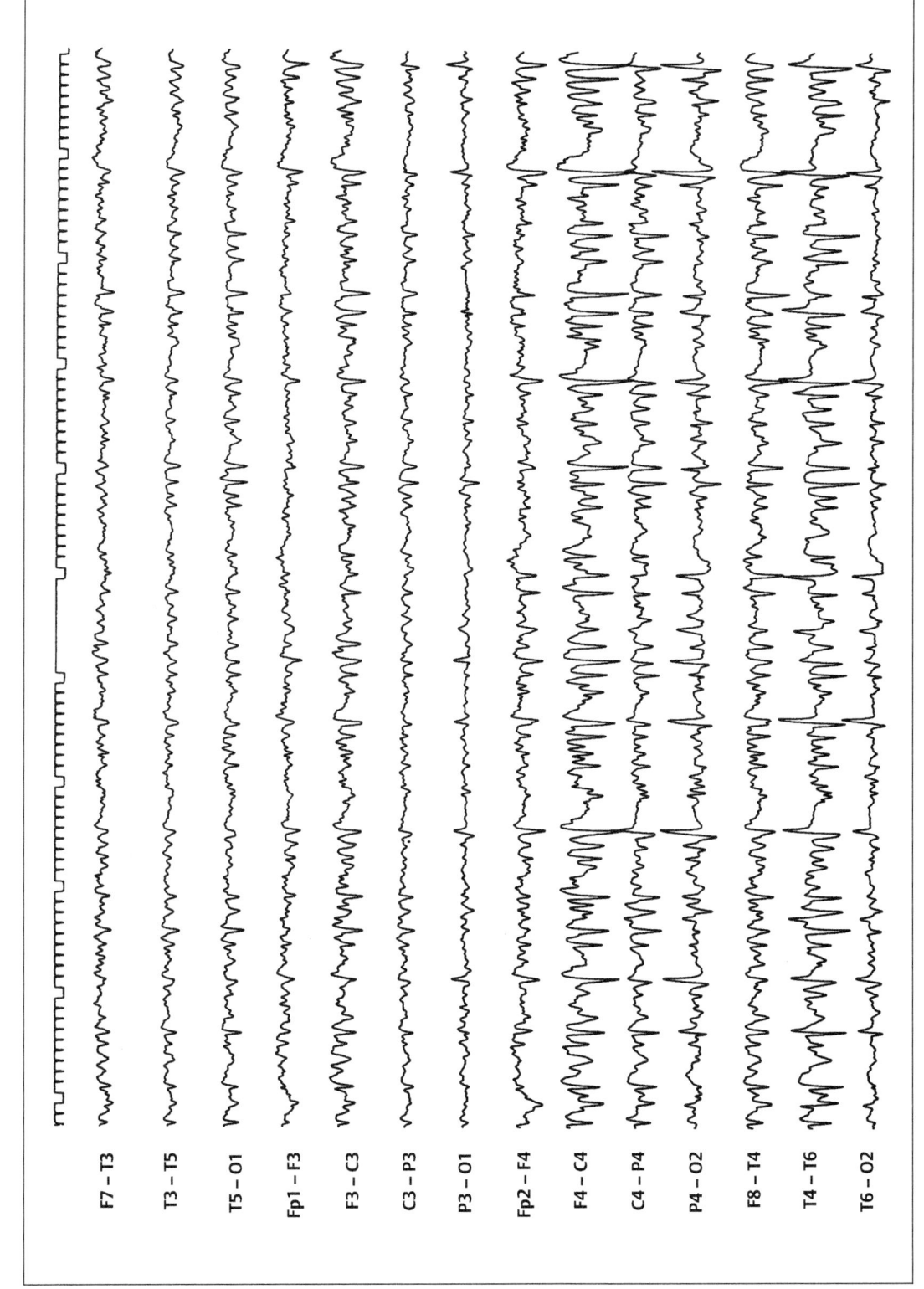

Fig. 12-21. Atividade epileptiforme contínua. Idade 36 anos. Vigília. Observe ondas agudas contínuas em todo hemisfério direito, máximas nas regiões posteriores. Esta amostra é parte do registro eletrencefalográfico interictal de um paciente com hemimegalencefalia com predomínio nas regiões posteriores, à direita.

ATIVIDADE EPILEPTIFORME INTERICTAL GENERALIZADA

Epilepsia mioclônica da infância. A criança (de 4 meses a 3 anos) apresenta mioclonias sem outros tipos de crises associadas. O desenvolvimento neuropsicomotor é normal e o traçado interictal mostra atividade de base normal. Não se observam anormalidades interictais. As anormalidades são registradas apenas durante o evento ictal.

Síndrome de Dravet (encefalopatia mioclônica grave do lactente). A criança é normal no primeiro ano de vida, quando se iniciam as crises febris (muitas vezes prolongadas e associadas à febre baixa). A criança evolui com crises afebris focais e generalizadas e com grande sensibilidade à febre. Muitas vezes a evolução é desfavorável, com crises refratárias ao tratamento medicamentoso e comprometimento cognitivo. No início, o registro eletrencefalográfico pode ser normal, mas, na evolução, mostra lentificação e desorganização da atividade de base e complexos espículas ou poliespícula-ondas lentas irregulares, generalizadas, podendo haver atividade epileptiforme focal ou multifocal (Fig. 12-22).

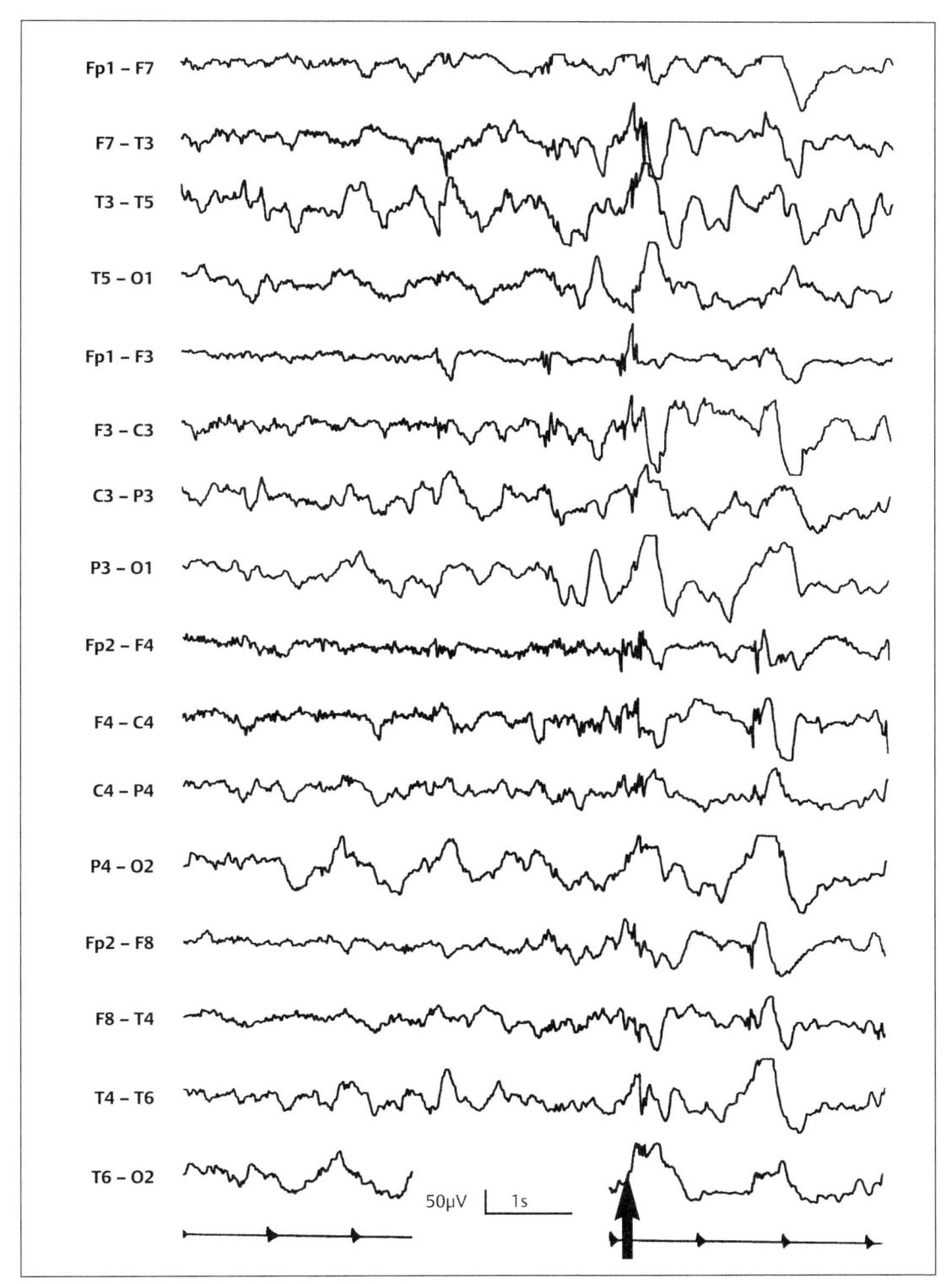

Fig. 12-22. Poliespícula generalizada. Idade: 2 anos. Sono. Observe o paroxismo de poliespículas generalizadas (seta) no registro eletrencefalográfico de uma criança com síndrome Dravet. Após o paroxismo inicial, observam-se poliespículas focais no hemisfério cerebral direito, máximas na região frontocentral.

Síndrome de Lennox-Gastaut. O traçado mostra atividade de base lenta e desorganizada, associada a complexos espícula-onda lenta, lentos (< 2,5 Hz), generalizados, de alta amplitude, muito frequentes, geralmente com acentuação multifocal (Fig. 12-23). No sono, ocorre atividade paroxística rápida caracterizada por espículas rítmicas (14 a 30 Hz), generalizadas, de alta amplitude, com duração de poucos segundos.[16,17] Anteriormente era chamado por alguns autores de ritmo recrutante (Figs. 12-24 e 12-25).

Epilepsia com crises mioclônico-atônicas (síndrome de Doose). O traçado pode ser normal no início do quadro, entretanto a atividade de base é substituída por ondas na frequência de 4 a 7 Hz, de média amplitude, com predomínio parietal. Essa atividade é bloqueada pela abertura ocular. A atividade epileptiforme é caracterizada por complexos espículas-onda lenta, na frequência de 2 a 4 Hz (Fig. 12-26). A distinção entre epilepsia mioclônico-atônica e síndrome de Lennox-Gastaut nem sempre é fácil.[18]

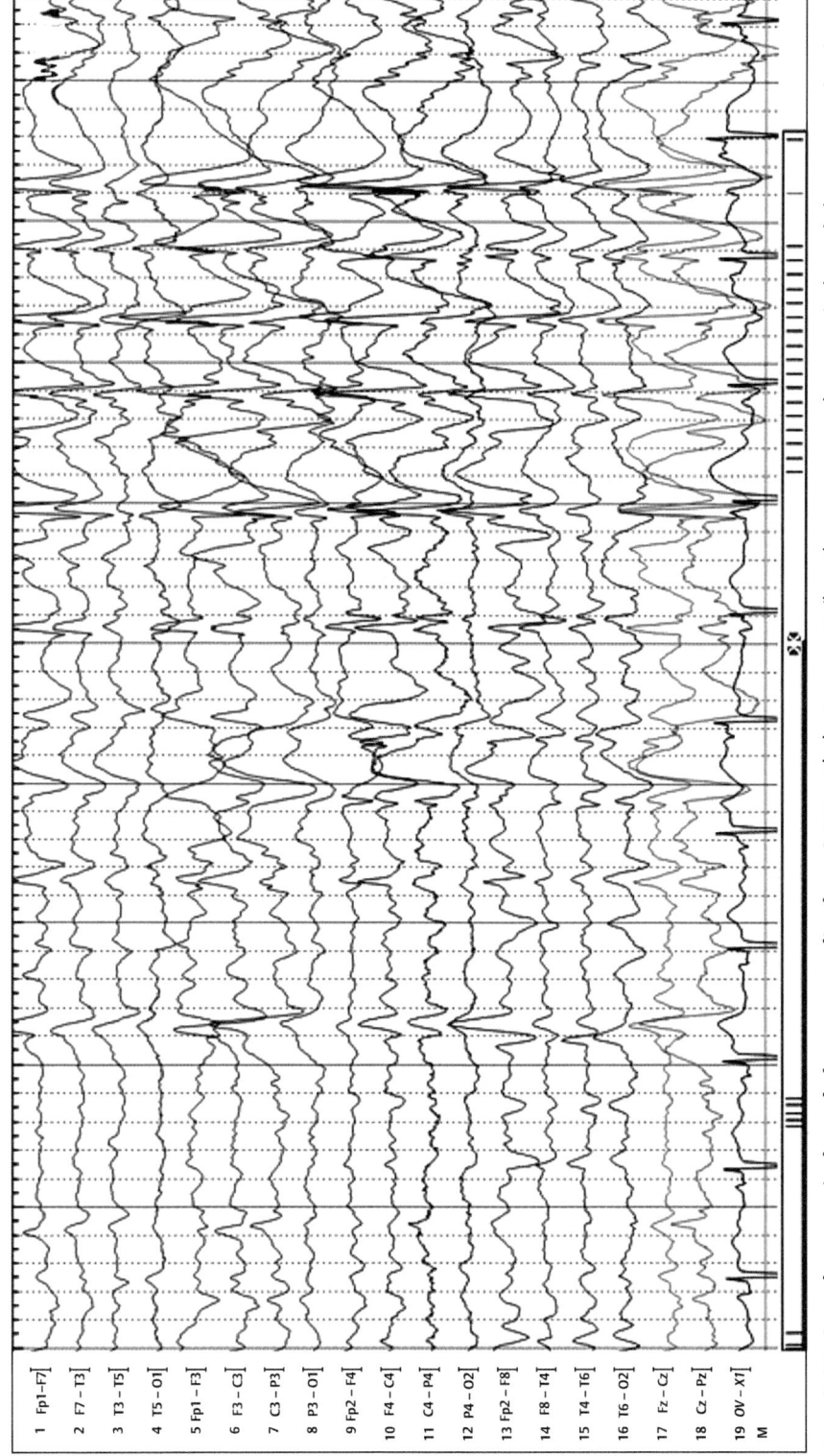

Fig. 12-23. Complexos espícula-onda lenta generalizados < 2,5 Hz. Idade: 7 anos. Vigília. Observe os complexos espícula-onda lenta generalizados < 2,5 Hz nesta criança com síndrome de Lennox-Gastaut.

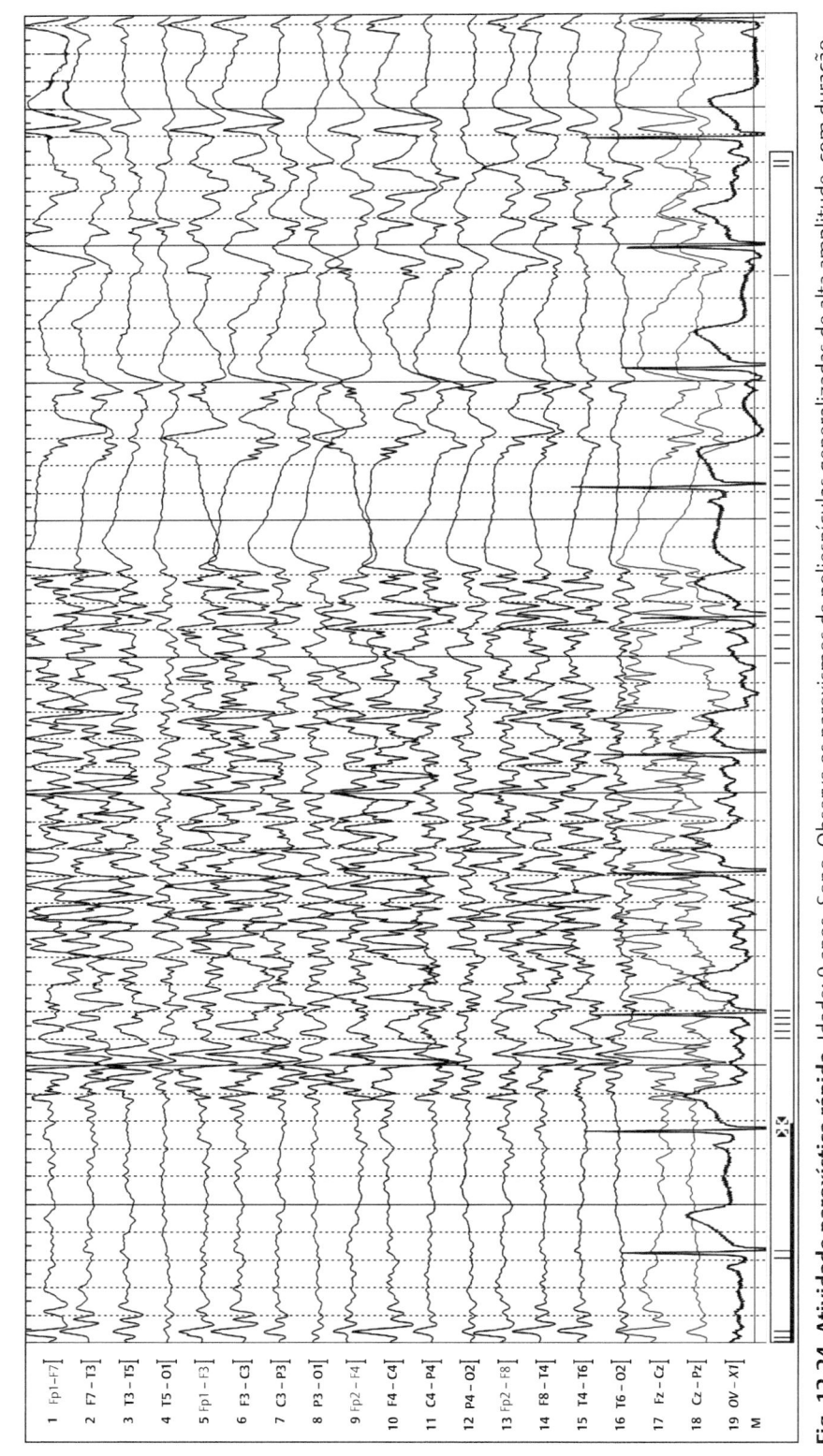

Fig. 12-24. Atividade paroxística rápida. Idade: 9 anos. Sono. Observe os paroxismos de poliespículas generalizadas de alta amplitude, com duração de aproximadamente 4 segundos, registrados durante o sono de uma criança com síndrome de Lennox-Gastaut. (Agradecimento para Dra. Cláudia Pechini.)

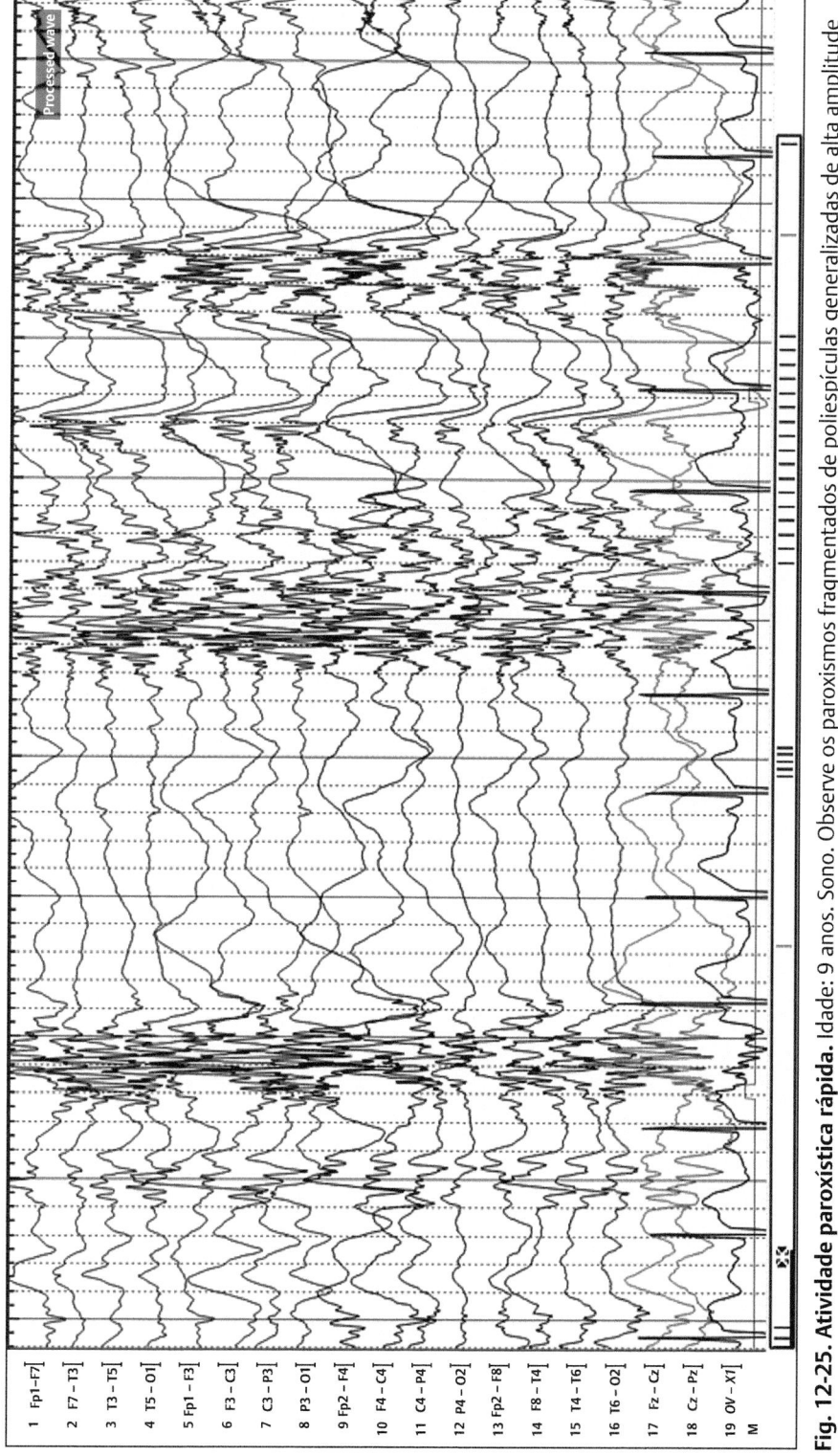

Fig. 12-25. Atividade paroxística rápida. Idade: 9 anos. Sono. Observe os paroxismos fragmentados de poliespículas generalizadas de alta amplitude registradas durante o sono de uma criança com síndrome de Lennox-Gastaut. (Cortesia da Dra. Cláudia Pechini.)

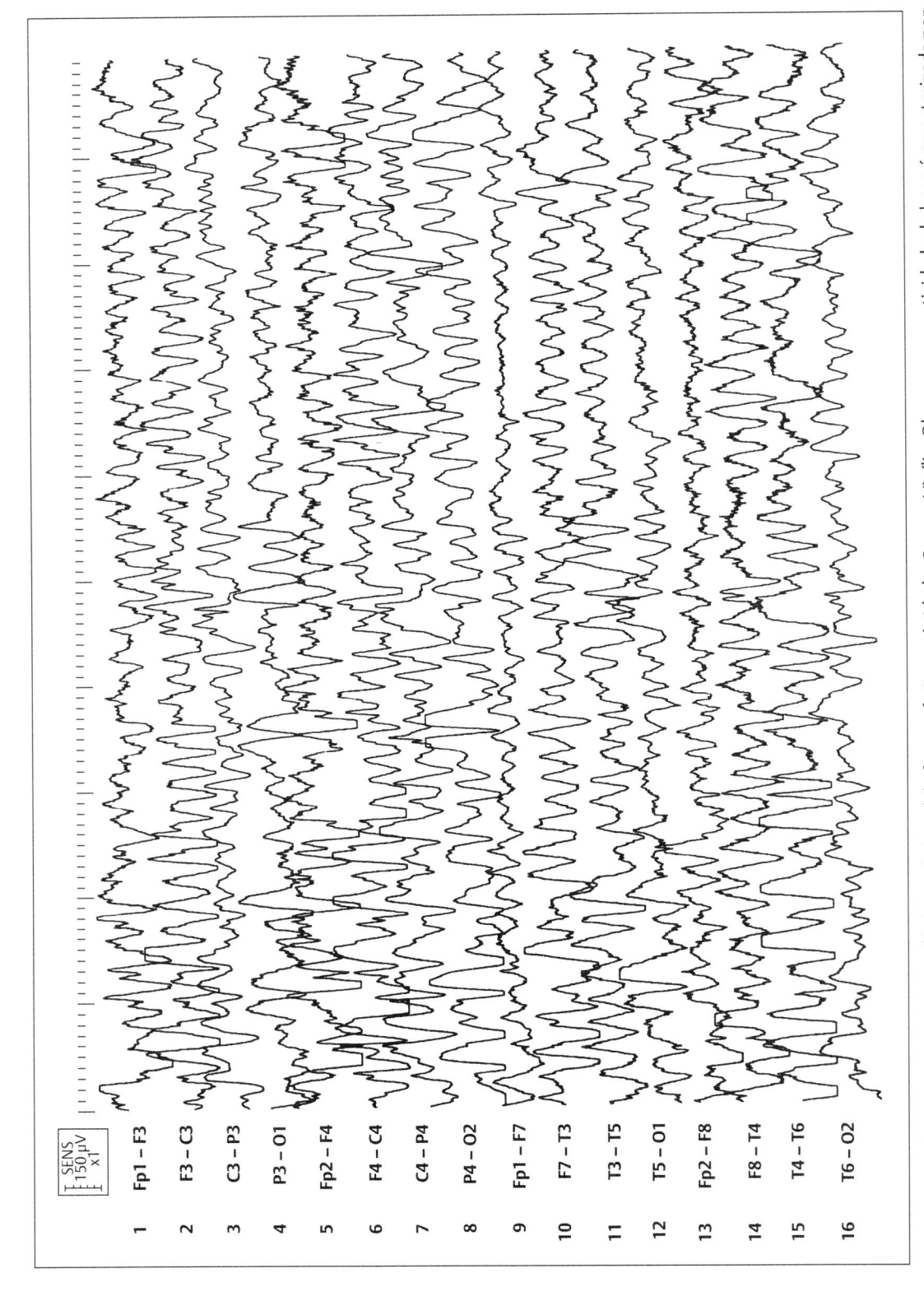

Fig. 12-26. Epilepsia com crises mioclônico-atônicas (síndrome de Doose). Idade: 6 anos. Vigília. Observe que a atividade de base é caracterizada por grande quantidade de ondas teta monomórficas de média amplitude, com predomínio nas regiões parietais.

Epilepsia ausência da infância. O traçado mostra complexos espícula-onda lenta, de alta amplitude, regulares, generalizados (máximos nas regiões anteriores), na frequência de 3 Hz, com duração de poucos segundos. Pode ser difícil diferenciar atividade ictal de interictal, quando as crises são breves. É importante testar o nível de consciência durante descargas mais prolongadas. Os últimos complexos de paroxismos maiores que 2 ou 3 segundos podem ser um pouco mais lentos, até 2,5 Hz. Hiperventilação exacerba essa anormalidade, podendo desencadear crises. Essa é uma das poucas epilepsias idiopáticas em que existe correlação entre melhora clínica produzida pelo tratamento com fármaco anticrise e normalização do registro eletrencefalográfico.

A atividade de base é normal, entretanto pode-se observar atividade delta (3Hz) rítmica posterior (OIRDA), prolongada e de amplitude elevada, que é acentuada por fechamento ocular e hiperventilação e atenuada por estímulo de alerta ou abertura ocular.[19,20] Essa atividade é considerada, por alguns autores, um sinal de bom prognóstico.[21]

Epilepsia ausência juvenil. O registro é semelhante ao da epilepsia de ausência infantil, entretanto os complexos podem ser um pouco mais rápidos, em torno de 4 Hz (Fig. 12-27).

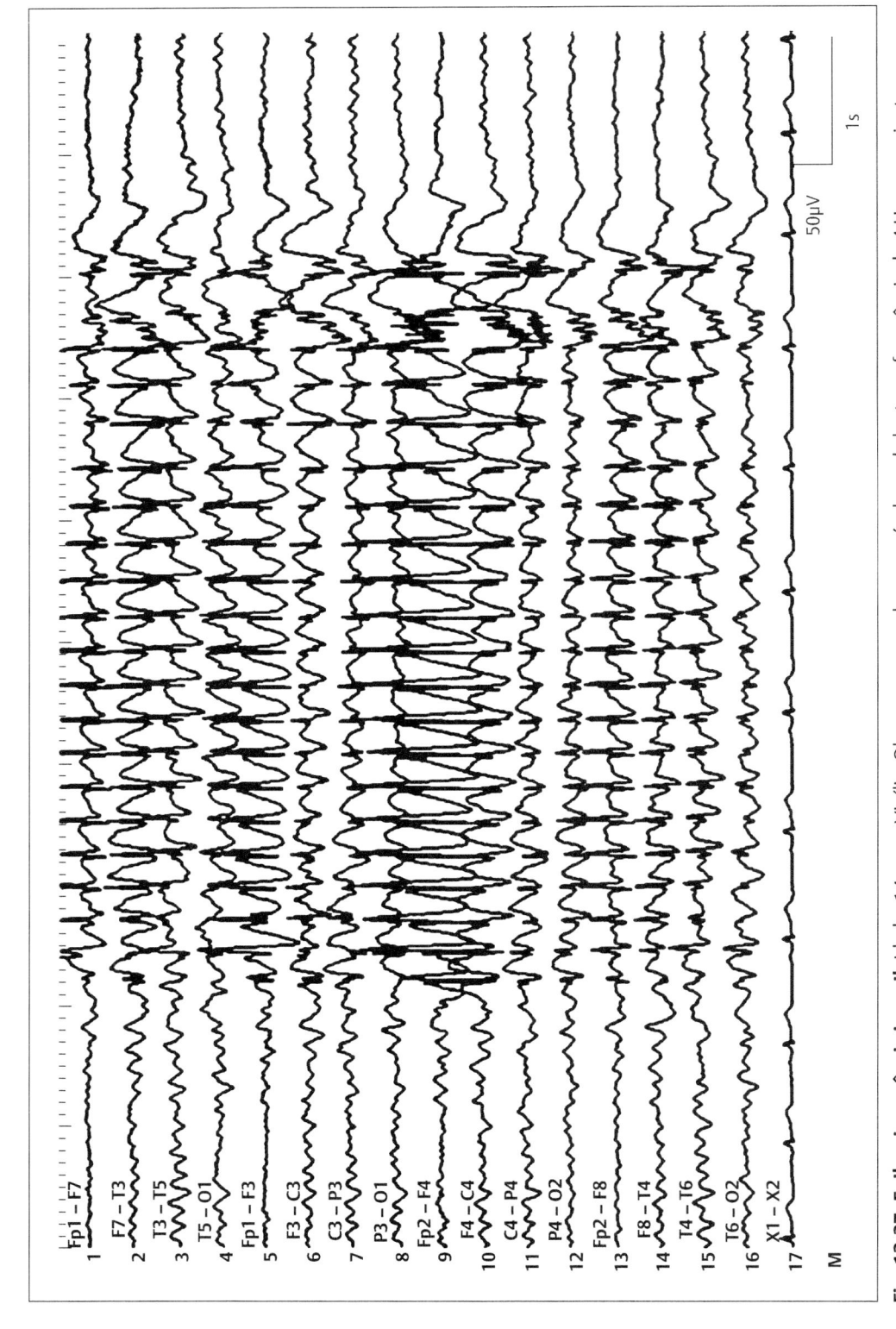

Fig. 12-27. Epilepsia ausência juvenil. Idade: 14 anos. Vigília. Observe os complexos espícula-onda lenta na frequência de 4 Hz em paciente com ausência juvenil.

Epilepsia mioclônica juvenil. O registro mostra paroxismos de complexos poliespículas seguidas de onda lenta, irregulares e generalizados, com predomínio nas regiões anteriores. Os complexos são de alta amplitude e na frequência de 4 a 6 Hz. Ondas agudas "focais" podem ser observadas, indicando pseudo-focalidades. A atividade de base é normal. Privação de sono e fotoestimulação podem exacerbar as anormalidades e desencadear crises mioclônicas ou crise tônico-clônica generalizada (Figs. 12-28 e 12-29).

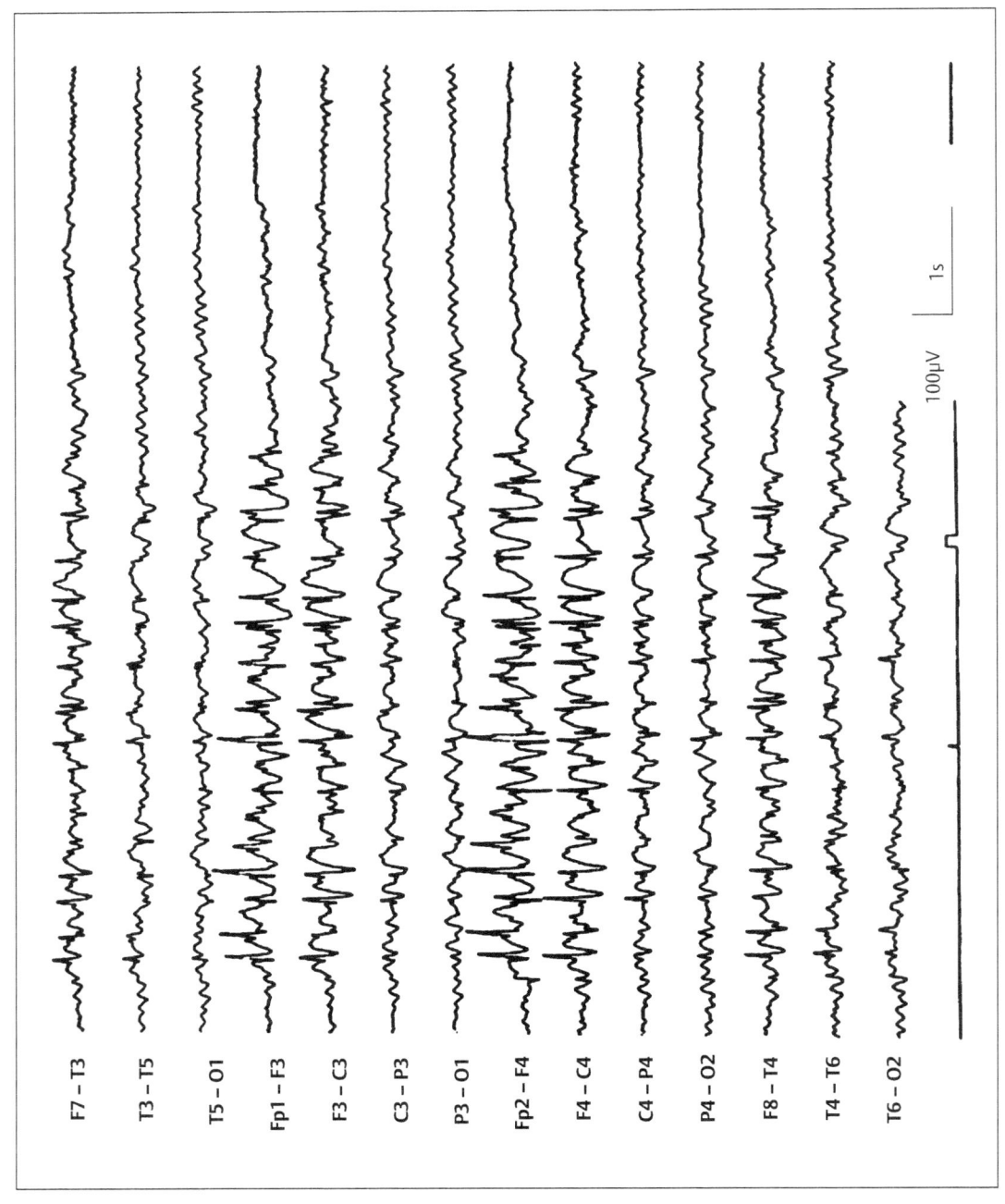

Fig. 12-28. Epilepsia mioclônica juvenil. Idade: 40 anos. Vigília. Observe complexos generalizados e irregulares de poliespículas seguidos por onda lenta, com predomínio nas regiões anteriores. Essa anormalidade epileptiforme pode ser exacerbada por mecanismos de ativação, como privação de sono ou fotoestimulação.

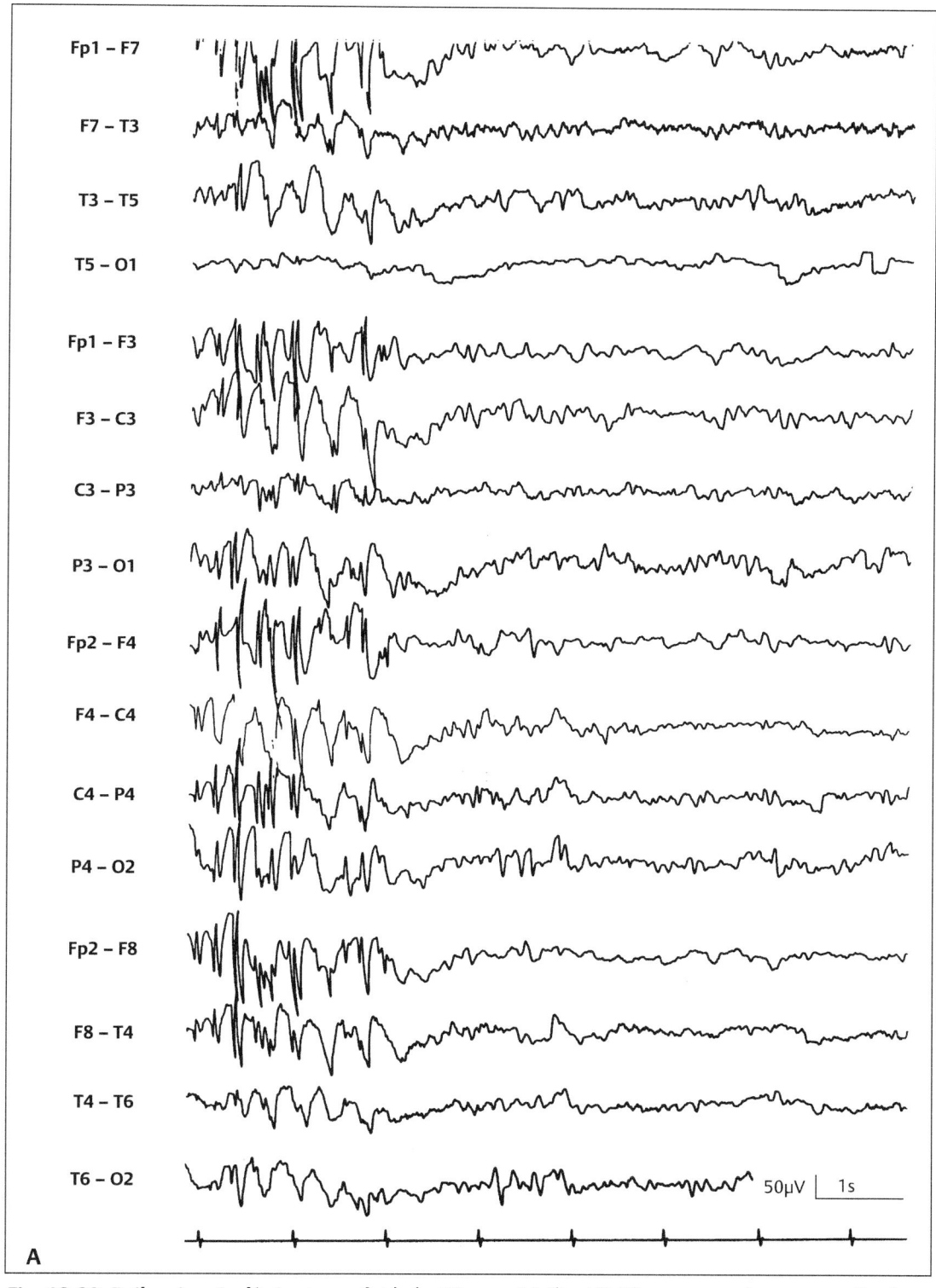

Fig. 12-29. Epilepsia mioclônica juvenil. Idade: 13 anos. Vigília. (**A**) Observe paroxismo generalizado e irregular de complexo poliespícula-onda lenta. *(Continua)*

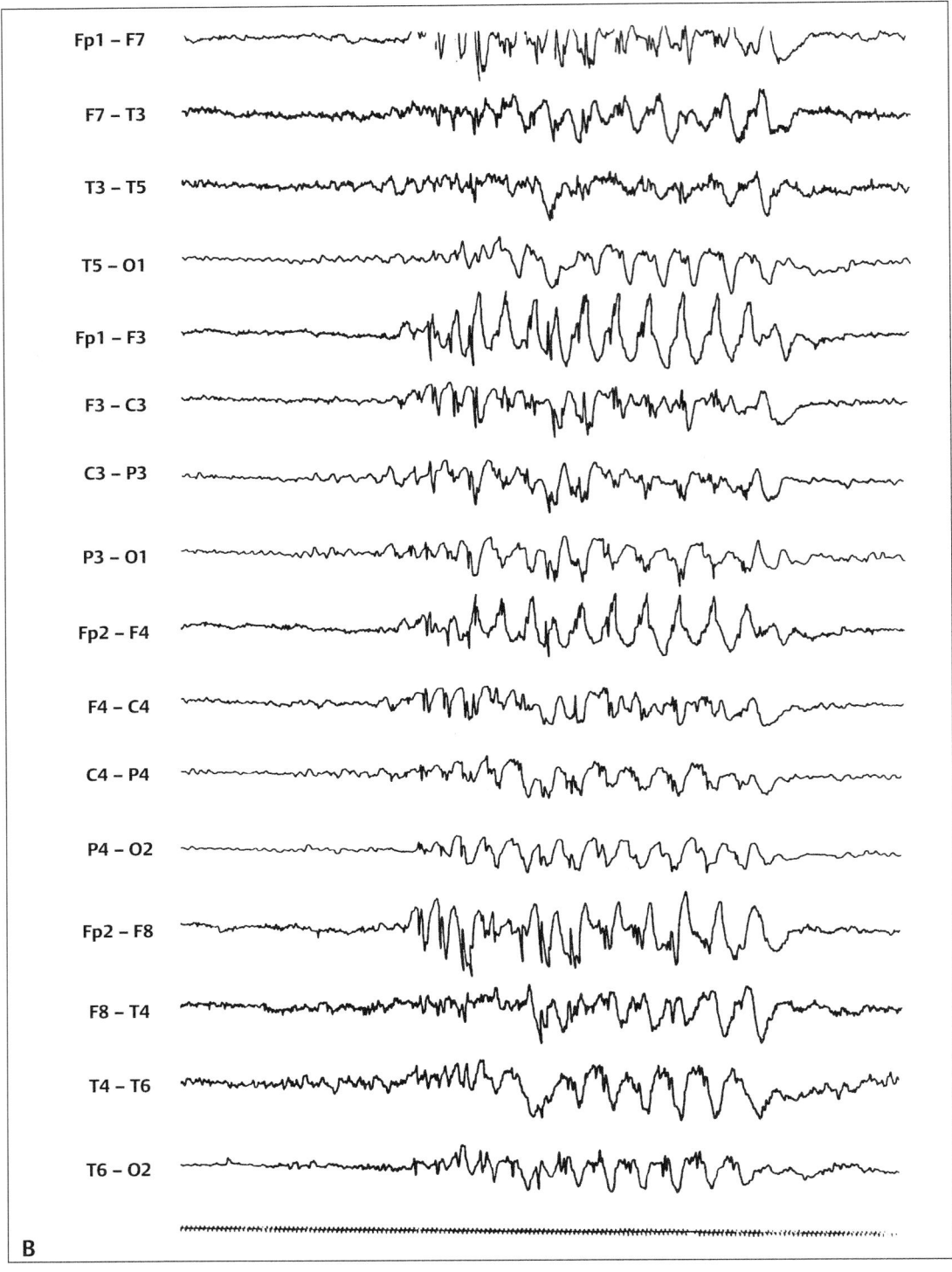

Fig. 12-29. *(Cont.)* (**B**) Observe a resposta fotoparoxística desencadeada durante a fotoestimulação intermitente no mesmo paciente da Figura 12-29(**A**).

ATIVIDADE EPILEPTIFORME INTERICTAL INDETERMINADA

Síndrome dos Espasmos Epilépticos Infantis (Síndrome de West). O traçado mostra desorganização da atividade de base caracterizada por ondas lentas na faixa delta assíncronas, de alta amplitude, associadas a espículas e ondas agudas multifocais, seguidas ou não de ondas lentas, também de alta amplitude. Esse padrão é entremeado por surtos de espículas e complexos onda aguda-onda lenta, seguidos de depressão difusa do traçado (surto-supressão), com duração variável. Esse conjunto de anormalidades caracteriza o padrão denominado **hipsarritmia** (Figs. 12-30 e 12-33).

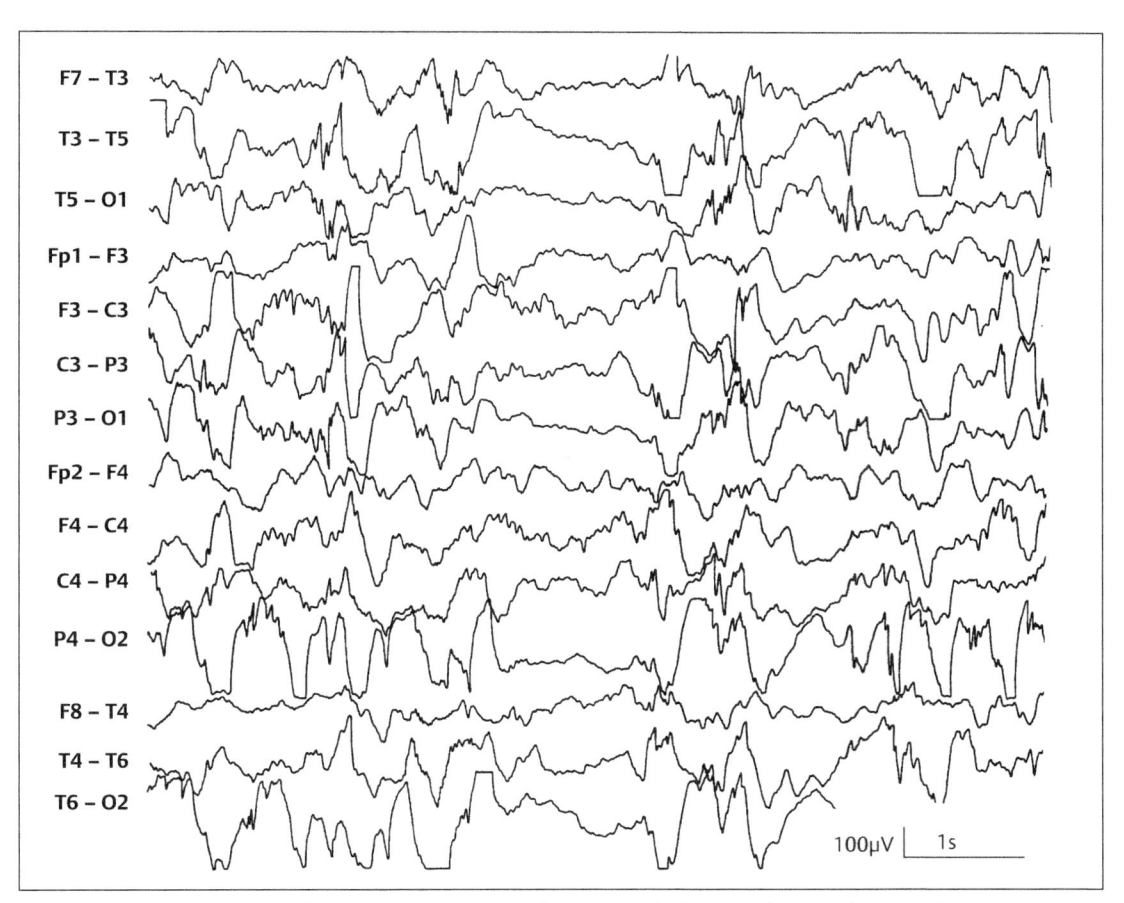

Fig. 12-30. Hipsarritmia. Idade: 7 meses. Sono. Observe espículas e ondas agudas multifocais entremeadas com ondas lentas de elevada amplitude, seguidas por atenuação difusa da atividade de base, caracterizando o padrão surto-supressão.

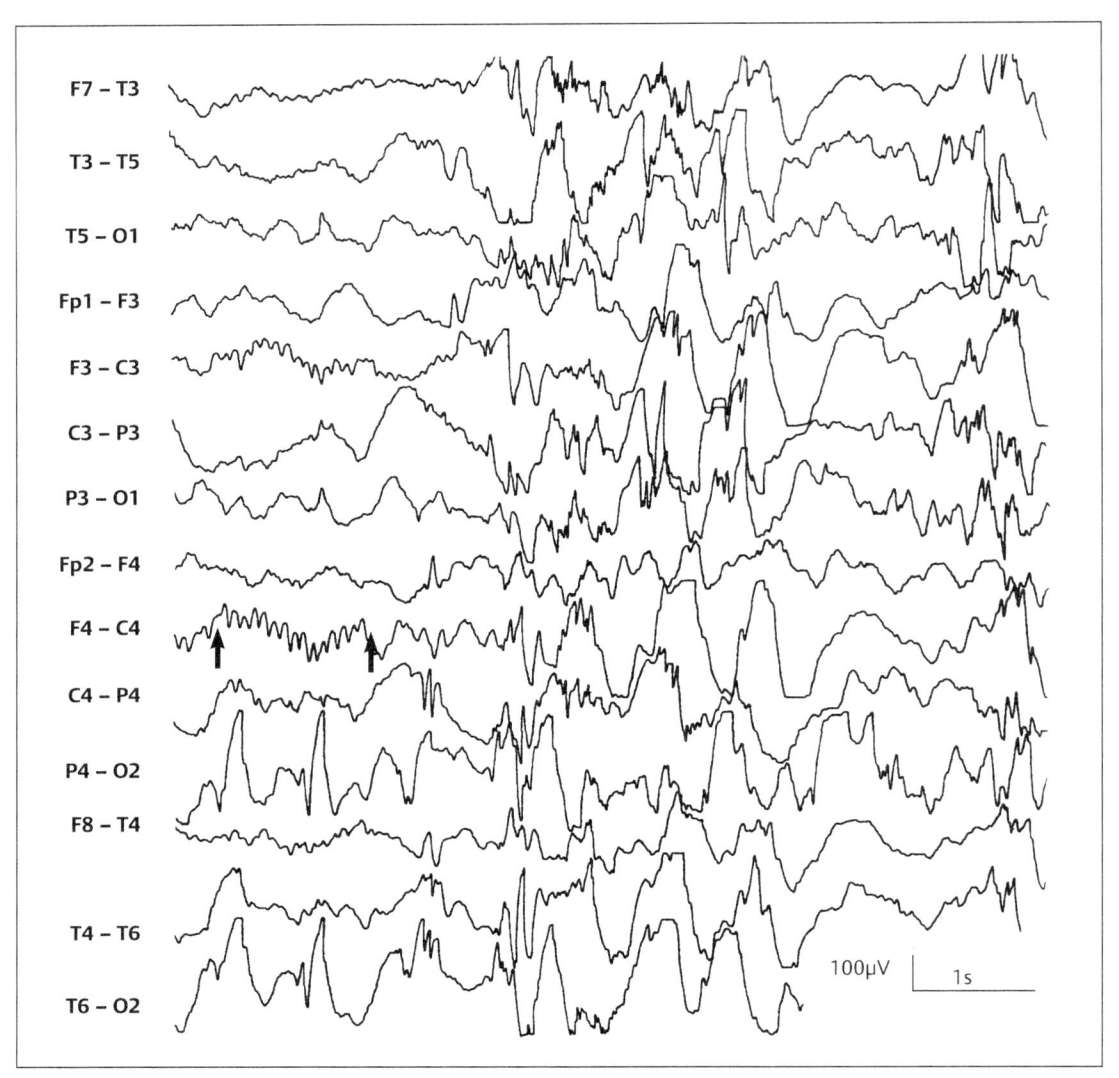

Fig. 12-31. Hipsarritmia. Idade: 9 meses. Sono. Observe espículas e ondas agudas multifocais entremeadas com ondas lentas de elevada amplitude. Também se observam pseudofusos do sono (entre setas) e atividade epileptiforme focal no quadrante posterior direito.

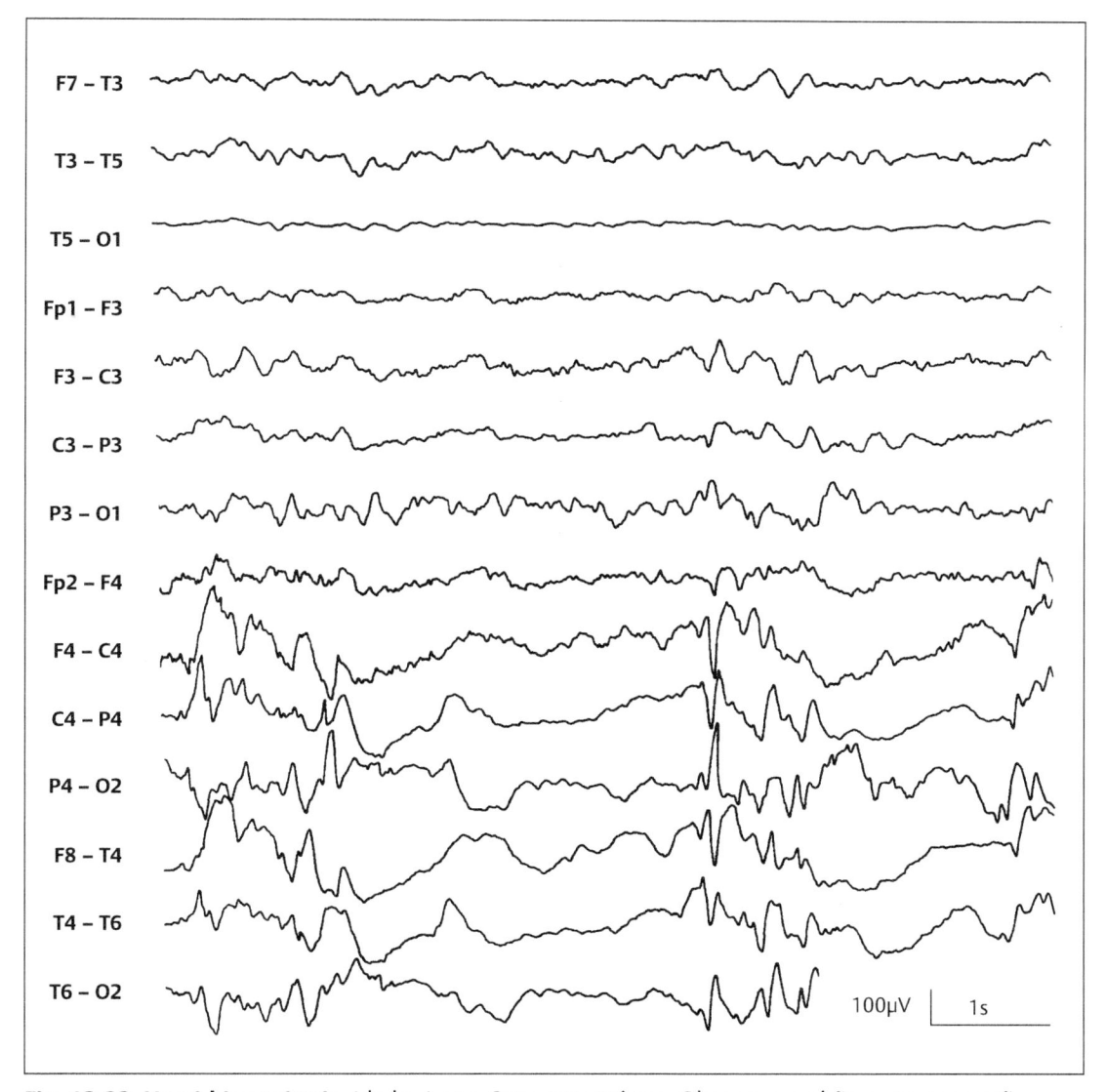

Fig. 12-32. Hemi-hipsarritmia. Idade: 1 ano. Sono espontâneo. Observe o padrão surto-supressão no hemisfério cerebral direito (sete últimos canais). Esse padrão é mais frequentemente observado em crianças com agenesia de corpo caloso ou patologia hemisférica. Esta amostra é parte do registro eletrencefalográfico de um paciente com espasmos infantis secundário à encefalite bacteriana nos primeiros meses de vida.

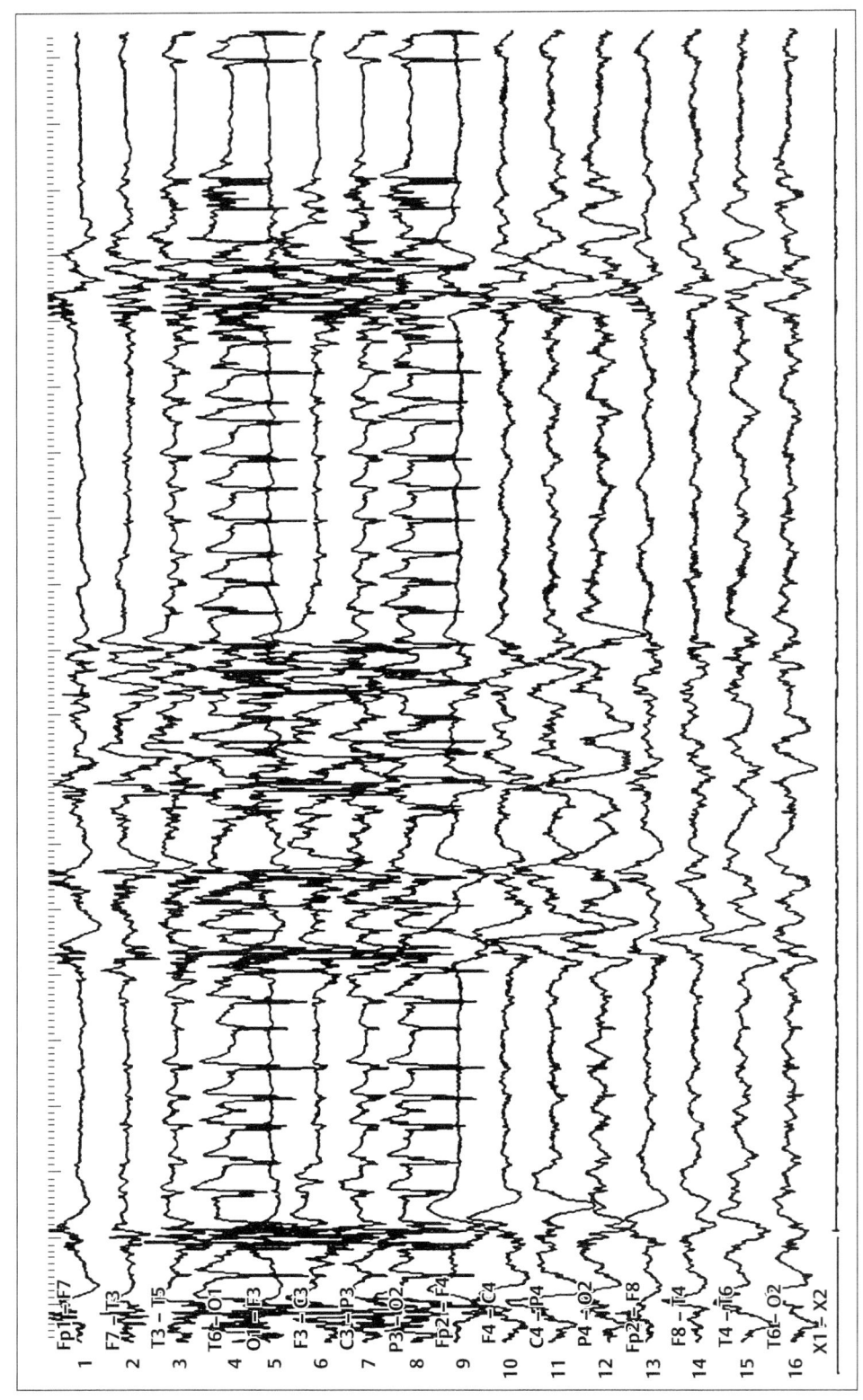

Fig. 12-33. Hemi-hipsarritmia à esquerda com foco persistente em quadrante posterior esquerdo. Idade: 15 meses. Sono. Observe padrão de surto-atenuação de paroxismos de poliespículas e poliespículas-ondas lentas em todo hemisfério cerebral esquerdo sendo que nos períodos de atenuação de demais canais (1, 2, 5 e 6) há persistência de atividade epileptiforme em quadrante posterior esquerdo (foco persistente). Trata-se do registro eletrencefalográfico de uma criança com hemimegalencefalia à esquerda.

Padrões atípicos de hipsarritmia (hipsarritmia modificada) podem ser observados:[22]

- Hipsarritmia assimétrica ou unilateral, geralmente associada à agenesia do corpo caloso ou patologia hemisférica, como hemimegalencefalia.
- Hipsarritmia com descarga focal contínua ou muito frequente (foco persistente), geralmente sugerindo associação com displasia cortical focal.
- Hipsarritmia associada a padrão similar a surto-supressão que ocorre de forma semiperiódica.
- Hipsarritmia com predomínio de ondas lentas de elevada amplitude.

Hipsarritmia é um padrão frequentemente observado na vigília, mas a avaliação da criança com suspeita de síndrome de West também deve incluir parte do traçado durante o sono. No sono, a hipsarritmia muitas vezes é fragmentada e observam-se ondas agudas e ondas lentas de alta amplitude seguidas por atividade rápida de baixa voltagem por poucos segundos. Atenção especial deve ser dada a atividade epileptiforme focal ou lentificação contínua focal entre os espasmos, pois podem representar uma lesão focal estrutural. Alguns desses pacientes podem beneficiar-se da ressecção cirúrgica da lesão. Os únicos achados eletrencefalográficos observados em pacientes com espasmos infantis que podem se relacionar com melhor prognóstico é a ausência de eletrodecremento no início do tratamento.[23]

Encefalopatia epiléptica e do desenvolvimento com ativação de espícula-onda no sono. Devido às similaridades nas características clínicas e eletrencefalográficas, atualmente essa entidade engloba estado de mal elétrico do sono/ponta onda contínua do sono (EMES/POCS), síndrome de Landau-Kleffner e evolução atípica da epilepsia autolimitada com espículas centrotemporais.

Ainda não foi estabelecido se esse tipo de epilepsia representa uma entidade focal ou generalizada. O quadro é caracterizado inicialmente por crises epilépticas, seguido pelo achado característico do eletrencefalograma: o traçado pobre em atividade epileptiforme durante a vigília apresenta ativação importante durante o sono com atividade epileptiforme contínua (> 85% do traçado) durante o sono lento (Figs. 12-34 a 12-36). O quadro epileptiforme é acompanhado de deterioração cognitiva. Durante a adolescência, a maioria dos pacientes apresenta melhora do quadro epiléptico, com grande parte das crises desaparecendo espontaneamente; entretanto, pode ocorrer sequela cognitiva grave.[24]

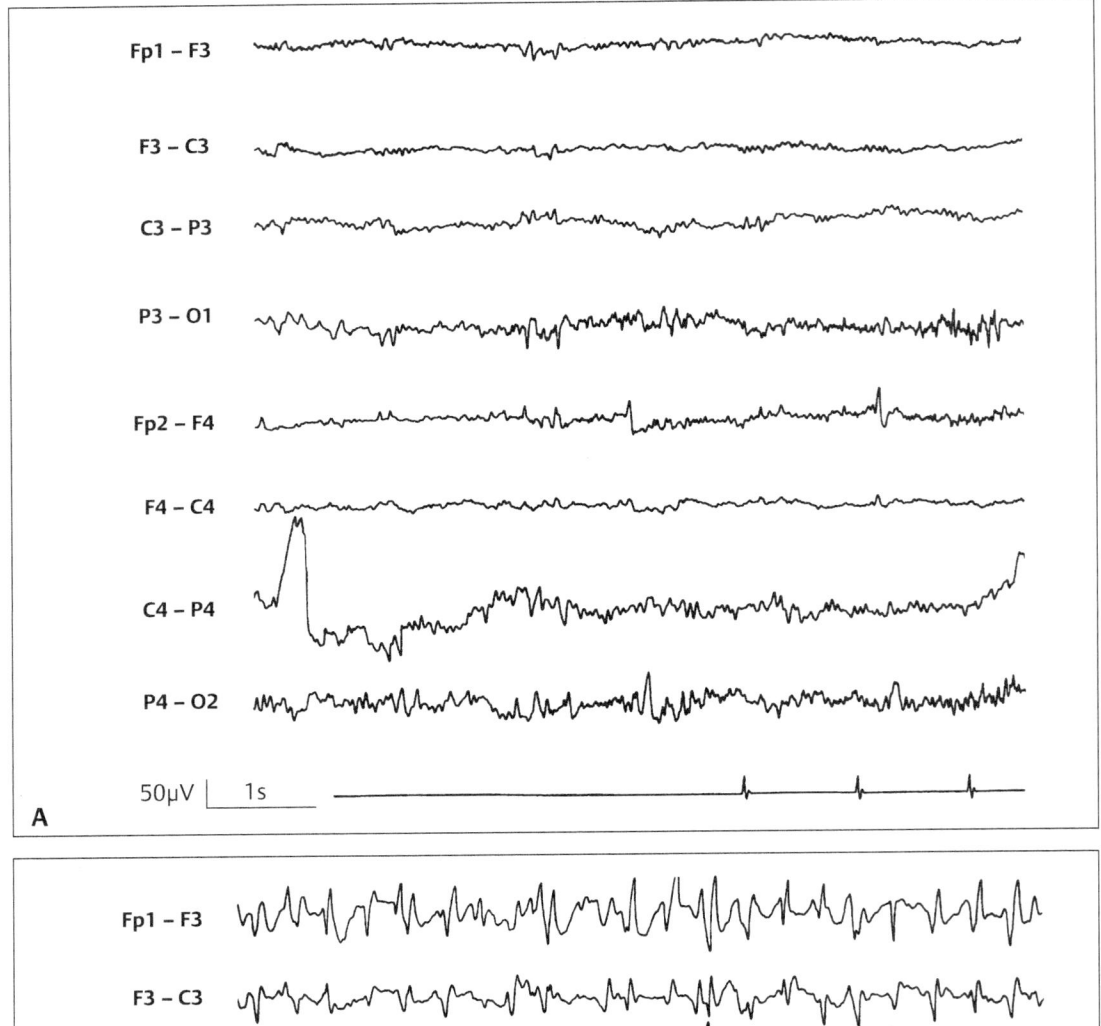

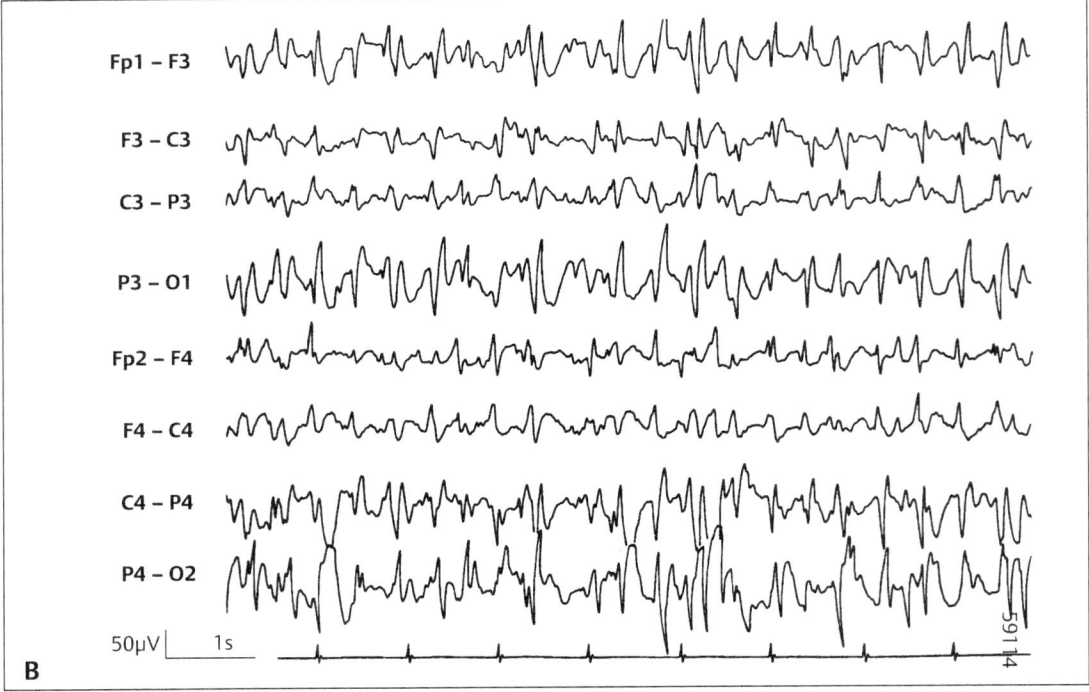

Fig. 12-34. Encefalopatia epiléptica e do desenvolvimento com ativação de espícula-onda no sono.
Idade: 7 anos. Vigília (**A**) e sono (**B**). Observe a diferença entre o traçado durante a vigília (**A**) e sono (**B**). A atividade epileptiforme generalizada e contínua predomina no sono lento e, se presente em mais de 85% do registro, permite fazer o diagnóstico de EMES.

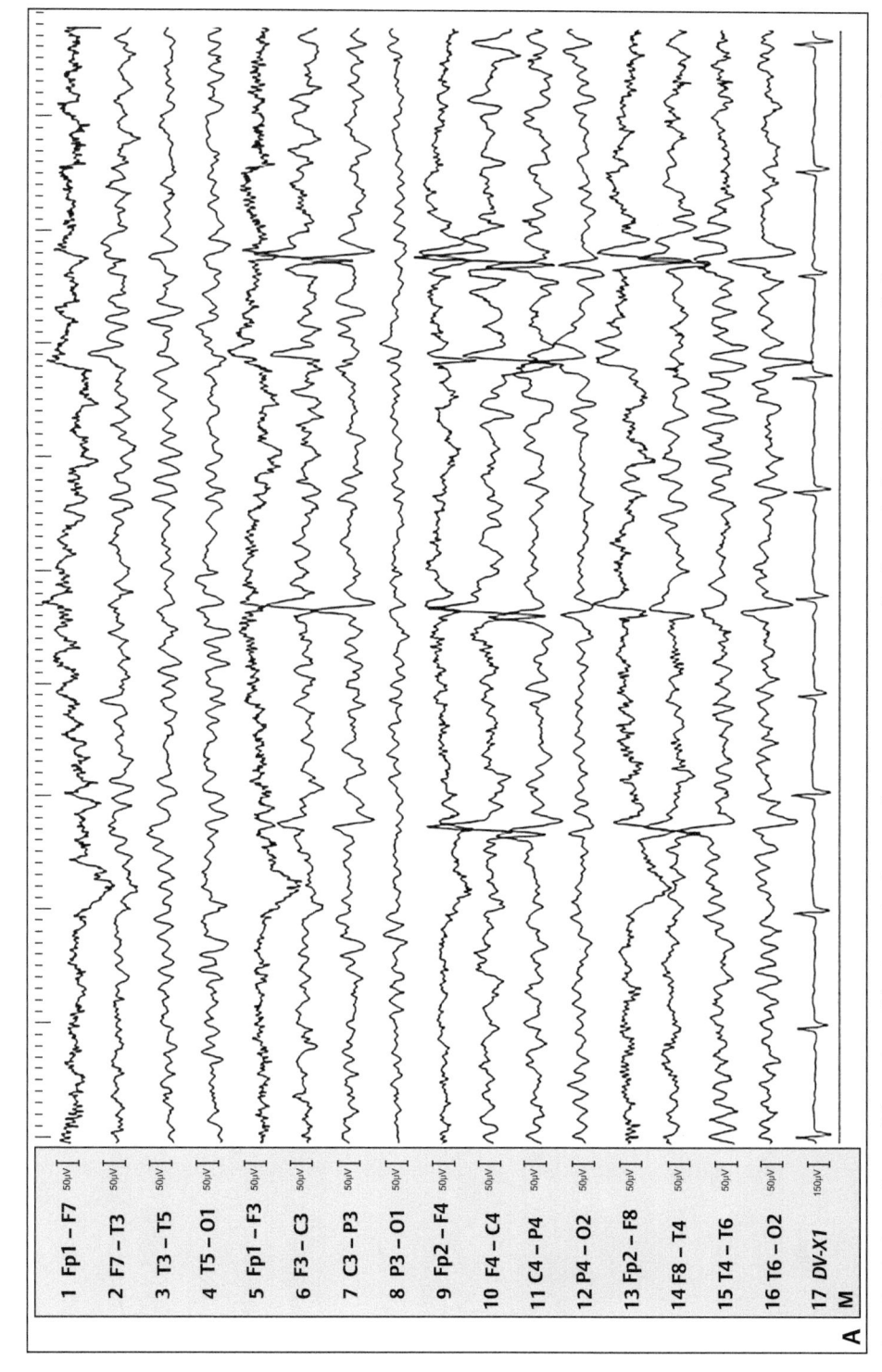

Fig. 12-35. (A e B) Encefalopatia epiléptica e do desenvolvimento com ativação de espícula-onda no sono. Idade: 8 anos. Vigília. Observe ondas agudas, seguidas por ondas lentas, de alta amplitude, focais, com predomínio nas regiões centrotemporais, bilateralmente. Durante a vigília a atividade epileptiforme é frequente, mas não é contínua. No sono, este paciente apresentou aumento importante desta mesma atividade, a qual ocupava mais do que 85% do traçado (cortesia do Dr. Raphael Rangel Almeida). *(Continua.)*

Fig. 12-35. *(Cont.)*

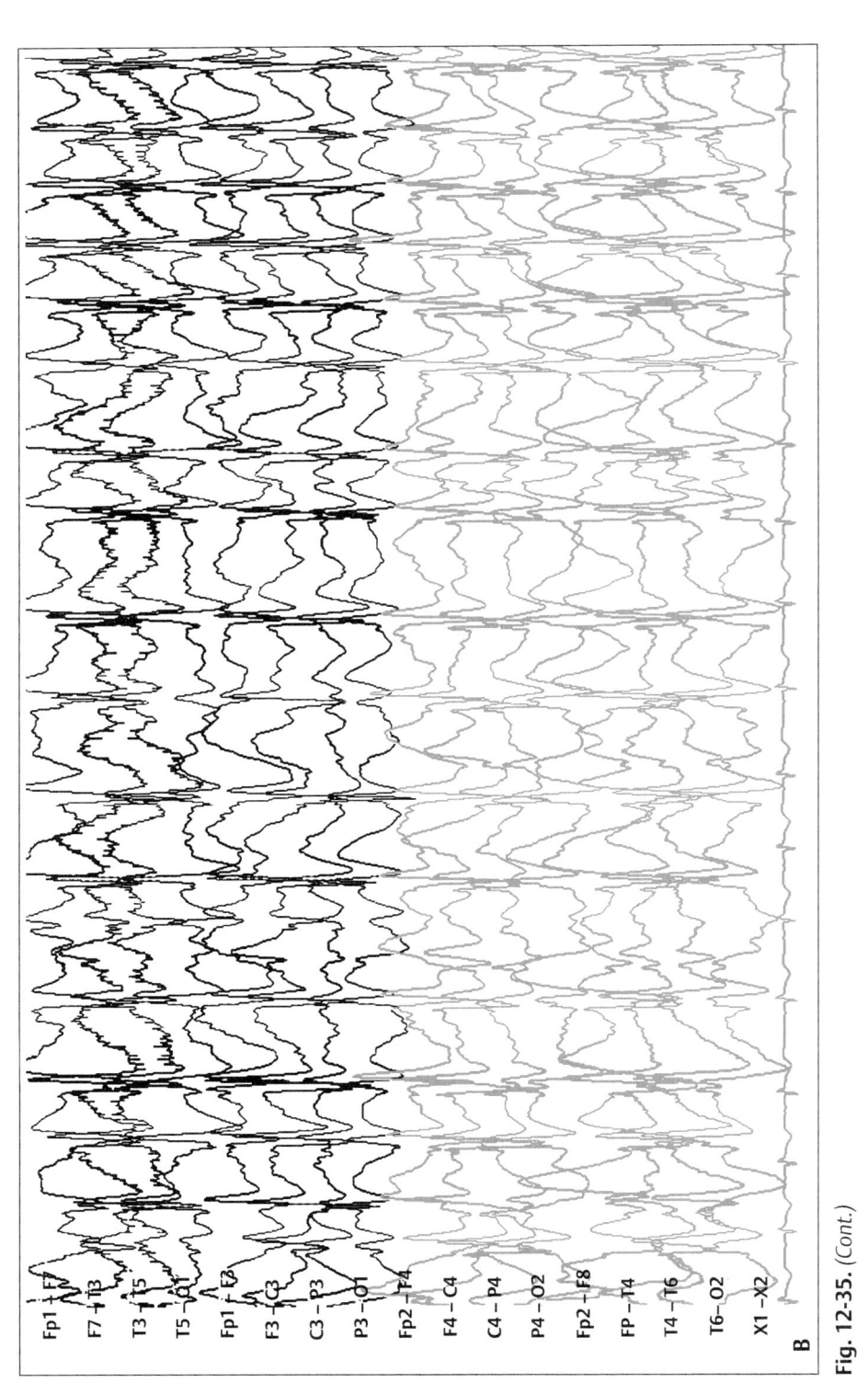

REFERÊNCIAS BIBLIOGRÁFICAS

1. Gloor P. The EEG and differential diagnosis of epilepsy. In: van Duijn H, Donker DNJ, van Huffelen AC (Eds). Current concepts in clinical neurophysiology. The Hague: NV Drukkerij Trio, 1977, p. 9-21.
2. Cooper R, Winter AL, Crow HJ, Walter WG. Comparison of subcortical, cortical and scalp activity using chronically indwelling electrodes in man. Electroencephalogr Clin Neurophysiol. 1965;18:217-28.
3. Browne TR, Holmes GL. Epilepsy: definitions and background. In: Browne TR, Holmes GL (Eds). Handbook of epilepsy. Philadelphia: Lippincott-Raven; 1997, p. 1-20
4. Avanzini G, Sancini G, Canafoglia L, Franceschetti S. Maturation of cortical physiological properties relevant to epileptogenesis. In: Spreafico R, Avanzini G, Andermann F (Eds). Abnormal cortical development and epilepsy. London: John-Libbey and Company: 1999, p. 63-75.
5. Kellaway P. Childhood seizures. Electroencephalogr Clin Neurophysiol Suppl. 1985;37:267-83.
6. Berroya AM, Bleasel AF, Stevermuer TL, Lawson J, Bye AM. Spike morphology, location, and frequency in benign epilepsy with centrotemporal spikes. J Child Neurol. 2005;20(3):188-94.
7. Holmes G. Benign focal epilepsies of childhood. Epilepsia 1993;34(Suppl 3):49-61.
8. Yacubian EMT, Miziara CSG, Sampaio LPB. Epilepsias e síndromes parciais idiopáticas. In: Yacubian EMT, Garzon E, Sakamoto AC (Eds). Vídeo-eletrencefalografia, fundamentos e aplicação na investigação das epilepsias. São Paulo: Lemos; 1999, p. 55-72.
9. Panayiotopoulos CP. Vomiting as an ictal manifestation of epileptic seizures and syndromes. J Neurol Neurosurg Psychiatry. 1988;51:1448-51.
10. Panayiotopoulos CP (Ed). Benign childhood partial seizures and related epileptic syndromes. London: John Libbey & Company Ltd.; 1999.
11. Gambardela A, Gotman J, Cendes F, Andermann F. Focal intermittent delta activity in patients with mesiotemporal atrophy: a reliable marker of the epileptogenic focus. Epilepsia 1995;36:122-9.
12. Quesney LF, Cendes F, Olivier A, Dubeau F, Andermann F. Intracranial electroencephalographic investigation in frontal lobe epilepsy. Adv Neurol. 1995;66:243-58
13. Gambardella A, Palmini A, Andermann F, Dubeau F, Da Costa JC, Quesney LF, et al. Usefulness of focal rhythmic discharges on scalp EEG of patients with focal cortical dysplasia and intractable epilepsy. Electroencephalogr Clin Neurophysiol. 1996;98(4):243-9.
14. Palmini A, Gambardella A, Andermann F, Dubeau F, da Costa JC, Olivier A, et al. Intrinsic epileptogenicity of human dysplastic cortex as suggested by corticography and surgical results. Ann Neurol. 1995;37(4):476-87.
15. Guerreiro CAM, Guerreiro MM, Cendes F, Lopes-Cendes I. Epilepsia. São Paulo: Lemos; 2000.
16. Wu JY, Koh S, Sankar R, Mathern GW. Paroxysmal fast activity: an interictal scalp EEG marker of epileptogenesis in children. Epilepsy Research. 2008;82:99-106.
17. Bourgeois BFD, Douglass LM, Sankar R. Lennox-Gastaut syndrome: a consensus approach to differential diagnosis. Epilepsia 2014;55:4-9.
18. Doose H. Myoclonic astatic epilepsy of early childhood. In: Roger J, Bureau M, Dravet C, Genton P, Tassinari CA, Wolf P. (Eds). Epileptic syndromes in infancy, childhood and adolescence. London: John Libbey; 1992, p. 103-14.
19. Loiseau P, Duché B, Pédespan JM. Absence epilepsies. Epilepsia 1995;36:1182-6.
20. Yacubian EMT, Guilhoto LMFF. Epilepsias generalizadas idiopáticas. In: Yacubian EMT, Garzon E, Sakamoto AC (Eds). Vídeo-eletrencefalografia, fundamentos e aplicação na investigação das epilepsias. São Paulo: Lemos; 1999, p. 161-81.

21. Loiseau P, Pestre M, Dartigues JF, Commenges D, Barberger-Gateau C, Cohadon S. Long-term prognosis in two forms of childhood epilepsy: typical absence seizures and epilepsy with rolandic (centrotemporal) EEG foci. Ann Neurology. 1983;13(6):642-8.
22. Hrachovy RA, Frost JD Jr, Kellaway P. Hypsarrhythmia: variations on the theme. Epilepsia 1984 Jun;25(3):317-25.
23. Kramer U, Sue WC, Mikati MA. Hipsarrhytmia: frequency of variant patterns and correlation with etiology and outcome. Neurology 1997;48:197-203.
24. Genton P, Bureau M, Dravet C, Roger J. Less Common Epileptic Syndromes. In: Wyllie E (Ed.). The treatment of epilepsy: principles and practice, 2nd ed. Baltimore: Williams & Wilkins; 1997, p. 584-99.

LEITURA RECOMENDADA

Specchio N, Wirrell EC, Scheffer IE, et al. International League Against Epilepsy classification and definition of epilepsy syndromes with onset in childhood: Position paper by the ILAE Task Force on Nosology and Definitions. Epilepsia. 2022; 63: 1398-1442.

ATIVIDADE EPILEPTIFORME ICTAL

Maria Augusta Montenegro • Marilisa M. Guerreiro
Fernando Cendes • Carlos Alberto M. Guerreiro

Crise epiléptica é a ocorrência transitória de sinais e sintomas decorrentes de uma atividade neuronal anormal, excessiva e síncrona do cérebro.[1] Crises epilépticas podem ser sintomas de doenças neurológicas agudas (como meningoencefalite, trauma cranioencefálico) ou de doenças sistêmicas (hipóxia, hipoglicemia, insuficiência renal ou hepática), o que não caracteriza epilepsia. Epilepsia é caracterizada por crises epilépticas recorrentes na ausência de evento tóxico, metabólico ou febril.

A transição entre o período interictal e ictal é pouco conhecida. Há diminuição da inibição sináptica, aumento da excitabilidade sináptica, alteração de correntes de $Ca2^+$ e K^+, mudanças na concentração iônica extracelular ou disfunção de canais iônicos, que podem deflagrar uma despolarização prolongada, e, eventualmente, uma crise epiléptica. Da mesma forma, os mecanismos envolvidos no controle, até espontâneo, das crises epilépticas também não são totalmente compreendidos. Acredita-se que elas possam ser interrompidas em virtude de ativação de circuitos inibitórios, mudanças no ambiente extracelular por redução de K+ extracelular ou eliminação intracelular de $Ca2^+$.

Em 2010, a International League Against Epilepsy (ILAE) propôs uma nova classificação.[2] As crises epilépticas podem ser classificadas em crises epilépticas generalizadas ou focais. Crises epilépticas generalizadas são as que se originam em algum ponto da rede neuronal e rapidamente se desenvolvem e se distribuem em redes neuronais bilaterais, porém não necessariamente acometendo todo o córtex. Elas podem apresentar clínica com assimetria, mas não há lateralização consistente.

Crises epilépticas focais são aquelas que se originam em redes neuronais limitadas a um hemisfério cerebral, podendo se originar em estruturas subcorticais. Geralmente, há um início consistente para cada tipo de crise, com padrões de propagação preferencial, podendo envolver o hemisfério contralateral secundariamente. Podem evoluir com crises epilépticas bilaterais, convulsivas (antigamente denominadas como crises epilépticas secundariamente generalizadas) e podem ter componentes tônico, clônico ou tônico-clônico.

Eletrograficamente, as crises epilépticas podem ser muito variadas, mas um dos aspectos comuns é a ocorrência de atividade epileptiforme rítmica. Embora algumas crises possam ter duração muito curta, como crises mioclônicas ou atônicas, a maioria tem duração de segundos a minutos. Na ausência de manifestação clínica evidente, a maioria dos autores considera que um paroxismo de atividade rítmica com duração maior que 10 segundos representa atividade ictal, ou seja, crise eletrográfica.

No EEG ambulatorial de rotina, como o registro é realizado na maioria das vezes por eletrodos de escalpo, o início clínico pode não coincidir com o início da atividade ictal registrada. A correlação entre o início clínico e o registro ictal é um dos parâmetros importantes para a localização do evento. Se a manifestação clínica precede o registro ictal, a atividade epileptiforme observada pode ser a propagação de uma atividade proveniente de outra parte do encéfalo e não necessariamente localiza-se na mesma região evidenciada pelo registro eletrencefalográfico. A atividade ictal também pode não ser registrada quando o foco epileptogênico estiver localizado em áreas corticais distantes do escalpo.

Anteriormente, a classificação das crises epilépticas era baseada na anatomia, com crises originadas nas regiões frontal, temporal, parietal, occipital etc. Atualmente, acredita-se que as crises epilépticas resultem da disfunção de redes neurais e não apenas de disfunção localizada em uma única região cerebral; portanto, podem se originar de redes neuronais que envolvam não só o neocórtex, mas também regiões talamocorticais, límbicas e tronco cerebral.[3,4] Portanto, em 2017, a ILAE propôs uma nova classificação das crises epilépticas, conforme o Quadro 13-1.

Quadro 13-1. Classificação das Crises Epilépticas conforme a ILAE 2017

Início focal	Início generalizado	Início desconhecido
Com comprometimento da consciência *versus* sem comprometimento da consciência	**Motor** - Tônico-clônica - Tônica - Clônica - Mioclônica - Mioclônico-tônico-clônica - Atônica - Espasmo epiléptico **Não motor (ausência)** - Típica - Atípica - Mioclônica - Mioclonia palpebral	**Motor** - Tônico-clônica - Espasmo epiléptico **Não motor** - Parada comportamental
Início motor - Automatismos - Atônica - Clônica - Espasmo epiléptico - Hipermotora - Mioclônica - Tônica **Início não motor** - Autonômico - Parada comportamental - Cognitivo - Emocional - Sensitivo		Não classificado
Tônico-clônica focal ou bilateral		

Fonte: Scheffer IE, Berkovic S, Capovilla G, et al. ILAE classification of the epilepsies: Position paper of the ILAE Commission for Classification and Terminology. Epilepsia. 2017; 58(4): 512-21.

MANIFESTAÇÃO ELETRENCEFALOGRÁFICA ICTAL

Crises Generalizadas

Crises Generalizadas Motoras

Crise tônico-clônica. Clinicamente, a crise epiléptica se inicia com contração tônica intensa e generalizada, alteração da consciência, usualmente com postura em semiflexão de membros superiores e extensão de membros inferiores. Após 10 a 20 segundos, segue-se a fase clônica, que pode ser acompanhada por apneia, midríase, hipertensão arterial e liberação esfincteriana. A crise, eletrograficamente, inicia-se com depressão generalizada da amplitude do registro por alguns segundos, seguida por poliespículas generalizadas rítmicas, na frequência de 20 a 40 Hz, as quais são precocemente obscurecidas por artefatos musculares e correspondem à fase tônica da crise. Após, surge fragmentação da atividade poliespicular rápida, o que corresponde à fase clônica da crise. Posteriormente, surgem ondas agudas generalizadas, rítmicas, com frequência de 10 Hz, e há redução progressiva da frequência até faixas teta ou delta associada a aumento da amplitude. Por fim, no período pós-ictal, há depressão difusa da voltagem, seguida por atividade lenta, na faixa delta, e retorno gradual para a atividade de base habitual. As anormalidades epileptiformes, no entanto, podem não ser observadas adequadamente em razão da grande quantidade de artefatos de contração muscular e de movimentos que obscurecem o traçado (Fig. 13-1).

Fig. 13-1. Crise tônico-clônica generalizada. (A) Início da crise, **(B)** fase tônica, **(C e D)** fase clônica, **(E e F)** pós-ictal. Observe o início da crise caracterizado por paroxismo de espículas generalizadas associado a artefato muscular. **(A)** Pode-se observar que o 17º canal (ECG) mostra aumento da frequência cardíaca logo no início da crise. (*Continua.*)

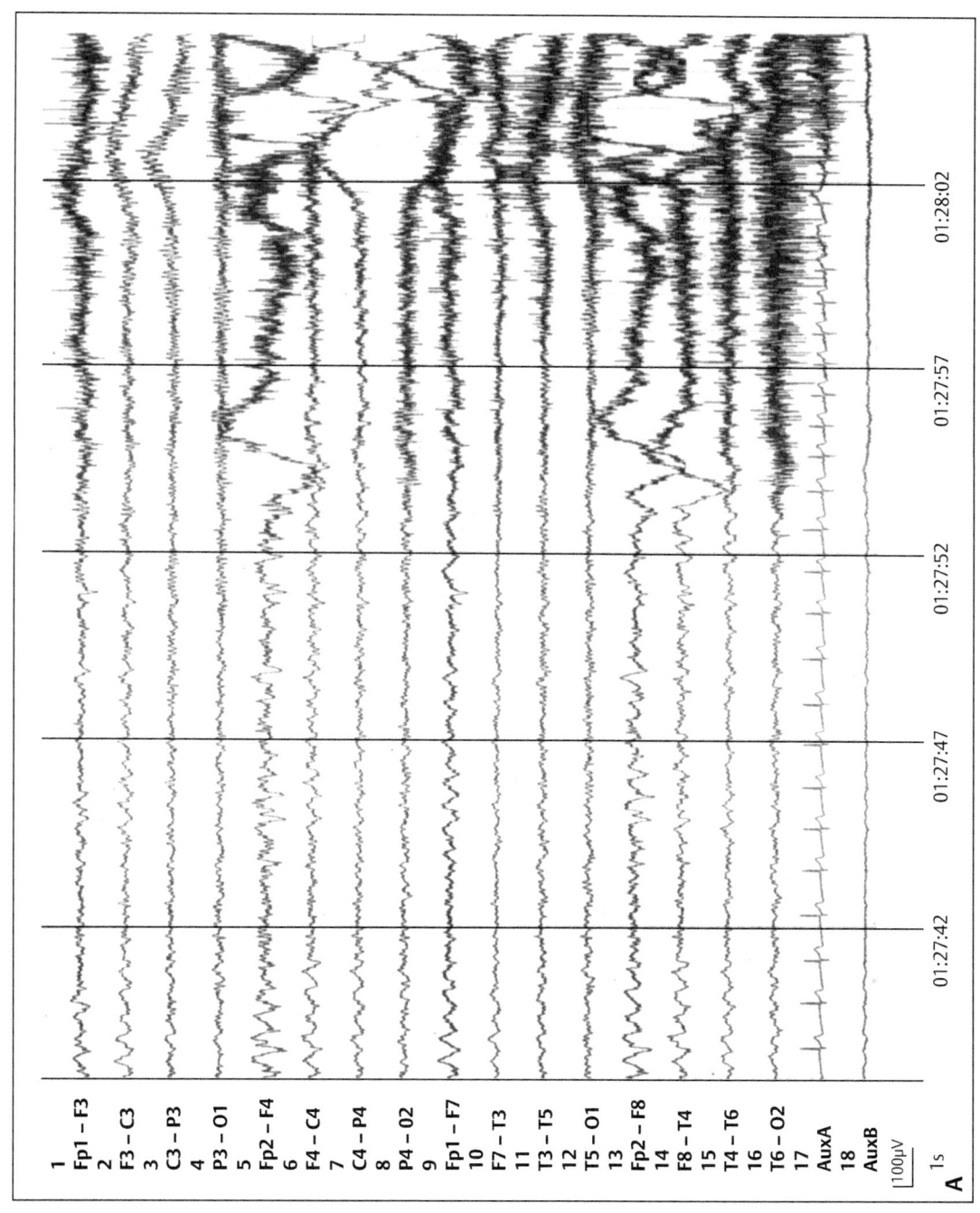

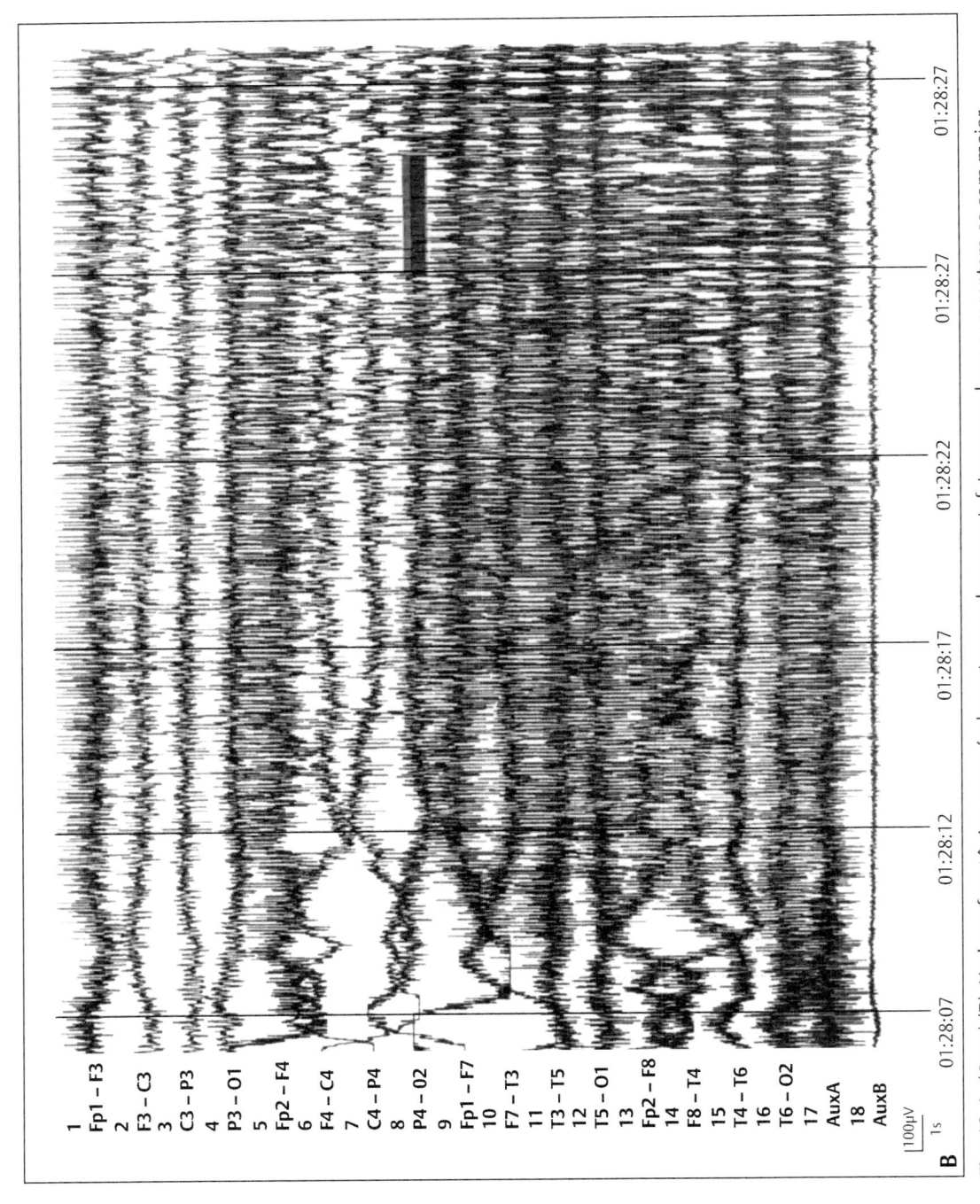

Fig. 13-1. *(Cont.)* **(B)** Ainda na fase tônica, as espículas entremeadas aos artefatos musculares apresentam-se com maior amplitude, e observa-se no 8º canal a sinalização de que o alarme foi acionado *(push bottom)*. *(Continua.)*

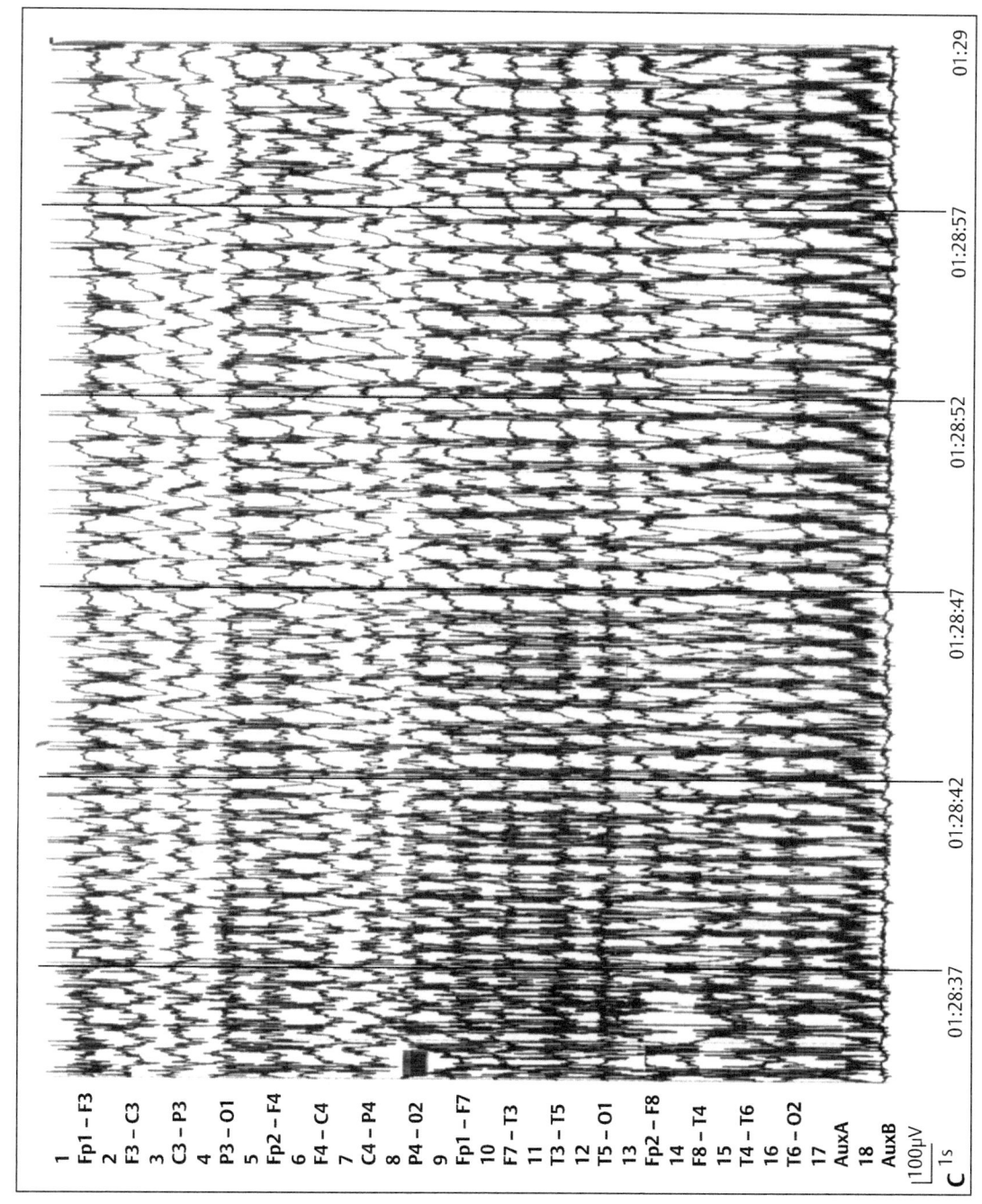

Fig. 13-1. *(Cont.)* **(C e D)** Mostram que a frequência da atividade epileptiforme é interrompida por ondas lentas formando complexos poliespícula-onda lenta, durante a fase clônica, até que no período pós-ictal observam-se apenas ondas lentas **(E)** seguidas por atenuação difusa da voltagem **(F)**. *(Continua.)*

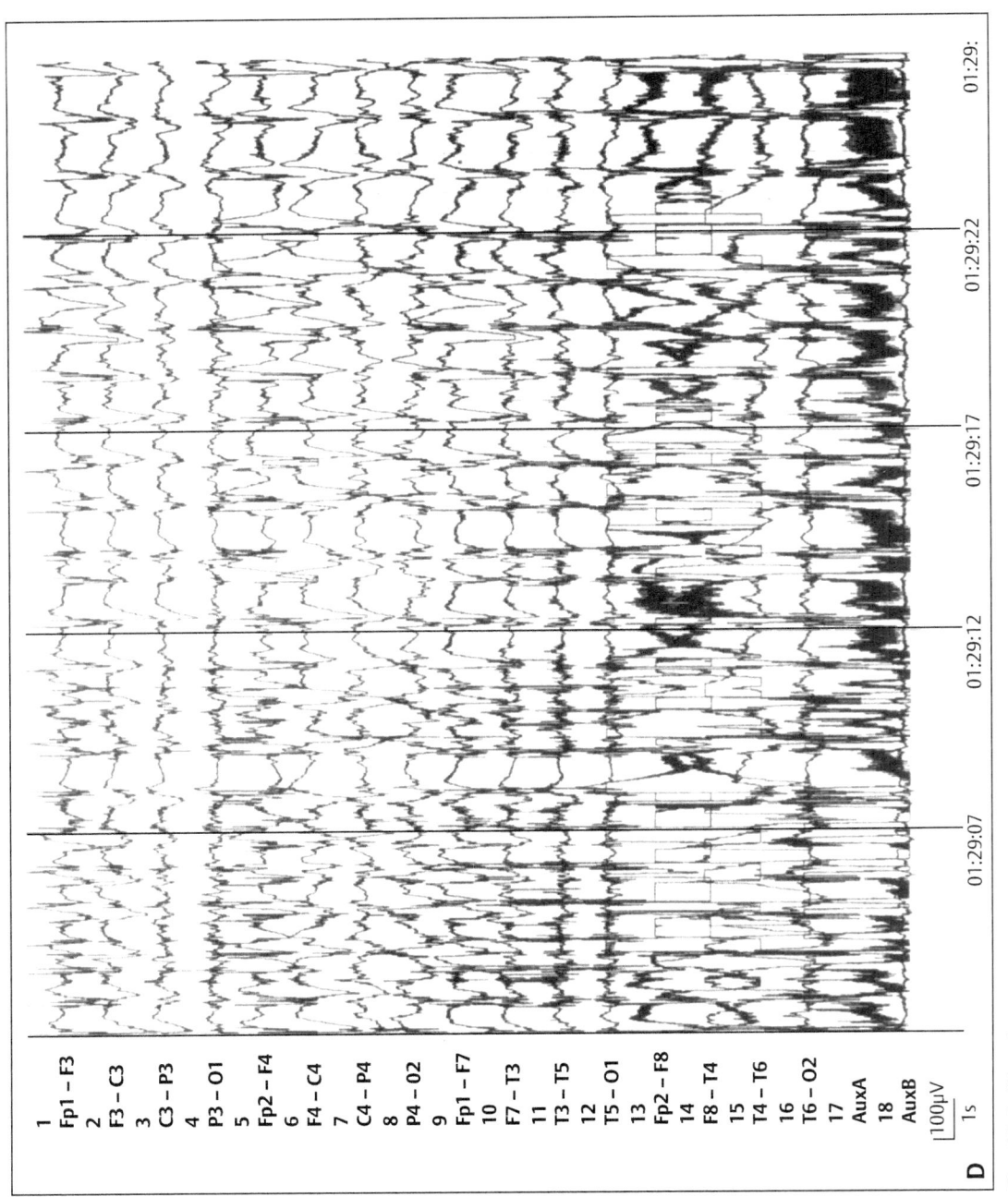

Fig. 13-1. (Cont.)

Fig. 13-1. *(Cont.)*

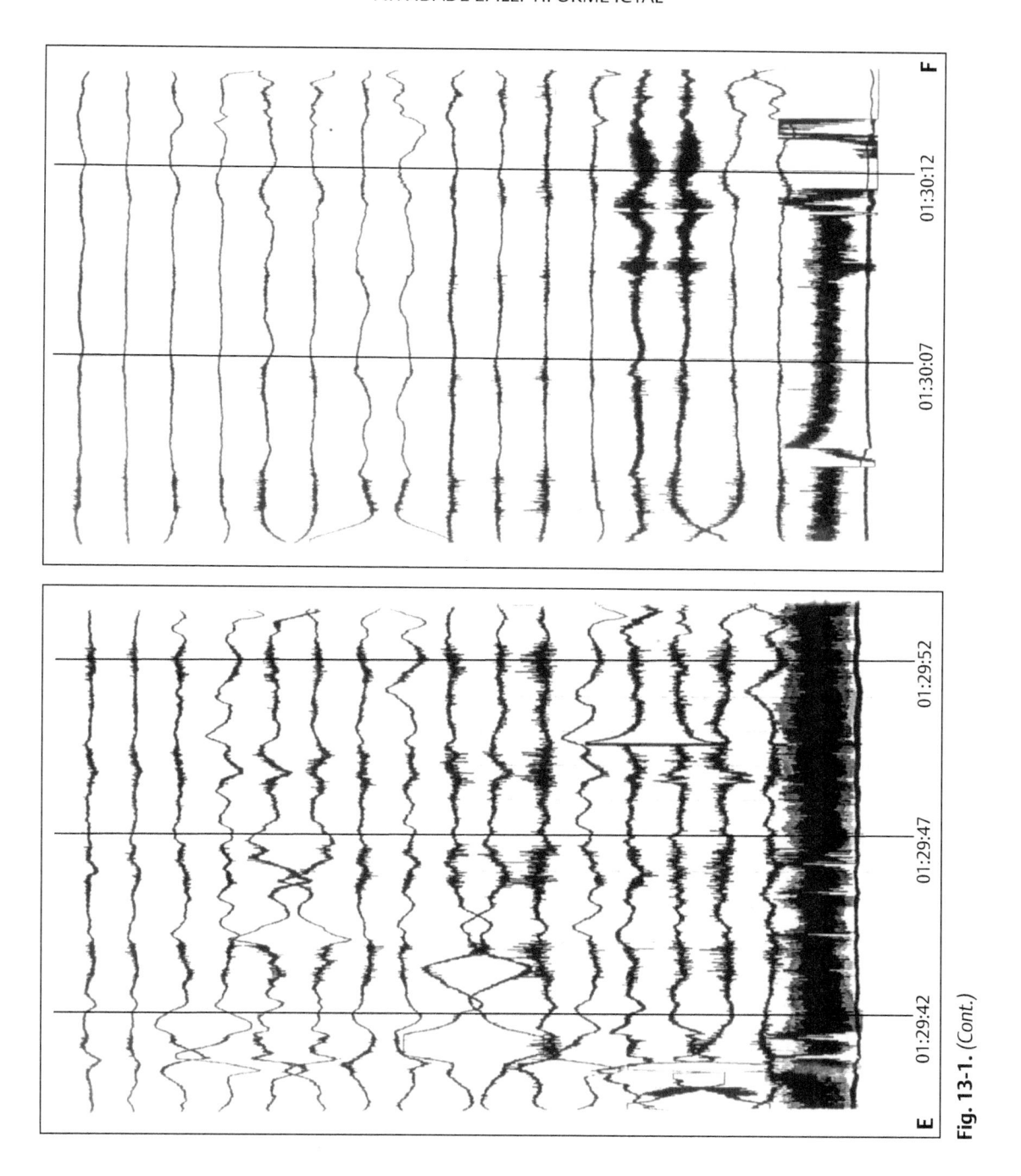

Mioclônica. É caracterizada por contração muscular rápida e involuntária, sutil ou maciça, usualmente com uma resultante motora, generalizada ou limitada a certos grupos musculares, predominando nos músculos flexores e em membros superiores. É encontrada em várias condições, incluindo epilepsia primariamente generalizada, síndrome de Lennox-Gastaut e doenças degenerativas do SNC, como as epilepsias mioclônicas progressivas. Frequentemente, a atividade ictal não é registrada pelos eletrodos de escalpo neste tipo de crise, observando-se apenas artefatos musculares. Quando registrada, observam-se espículas de elevada amplitude e frequência, generalizadas, com duração de 1 a 2 segundos; as espículas podem ser seguidas por ondas lentas, e, eventualmente, a atividade epileptiforme pode ser caracterizada por espícula-onda lenta ou onda aguda-onda lenta generalizada (Figs. 13-2 e 13-3).[5]

Tônica. Caracteriza-se por poliespículas rítmicas, generalizadas, com frequência de 10 a 20 Hz, de duração variável. Na maioria das vezes, esta atividade está associada à síndrome de Lennox-Gastaut, e nesse contexto pode ocorrer como manifestação ictal ou interictal (Fig. 13-4).

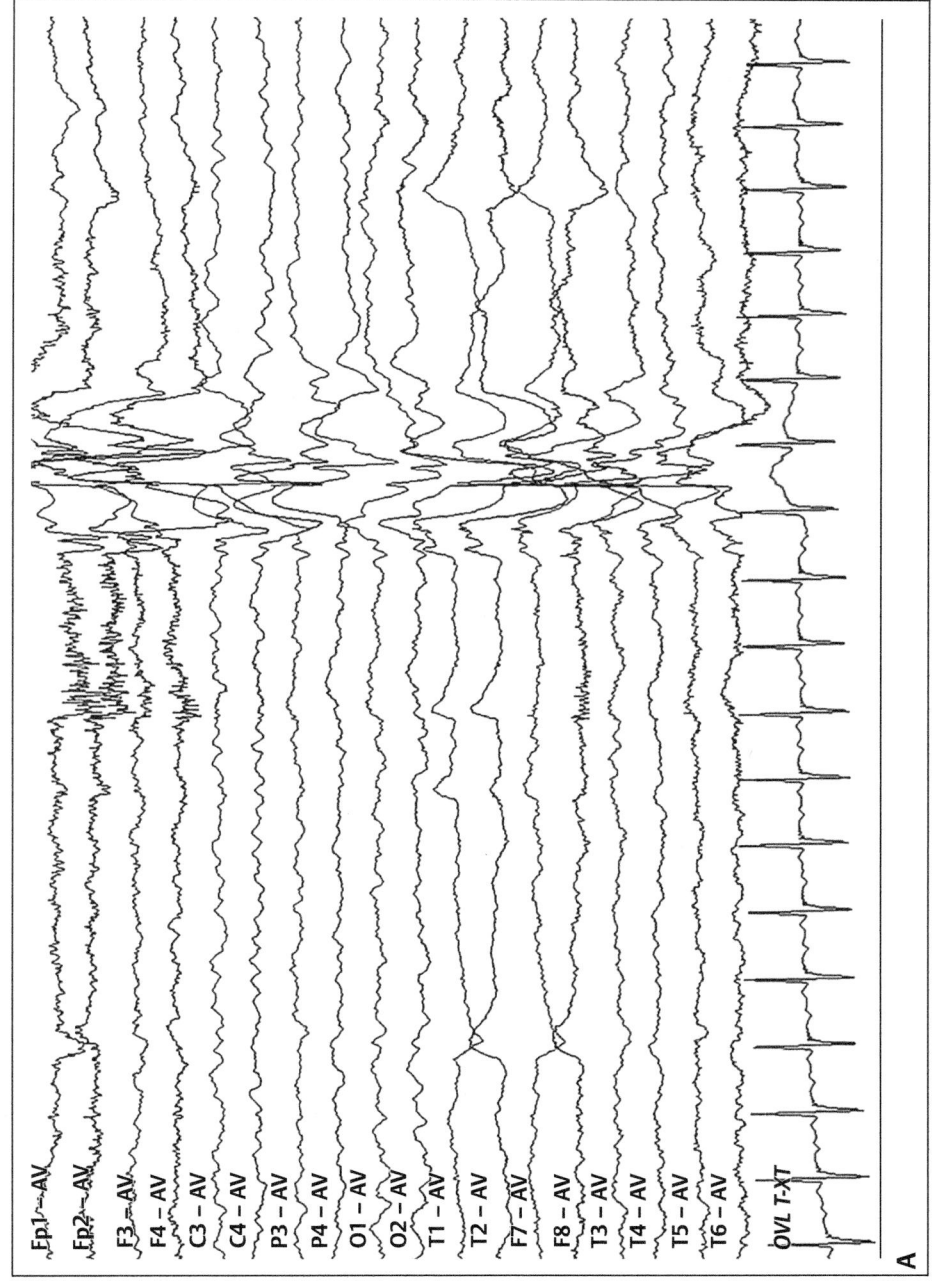

Fig. 13-2. Mioclonia. Idade: 2 anos. Vigília. **(A e B)** Observe dois exemplos de mioclonia em que o paroxismo de poliespículas generalizadas é seguido por lentificação difusa da atividade de base. Esta amostra é parte do registro eletrencefalográfico de um paciente com epilepsia mioclônica da infância. *(Continua.)*

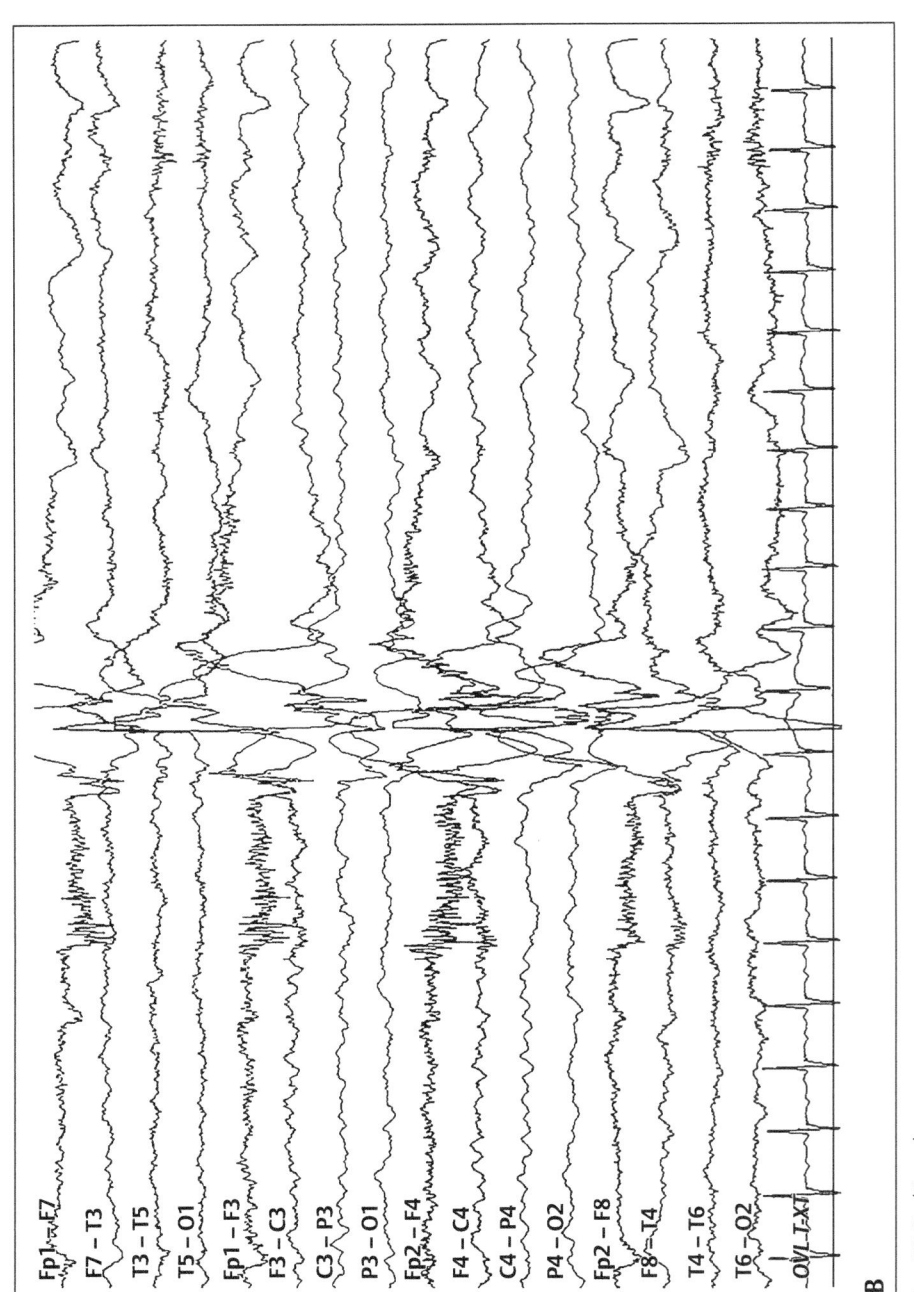

Fig. 13-2. *(Cont.)*

Fig. 13-3. Mioclonia. Idade: 15 anos. Sonolência. Observe os paroxismos de poliespículas generalizadas seguidos por onda lenta de alta amplitude, registrados durante a mioclonia (três episódios). Esta amostra é parte do registro eletrencefalográfico de um adolescente com epilepsia mioclônica juvenil.

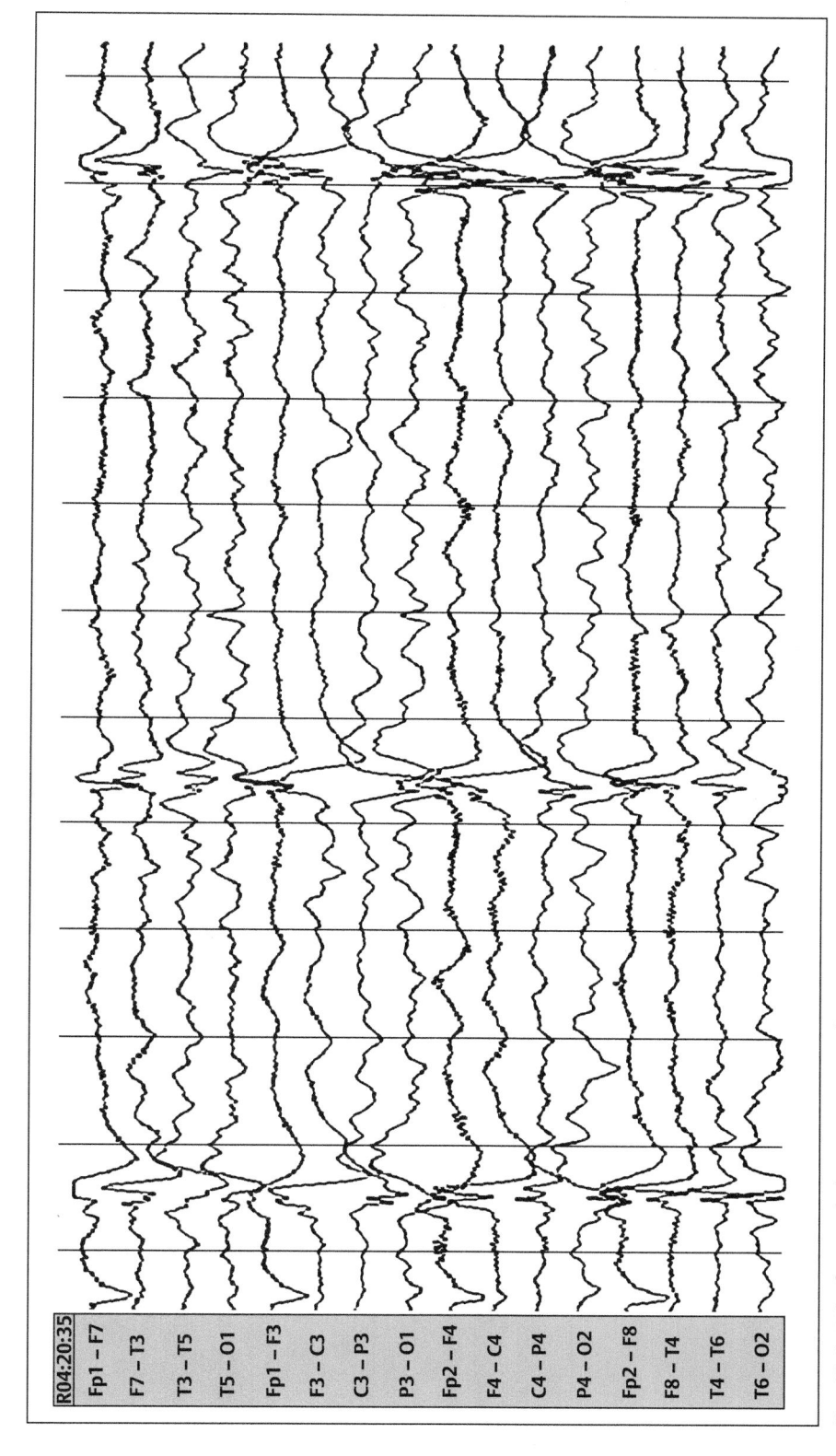

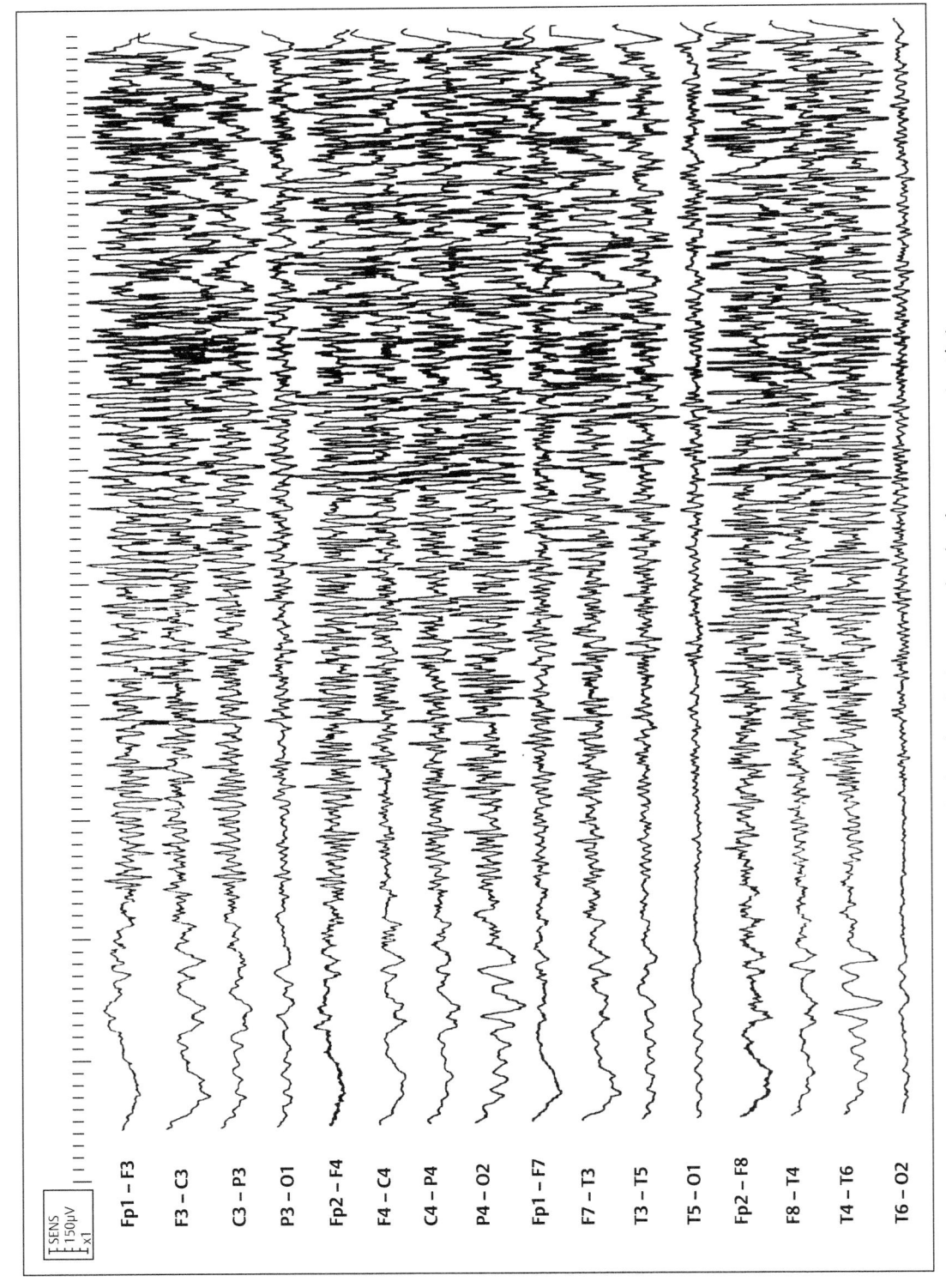

Fig. 13-4. Crise tônica. Observe paroxismo prolongado de poliespículas generalizadas durante uma crise tônica.

Crises Generalizadas Não Motoras

Ausência típica. É caracterizada por súbita perda da consciência, a criança interrompe suas atividades, com expressão facial imóvel e frequentes piscamentos. Eletrograficamente, caracteriza-se por início paroxístico de complexos espícula-onda lenta generalizados e regulares, rítmicos, na frequência de 3 Hz, máximos nas regiões anteriores do encéfalo. O complexo espícula onda-lenta 3 Hz não é apenas a associação de uma espícula seguida por onda lenta, existem componentes escondidos, entre eles uma espícula de polaridade positiva na porção descendente da onda lenta.[6] Pode haver variação na frequência da atividade epileptiforme, sendo que, no início, os complexos podem ser mais rápidos (3,5 a 4 Hz) e, no fim, mais lentos (até 2,5 Hz). A duração da crise de ausência é variável, desde poucos segundos (na maioria dos casos) até vários minutos (Figs. 13-5 e 13-6). A hiperventilação precipita os complexos espícula-onda lenta a 3 Hz, com ou sem manifestação clínica.

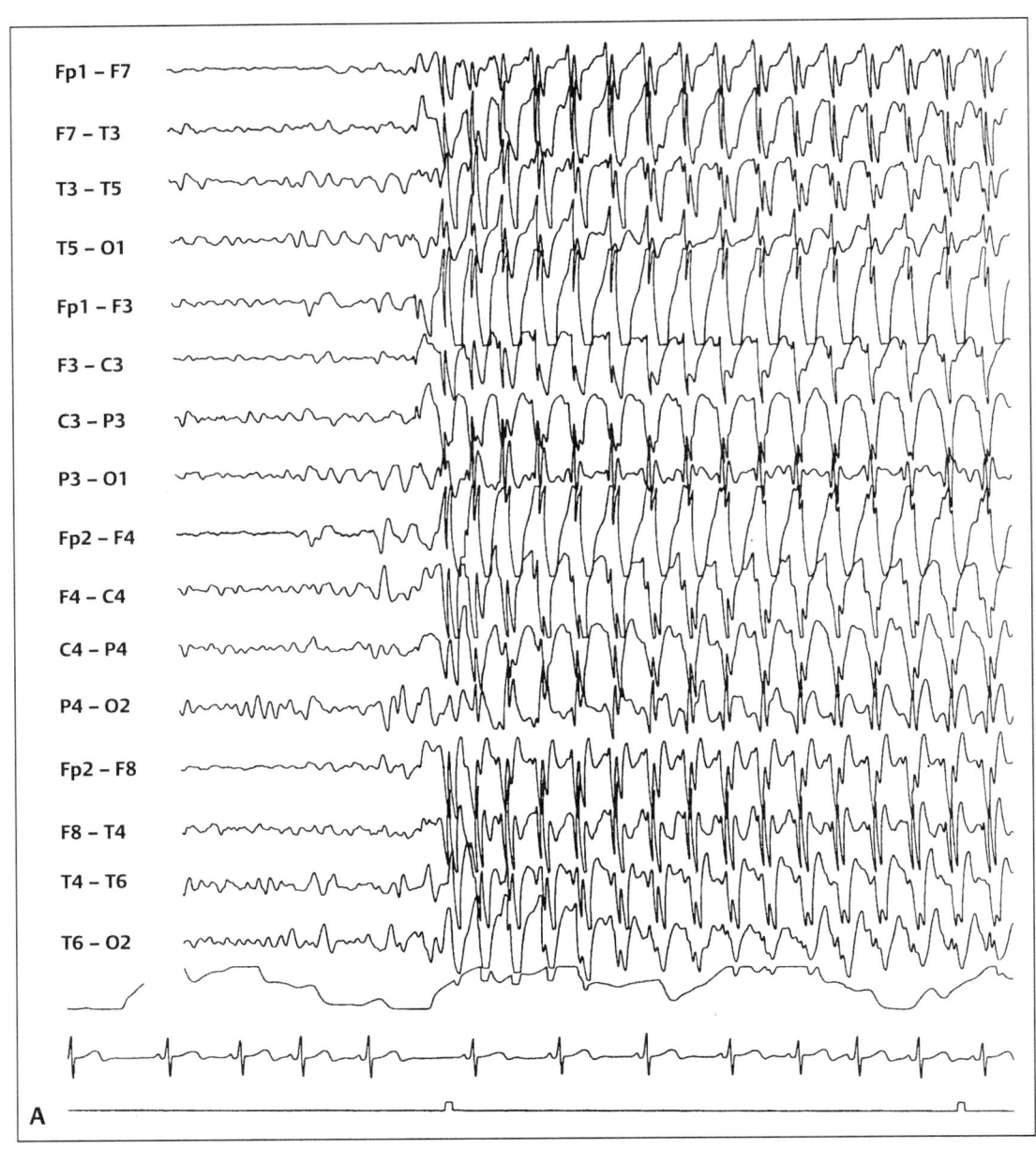

Fig. 13-5. Ausência típica. Idade: 7 anos. Vigília. (**A**) Este traçado mostra o registro ictal de uma crise de ausência típica, caracterizada por complexos regulares de espícula-onda lenta generalizados, na frequência de 3 Hz. *(Continua.)*

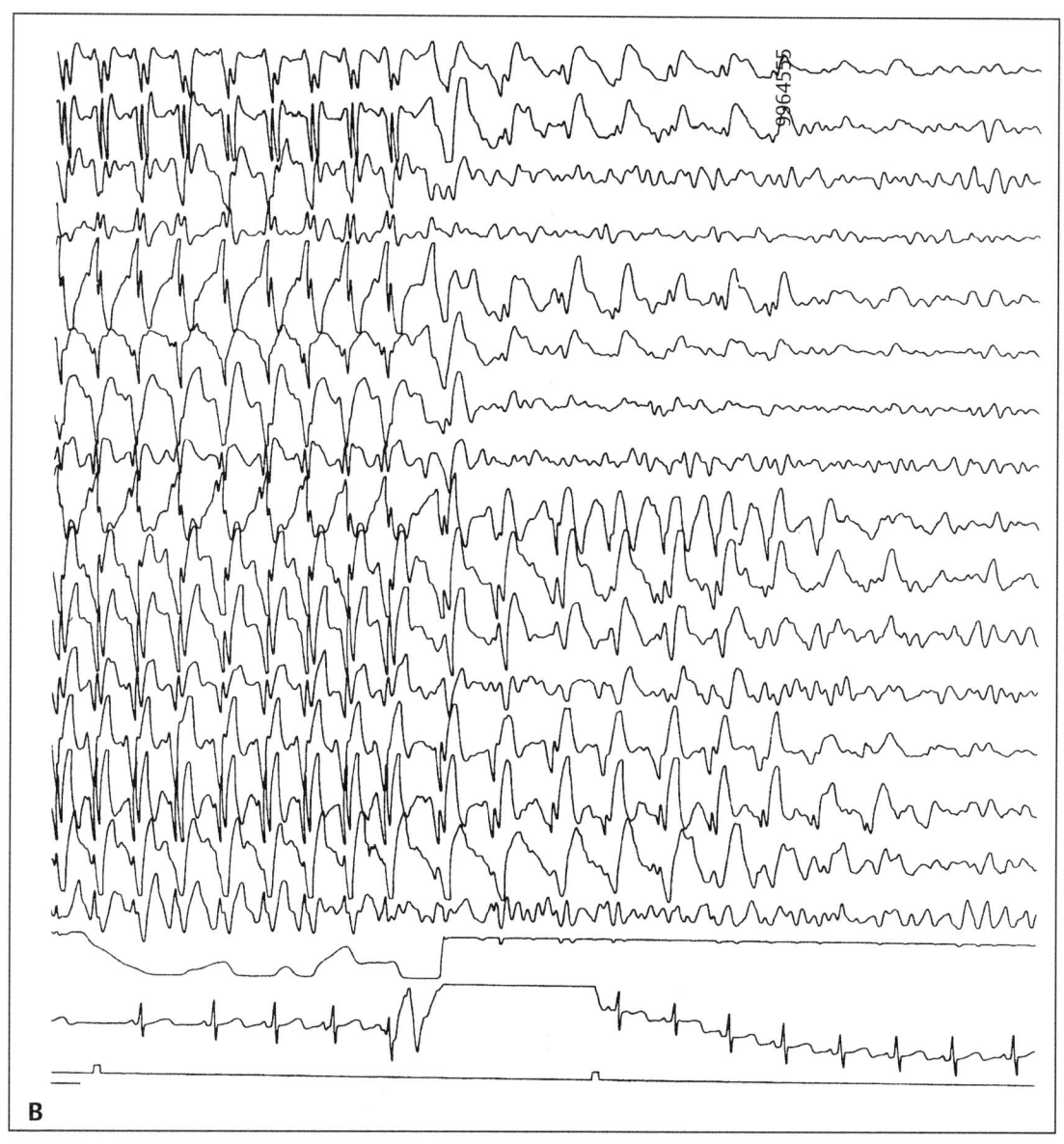

Fig. 13-5. *(Cont.)* Em (**B**) observa-se o final dessa crise. Os últimos complexos de espícula-onda lenta podem ser um pouco mais lentos, com o componente agudo menos evidente. Crises de ausência típica podem ser desencadeadas durante o exame de EEG por hiperventilação. (Cortesia da Dra. Maria Imaculada de Carvalho.)

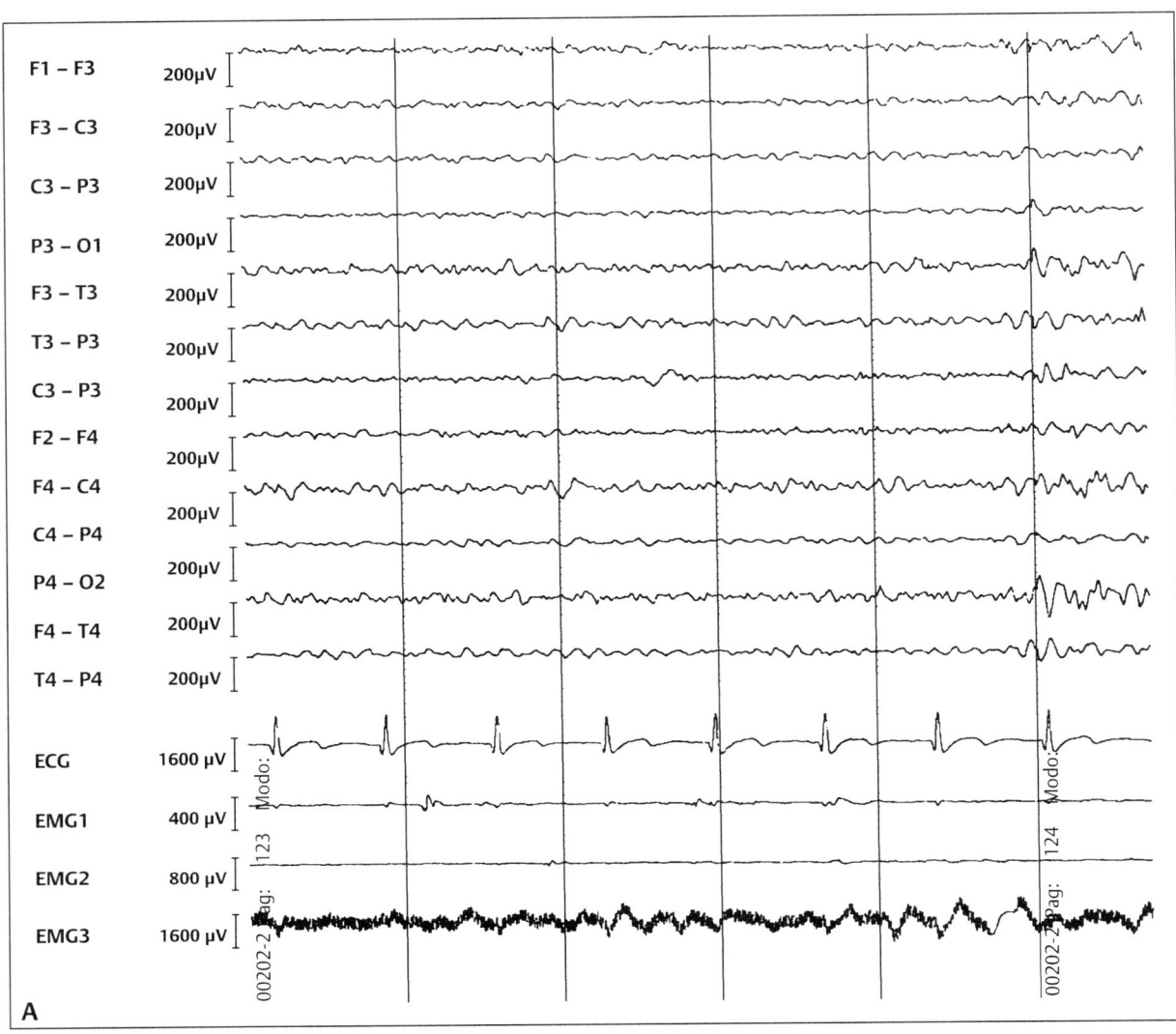

Fig. 13-6. Epilepsia ausência mioclônica. Idade: 15 anos. Vigília. (**A-C**) Apresentam o registro eletrográfico de uma crise de ausência, caracterizada por complexos espícula-onda lenta generalizados, na frequência inicial de 3,5 Hz. Durante esta crise, o paciente apresenta várias mioclonias (seta), registradas pelos canais de EMG. No fim da crise de ausência, os complexos ficam mais lentos e são substituídos por atividade lenta difusa por alguns segundos. (Cortesia da Dra. Lúcia H. Marques.) *(Continua.)*

ATIVIDADE EPILEPTIFORME ICTAL 293

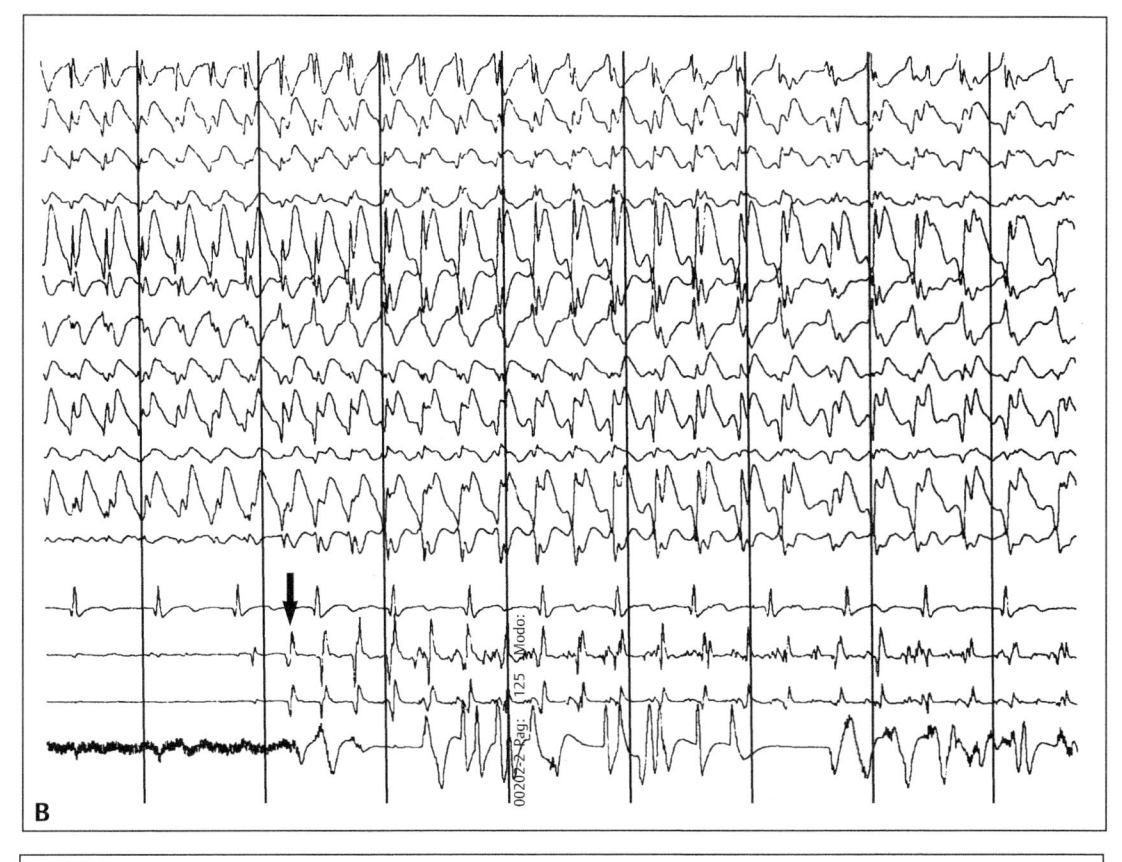

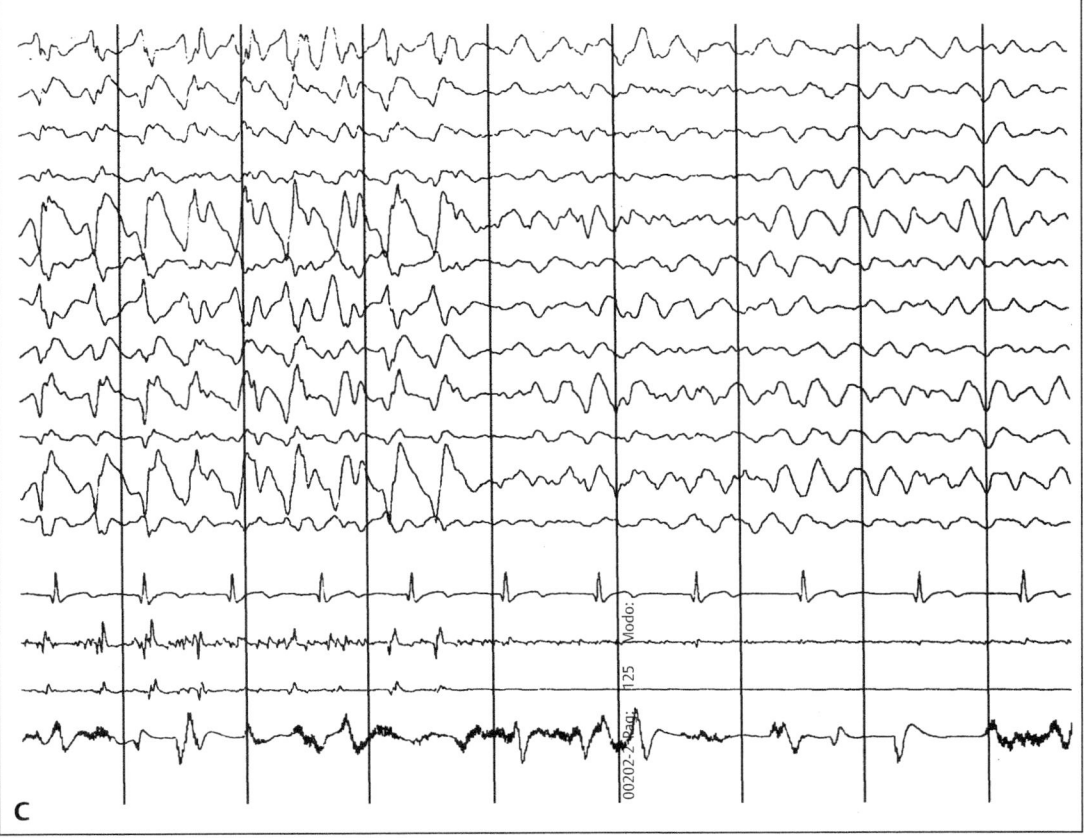

Fig. 13-6. *(Cont.)*

Ausência atípica. O registro ictal da crise de ausência atípica é, morfologicamente, muito semelhante ao padrão observado na ausência típica; contudo, os complexos espícula-onda lenta costumam ser mais lentos, geralmente com frequência menor que 2,5 Hz (Figs. 13-7 a 13-9).

Mioclonia palpebral. Mioclonia palpebral é um tipo de crise epiléptica caracterizada por abalos palpebrais que podem estar associados a desvio ocular para cima. Pode ser desencadeada por fechamento ocular.[7] O registro eletrencefalográfico mostra poliespículas seguidas por ondas lentas generalizadas na frequência de 3 a 6 Hz (Fig. 13-10).

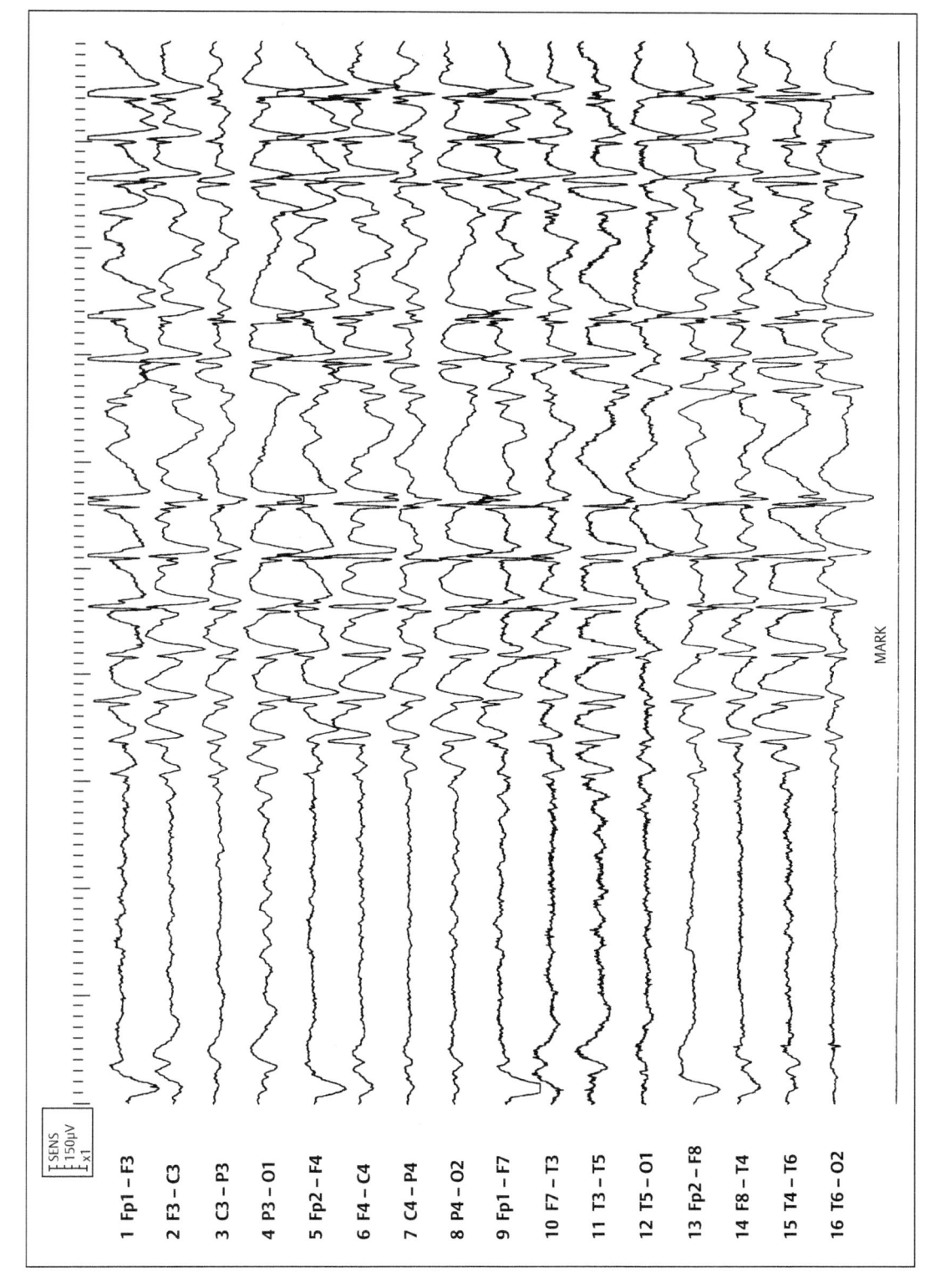

Fig. 13-7. Ausência atípica. Idade: 14 anos. Vigília. Observe o paroxismo de complexos espícula-onda lenta, generalizados, na frequência de 2,5 Hz, registrado durante uma crise de ausência atípica. Durante este traçado, a paciente apresentou inúmeras crises de ausência, e é possível observar episódios de fragmentação do registro caracterizados por atenuação difusa da atividade de base, frequentemente observados durante o estado de mal de ausência.

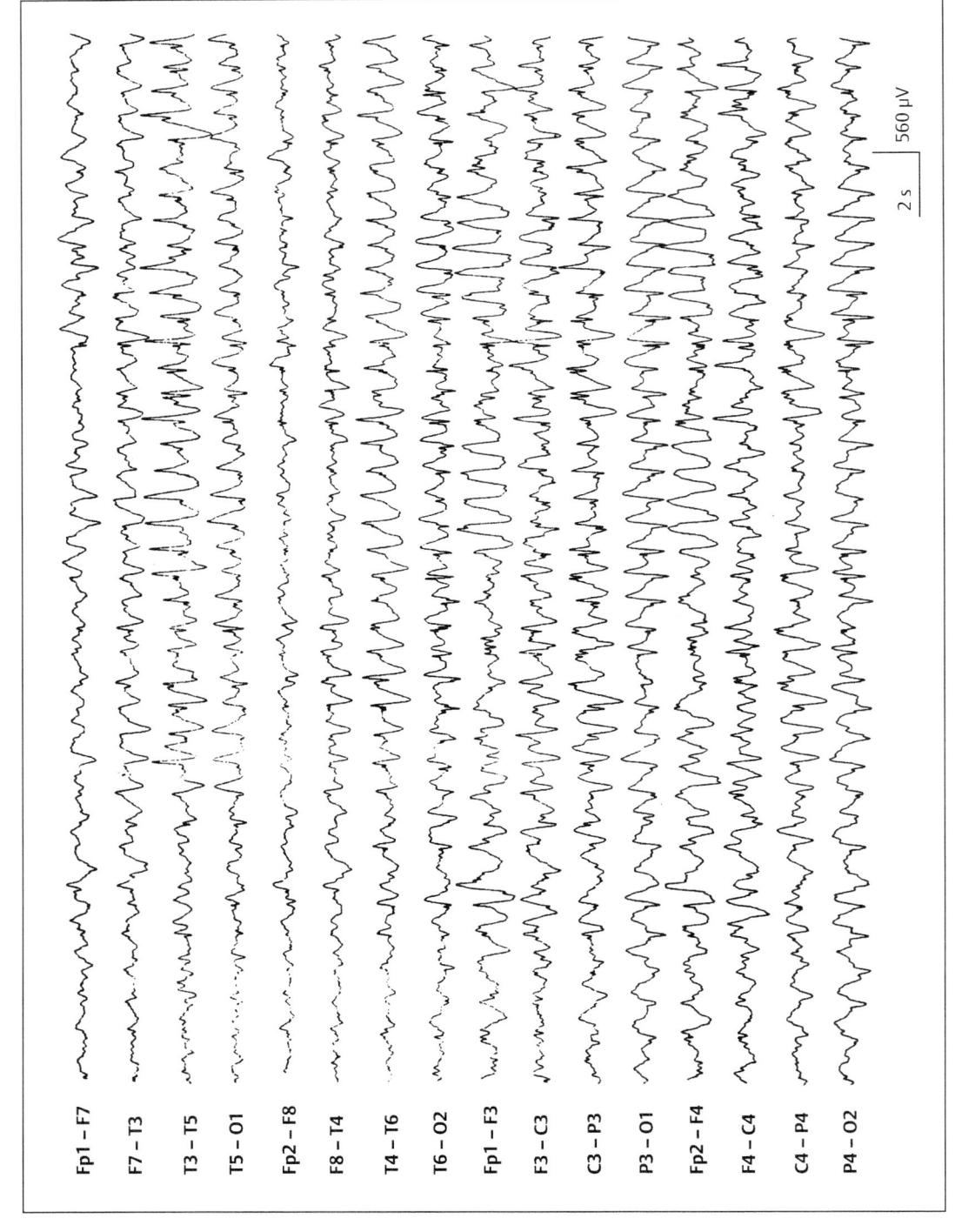

Fig. 13-8. Ausência atípica. Idade: 8 anos. Vigília. Observe complexos lentos de espícula-onda, generalizados, registrados durante um episódio ictal de ausência atípica.

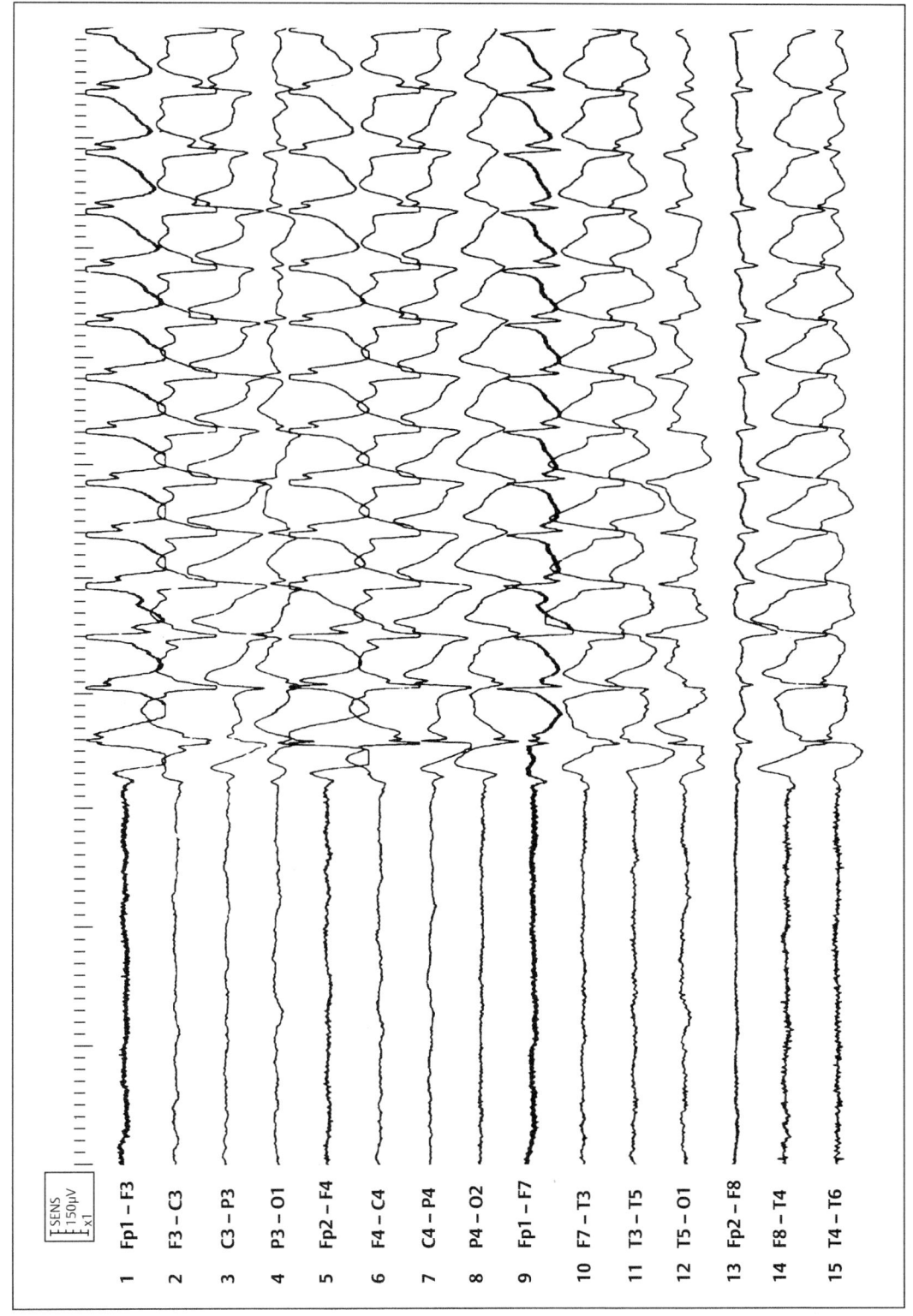

Fig. 13-9. Ausência atípica. Idade: 2 anos. Vigília. Observe o paroxismo de complexos lentos onda aguda-onda lenta, generalizados, parte do registro ictal de um paciente com síndrome de Lennox-Gastaut secundária a hipóxia crônica por obstrução mecânica de via respiratória alta secundária à síndrome de Pierre-Robin. (Reproduzida de Guerreiro CAM et al., 2000, com permissão.)[8]

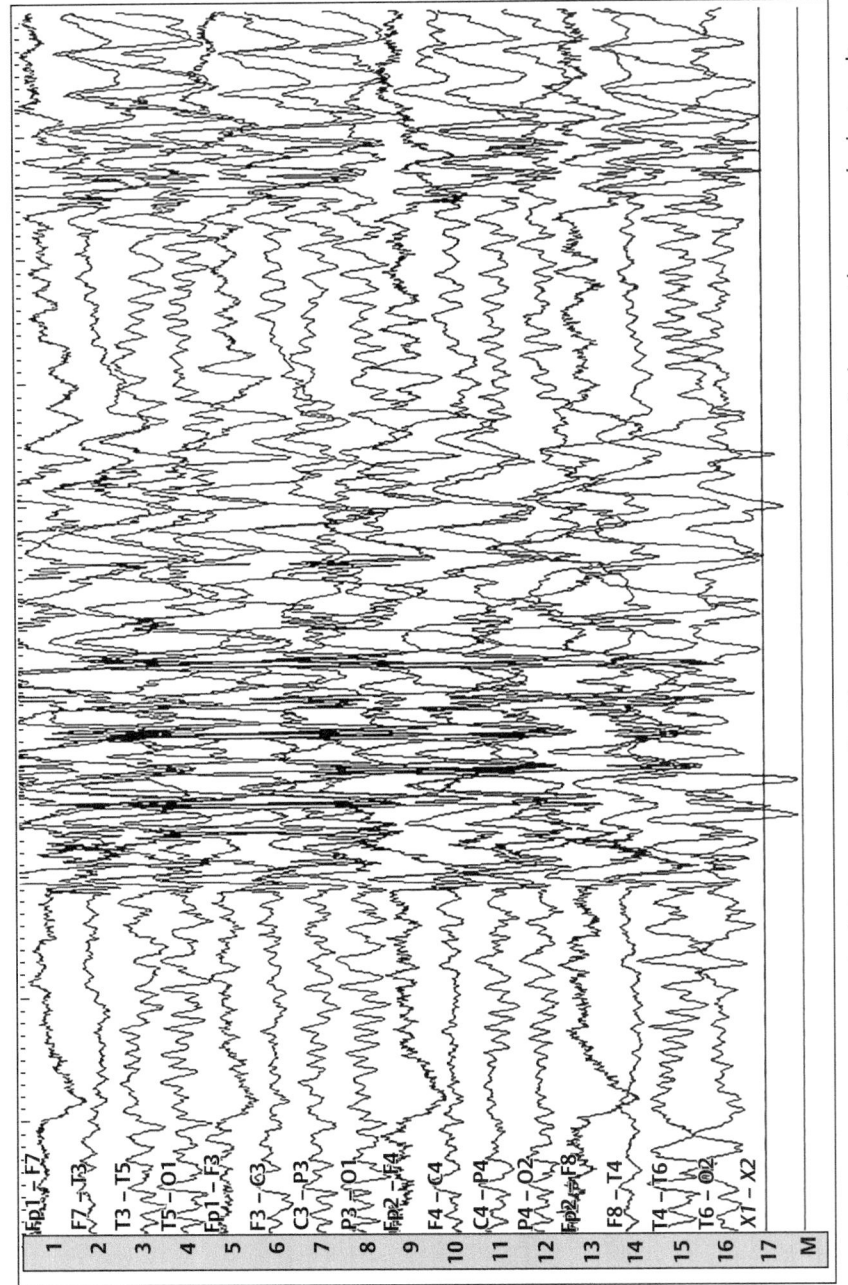

Fig. 13-10. Mioclonia palpebral. Idade: 12 anos. Vigília. Observe paroxismos de poliespículas seguidas por ondas lentas, de alta amplitude, na frequência de 3 Hz. Esta amostra é parte do registro eletrencefalográfico de uma criança com síndrome de Jeavons.

Crises Focais

As crises epilépticas focais apresentam no registro ictal, na sua maioria, atividade epileptiforme rítmica, que pode ser composta por espículas, ondas agudas, onda aguda-onda lenta ou complexos espícula-onda lenta. Usualmente, a atividade ictal no início apresenta-se na faixa beta, com baixa amplitude, e evolui com a redução da frequência até a faixa delta, além do aumento da amplitude. Pode ocorrer, ainda, o início com a atividade na faixa teta e alfa e, mais raramente, delta (Figs. 13-11 e 13-12).

Apesar da nova classificação não ser baseada em critérios anatômicos, é importante ressaltar que crises originadas nos lobos frontal, temporal, parietal e occipital apresentam algumas características clínicas e eletrencefalográficas marcantes. Portanto, é importante conhecer os padrões clássicos das crises originadas em cada uma dessas regiões cerebrais.

Lobo temporal. A constituição anatômica do lobo temporal e a fisiologia do sistema mesolímbico proporcionam melhores condições para o registro eletrencefalográfico no escalpo. Eles constituem uma via comum de propagação da atividade epileptiforme originada em outras porções do encéfalo, e é comum serem observadas alterações interictais e ictais nos lobos temporais em pacientes com epilepsias focais extratemporais. A epilepsia de lobo temporal é a epilepsia mais prevalente em adultos (cerca de 40% dos casos). As crises de lobo temporal apresentam comprometimento da consciência, automatismos (como movimentos mastigatórios, mexer na roupa etc.), alterações psicossensoriais (como alucinações e alteração de percepção visual, ilusões somestésicas, auditórias e olfativas), alterações comportamentais, sintomas autonômicos viscerais (como alteração epigástrica e vômitos) e manifestações motoras (como posturas tônicas).

Lobo frontal. A epilepsia frontal apresenta vários desafios para a investigação eletrencefalográfica. Os lobos frontais são os maiores lobos do cérebro; têm inúmeras vias de associação e de projeção, o que resulta na rápida propagação da atividade epileptiforme neles originada. Da mesma forma, descargas originadas no lobo parietal, por exemplo, podem se propagar rapidamente para o lobo frontal, e a manifestação clínica inicial pode sugerir epilepsia frontal. Por fim, toda a face mesial do lobo frontal é pobremente registrada no EEG de escalpo. A manifestação clínica, da mesma forma, é bastante variável; ocorrem crises tônico-clônicas, movimentos de versão cefálica e ocular, posturas tônicas assimétricas (como a postura de esgrimista, com extensão do membro superior contralateral ao foco e versão cefálica, que pode ser ipsi ou contralateral), alteração de consciência e quedas, entre outras.

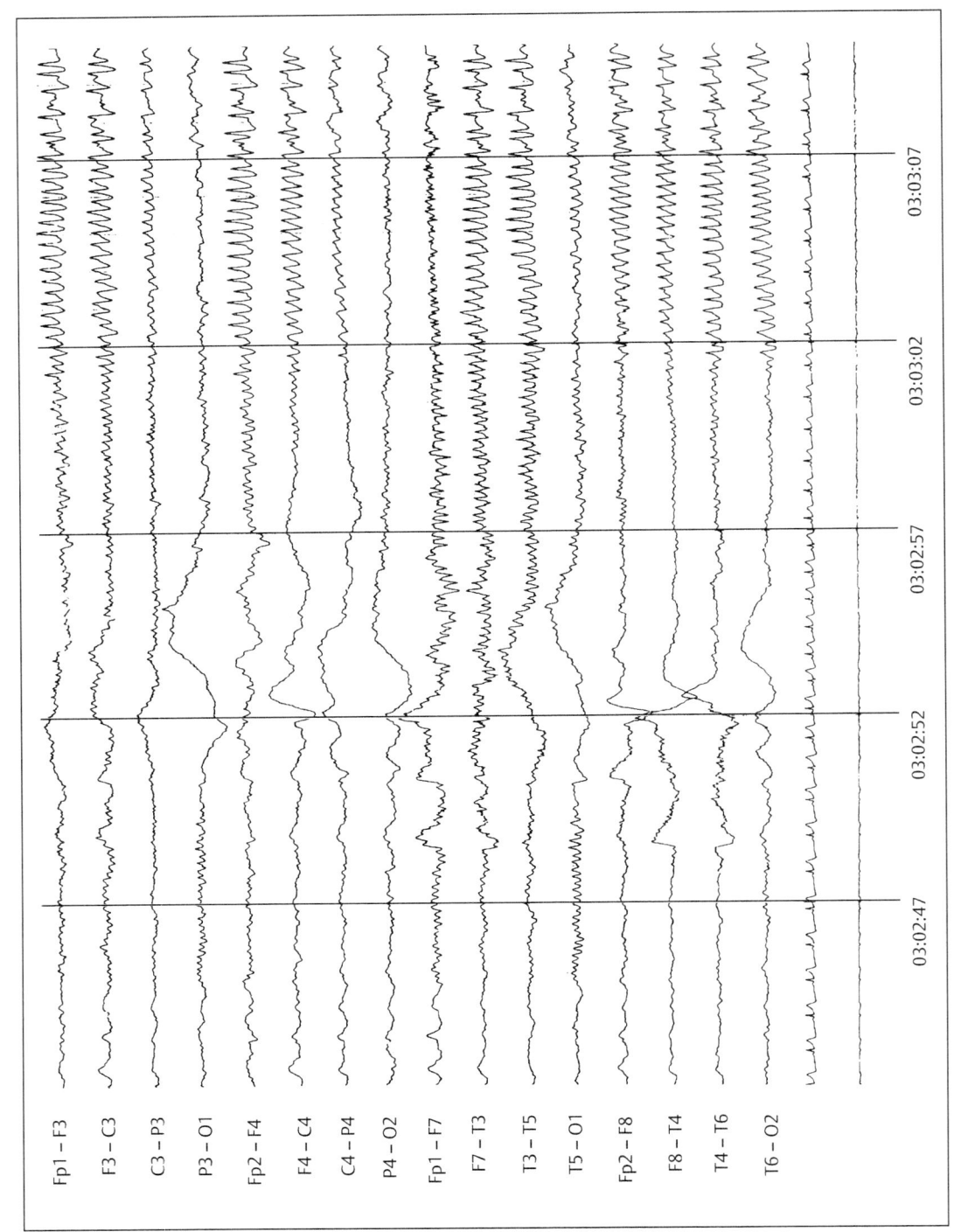

Fig. 13-11. Atividade ictal com início focal. Vigília. Observe ondas agudas rítmicas na região temporal esquerda que, progressivamente, aumentam em amplitude e diminuem em frequência. (Reproduzida de Guerreiro CAM et al., 2000, com permissão.)[8]

ATIVIDADE EPILEPTIFORME ICTAL

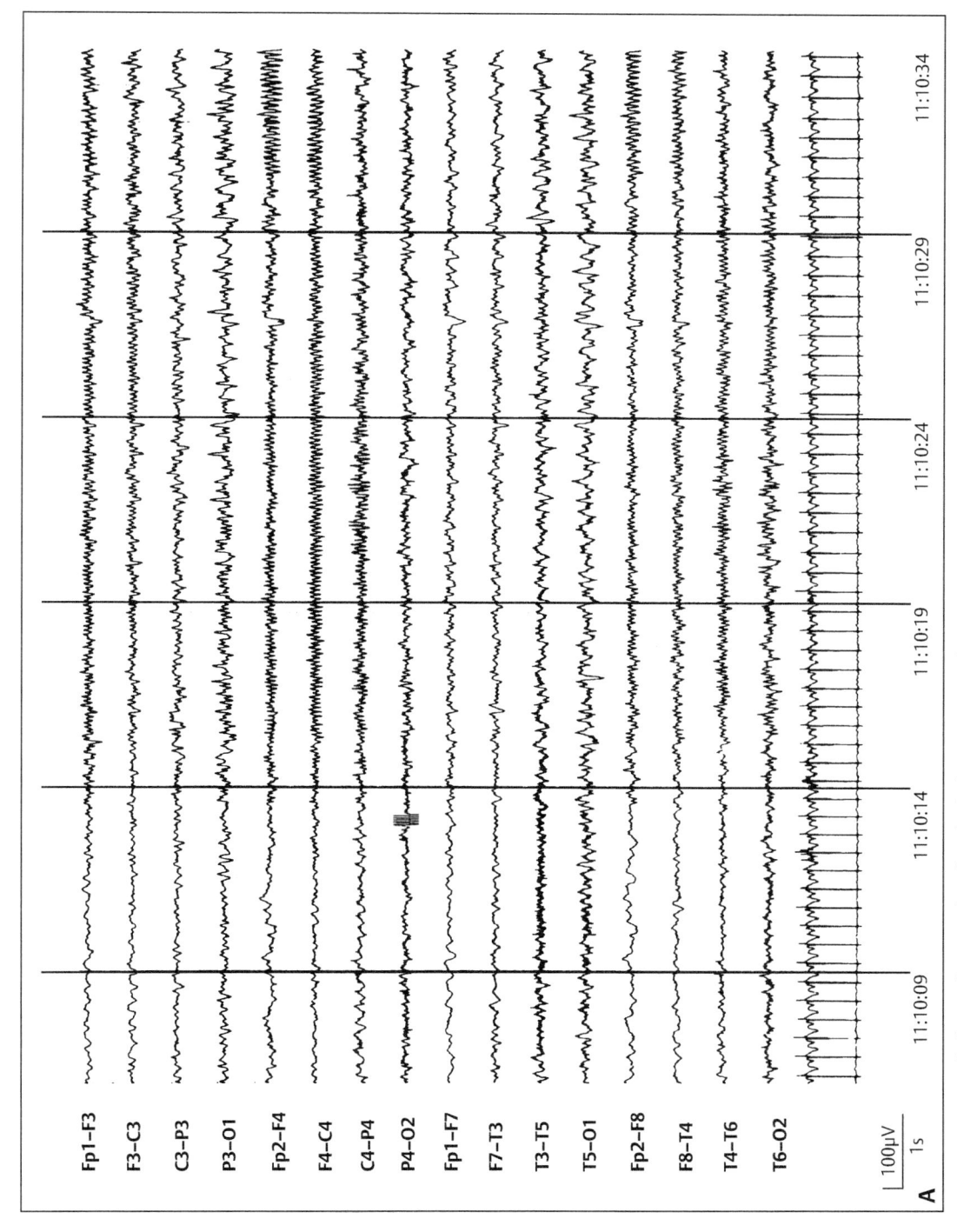

Fig. 13-12. Atividade ictal com início focal. Idade: 8 anos. Vigília. **(A)** Espículas de alta frequência no hemisfério cerebral direito, máximas na região frontocentral direita. *(Continua.)*

Fig. 13-12. *(Cont.)* **(B)** Com a evolução da crise, essa mesma atividade aumenta a amplitude e diminui a frequência. Esta amostra é parte do registro eletrencefalográfico ictal de uma criança com hemimegalencefalia no hemisfério cerebral direito. (Reproduzida de Guerreiro CAM et al., 2000, com permissão.)[8]

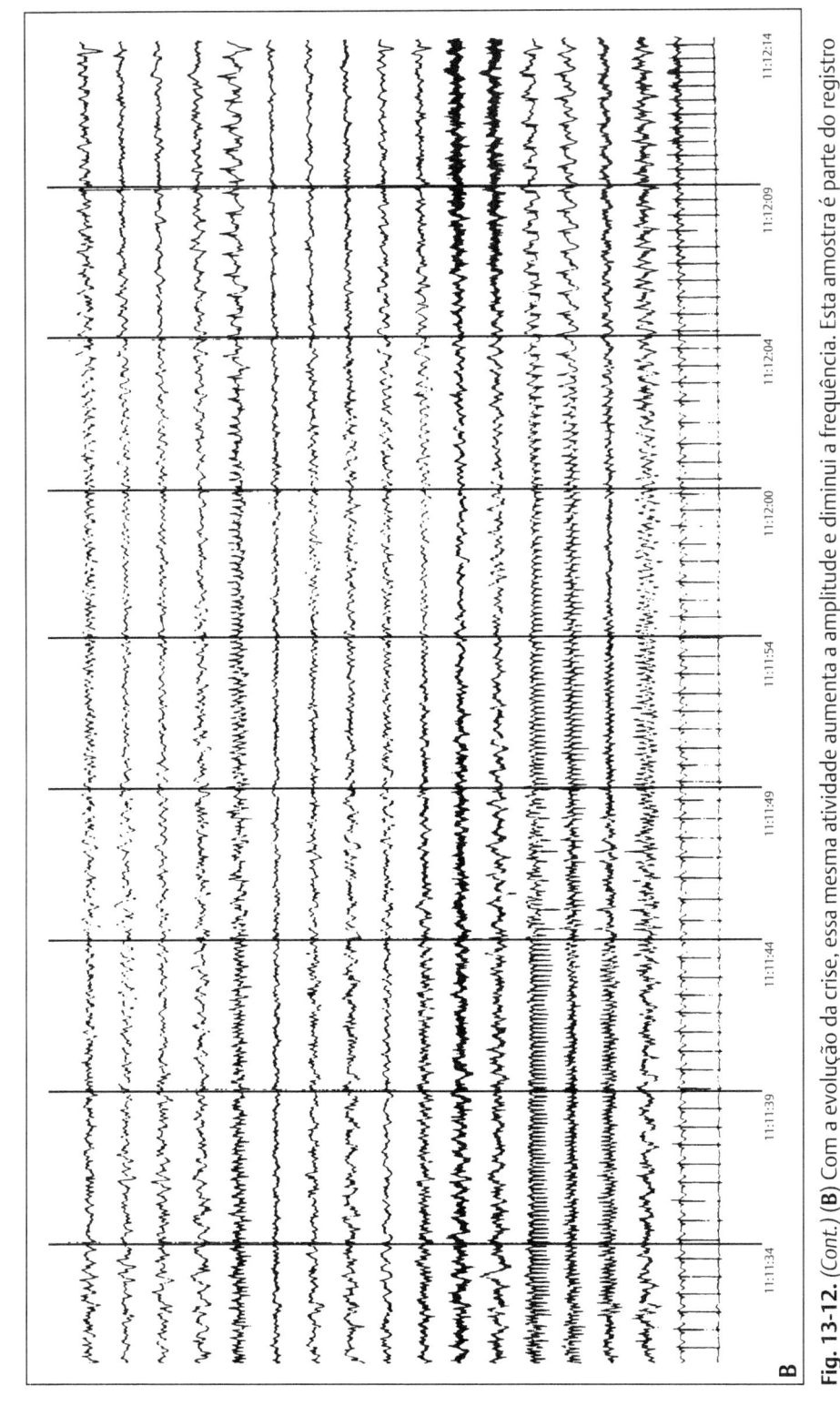

Região central. A região central é composta pelo giro pré-central (motor), localizado no lobo frontal, e pelo giro pós-central (sensitivo), no lobo parietal, separados pelo sulco central. As crises nesta região são sensitivo-motoras (com parestesias ou abalos clônicos em membro superior e face), podem ser breves ou rapidamente generalizadas, o que pode dificultar a localização precisa pelo EEG de escalpo. Pequenas áreas de displasia cortical focal são frequentes nesta região, muitas vezes localizadas na profundidade dos sulcos, e o EEG pode ser normal. Por razões desconhecidas, nas epilepsias benignas da infância com paroxismos centro-temporais ou centro-parietais as anormalidades epileptiformes são facilmente registradas.

Lobo parietal. As crises são raras, correspondendo a menos de 5% de todas as epilepsias focais em pacientes em investigação para cirurgia. Não há uma manifestação clínica típica das crises epilépticas desta região. As crises originadas no lobo parietal geralmente propagam-se para um dos lobos adjacentes, e as características clínicas dependem do destino da propagação. Os EEGs são normais, pouco específicos ou com falsa localização; raramente, as crises parietais são bem localizáveis no EEG.

Lobo occipital. Correspondem a 5% dos pacientes submetidos ao tratamento cirúrgico. As manifestações clínicas são caracterizadas por diversos distúrbios visuais, que podem ser compostos por elementos mais simples a alucinações complexas e nistagmo. As descargas ictais podem se propagar para as regiões anteriores, acima ou abaixo do sulco lateral, tanto ipsolateral quanto contralateral. Existe potencial para múltiplos padrões de propagação em um mesmo paciente com epilepsia occipital. Há grande dificuldade de lateralização pelo EEG de superfície, quando a área epileptogênica se encontra na superfície medial do lobo occipital.

Espasmo epiléptico. Conforme a nova classificação, pode ser focal, generalizado ou de início indeterminado. Além disso, o termo espasmo epiléptico é recomendado em vez de espasmo infantil, pois os espasmos podem durar além da infância (neste caso, traduzido do inglês, que significa apenas o primeiro ano de vida: *infancy* = primeiro ano de vida; *childhood* = infância) e, em alguns casos, iniciar-se de novo após o primeiro ano de vida. O espasmo apresenta, geralmente, duração de alguns segundos e pode ter diferentes características eletrencefalográficas, tal como poliespículas de alta voltagem ou espícula-onda lenta generalizadas. O padrão eletrográfico ictal que mais corresponde aos espasmos é a onda lenta generalizada, de elevada amplitude, seguida por atenuação do traçado. Essa atenuação representa, na verdade, descargas de alta frequência (na faixa beta ou gama; Fig. 13-13).

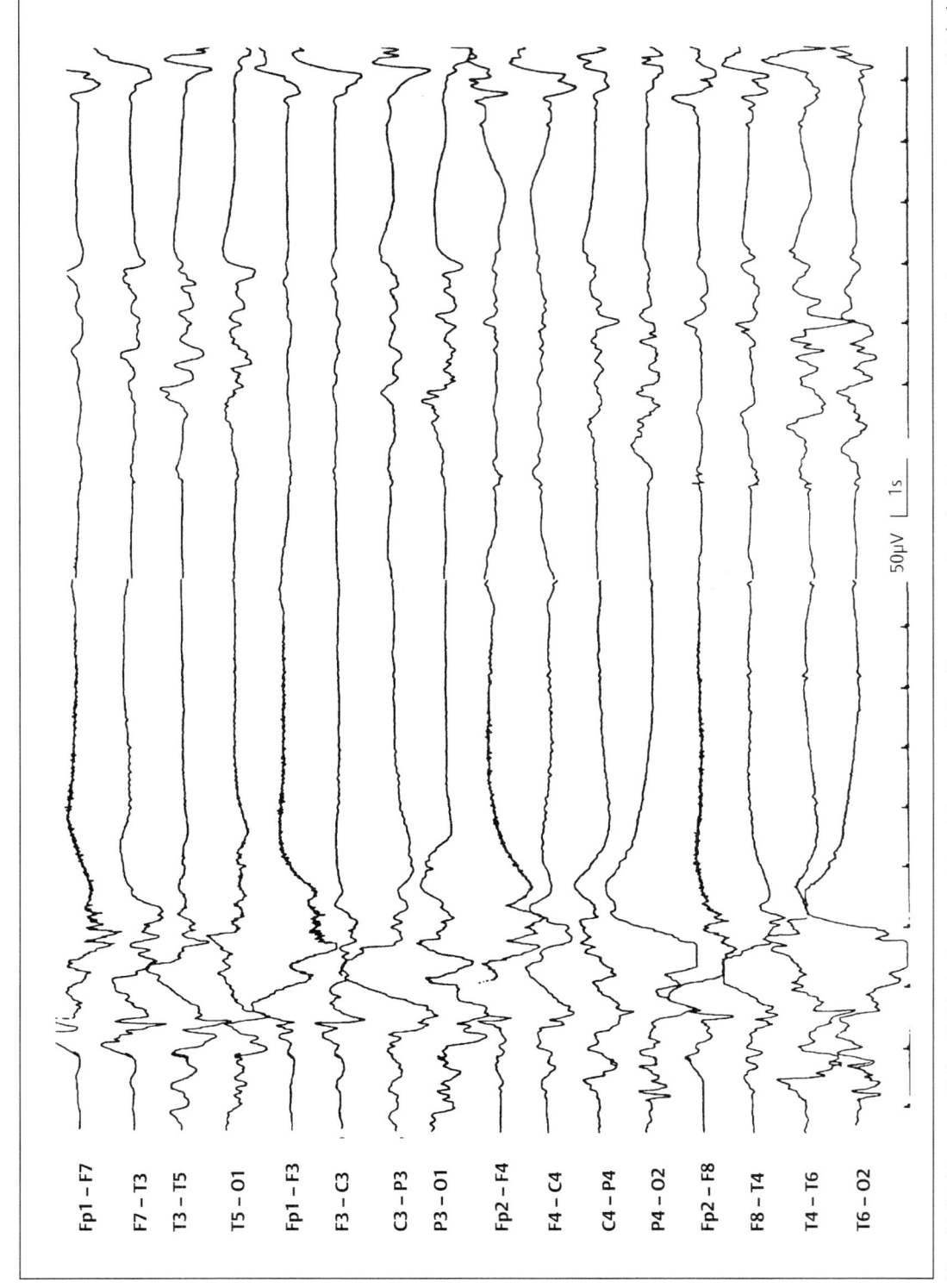

Fig. 13-13. Espasmo infantil. Idade: 9 meses. Transição sono-vigília. Observe o registro ictal de um espasmo. O registro caracteriza-se por atividade aguda de alta amplitude seguida por atenuação difusa da voltagem. No início da atenuação, observa-se atividade rápida, beta, de baixa amplitude. Este espasmo teve a duração aproximada de 14 segundos e caracterizou-se por flexão tônica dos quatro membros. Durante este registro, o paciente apresentou vários espasmos consecutivos.

REFERÊNCIAS BIBLIOGRÁFICAS

1. Fisher RS, van Emde Boas W, Blume W, Elger C, Genton P, Lee P, et al. Epileptic seizures and epilepsy: definitions proposed by the International League against Epilepsy (ILAE) and the International Bureau for Epilepsy (IBE). Epilepsia 2005;46(4):470-2.
2. Berg AT, Berkovic SF, Brodie MJ, Buchhalter J, Cross JH, van Emde Boas W, et al. Revised terminology and concepts for organization of seizures and epilepsies: Report of the ILAE Commission on Classification and Terminology, 2005-2009. Epilepsia 2010;51(4):676-85.
3. Blumenfeld H. What is a seizure network? Long-range network consequences of focal seizures. Adv Exp Med Biol. 2014;813:63-70.
4. Centeno M, Carmichael DW. Network connectivity in epilepsy: resting state fMRI and EEG-fMRI contributions. Front Neurol. 2014;5:93.
5. Fisch BJ. Spehlmann's EEG Primer. 2nd Ed. Amsterdam: Elsevier; 1991.
6. Gastaut H. Introduction to electroencephalography, a neurophysiological method applied to current clinical practice. Mars Med. 1950;87:403-5.
7. Mourente-Diaz D, Montenegro MA, Lowe JP, Akman CI. Unusual focal ictal pattern in children with eyelid myoclonia and absences. Pediatr Neurol. 2007;37:292-5.
8. Guerreiro CAM, Guerreiro MM, Cendes F, Lopes-Cendes I. Epilepsia. São Paulo: Lemos; 2000.

ATIVIDADE ANORMAL NÃO EPILEPTIFORME

Maria Augusta Montenegro ▪ Marilisa M. Guerreiro
Carlos Alberto M. Guerreiro ▪ Fernando Cendes

Teoricamente, atividade lenta, abaixo de 8 Hz, não deve estar presente no EEG de adultos durante a vigília, exceto em pequenas quantidades nas regiões frontais e temporais. A presença de ondas lentas na faixa teta e delta, no EEG do adulto, deve ser avaliada com cautela, pois estas podem representar atividade patológica.

As alterações eletrencefalográficas podem ocorrer por mudança na **frequência** e na **amplitude** das ondas cerebrais. Alterações na diminuição da frequência levam a atividade lenta, lentificações ou alentecimentos. Alterações no aumento da frequência levam a excesso de ritmos rápidos.

ATIVIDADE LENTA

Este tipo de lentificação ou alentecimento é anormalidade que inclui:

1. Atividade anormalmente lenta para a idade do paciente.
2. Atividade focal relativamente lenta em comparação com o lado homólogo contralateral.

A lentificação é subdividida em atividade lenta de base (*slow background*), intermitente e contínua, de acordo com os critérios do Quadro 14-1. Atividade lenta rítmica é um subgrupo da atividade lenta, que é caracterizada por evidentes surtos de ondas lentas regulares (sinusoidais).

Quadro 14-1. Atividade Lenta de Base: Intermitente e Contínua

Atividade lenta	Atividade de base	Intermitente	Contínua
Frequência	Geralmente teta	Teta/Delta	Geralmente delta
Distribuição	Compatível com ritmos de base normais	Qualquer distribuição	Qualquer
Forma de onda	Rítmica	Irregular ou rítmica	Irregular
Persistência	Contínua	Intermitente	Contínua
Reatividade	Altamente reativa	Altamente reativa	Não reativa

Altamente reativa: diminui com a abertura dos olhos e a ativação mental, aumenta com hiperventilação.
Não reativa: pouca ou nenhuma mudança com a abertura dos olhos, a ativação mental ou hiperventilação.
Modificada de Lüders & Noachtar, 2000.[1]

Atividade lenta de base. Os mecanismos subcorticais de geração dos ritmos de base estão anormais, levando à sincronização em frequências anormalmente lentas. Quando generalizada, é uma manifestação de uma disfunção cortical difusa ou, menos frequentemente, de estruturas corticais e/ou cinzentas subcorticais.[2] Se focal, pode representar manifestação precoce de atividade lenta contínua cortical focal.

Atividade lenta intermitente. Os ritmos de base geralmente são bem preservados e indicam que os mecanismos corticais e subcorticais de geração da atividade estão funcionando normalmente. Quando são interrompidos (intermitentemente) por ondas lentas, pode representar uma manifestação mais precoce de atividade lenta rítmica, atividade lenta contínua ou mesmo de atividade epileptiforme (Figs. 14-1 a 14-3).[2]

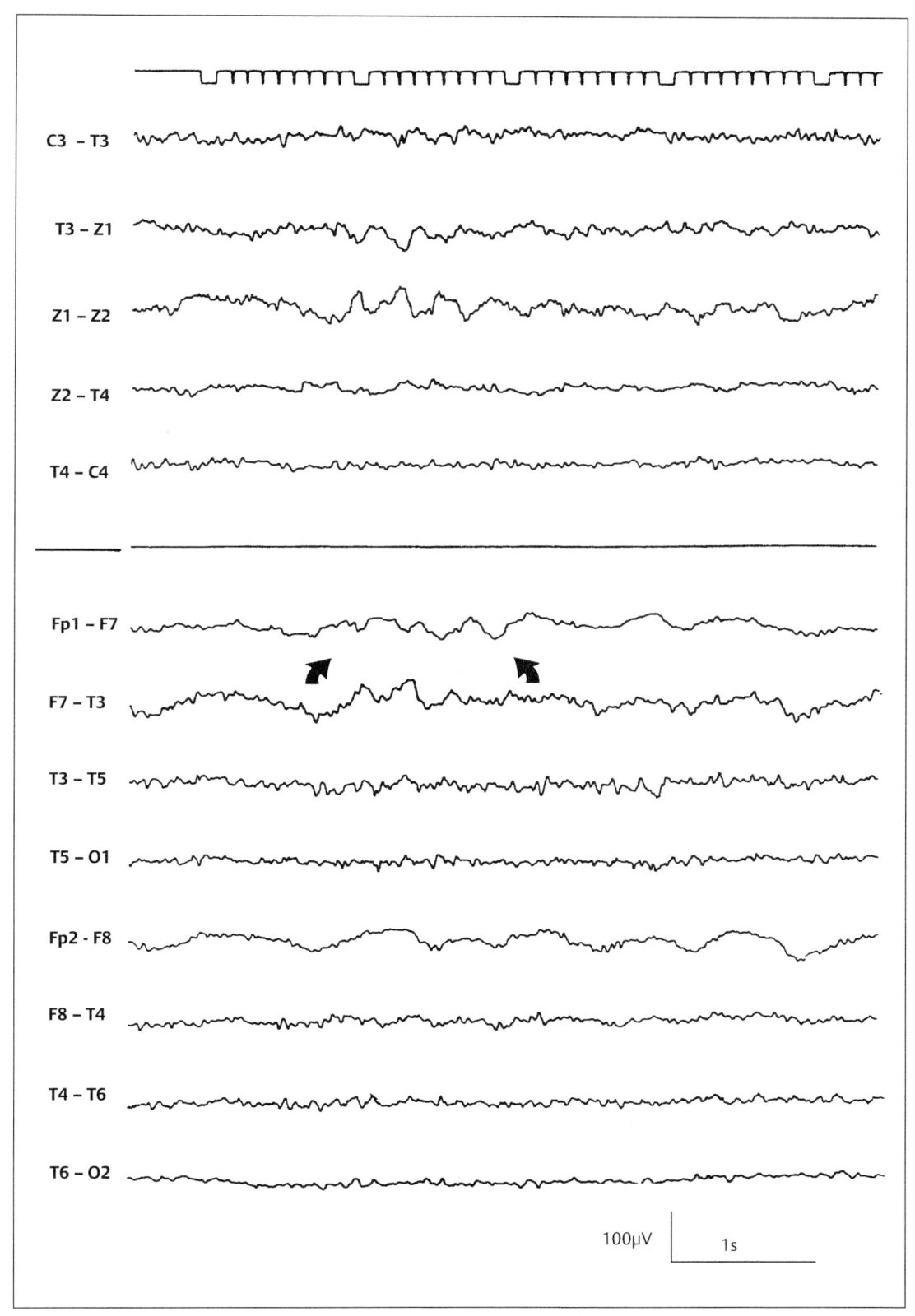

Fig. 14-1. Onda lenta intermitente. Idade: 37 anos. Vigília. Observe a presença de ondas lentas intermitentes, teta, na região temporal esquerda (entre as setas). Este achado é frequentemente observado no traçado eletrencefalográfico de pacientes com epilepsia de lobo temporal.

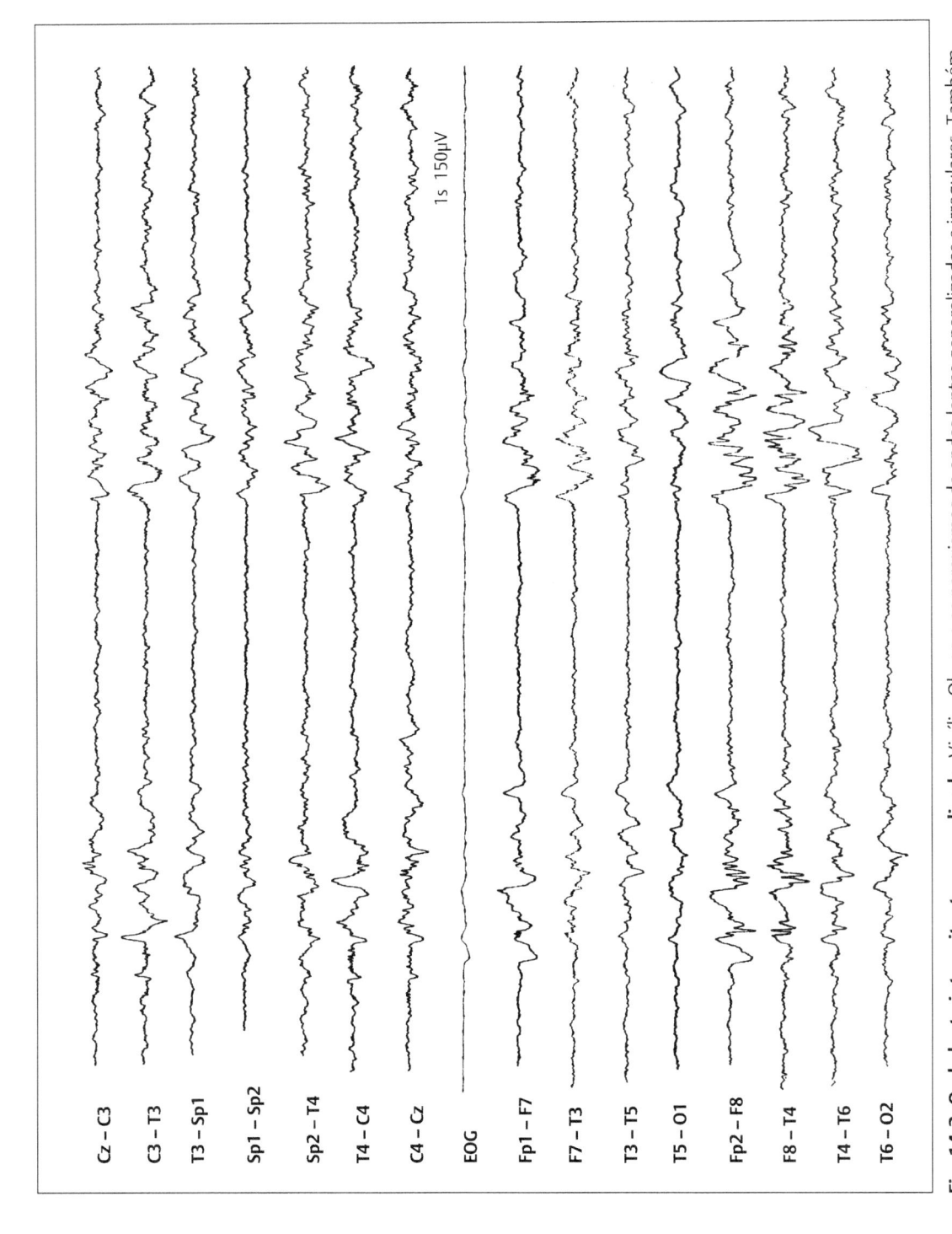

Fig. 14-2. Onda lenta intermitente generalizada. Vigília. Observe os paroxismos de ondas lentas generalizadas e irregulares. Também pode ser observada a presença de espículas com reversão de fase em F8.

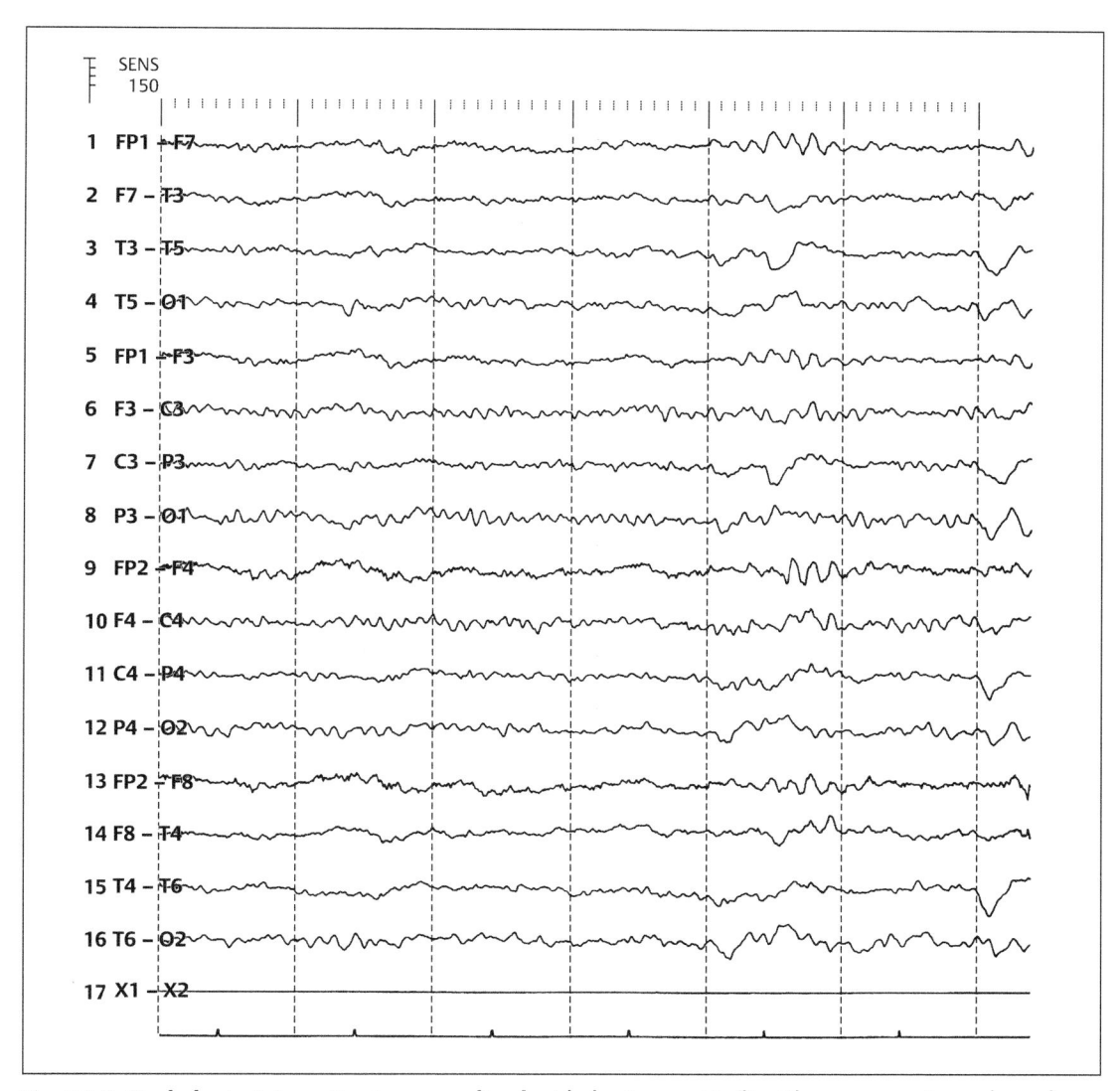

Fig. 14-3. Onda lenta intermitente generalizada. Idade: 8 anos. Vigília. Observe paroxismo de ondas lentas generalizadas, faixa teta e delta, irregulares.

Atividade delta rítmica (*rhythmic delta activity*). Caracteriza-se por ondas lentas, sinusoidais, monomórficas, faixa delta (1,5 a 2,5 Hz), rítmicas, que ocorrem em surtos de poucos segundos. Geralmente, a atividade é bilateral e síncrona, mas ocasionalmente pode ser unilateral.

A atividade lenta rítmica pode ser acentuada por hiperventilação, fechamento ocular ou sonolência. Não deve estar presente durante o sono lento (não REM), mas pode ser observada durante o sono REM.

Não é específica e seu valor localizador (mesmo quando assíncronas) é muito limitado. Geralmente é observada em paciente em bom estado geral e seu valor diagnostico é inespecífico.[3]

No entanto, atividade delta rítmica nas regiões temporais (antigo TIRDA) tem valor localizatório no contexto de epilepsias focais de difícil controle[4] e é considerada uma anormalidade epileptiforme por alguns autores.[3]

Deve ser diferenciada de atividade lenta rítmica generalizada (geralmente máxima nas regiões anteriores do encéfalo nos adultos e nas posteriores em crianças abaixo de 10 anos), que pode ser devida à disfunção aguda ou subaguda de estruturas cinzentas corticossubcorticais.

A atividade lenta rítmica apresenta características peculiares conforme a região que ocorre.

A) Atividade delta rítmica frontal (antigo *frontal intermittent rhythmic delta activity* – FIRDA): mais frequente em adultos (Figs. 14-4 e 14-5).
B) Atividade delta rítmica temporal (antigo *emporal intermittent rhythmic delta activity* – TIRDA): é a única região onde essa atividade apresenta valor localizador e representa anormalidade epileptiforme relacionada com epilepsia de lobo temporal (Fig. 14-6).[3,4]
C) Atividade delta rítmica occipital (antigo *occipital intermitente rhythmic delta activity* – OIRDA): mais frequente em crianças.

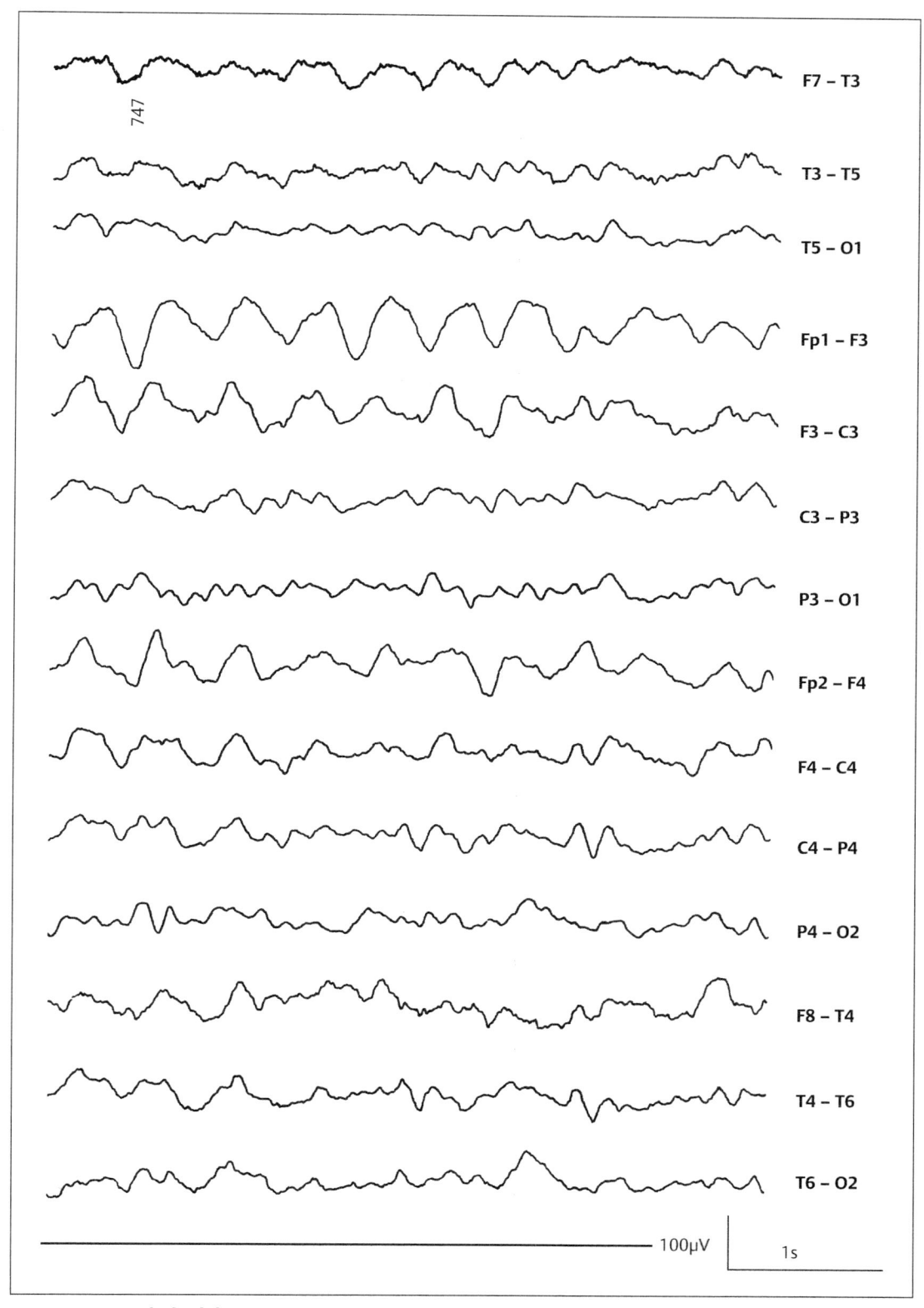

Fig. 14-4. Atividade delta rítmica frontal (antigo FIRDA). Idade: 47 anos. Vigília. Observe ondas delta monomórficas e rítmicas na região frontal esquerda, mais bem evidenciadas no 4º e no 5º canal. Mesmo quando assimétrica, esta atividade não tem valor de lateralização ou localizador.

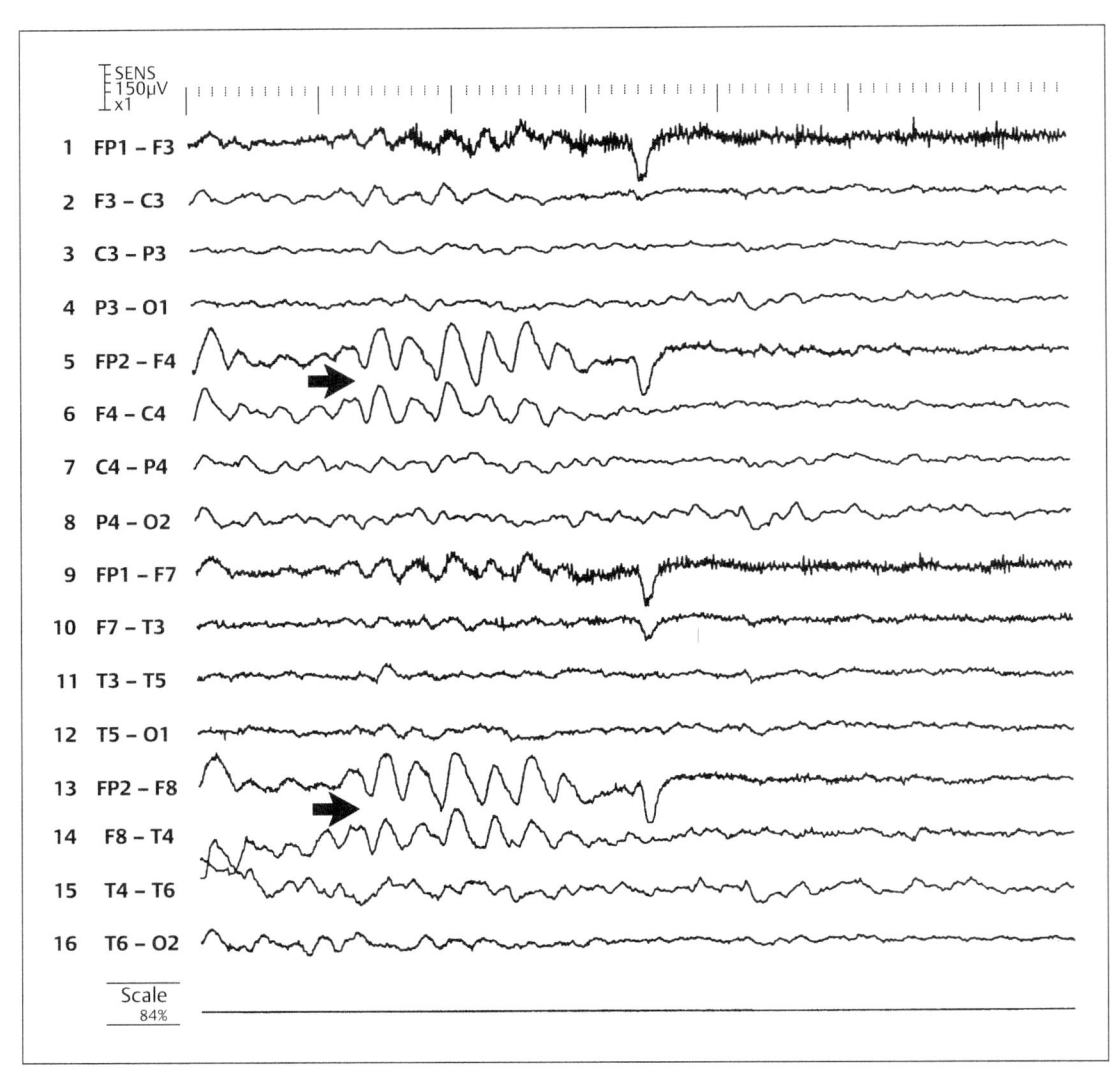

Fig. 14-5. Atividade delta rítmica frontal (antigo FIRDA). Idade: 9 anos. Vigília. Observe ondas delta monomórficas e rítmicas na região frontal bilateral (setas).

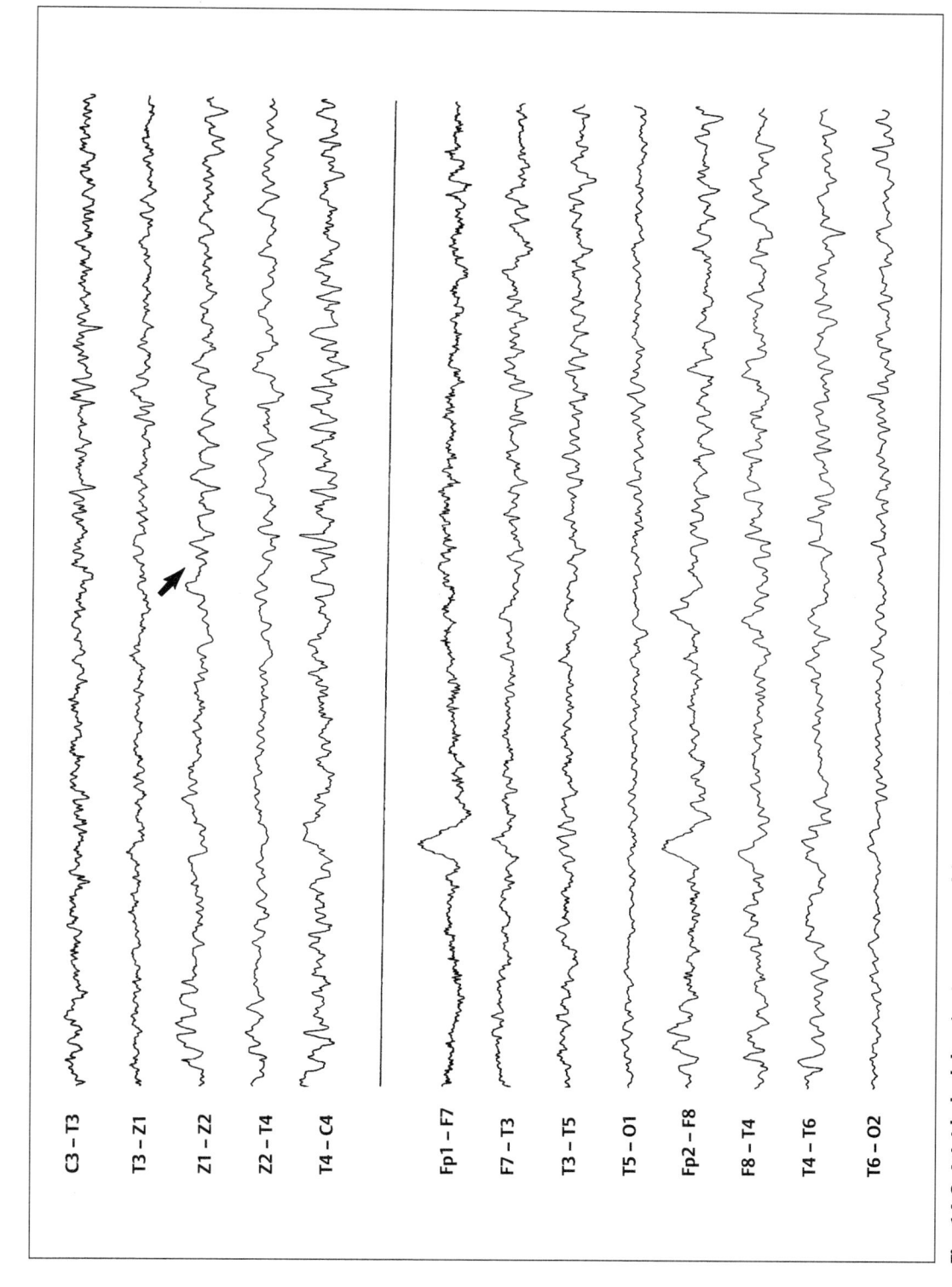

Fig. 14-6. Atividade delta rítmica temporal (antigo TIRDA). Vigília. Observe o paroxismo de ondas lentas rítmicas na região temporal direita com duração de aproximadamente 3 segundos. Este achado tem valor de atividade epileptiforme e é observado, principalmente, em pacientes com epilepsia de lobo temporal.

Atividade lenta contínua. Distúrbio intenso de conexões interneurais e/ou do ambiente bioquímico de neurônios corticais leva à sincronização arrítmica contínua.[2] Atividade lenta contínua tem o mesmo significado da lentificação de base, mas geralmente representa um grau maior de anormalidade. Lentificação contínua focal é uma anormalidade relativamente "específica", geralmente determinada por lesões destrutivas progressivas agudas ou subagudas. Todavia, lesões estáticas crônicas também podem produzir atividade lenta contínua de baixa amplitude. Além disso, atividade lenta rítmica contínua focal também pode ocorrer como manifestações migranosas ou em estados pós-ictais (Fig. 14-7).

Descargas periódicas generalizadas com morfologia trifásica são ondas agudas com morfologia relativamente uniforme (trifásica) que podem ser encontradas em encefalopatias hepáticas/metabólicas. Geralmente são difusas com predomínio nas regiões anteriores.

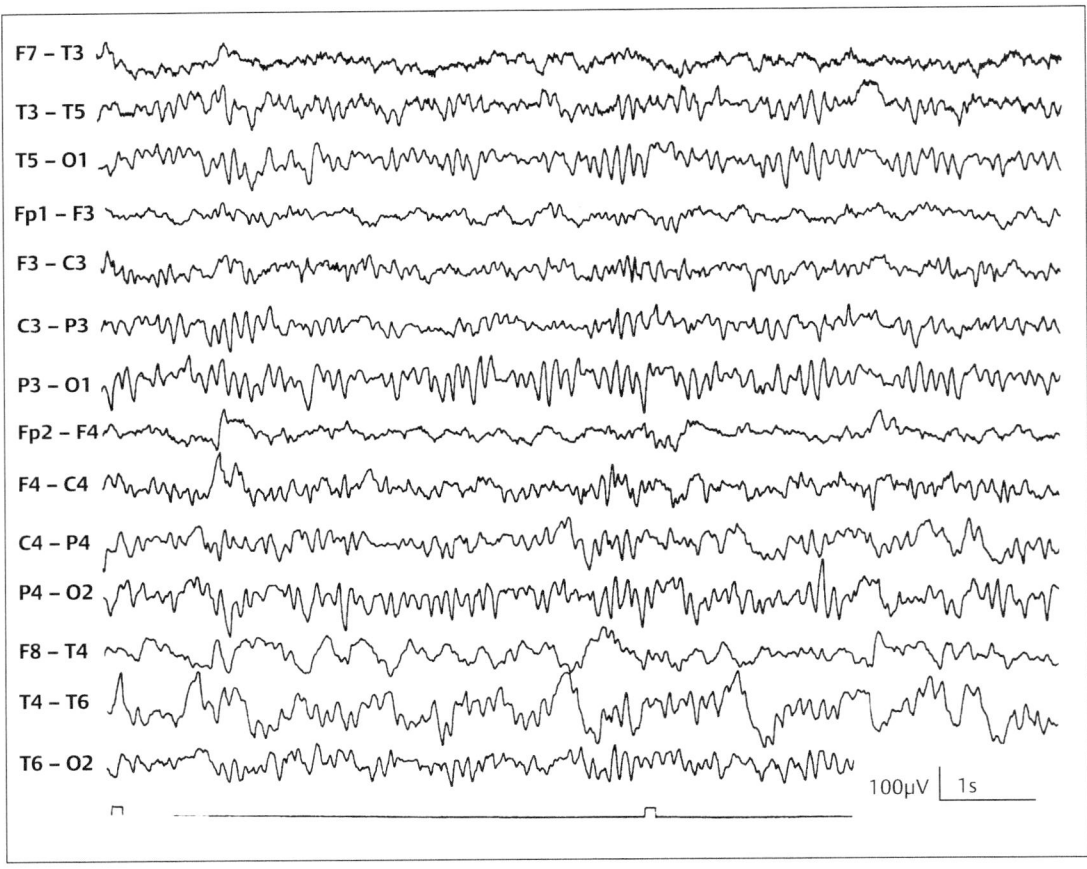

Fig. 14-7. Lentificação focal contínua. Idade: 8 anos. Vigília. Observe ondas lentas na frequência de 3 a 4 Hz, polimórficas e contínuas, na região temporal direita (12° e 13° canais). Esta atividade foi registrada no período pós-ictal e pode representar lesão estrutural focal na região subjacente. Investigação com exame de neuroimagem é imperativo. O restante do traçado é normal.

A) *Atividade lenta contínua focal:* caracteriza-se por ondas lentas focais na faixa teta ou delta, polimórficas e contínuas. Estão frequentemente associadas a lesão estrutural subjacente, e a investigação por neuroimagem é obrigatória (Figs. 14-8 e 14-9).

B) *Atividade lenta contínua difusa:* caracteriza-se por ondas lentas difusas, geralmente na faixa delta. Estão associadas a distúrbio cerebral difuso e, exceto nos casos de encefalopatias metabólicas, a gravidade do distúrbio correlaciona-se com a gravidade da lentificação do traçado. Durante o registro do EEG, devem-se realizar estímulos dolorosos ou auditivos e observar se há alguma reatividade do traçado (Fig. 14-10).

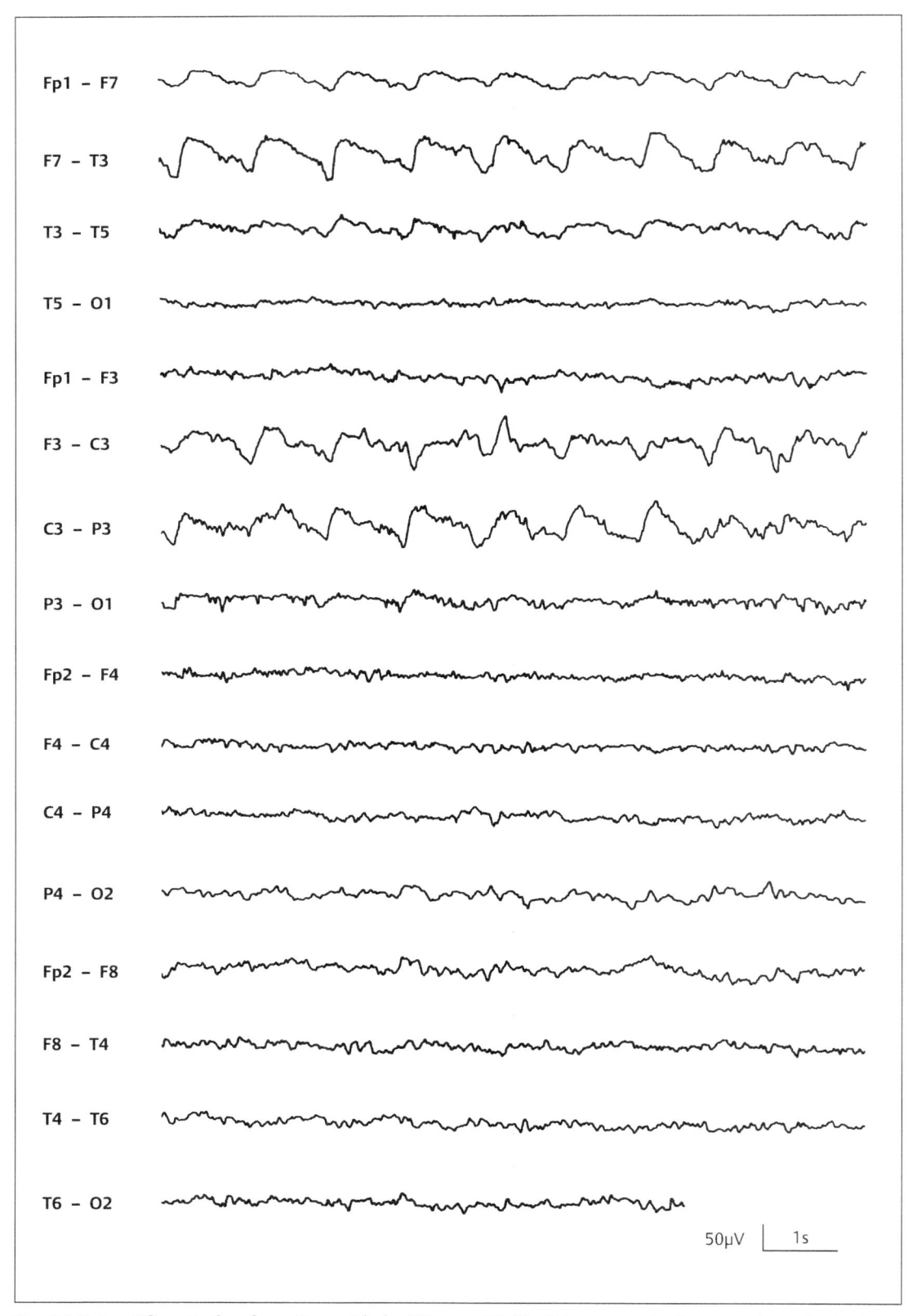

Fig. 14-8. Lentificação focal contínua. Idade: 37 anos. Vigília. Observe ondas lentas na frequência de 1 a 1,5 Hz, contínuas, na região fronto-centro-temporal esquerda (1º, 2º, 6º e 7º canais). Esta amostra é parte do registro eletrencefalográfico de um paciente com um cisto neurocisticercótico extenso no hemisfério cerebral esquerdo. Lentificação contínua da atividade de base deve ser investigada por exame de neuroimagem, pois pode representar lesão estrutural subjacente.

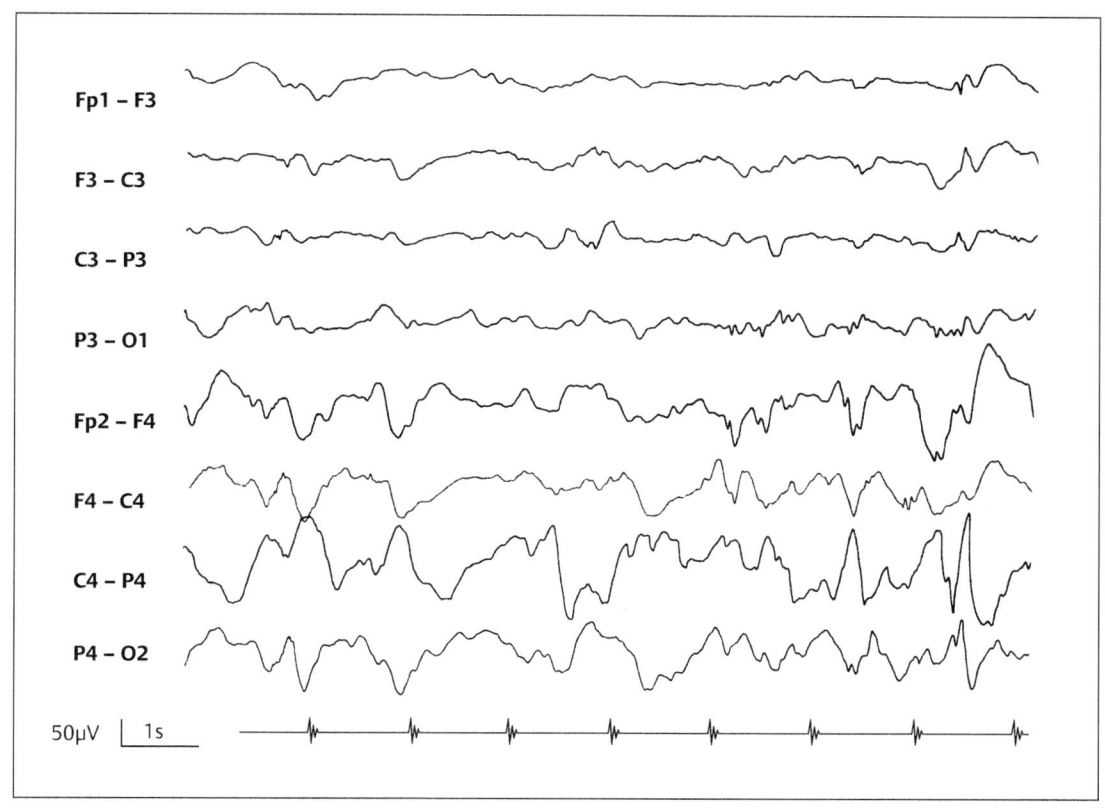

Fig. 14-9. Lentificação focal contínua. Idade: 2 anos. Vigília. Observe atenuação difusa da atividade de base no hemisfério cerebral esquerdo e lentificação contínua à direita, caracterizada por ondas lentas de alta amplitude, difusas. Também pode ser observada atividade aguda (epileptiforme) na região parietal direita, com reversão de fase em P4, e na região frontal esquerda, com reversão de fase em F3. Esta amostra é parte do registro eletrencefalográfico de uma paciente com um tumor cerebral no hemisfério esquerdo (responsável pela atenuação difusa da atividade de base) associado à hidrocefalia. A hipertensão intracraniana acabou comprometendo o hemisfério cerebral direito.

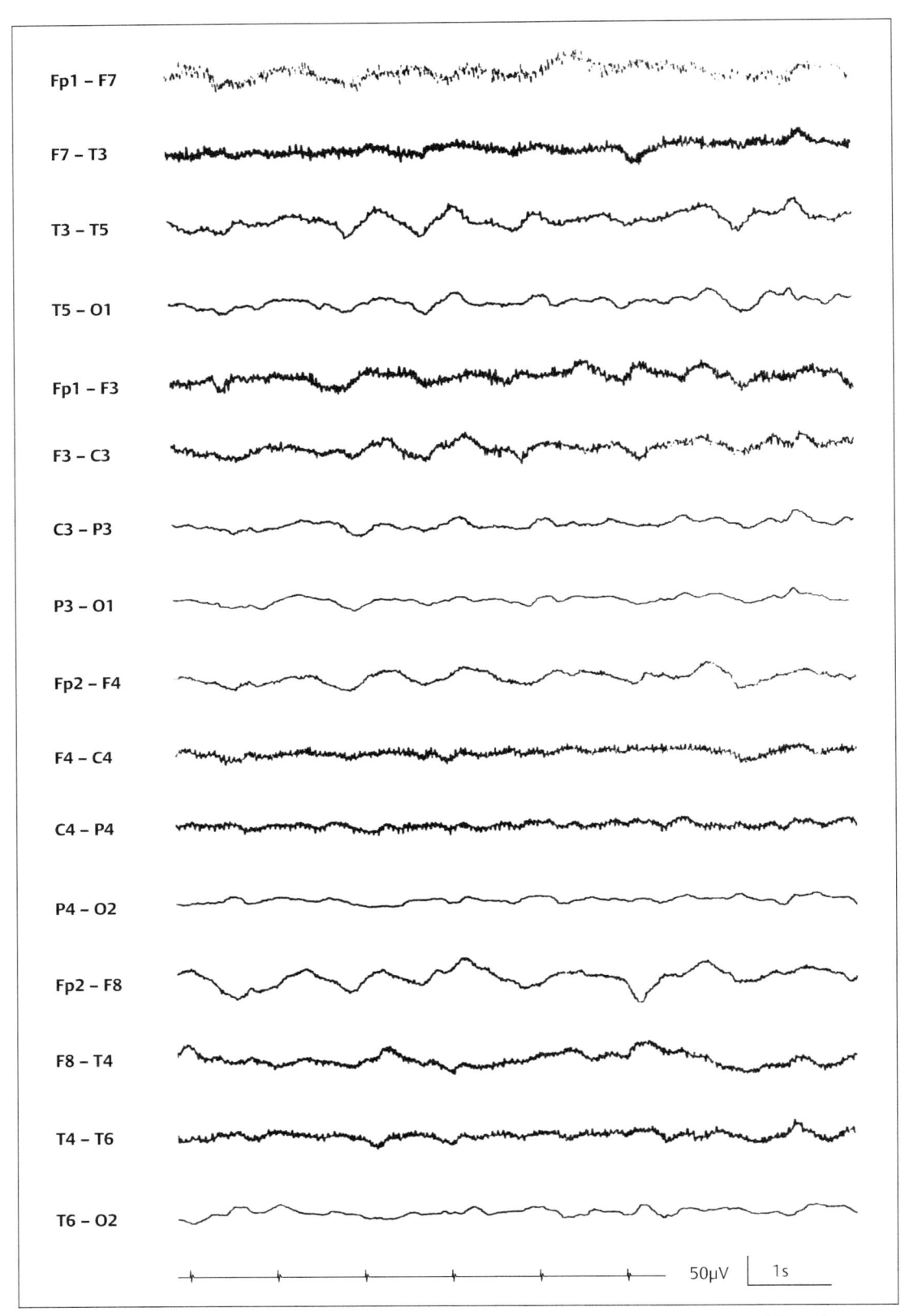

Fig. 14-10. Lentificação contínua difusa. Idade: 10 anos. Coma. Observe a lentificação difusa da atividade de base caracterizada por ondas lentas faixa teta e delta, entre 2 e 3 Hz, difusas. Este traçado é compatível com distúrbio difuso da atividade de base. Também se observa artefato de corrente elétrica de 60 Hz nos canais 1º, 2º, 5º, 6º, 10º, 11º, 14º e 15º. Artefatos de corrente elétrica são comuns quando o registro eletrencefalográfico é realizado em UTI, pela presença de aparelhos elétricos como respirador, monitor cardíaco e de pressão arterial etc.

EXCESSO DE ATIVIDADE BETA

Refere-se à atividade rápida (maior que 13 Hz) de 30 microvolts ou mais, quando presente durante, pelo menos, 50% do registro em vigília. Atividade rápida não focal é classificada como excesso de ritmo rápido. Geralmente, a atividade rápida em excesso é uma anormalidade inespecífica e frequentemente associada a medicação sedativa.

Ocasionalmente, a diminuição localizada da atividade beta pode estar relacionada com lesão estrutural focal.

ASSIMETRIA

Refere-se apenas a amplitude e frequência dos ritmos de base. Observe que a assimetria de amplitude deve ser aferida em montagem referencial.[5]

- Assimetria de amplitude leve: diferença menor do que 50% na amplitude (observe que há uma assimetria fisiológica do ritmo dominante posterior, com maior amplitude no hemisfério não dominante: geralmente maior no hemisfério cerebral direito).
- Assimetria de amplitude marcante: diferença maior do que 50% na amplitude.
- Assimetria de frequência leve: diferença entre 0,5 e 1 Hz na frequência das ondas.
- Assimetria de frequência marcante: diferença maior do que 1 Hz na frequência das ondas.

Assimetria pode ser é um sinal precoce de lesão estrutural focal, e geralmente a amplitude está diminuída do lado da lesão. Isso é particularmente verdadeiro quando a lesão substitui o tecido cerebral (cisto porencefálico) ou determina condições desfavoráveis de registro (hematoma subdural). Entretanto, casos com craniotomia, muitas vezes, apresentam ritmos de maior amplitude no lado da lesão. Isso determina que uma assimetria como anormalidade isolada no EEG é somente indicativa de anormalidade focal, mas não é sinal confiável para indicar o lado anormal. Além disso, na interpretação de assimetrias, deve-se levar em conta que a população normal apresenta assimetria fisiológica do ritmo alfa com amplitude maior à direita.[1]

REFERÊNCIAS BIBLIOGRÁFICAS

1. Lüders HO, Noachtar S. Atlas e classificação em eletroencefalografia. Introdução à avaliação do electroencefalograma. São Paulo: Lemos Editorial; 2000.
2. Gloor P, Kalabay O, Giard N. The electroencephalogram in diffuse encephalopathies: electroencephalographic correlates of grey and white matter lesions. Brain 1968;91:779-802.
3. Sharbrough FW. Nonspecific Abnormal EEG Patterns. In: Niedermeyer E, Lopes da Silva F (Eds). Electroencephalography: basic principles, clinical applications, and related fields, 4th Ed. Lippincot Williams and Wilkins; 1999, p. 215-34.
4. Gambardela A, Gotman J, Cendes F, Andermann F. Focal intermittent delta activity in patients with mesiotemporal atrophy: a reliable marker of the epileptogenic focus. Epilepsia 1995;36:122-9.
5. Hirsch LJ, Fong MWK, Leitinger M, LaRoche SM, Beniczky S, Abend NS, et al. American Clinical Neurophysiology Society's Standardized Critical Care EEG Terminology: 2021 Version. J Clin Neurophysiol. 2021 Jan 1;38(1):1-29.

USO CLÍNICO, LIMITAÇÕES E AVANÇOS DO EEG, VÍDEO-EEG E EEG ACOPLADO À RESSONÂNCIA MAGNÉTICA FUNCIONAL

Carlos Alberto M. Guerreiro ▪ Maria Augusta Montenegro
Marilisa M. Guerreiro

O EEG é útil na avaliação de distúrbios neurológicos que acometem o sistema nervoso central acima da medula cervical. Entretanto, o EEG não é considerado um método adequado na investigação de lesões crônicas em fossa posterior além de regiões "profundas" telencefálicas, onde o registro da atividade elétrica é errático nos eletrodos colocados no escalpo. Portanto, nessas condições, há muitos resultados falsos-negativos.

Desse modo, as melhores indicações para o estudo eletrencefalográfico são os distúrbios paroxísticos, intermitentes, do sistema nervoso central e as condições agudas ou subagudas com comprometimento parcial ou completo do estado de consciência.

Assim, o EEG pode contribuir significativamente na avaliação de pacientes com fenômenos paroxísticos epilépticos ou não, encefalopatias tóxicas, metabólicas, infecciosas e algumas condições "degenerativas", nas quais podem ocorrer padrões eletrencefalográficos extremamente sugestivos do diagnóstico, quando interpretados à luz do quadro clínico (alguns exemplos: doença de Creutzfeldt-Jakob, panencefalite esclerosante subaguda, PEDS [Figs. 15-1 e 15-2]).

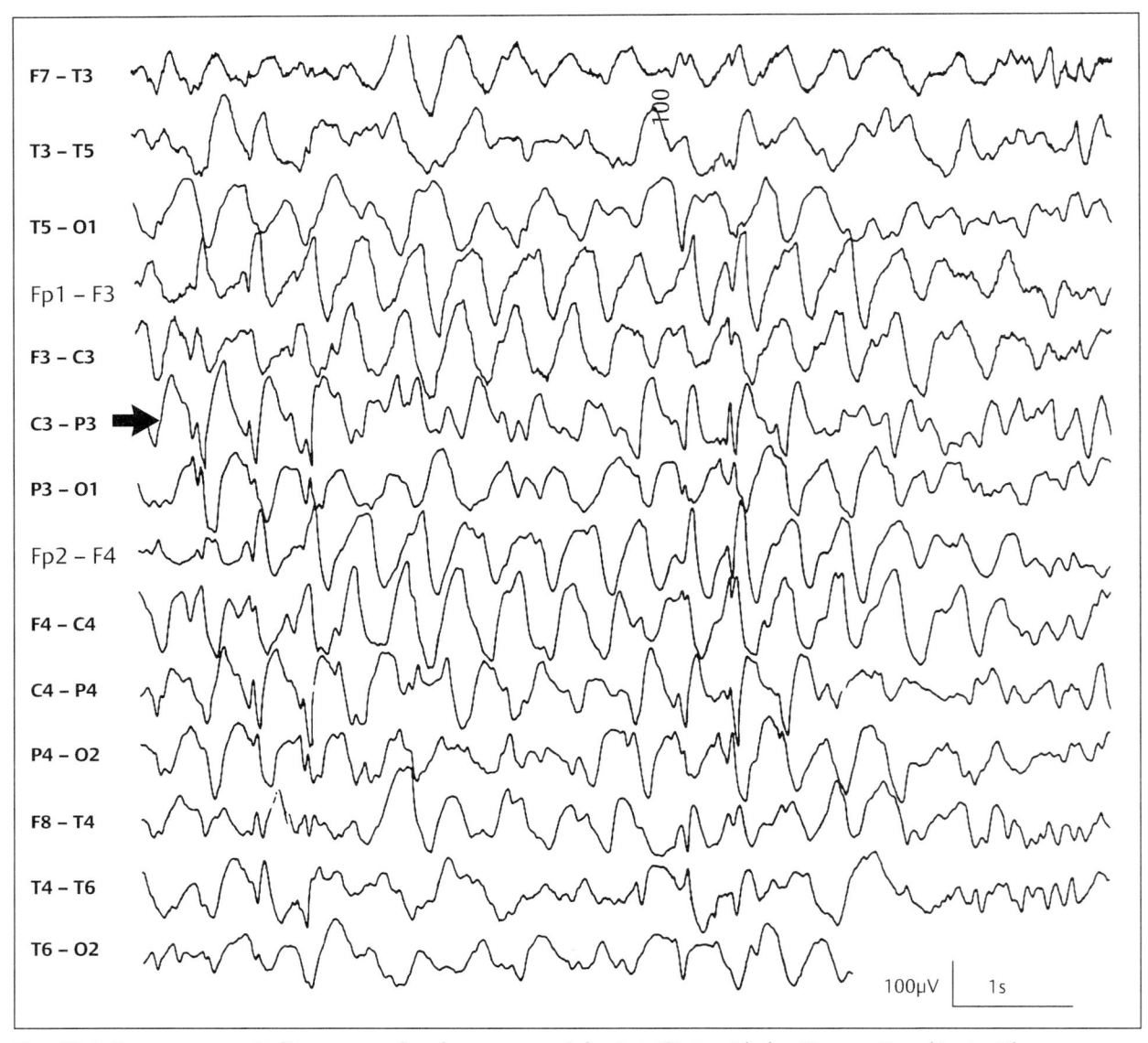

Fig. 15-1. Descargas periódicas generalizadas com morfologia trifásica. Idade: 40 anos. Sonolência. Observe a grande quantidade de ondas trifásicas, difusas, ocasionalmente precedidas por componente agudizado (seta). Apesar do aspecto agudizado de algumas ondas, este fenômeno não apresenta caráter epileptiforme. Esta amostra é parte do registro eletrencefalográfico de uma paciente com insuficiência renal aguda, em uremia.

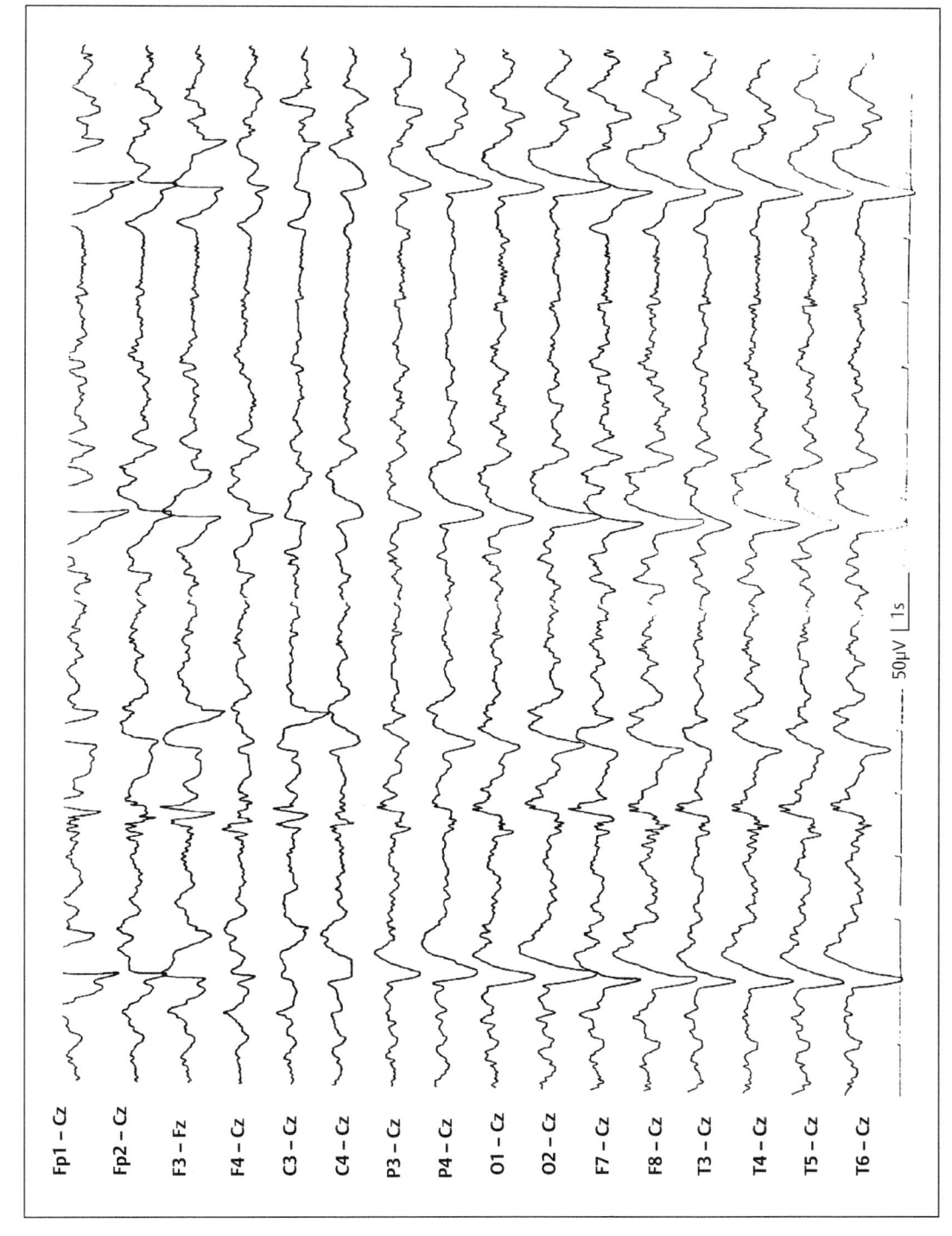

Fig. 15-2. Atividade periódica de periodicidade longa (panencefalite esclerosante subaguda). Idade: 7 anos. Vigília. Observe a onda lenta irregular agudizada multifásica de alta amplitude e periodicidade longa (complexo de Radermecker).

EEG NAS EPILEPSIAS

As finalidades do EEG interictal, de escalpo, no paciente com crises epilépticas são:

- Confirmar o diagnóstico clínico (quando for anormal).
- Ajudar na classificação das crises e das síndromes epilépticas.
- Fornecer elementos prognósticos.
- Monitorizar o distúrbio epileptogênico.

Este último aspecto é limitado a circunstâncias especiais, não tendo utilidade clínica para a maioria dos pacientes com epilepsia.

Embora o EEG de rotina seja útil e relativamente de baixo custo, ele é limitado principalmente pela amostragem restrita ao tempo de aquisição dos dados. Somente 50-60% dos pacientes com epilepsia mostram alterações epileptiformes durante um primeiro EEG, mesmo com os procedimentos de ativação, como hiperventilação, estimulação luminosa intermitente, privação de sono e sono leve.[1,2] Quatro EEGs de rotina podem ser necessários para o registro de alterações epileptiformes interictais em mais de 90% dos pacientes.[3]

Algumas limitações clínicas do EEG podem ser complementadas com a **monitorização videoeletrencefalográfica prolongada** (MVEP), também chamada de vídeo-EEG ou telemetria. As indicações para a MVEP em epilepsia são basicamente quatro: diagnóstico, classificação, quantificação e localização.[4]

Do ponto de vista diagnóstico, a epilepsia deve ser diferenciada de eventos não epilépticos, tais como aqueles de origem cardíaca, psicogênicos, distúrbios do movimento e parassonias. Vinte por cento dos pacientes encaminhados para centros especializados em epilepsias refratárias não têm epilepsia.[5]

O diagnóstico diferencial de alguns tipos de crises pode ser difícil quando se baseia apenas em dados de anamnese. Muitas vezes, as informações sobre a semiologia das crises são escassas, confusas, ou inconsistentes, e os EEGs de rotina são inconclusivos, impossibilitando o diagnóstico preciso do(s) tipo(s) de crise(s). Assim, a MVEP possibilita a correta classificação e condução do caso.

A quantificação de crises pode ser importante quando o paciente não toma consciência delas (por exemplo: algumas ausências) ou para monitorização do tratamento (por exemplo: ensaios clínicos de drogas). As indicações mais importantes da MVEP são a avaliação pré-cirúrgica dos pacientes com crises não controladas com tratamento clínico e a definição diagnóstica de crises atípicas, incluindo o diagnóstico diferencial de eventos não epilépticos. Nessas circunstâncias, é fundamental o registro das crises e também a localização do foco epileptogênico no contexto da investigação pré-cirúrgica.

VANTAGENS DA MVEP

A MVEP permite o registro de atividades epileptiformes interictais e ictais, bem como das manifestações clínicas associadas. Dessa forma, podemos ter a precisa correlação clínica-EEG em tempo real desses eventos, possibilitando a análise retrospectiva detalhada da semiologia clínica, a revisão dos eventos por testemunhas ou familiares e arquivo para finalidade educacional ou de pesquisa.

Claro que este método depende da questão formulada a ser respondida. Por exemplo, no diagnóstico diferencial entre síncopes e crises focais, podemos incluir o registro contínuo do eletrocardiograma, ou a poligrafia nos episódios noturnos, a inclusão de eletrodos adicionais para monitorização de movimentos respiratórios, movimentos oculares, tônus muscular etc. O uso da poligrafia permite a diferenciação de crises epilépticas das diversas formas de distúrbio de sono.

AVALIAÇÃO PRÉ-CIRÚRGICA

O EEG com eletrodos de escalpo apresenta limitações técnicas para o registro de alterações epileptiformes localizadas nas porções do córtex distantes da calota craniana, como, por exemplo, toda a superfície medial dos hemisférios, o córtex frontal basal e os sulcos profundos, como na região central. Nesses casos, o registro com eletrodos intracranianos pode ser útil, porém, este também apresenta limitações técnicas. Os dois tipos de eletrodos intracranianos mais usados são os profundos intracerebrais e os subdurais. Os primeiros consistem em eletrodos em formato de agulha, feitos de um material flexível, com múltiplos pontos de contatos para registro. São ideais para o registro de atividade em áreas distantes da superfície, por exemplo, sulcos profundos ou estruturas como a amígdala. Os eletrodos profundos têm uma visão do tipo microscópico, ou seja, propiciam o registro preciso da área adjacente a cada ponto, porém, limitada em relação à extensão da área registrada. Uma atividade que ocorre a alguns centímetros de distância pode não ser detectada (visão em túnel). Portanto, o uso de eletrodos intracerebrais é ideal quando os resultados dos exames não invasivos sugerem um "alvo" ou "alvos" prováveis.[6]

Os eletrodos subdurais, que podem ser do tipo placa ou tira de silicone com múltiplos pontos de contato, são ideais para o registro de áreas extensas do córtex, sobretudo quando está indicado um estudo detalhado de áreas eloquentes (mapeamento funcional). Porém, os eletrodos subdurais podem não registrar adequadamente alterações localizadas na profundidade. O mapeamento do foco epileptogênico com eletrodos intracranianos é tecnicamente difícil. Os riscos de complicações são comparáveis aos riscos da própria cirurgia para epilepsia, e os custos são altos.[7] Eletrodos intracranianos estão ilustrados na Figura 15-3.

A literatura tem mostrado que na epilepsia de lobo temporal (ELT) a lateralização para tratamento cirúrgico é possível na maioria dos pacientes com uso de técnicas "não invasivas" (ressonância magnética de alta resolução, avaliação neuropsicológica, SPECT, PET, EEGs interictais repetidos e MVEP ambulatorial ou com o paciente internado).[9-13]

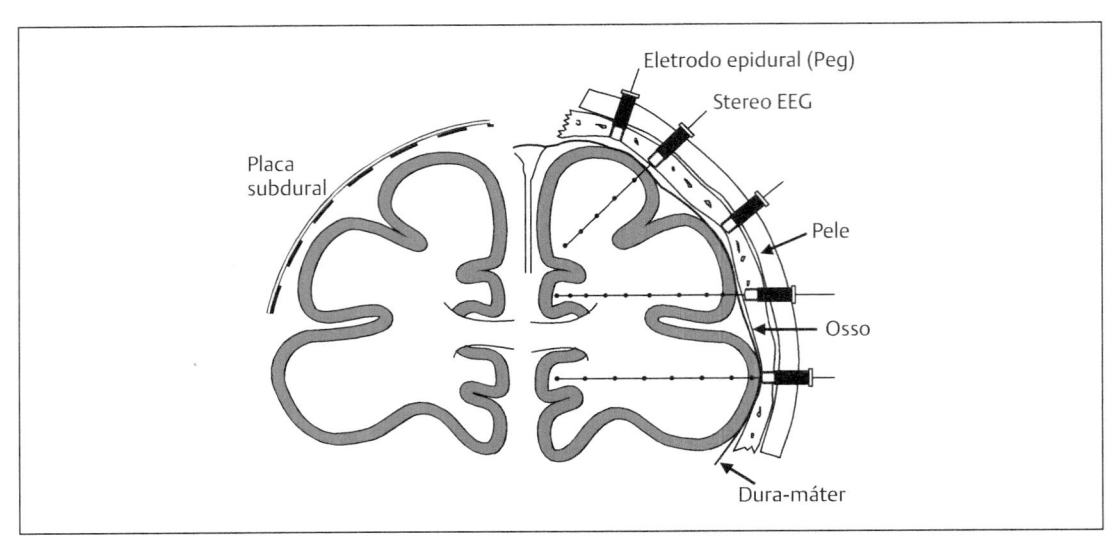

Fig. 15-3. Eletrodos especiais. Ilustração esquemática dos eletrodos especiais: epidurais, profundos e subdurais. (Modificada de Olivier *et al.*, 1985.)[8]

EEG INTERICTAL NAS EPILEPSIAS FOCAIS

No início da era moderna do tratamento cirúrgico das epilepsias, a presença e a localização de anormalidades epileptiformes interictais nos registros de EEG de escalpo e registros durante a cirurgia (eletrocorticografia) eram usadas como critério para indicação de ressecção focal no tratamento de crises parciais complexas, sobretudo na ELT.[14] No entanto, após o advento do vídeo-EEG e das diversas modalidades de investigação de imagem, ficou demonstrado que a área cortical onde ocorre a atividade epileptiforme interictal (**zona irritativa**) não necessariamente coincide com a **zona epileptogênica** (a região necessária e suficiente para gerar as crises epilépticas) ou com a **lesão epileptogênica** (alterações estruturais subjacentes à disfunção epileptogênica). Dessa forma, as anormalidades interictais são importantes para o diagnóstico das epilepsias, porém, o valor localizador do EEG interictal é complexo e depende da síndrome epiléptica e do tipo de lesão epileptogênica. A profundidade da lesão influencia a detecção de frequências muito rápidas (> 80 Hz, também chamadas de "*Ripples*") no escalpo, porém, não influencia a detecção de atividade epileptiforme interictal (espículas e ondas agudas). A atividade epileptiforme interictal pode ser gerada em um foco próximo do escalpo ou na profundidade e se propagar para a superfície cortical. Alguns padrões de descargas interictais podem ajudar no diagnóstico do tipo de lesão. Anormalidades que predominam no formato de ondas agudas são mais comuns em esclerose hipocampal, enquanto surtos de ondas agudas repetitivas predominam nas displasias corticais.[15]

A coincidência da localização das anormalidades interictais e ictais indica uma zona epileptogênica mais bem delimitada e excelente prognóstico de controle de crises, desde que essa região possa ser removida cirurgicamente. Isso é particularmente verdadeiro na ELT, quando a atividade interictal é ipsolateral ao lado da atrofia hipocampal visualizada na RM.[9,16,17]

EEG ICTAL NA ELT

A localização eletrográfica dos ritmos ictais tem sido um dos pilares da indicação cirúrgica na ELT mesial. Lateralização é uma das questões importantes, uma vez que frequentemente há espículas interictais bilaterais e independentes.

Os registros de crise revelam um início ictal característico, consistindo em uma atividade rítmica de 5-7 Hz máxima em um dos eletrodos zigomáticos ou esfenoidais, seja como a primeira manifestação eletrográfica ictal ou dentro de 30 segundos após o início da crise, porém, outros padrões eletrográficos podem ser observados.[18,19] Ebersole & Pacia[18] identificaram três padrões ictais no EEG de escalpo na ELT. O padrão pode ser variável, e os mais frequentes são: a) ritmo regular, bem modulado, temporal ou subtemporal, de 5-9 Hz (geralmente, nas crises com início na região hipocampal [Fig. 15-4]); b) ritmo mais lento (menor que 5 Hz), mais irregular e com distribuição mais difusa (geralmente, crises com início em região neocortical); e c) lentificação difusa ou mudanças dos ritmos de base (geralmente, crises com início em região neocortical).

A lateralização do foco ictal predominante pode ser difícil. Em 20% dos pacientes com ELT com focos bilaterais, as crises com intervalos menores que 8 horas podem representar efeito de agrupamento de crises (*cluster*) e não devem ser valorizadas como aquelas que ocorrem após intervalo superior a 8 horas.[21]

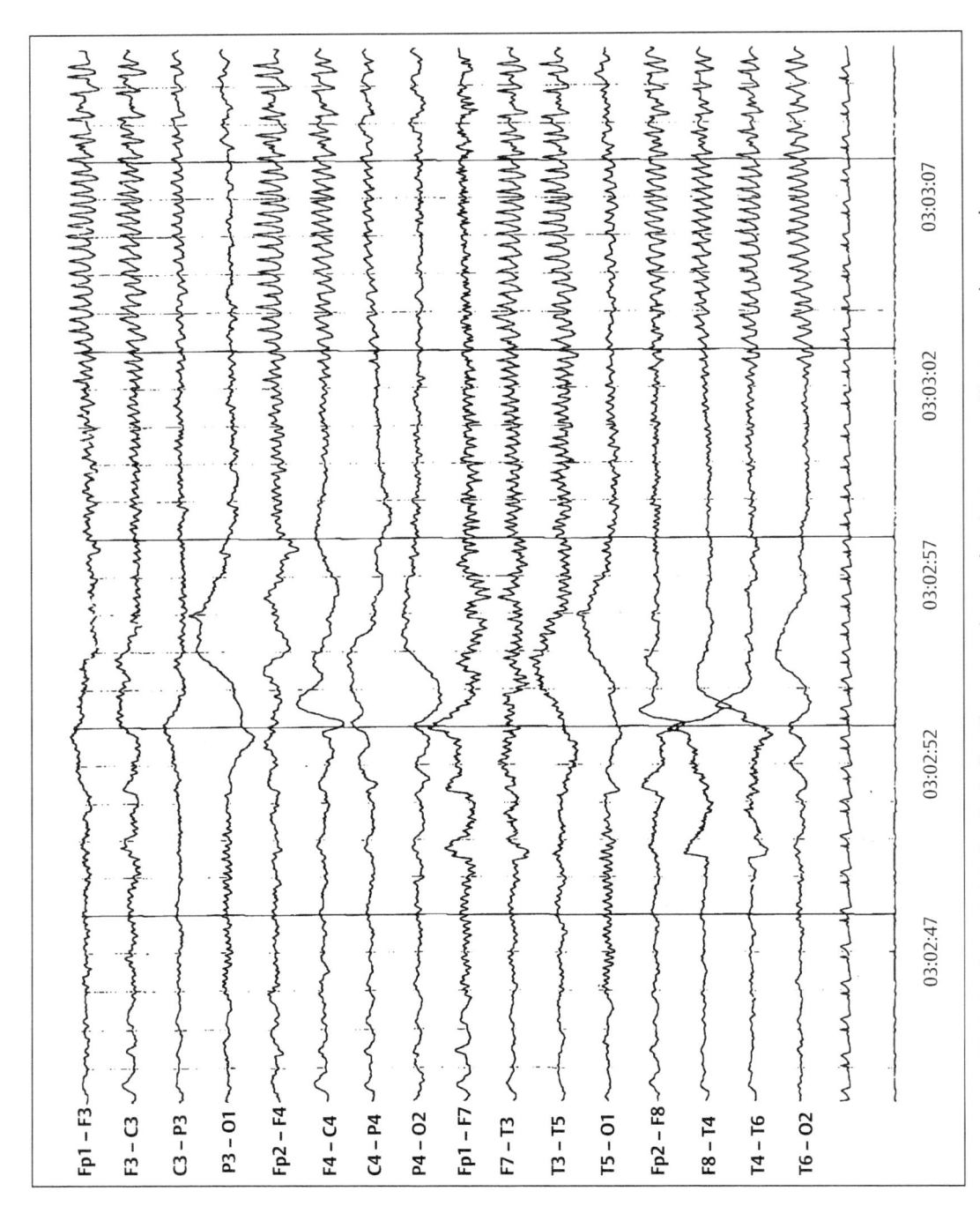

Fig. 15-4. Atividade ictal com início focal. Vigília. Observe ondas agudas rítmicas na região temporal esquerda que, progressivamente, aumentam em amplitude e diminuem em frequência. (Reproduzida de Guerreiro CAM et al, 2000; com permissão.)[20]

REGISTRO DE EEG ACOPLADO À RM FUNCIONAL

A ressonância magnética funcional (RMf) baseia-se na detecção de diferenças de concentração de oxiemoglobina e deoxiemoglobina durante períodos de ativação e inativação, que podem ser observadas com a utilização de paradigmas (tarefas) ou simplesmente relacionadas com eventos paroxísticos.

O principal mecanismo de contraste da RMf é o BOLD (*blood oxigenation level-dependent*), que depende de alterações no fluxo sanguíneo e, portanto, não fornece uma medida direta da atividade neuronal.[22] Durante a ativação de uma área cerebral, há um aumento do fluxo sanguíneo que excede o aumento no consumo local de oxigênio. Com isso, há um aumento localizado na relação oxiemoglobina/desoxiemoglobina (fenômeno BOLD).

A RMf mostrou-se uma técnica não invasiva com alta resolução espacial, tendo sido aplicada com sucesso no mapeamento do córtex sensitivo-motor, das áreas relacionadas com a linguagem e a memória.

A possibilidade do estudo de eventos eletrencefalográficos (espículas, ondas agudas, e até mesmo atividades ictais) pelo registro acoplado da RMf e do EEG foi primeiramente contemplada há mais de duas décadas.[23]

A utilização conjunta de duas modalidades de alta resolução, temporal (EEG) e espacial (RMf), mostrou-se promissora na determinação do foco epiléptico, bem como no estudo dos dipolos e da propagação da atividade epileptiforme. Pode ser realizada de forma a condicionar a aquisição das imagens ao surgimento de atividade paroxística no EEG (*EEG-triggered fMRI*), de forma contínua, ou intermitente (*event-related fMRI*).[22,24]

Enquanto o EEG mede a evolução no tempo de potenciais elétricos extracelulares relacionados com a atividade neuronal, com alta resolução temporal, a RMf registra alterações hemodinâmicas e metabólicas relacionadas com a atividade cerebral, com grande resolução espacial. Para combinar essas duas técnicas foi necessário o desenvolvimento de material para aquisição de registros eletrencefalográficos em ambiente de RM, uma vez que nenhum material metálico pode ser utilizado dentro do campo magnético, pelo risco de movimentação, aumento de temperatura e lesões ao paciente. O aparelho de RM pode ser visto como um ambiente hostil, que impõe limitações substanciais ao registro do EEG. Além de ser capaz de gerar sinais de boa qualidade, o aparelho de EEG compatível com a RM deve respeitar a segurança do paciente e não interferir com a qualidade das imagens de RMf.

As características adicionais de tal aparelho de EEG compreendem: amplificador não magnético a bateria com cabo de fibra óptica, impedância alta (resistores de segurança), banda larga do amplificador, isolamento magnético e eletrodos de material adequado.

Existem vários artefatos no EEG-RMf que dificultam a interpretação do traçado, incluindo os pulsos de radiofrequência, as mudanças nos gradientes e o movimento dos eletrodos de EEG no campo magnético estático, além dos artefatos de batimento cardíaco.

Os artefatos de movimento podem ser minimizados pela diminuição e pela fixação adequada dos fios, pela utilização de montagens bipolares e pela utilização de algoritmos de média (*average*) e subtração da atividade eletrocardiográfica. Já os artefatos relacionados com a aquisição das imagens podem ser amenizados por dois métodos: utilização de pulsos acoplados à segmentação dos cortes, com supressão de ruído e de artefato de pulso, ou utilização de filtragem no pós-processamento, através da transformada de Fourier, comparando segmentos de EEG durante e entre os períodos de aquisição e imagem.[25,26] Existem hoje vários *softwares* que aplicam algoritmos de correção desses artefatos.

O corregistro EEG-RMf é uma tecnologia inovadora que pode trazer grandes contribuições no entendimento da epileptogênese e na investigação das epilepsias focais com ou sem lesão óbvia na RM,[15,22,27] tanto para focos profundos quanto para os focos próximos do escalpo (Fig. 15-5). Dessa forma, o EEG-RMf é uma técnica não invasiva que ajuda a reduzir a necessidade de outros métodos invasivos para localização do foco epileptogênico,[28] além de acrescentar informações com potencial prognóstico.[27]

A exploração adequada desta técnica pode ser de grande utilidade científica, para a compreensão dos mecanismos fisiológicos envolvidos na epileptogênese, e já começa a ser utilizada na prática clínica de alguns centros terciários de epilepsia, principalmente na investigação de pacientes candidatos a tratamento cirúrgico.

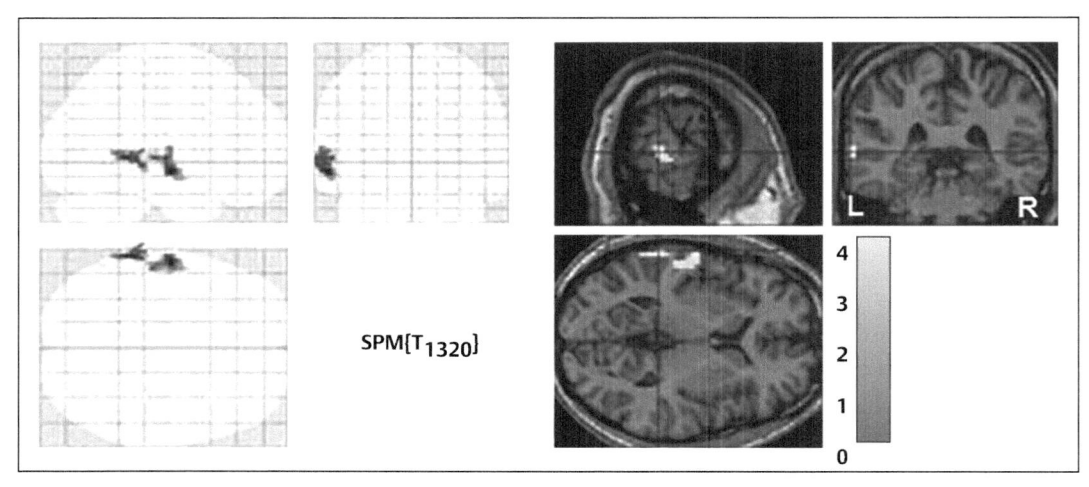

Fig. 15-5. Exemplo de EEG-RMf mostrando sinal BOLD em um paciente com espículas na região temporal média esquerda.

OSCILAÇÕES DE ALTA FREQUÊNCIA – HFOS

Estudos nas últimas duas décadas têm contribuído para se entender que atividades rápidas do sinal do EEG fora da clássica banda de frequência, entre 0,3-70 Hz, contêm informações importantes.[29] As oscilações de alta frequência (HFOs) são importantes biomarcadores de epileptogenicidade e geralmente indicam a zona epileptogênica com boa especificidade. São definidas como eventos na faixa de frequência entre 80-500 Hz, consistindo em oscilações que se destacam da atividade de base do EEG. A identificação das HFOs requer aquisição do EEG com mudança dos filtros convencionais e uma alta taxa de amostragem (por exemplo, filtro de passa baixa de 200 Hz e amostragem de 600 Hz ou maior). As HFOs são subdivididas em *ripples* (80-250 Hz) e *fastripples* (> 250 Hz). As *ripples* podem representar fenômenos fisiológicos (relacionados com o processo de memória, por exemplo) ou podem ser patológicas. Já as *fast ripples* são sempre anormais. As *ripples* anormais combinadas com as *fast ripples* são chamadas de HFOs patológicas.[30,31]

As HFOs geralmente são identificadas em registros com eletrodos intracranianos, mas podem ser observadas eventualmente em registros de escalpo. As HFOs são geradas em áreas corticais muito pequenas, ao contrário das espículas e ondas agudas, que apresentam geradores corticais extensos. Isso explica a dificuldade para o registro no escalpo das HFOs.[32]

REFERÊNCIAS BIBLIOGRÁFICAS

1. Ajmone-Marsan C, Zivin LS. Factors related to the occurrence of typical paroxismal abnormalities in the EEG records of epileptic patients. Epilepsia 1970;11:361-81.
2. Sammaritano M, Gigli GL, Gotman J. Interictal spiking during wakefulness and sleep, and localization of foci in temporal lobe epilepsy. Neurology 1991;41:290-7.
3. Salinsky M, Kanter R, Dashieff RM. Effectiveness of multiple EEGs in supporting the diagnosis of epilepsy: an operational curve. Epilepsia 1987;28:331-4.
4. Thompson JL, Ebersole JS. Long-term inpatient audiovisual scalp EEG monitoring. J Clin Neurophysiol. 1999;16:91-9.
5. Binnie CD. Ambulatory diagnostic monitoring of seizures in adults. Adv Neurol. 1987;46:169-82.
6. Gloor P. Contributions of electroencephalography and electrocorticography to the neurosurgical treatment of the epilepsies. In: Purpura DP, Penry JK, Walter RD (Eds.). Neurosurgical Management of the Epilepsies. Advances of Neurology. New York: Raven Press; 1975;8:59-105.
7. Engel J Jr, Ojemann GA. The next step. In: Engel J Jr. (Ed). Surgical treatment of the epilepsies. 2nd Ed. New York: Raven Press; 1993, p. 319-29.
8. Olivier A, Gloor P, Andermann F, Quesney LF. The place of stereotactic depth electrode recording in epilepsy. Applied Neurophysiology 1985;48:395-9.
9. Cendes F, Li LM, Watson C, Andermann F, Dubeau F, Arnold DL. Is ictal recording mandatory in TLE? Not when interictal spikes and hipocampal atrophy coincide. Arch Neurol. 2000;57(4):497-500.
10. Palmini A, Calcagnoto ME, Cendes F. Epilepsias refratárias: diagnóstico sindrômico, topográfico e etiológico. In Guerreiro CAM, Guerreiro MM, Cendes F, Lopes-Cendes I (Eds). Epilepsia. São Paulo: Lemos Editorial & Gráficos Ldta; 2000, p. 369-78.
11. Paglioli Neto E, Cendes F. Tratamento Cirúrgico. In: Guerreiro CAM, Guerreiro MM, Cendes F, Lopes-Cendes I (Eds). Epilepsia. São Paulo: Lemos Editorial & Gráficos Ldta; 2000, p. 379-93.
12. Cendes F. Neuroimaging in investigation of patients with epilepsy. Continuum (Minneap Minn) 2013;19:623-42.

13. Alvim MKM, Morita ME, Yasuda CL, Damasceno BP, Lopes TM, Coan AC, et al. Is inpatient ictal video-electroencephalographic monitoring mandatory in mesial temporal lobe epilepsy with unilateral hippocampal sclerosis? A prospective study. Epilepsia 2018;59(2):410-9.
14. Bailey P, Gibbs FA. Surgical treatment of psychomotor epilepsy. JAMA 1951;145:365-70.
15. Cuello-Oderiz C, von Ellenrieder N, Dubeau F, Gotman J. Influence of the location and type of epileptogenic lesion on scalp interictal epileptiform discharges and high-frequency oscillations. Epilepsia 2017;58:2153-63.
16. Pataraia E, Lurger S, Serles W, Lindinger G, Aull S, Leutmezer F, et al. Ictal scalp EEG in unilateral mesial temporal lobe epilepsy. Epilepsia 1998;39(6):608-14.
17. Penfield W, Jasper H. Epilepsy and the functional anatomy of the human brain. Boston: Little Brown; 1954.
18. Ebersole JS, Pacia SV. Localization of temporal lobe foci by ictal EEG patterns. Epilepsia 1996;37:386-99.
19. Spanedda F, Cendes F, Gotman J. Relations between EEG seizure morphology, interhemispheric spread, and mesial temporal atrophy in bitemporal epilepsy. Epilepsia 1997;38:1300-14.
20. Guerreiro CAM, Guerreiro MM, Cendes F, Lopes-Cendes I. Epilepsia. São Paulo: Lemos; 2000.
21. Haut SR, Legatt AD, O'Dell C, Moshé SL, Shinnar S. Seizure lateralization during EEG monitoring in patients with bilateral foci: the cluster effect. Epilepsia. 1997 Aug;38(8):937-40.
22. Moeller F, Tyvaert L, Nguyen DK, LeVan P, Bouthillier A, Kobayashi E, et al. EEG-fMRI: adding to standard evaluations of patients with nonlesional frontal lobe epilepsy. Neurology 2009 Dec 8;73(23):2023-30.
23. Ives JR, Warach S, Schmitt F, Edelman RR, Schomer DL. Monitoring the patient's EEG during echo planar MRI. Electroencephalogr Clin Neurophysiol. 1993 Dec;87(6):417-20.
24. Lemieux L, Salek-Haddadi A, Hoffmann A, Gotman J, Fish DR. EEG-correlated functional MRI: recent methodologic progress and current issues. Epilepsia 2002;43(Suppl1):64-8.
25. Allen PJ, Josephs O, Turner R. A method for removing artifact from continuous EEG recorded during functional MRI. Neuroimage 2000;12(2):230-9.
26. Hoffmann A, Jäger L, Werhahn KJ, Jaschke M, Noachtar S, Reiser M. Electroencephalography during functional echo-planar imaging: detection of epileptic spikes using post-processing methods. Magn Reson Med. 2000 Nov;44(5):791-8.
27. Coan AC, Chaudhary UJ, Grouiller F, Campos BM, Perani S, De Ciantis A, et al. EEG-fMRI in the presurgical evaluation of temporal lobe epilepsy. J Neurol Neurosurg Psychiatry 2016;87(6):642-9
28. Khoo HM, Hao Y, von Ellenrieder N, Zazubovits N, Hall J, Olivier A, et al. The hemodynamic response to interictal epileptic discharges localizes the seizure-onset zone. Epilepsia 2017;58(5):811-23
29. Bragin A, Engel J Jr, Wilson CL, Fried I, Mathern GW. Hippocampal and entorhinal cortex high-frequency oscillations (100--500 Hz) in human epileptic brain and in kainic acid--treated rats with chronic seizures. Epilepsia. 1999 Feb;40(2):127-37.
30. Cendes F, Meador KJ. Searching for the good and bad high-frequency oscillations. Neurology 2018 Feb 20;90(8):347-8.
31. Jacobs J, Staba R, Asano E, Otsubo H, Wu JY, Zijlmans M, et al. High-frequency oscillations (HFOs) in clinical epilepsy. Prog Neurobiol. 2012;98(3):302-15.
32. Andrade-Valenca LP, Dubeau F, Mari F, Zelmann R, Gotman J. Interictal scalp fast oscillations as a marker of the seizure onset zone. Neurology. 2011 Aug 9;77(6):524-31.

EEG NO COMA

Carlos Alberto M. Guerreiro • Marilisa M. Guerreiro
Fernando Cendes • Maria Augusta Montenegro

O EEG pode desempenhar um papel importante na avaliação de pacientes com alteração de consciência e complementar a avaliação clínica, porque permite investigação crítica da função cerebral supratentorial. As anormalidades são inespecíficas com relação à etiologia, todavia existe boa correlação com o quadro clínico. Alguns achados são mais sugestivos de causas específicas do que outros e podem ter valor prognóstico.

As ondas elétricas registradas no couro cabeludo provêm da somação da atividade sináptica de neurônios de camadas mais profundas. A atividade sináptica sincronizada, por sua vez, reflete ritmos corticais intrínsecos e aqueles devidos à interação com o tálamo.[1] Dessa forma, o EEG permite um exame dinâmico da função corticotalâmica. O EEG no coma pode mostrar ampla variedade de tipos e padrões de disfunções por diferentes processos com graus variáveis de reversibilidade.

No coma de origem supratentorial, observam-se ondas lentas difusas, nas frequências teta ou delta (Figs. 14-10 e 16-1). Exceto nos casos de encefalopatias metabólicas, a gravidade do coma correlaciona-se com a gravidade da lentificação do traçado. Durante o registro do EEG, devem-se realizar estímulos dolorosos ou auditivos e observar se há alguma reatividade do traçado.

Reatividade a estímulos externos, presença de elementos fisiológicos do sono e organização do ciclo sono-vigília são fatores de bom prognóstico no coma. Mau prognóstico está associado a padrões de surto-supressão, atividade periódica (Figs. 17-8 a 17-11), baixa voltagem do traçado (depressão ou supressão generalizada) e padrões monorrítmicos, tais como coma alfa e coma teta (Figs. 16-2 e 16-3).[2]

Coma por lesões infratentoriais pode mostrar um EEG semelhante ao normal, inclusive com atividade na frequência do ritmo alfa posterior (coma alfa). Lesões no tronco encefálico na transição ponto-mesencefálica podem comprometer o nível de consciência sem prejudicar os mecanismos responsáveis pela geração do padrão eletrográfico normal observado durante a vigília.[3]

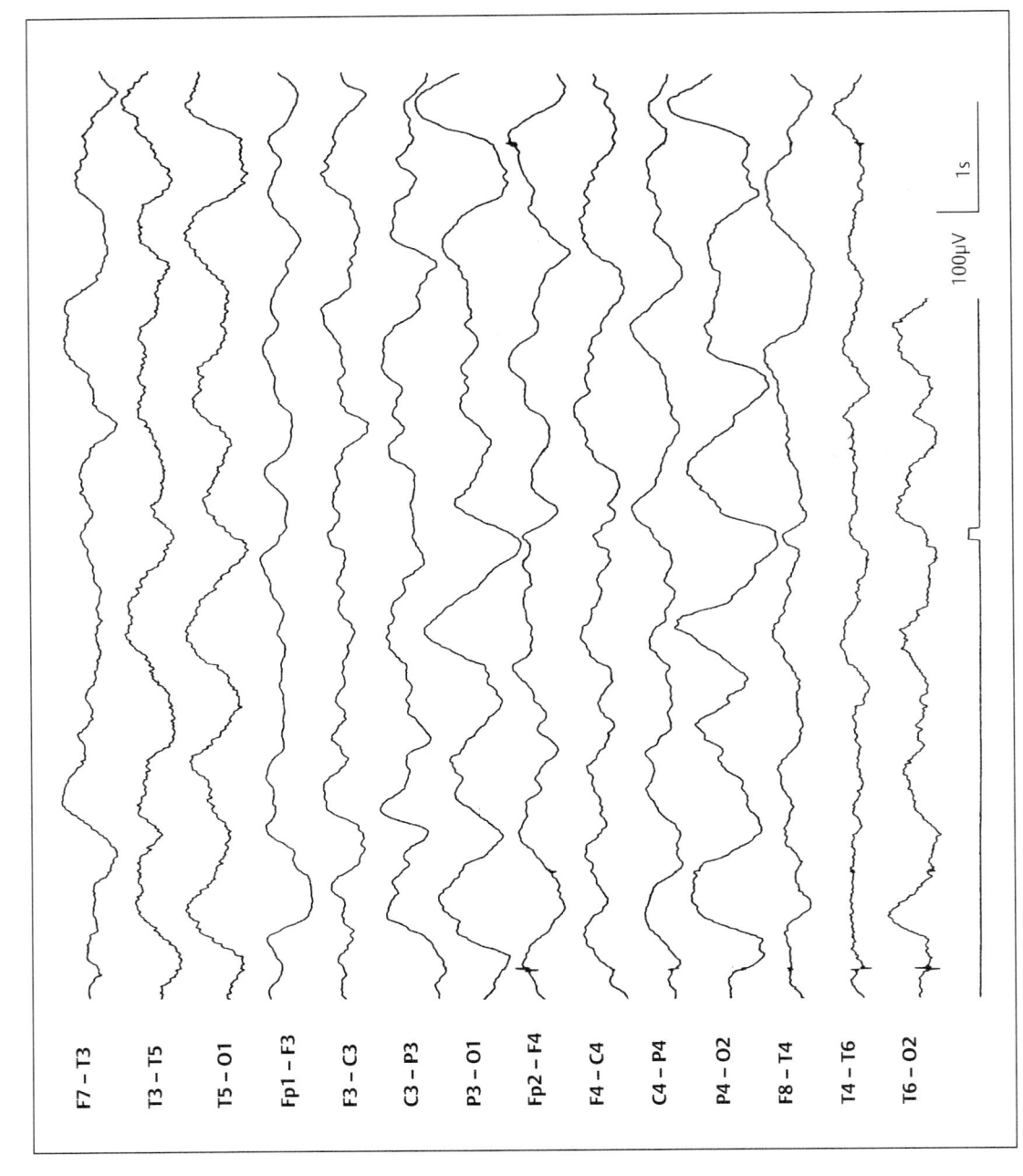

Fig. 16-1. Coma delta. Idade: 3 anos. Coma. Observe a lentificação difusa da atividade de base caracterizada por ondas lentas faixa delta, entre 1 e 2 Hz, máximas nas regiões posteriores. Este registro é compatível com distúrbio difuso, grave, da atividade de base.

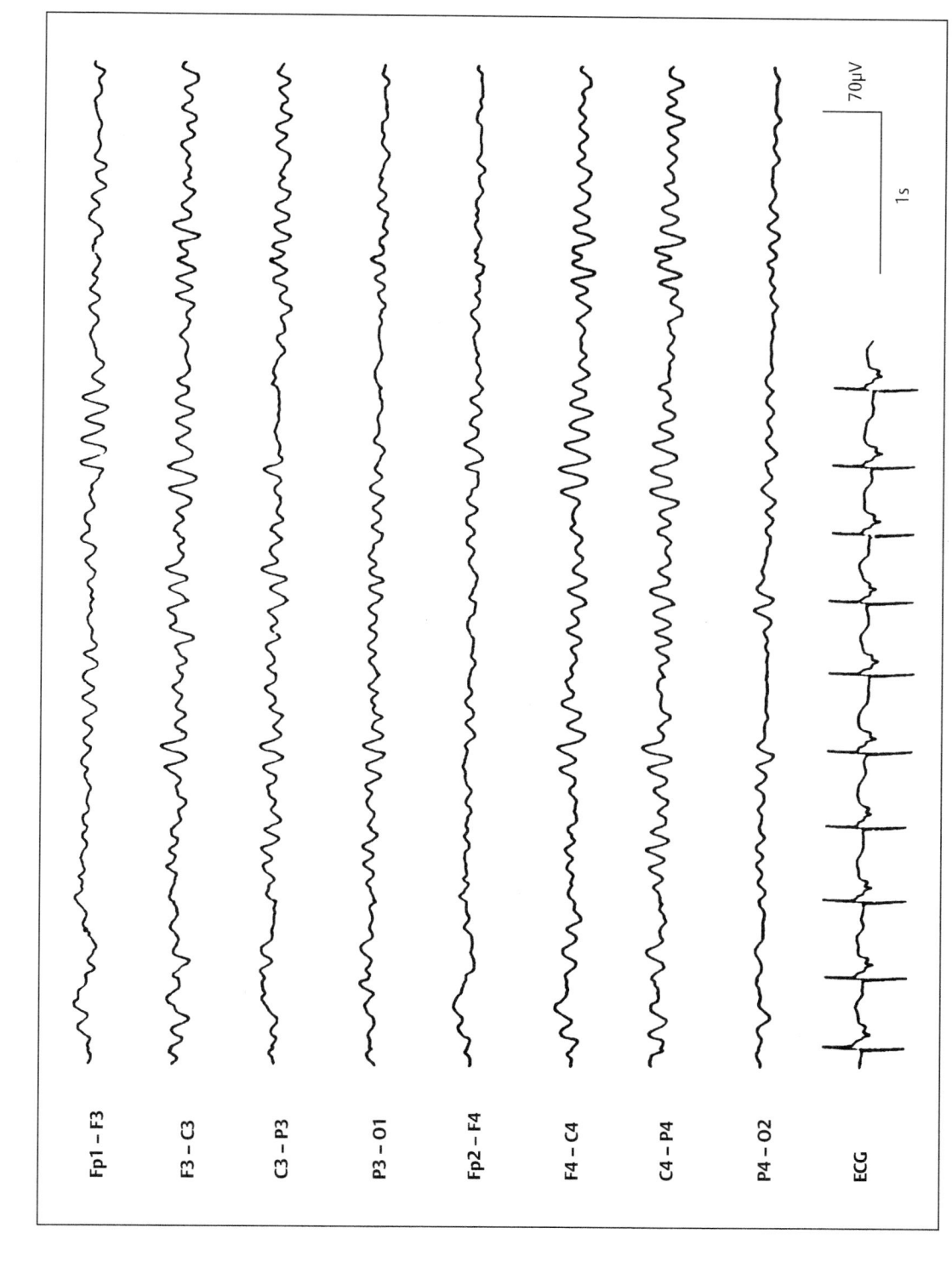

Fig. 16-2. Coma teta. Idade: 72 anos. Coma. Observe a grande quantidade de atividade teta rítmica difusamente. Esta amostra é parte do registro eletrencefalográfico de um paciente com sequela de infarto de tronco cerebral associado à hidrocefalia obstrutiva. (Reproduzida de Lüders & Noachtar, 2000, com permissão.)[3]

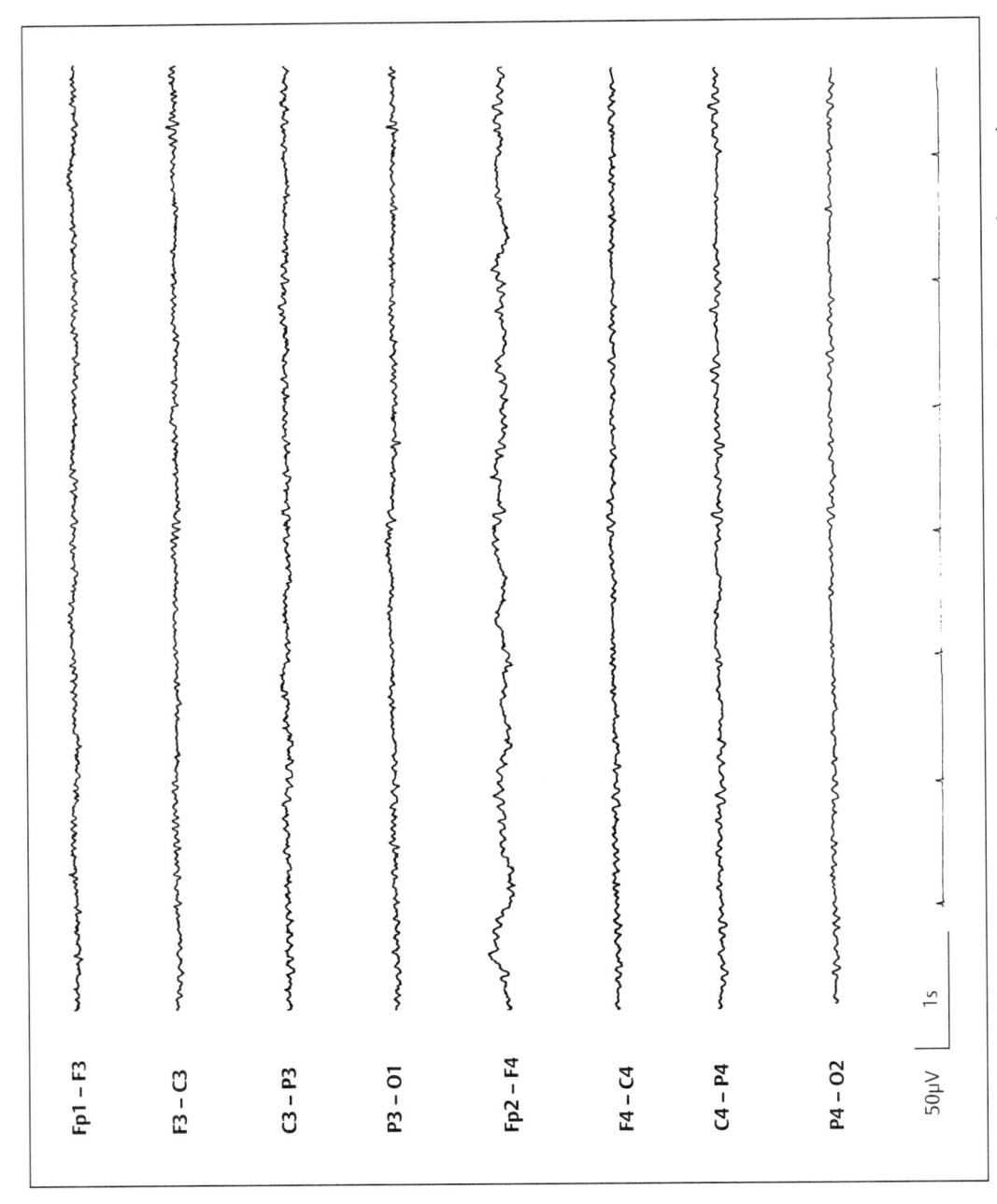

Fig. 16-3. Coma alfa. Idade: 20 anos. Observe a atividade de base aparentemente normal, caracterizada por ondas na frequência alfa, máximas nas regiões posteriores, não reativas.

Atividade rítmica na frequência alfa também pode ser encontrada no coma por encefalopatia anóxica grave. O padrão desse ritmo alfa é diferente do ritmo dominante posterior normal da vigília. O coma alfa caracteriza-se por atividade difusa na frequência alfa com acentuação nas regiões anteriores, com pouca variação na amplitude das ondas e sem reatividade aos estímulos externos, ao contrário do ritmo alfa normal (Fig. 16-3).[4] Coma alfa deve ser diferenciado de atividade beta difusa presente no traçado eletrencefalográfico de pacientes comatosos por intoxicação medicamentosa, especialmente barbitúricos.[3]

O padrão de EEG de pacientes em coma apresentando atividade rítmica de 12-14 Hz, semelhante aos fusos do sono, associado a ondas agudas do vértex e atividade teta e delta, tem sido denominado coma fuso (*spindle coma*, Fig. 16-4). A primeira descrição foi em pacientes com neoplasias de mesencéfalo ou assoalho do terceiro ventrículo sem envolvimento talâmico.[5] Outros relatos[6-8] associaram o coma fuso ao trauma cranioencefálico, hemorragia cerebral, anoxia por infarto do miocárdio, intoxicação por drogas e outras etiologias.

No coma fuso, a lesão de tronco cerebral é suficiente para comprometer a consciência sem, entretanto, prejudicar os mecanismos geradores do padrão de sono normal.[3] Semelhante ao coma alfa, a presença do coma fuso não leva a diagnóstico etiológico específico. Kaplan e cols.[8] concluíram que a presença do padrão eletrográfico de coma fuso indica bom prognóstico, especialmente se houver reatividade do paciente. Padrões eletrográficos associados a um mau prognóstico são mostrados no Quadro 16-1.

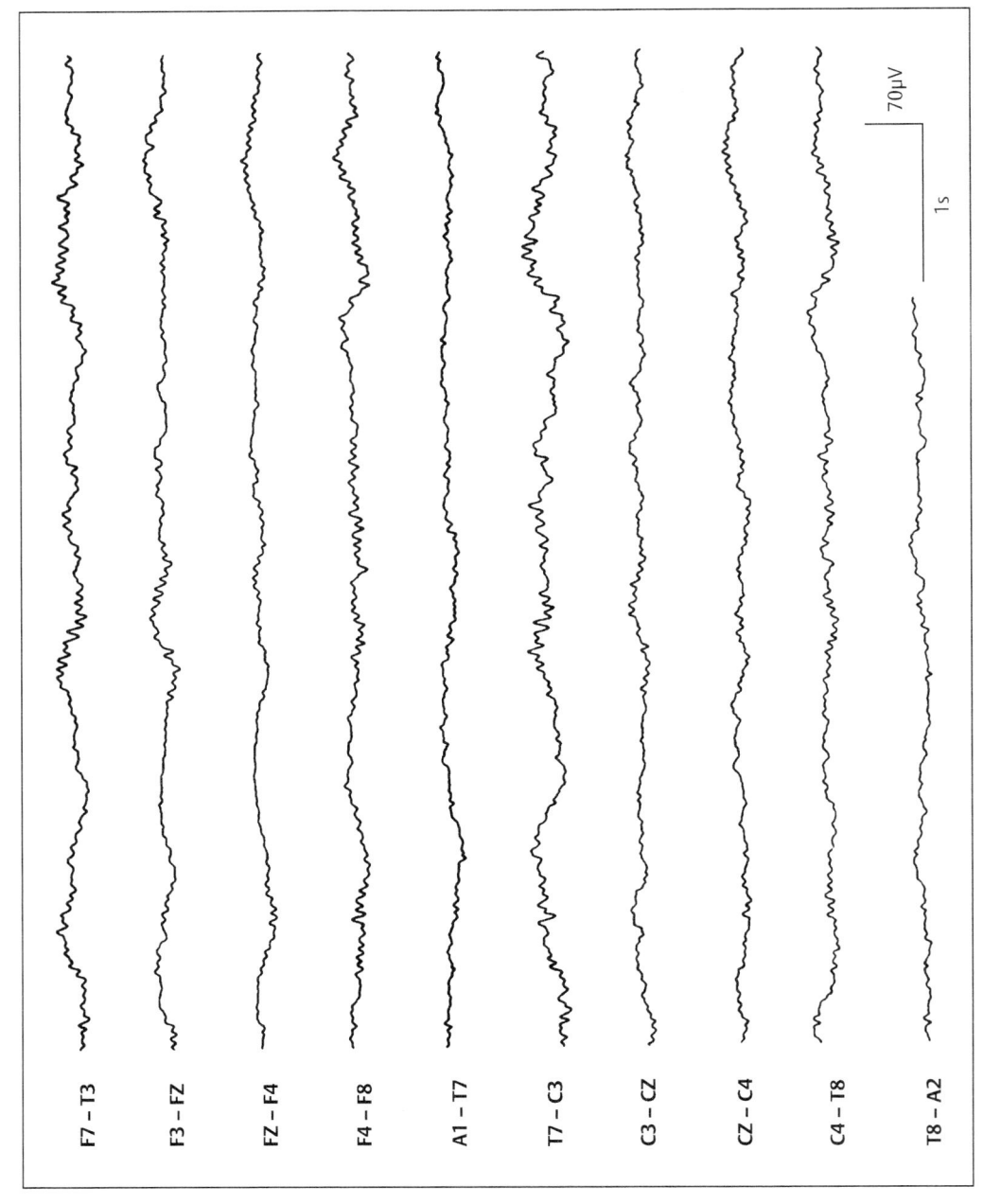

Fig. 16-4. Coma fuso. Idade: 55 anos. Coma. Observe a atividade fusiforme mais evidente nas projeções frontopolares. (Reproduzida de Lüders & Noachtar, 2000; com permissão.)[3]

Quadro 16-1. Padrões Eletrográficos do Coma Associado a Mau Prognóstico

Sinais clínicos

- Coma alfa – parada cardíaca ou respiratória, lesão de tronco cerebral (trauma, infarto etc.)
- Coma fuso – patologia estrutural do tronco (infarto, tumor, trauma)
- Surto-supressão – parada cardíaca ou respiratória
- Supressão generalizada – parada cardíaca ou respiratória, trauma

Modificado de Tyler & Sperling, 2001.[9]

As finalidades do uso do EEG no coma são:

1. *Confirmar e classificar a disfunção cerebral:* o EEG é sempre anormal no coma. No "coma" psicogênico, ele é normal, assim como geralmente o é na síndrome do deeferentado (*locked-in*).
2. *Detectar crises epilépticas subclínicas:* o EEG é o teste mais sensível e específico para detectar crises epilépticas ou atividade epileptiforme. História prévia de crises ou mordedura de língua, desvio tônico do olhar, abalos musculares em face ou membros tornam mandatória a indicação de um EEG, assim como quando não há uma explicação satisfatória do coma. O EEG é útil na detecção de estado de mal epiléptico não convulsivo ou sutil,[10] principalmente em pacientes em coma profundo, necessitando de suporte respiratório.
3. *Avaliar a profundidade do coma:* cuidado na interpretação dos traçados é necessário com a utilização de drogas sedativas em pacientes com encefalopatias tóxicas ou metabólicas (Figs. 17-1 a 17-3).
4. *Monitorizar a evolução:* a profundidade do coma e a gravidade das alterações eletrográficas e sua reatividade podem ser comparadas em exames seriados e permitir uma noção da evolução do quadro.
5. *Prognóstico:* a previsão do prognóstico é naturalmente ligada à etiologia. Como muitos padrões eletrográficos são inespecíficos, é fundamental o conhecimento da etiologia antes da estimativa da gravidade ou da reversibilidade. Drogas, hipotermia (temperatura < 32,2°C) e muitos distúrbios metabólicos podem causar padrões de lentificação, surto-supressão ou supressão reversíveis. Por outro lado, parada cardíaca pode produzir morte neuronal, e tais padrões podem ser preditivos de prognóstico ruim. A repetição dos traçados pode ajudar no prognóstico da encefalopatia hipóxico-isquêmica. Padrão de coma alfa, teta ou alfa-teta é comum depois de parada cardíaca. Aproximadamente 20% destes pacientes recuperam a consciência. Do ponto de vista prognóstico, uma avaliação ao redor do quinto dia mostra que atividade rítmica, contínua e reativa ocorre mais nos sobreviventes que o padrão surto-supressão, sem reatividade.[11]

Younge *et al.*[12] propõem uma classificação do EEG no coma (Quadro 16-2).

Quadro 16-2. Classificação do EEG no Coma

Tipo	Subtipo
I. Delta/teta > 5% do registro	A. Reatividade B. Nenhuma reatividade
II. Descargas periódicas com morfologia trifásicas	
III. Surto-supressão	A. Com atividade epileptiforme B. Sem atividade epileptiforme
IV. Coma alfa/teta/fuso (spindle) (não reativo)	
V. Atividade epileptiforme (não no padrão surto-supressão)	A. Generalizada B. Focal ou multifocal
VI. Supressão generalizada	A. < 20 µV mas > 10 µV B. ≤ 10 µV

1. Padrão surto-supressão: deve ter achatamento generalizado na sensibilidade padrão por ≥ 1 segundo por, pelo menos, a cada 20 segundos.
2. Supressão generalizada: mesmo critério de voltagem para todo o traçado e nenhuma reatividade.

Quando houver mais de um tipo, escolher o mais crítico:
- Supressão generalizada é o tipo mais sério.
- Surto-supressão é mais importante do que ondas trifásicas ou do que ondas deltas.
- Padrão de coma alfa é mais importante que espículas focais, ondas trifásicas ou deltas.

Modificado de Young et al, 1997.[12]

ESTADO DE MAL EPILÉPTICO (EME)

A monitorização eletrencefalográfica do paciente em coma com antecedente de EME é fundamental, pois as crises podem ser subclínicas.[13,14]

Na maioria dos pacientes, a classificação clínica e eletrográfica do EME é fácil. Entretanto, há exceções, como no caso de EME não convulsivo e EME sutil.

A atual classificação de EME considera os diferentes tipos de crise como base para determinar o tempo mínimo para sua classificação.[15]

- Crise tônico-clônica generalizada: 5 minutos.
- Crise epiléptica focal com comprometimento da consciência: 10 minutos.
- Crise de ausência: 15 minutos.

No EME não convulsivo, obnubilação mental varia de uma sutil alteração comportamental, consistindo lentificação cognitiva, a um estado de coma manifesto. Alguns pacientes apresentam estado confusional agudo ou franco distúrbio comportamental. Podem apresentar flutuações no quadro.

Townee cols.[16] encontraram o EME não convulsivo como causa de coma em 8% de 236 pacientes sem sinais clínicos de crises epilépticas. Anoxia e acidente vascular cerebral foram as causas mais frequentes desta entidade.

O diagnóstico precoce e preciso é feito pelo EEG. Clinicamente, o paciente pode apresentar desde quadro confusional até coma. As etiologias são variadas. Pode ou não se seguir a um EME convulsivo. Ocorre em crianças e adultos.[17]

EME AUSÊNCIA

Quase nunca leva ao coma e, quando prolongado, as descargas de espícula-onda caem abaixo de 3 por segundo.[18]

EME FOCAL COM COMPROMETIMENTO DA CONSCIÊNCIA

Há dois tipos principais. No primeiro, as crises recorrem em períodos de normalidade, e há sintomas floridos psicomotores (automatismos), psicossensoriais (alucinações, ilusões) e psicoafetivos (geralmente, medo). Nesse caso, o EEG mostra anormalidades ictais ou interictais. No segundo grupo, há confusão mental prolongada ou comportamento psicótico, com ou sem automatismos. Nesse grupo, o EEG mostra considerável comprometimento do lobo temporal uni ou bilateralmente.[18]

EME SUTIL

Termo introduzido para denominar os casos de pacientes com estupor profundo e movimentos usualmente rítmicos, contínuos ou clonias em pálpebras, face e boca, movimentos rítmicos e nistagmoides nos olhos, abalos e clonias focais no tronco ou nos membros. O EME sutil é tido como estágio tardio de um EME ou de uma situação que ocorra em casos de encefalopatia grave. O diagnóstico só poderá ser realizado pelo EEG ou caso ocorram novas crises generalizadas.[10]

Os critérios para diagnóstico de crise eletrográfica e estado de mal eletrográfico no EEG (Quadro 16-3).

Quadro 16-3. Critérios para o Diagnóstico de Crises e Estado de Mal Eletrográfico

Crise eletroclínica
Descargas epileptiformes por 10 segundos (ou mais) ou padrão com evolução (aumento da amplitude e diminuição da frequência) por pelo menos 10 segundos. Pode ser caracterizado por ondas lentas agudizadas, mesmo que não possam ser tecnicamente classificadas como onda aguda ou espícula.
Estado de mal eletrográfico
Crise eletrográfica por 10 minutos consecutivos (ou mais) ou crises eletrográficas durante 20% ou mais do traçado.

Modificado de Hirsch et al, 2021[19]

CLASSIFICAÇÃO ELETROGRÁFICA DO EME

Treimane et al.,[20] com base em estudos experimentais e observações clínicas, propõem cinco tipos de padrões eletrográficos ictais associados a EME tônico-clônico generalizado: a) crises isoladas (*discrete seizures*) – padrão caracterizado por crises eletrográficas que surgem de forma repetitiva, com claro intervalo interictal entre elas, geralmente constituído por períodos de poucas descargas ou apenas lentificação da atividade de base; b) crises subentrantes (*merging seizures*) – quando as crises se fundem, tornando o padrão ictal contínuo, mas com variações ao longo do registro em que novos padrões ictais ocorrem sobre um padrão ictal preexistente; c) descarga contínua (*continuous ictal discharges*) – padrão ictal ocupando, pelo menos, 80% do registro de forma invariável, ou seja, praticamente constante; d) descarga contínua com período de atenuação (*continuous ictal discharges with flat periods*) – padrão ictal caracterizado por descargas periódicas lateralizadas (*PLEDs*) ou difusas (*PEDs* – Fig. 17-6).

Esta classificação implica em uma crescente gravidade e dificuldade na resposta ao tratamento e, por consequência, tem importância prognóstica. O estágio que menos se correlaciona com o coma é o de crises isoladas, o primeiro.

Há controvérsia na literatura com relação à importância clínica desta classificação. No nosso meio, Garzon[21] não encontrou no seu estudo a sequência estereotipada proposta anteriormente.

Diferenciação entre fenômenos ictais e pós-ictais no paciente em coma pode ser difícil mesmo com o uso do EEG, pelo fato de as alterações ictais e pós-ictais nem sempre estarem disponíveis.[22]

A literatura também é controversa na aceitação de que o padrão de descargas periódicas lateralizadas seja um fenômeno interictal ou ictal.[18] De qualquer modo, o maior mérito dessa classificação é, a nosso ver, sua importância prognóstica clara no que diz respeito à resposta terapêutica, às sequelas e à sobrevida dos pacientes.

Um estudo prospectivo realizado em São José do Rio Preto, SP, avaliou os achados de EEG realizado na emergência em 681 pacientes.[23] Concluiu-se que o EEG é um bom instrumento prognóstico para pacientes atendidos nas unidades de emergência hospitalar. Os pacientes tinham crises epilépticas (221 casos), encefalopatia hepática (116 casos), EME e rebaixamento de consciência. O diagnóstico da doença de base foi confirmado em 578 (84,3%) pacientes, sendo 119 com hepatopatia, 105 com acidente vascular encefálico, 67 com distúrbio metabólico, 51 com infecção do sistema nervoso central e 49 com epilepsia. A taxa de sobrevivência de 75% nos três primeiros meses foi encontrada nos pacientes com EEG com alentecimento discreto ou com atividade delta rítmica intermitente; por volta de 50% nos 3 meses, foi encontrada nos pacientes com EEG com delta contínuo, crítico e com descargas periódicas; foi menor que 25% nos dois primeiros meses após EEG nos pacientes com EEG com surto-supressão, com depressão difusa e com comas alfa/teta e 0% nos EEG isoelétricos.[23]

EME não convulsivo no paciente em coma não pode ser diagnosticado sem a realização de EEG. No coma em estágios avançados, o EEG pode mostrar anormalidades contínuas ou periódicas, mas sua relação causal com o coma permanece duvidosa em muitos casos. Não há consenso se o tratamento do EME não convulsivo, melhora o prognóstico ou se trata de estágio final de um cérebro gravemente afetado. As alterações no EEG podem ser lateralizadas ou generalizadas.

SIRPIDs se refere ao acrônimo de *Stimulus, Induced, Rhythmic, Periodic, Ictal (appearing), Discharges*. Este padrão eletrencefalográfico é encontrado em pacientes comatosos ou com rebaixamento do nível de consciência e é caracterizado por atividade periódica rítmica ou que aparenta ser ictal. Pode ser consistentemente induzida após estimulação do paciente, seja ela auditiva, dolorosa, sucção de vias aéreas, manipulação durante exame clínico ou cuidados de higiene. O traçado mostra ondas agudas, espículas, poliespículas ou ondas lentas agudizadas, podendo ser focais ou difusas (Figs. 16-5 e 16-6). É difícil definir se consiste em um padrão ictal, pois não há correlação clínica.[25] Além disso, não está claro se este padrão deve ser tratado de forma agressiva ou não com fármacos antiepilépticos.

Provavelmente, EME sutil e epilepsia focal contínua, numa condição aguda e grave do sistema nervoso central, representam um limite de um contínuo biológico entre o EME não convulsivo propriamente dito e um coma com EME não convulsivo (lateralizado ou generalizado). Essa diferenciação pode ser um ponto de partida para tentar entender essas complexas e graves condições.[26]

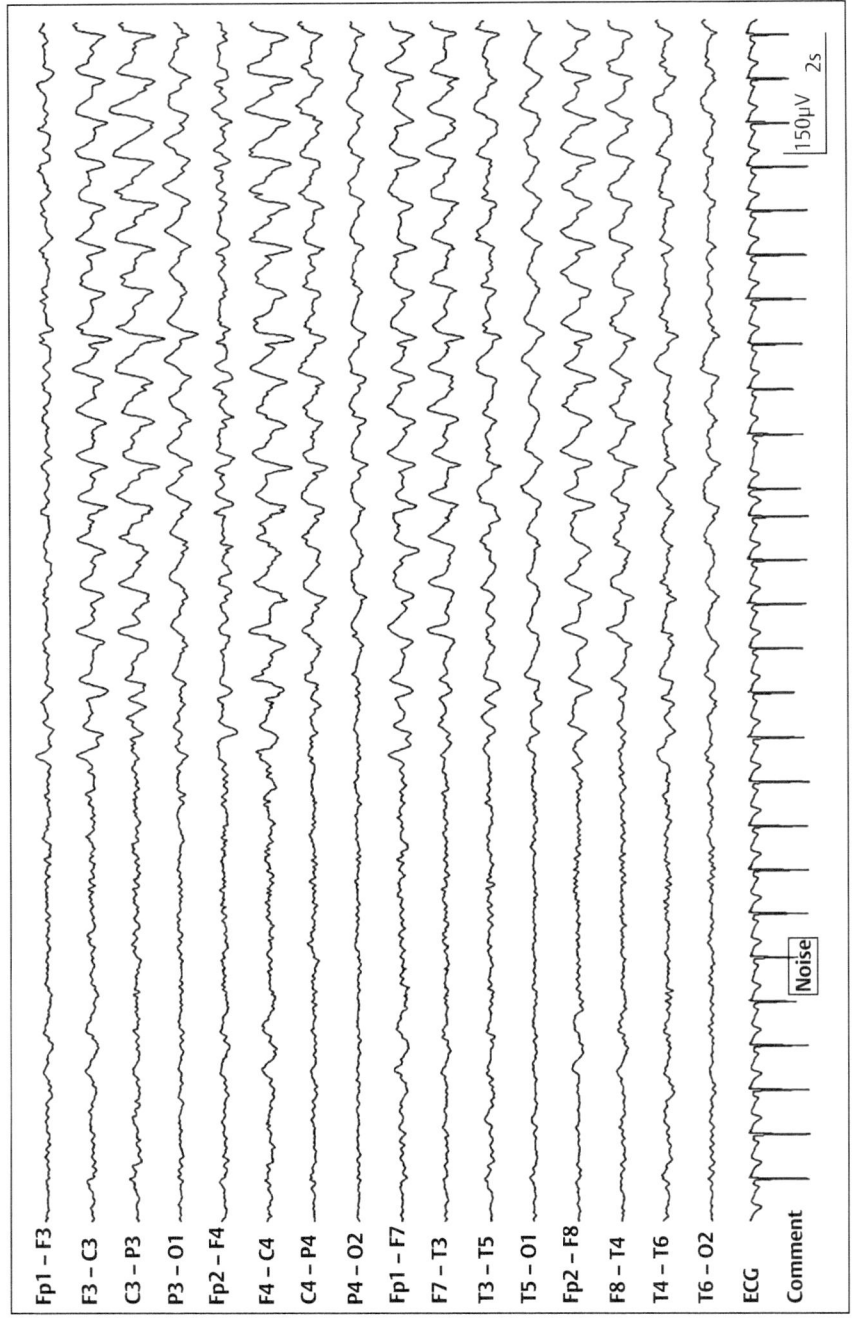

Fig. 16-5. SIRPIDs. Coma. Observe que, após o estímulo auditivo (*noise*), o paciente apresenta atividade rítmica, agudizada, difusa. (Cortesia do Dr. Lawrence Hirsch, reproduzida com permissão de Hirsch & Brenner, 2010.)[24]

Fig. 16-6. SIRPIDs. Coma. Observe ondas agudas rítmicas, com periodicidade de aproximadamente 1,5 Hz, com predomínio nas regiões frontais, desencadeadas após estímulo. (Cortesia do Dr. Lawrence Hirsch, reproduzida com permissão de Hirsch & Brenner, 2010.)[24]

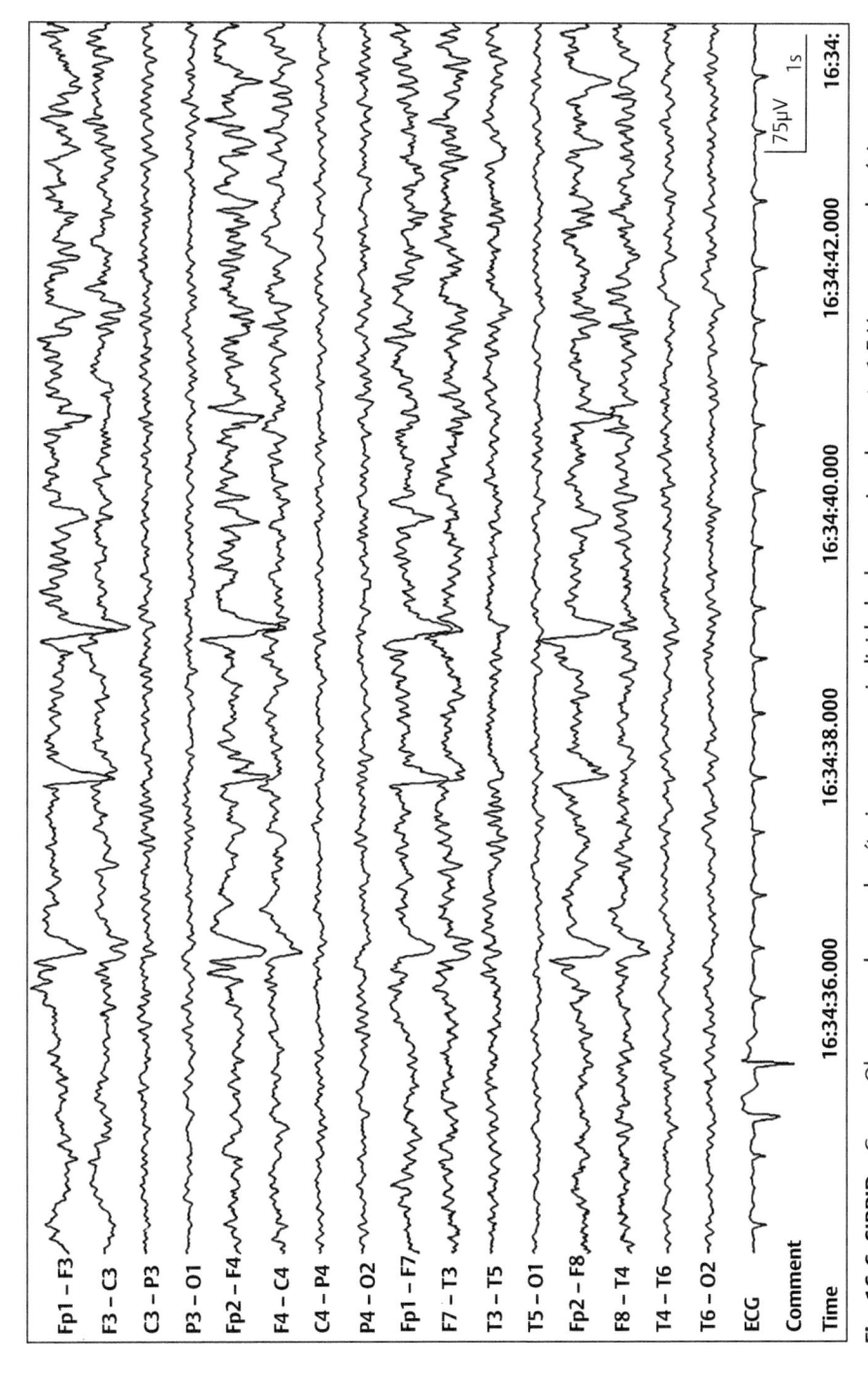

REFERÊNCIAS BIBLIOGRÁFICAS

1. Ebersole JS, Pedley TA. Current practice of clinical electroencephalography. Philadelphia: Lippincott Williams & Wilkins; 2003.
2. Westmoreland BF. The EEG in cerebral inflammatory processes. In: Niedermeyer E, Lopes da Silva F (Eds.). Electroencephalography: basic principles, clinical applications, and related fields. 4th Ed. Philadelphia: Lippincott Williams & Wilkins; 1999, p. 302-15.
3. Lüders HO, Noachtar S. Atlas e classificação em eletroencefalografia. Introdução à avaliação do electroencefalograma. São Paulo: Lemos Editorial; 2000.
4. Bauer G. Coma and Brain Death. In: Niedermeyer E, Lopes da Silva F (Eds). Electroencephalography: basic principles, clinical applications, and related fields. 4th Ed. Philadelphia: Lippincot Williams & Wilkins; 1999, p. 459-75.
5. Jasper H, van Buren J. Interrelationship between cortex and subcortical structures: clinical electroencephalographic studies. Electroencephalogr Clin Neurophysiol Suppl. 1955;Suppl. 4:168-88.
6. Chatrian GE, White LE Jr, Shaw C. EEG pattern resembling those of sleep in certain comatose states after injuries to the head. Electroencephalography and Clinical Neurophysiology 1963;15:272-80.
7. Hansotia P, Gotschalk P, Green P, Zais D. Spindle coma: incidence, clinicopathologic correlates and prognostic value. Neurology 1981;31:83-7.
8. Kaplan PW, Genoud D, Ho TW, Jallon P. Clinical correlates and prognosis in early spindle coma. Clinical Neurophysiology 2000;111:584-90.
9. Tyler E, Sperling M. The EEG in coma and encephalography. In: Syllabi-on-CD-ROM; 53rd AAN Annual Meeting. Philadelphia: 2001.
10. Garzon E, Sakamoto AC, Guerreiro CAM. Estado de mal epiléptico. In: Guerreiro CAM, Guerreiro MM, Cendes F, Lopes-Cendes I (Eds). Epilepsia. São Paulo: Lemos Editorial & Gráficos Ldta; 2000, p. 351-68.
11. Young GB. Initial assessment and management of the patient with impaired alertness. In: Young GB, Ropper AH, Bolton CF (Eds.). Coma and impaired consciousness. A clinical perspective. New York: McGraw-Hill; 1998, p. 79-115.
12. Young GB, McLachlan RS, Kreef JH, Demelo JD. An EEG classification for coma. Can J Neurol Sci. 1997;24(4):320-5.
13. Claassen J, Hirsch LJ, Emerson RG, Bates JE, Thompson TB, Mayer SA. Continuous EEG monitoring and midazolam infusion for refractory nonconvulsive status epilepticus. Neurology. 2001 Sep 25;57(6):1036-42.
14. Hirsch LJ, Claassen J. The current state of treatment of status epilepticus. Curr Neurol Neurosci Rep. 2002;2:345-56.
15. Trinka E, Cock H, Hesdorffer D, Rossetti AO, Scheffer IE, Shinnar S, et al. A definition and classification of status epilepticus – Report of the ILAE Task Force on Classification of StatusEpilepticus. Epilepsia. 2015 Oct;56(10):1515-23.
16. Towne AR, Waterhouse EJ, Boggs JG, Garnett LK, Brown AJ, Smith JR Jr, et al. Prevalence of nonconvulsive status epilepticus in comatose patients. Neurology 2000;54(2):340-5.
17. Akman CI. Nonconvulsive status epilepticus and continuous spike and slow wave of sleep in children. Semin Pediatr Neurol. 2010;17:155-62.
18. Young GB, Wijdicks EFM. Seizures and status epilepticus. In: Young GB, Ropper AH, Bolton CF (Eds.). Coma and impaired consciousness. A clinical perspective. New York: McGraw-Hill; 1998, p. 495-531
19. Hirsch LJ, Fong MWK, Leitinger M, LaRoche SM, Beniczky S, Abend NS, et al. American Clinical Neurophysiology Society's Standardized Critical Care EEG Terminology: 2021 Version. J Clin Neurophysiol 2021;38(1):1-29.
20. Treiman DM, Walton NY, Kendrick AA. A progressive sequence of electroencephalographic changes during generalized convulsive status epilepticus. Epilepsy Res. 1990;5:49-60.

21. Garzon E. Contribuição ao estudo do estado de mal epiléptico: aspectos clínicos e eletrográficos. Tese de Doutorado pelo Departamento de Neurologia da Faculdade de Medicina de Ribeirão Preto: USP; 1997.
22. Shorvon S, Trinka E. Nonconvulsive status epilepticus in the postictal state. Epilepsy Behav. 2010 Oct;19(2):172-5.
23. Borges MA, Botós HJ, Bastos RF, Godoy MF, Marchi NS. Emergency EEG: study of survival. Arq Neuropsiquiatr. 2010 Apr;68(2):174-8.
24. Hirsch L, Brenner R. Atlas of EEG in critical care. Oxford: Wiley Blackwell; 2010.
25. Hirsch LJ, Claassen J, Mayer SA, Emerson RG. Stimulus-induced rhythmic, periodic or ictal discharges (SIRPIDs): a common EEG phenomenon in the critically ill. Epilepsia 2004;45:109-23.
26. Bauer G, Trinka E. Nonconvulsive status epilepticus and coma. Epilepsia 2010;51:177-90.

CONTRIBUIÇÃO DO EEG PARA DIAGNÓSTICO E MONITORIZAÇÃO DE OUTRAS SITUAÇÕES CLÍNICAS

CAPÍTULO 17

Ana Carolina Coan • Maria Augusta Montenegro
Marilisa M. Guerreiro • Fernando Cendes • Carlos A. M. Guerreiro

Classicamente, o EEG é utilizado como ferramenta fundamental no diagnóstico e no acompanhamento de pacientes com epilepsia, entretanto situações clínicas especiais podem obter grandes benefícios com a avaliação eletrencefalográfica, sobretudo em pacientes com alteração da consciência. Algumas condições, associadas ou não a crises epilépticas, apresentam padrão eletrencefalográfico característico, e o EEG pode contribuir para seu diagnóstico e seguimento.

Meningites e encefalites. Pacientes com meningite aguda, bacteriana ou viral, podem apresentar EEG absolutamente normal, ou apenas com achados inespecíficos, como lentificação difusa ou focal. Ocasionalmente, observa-se atividade epileptiforme, mas geralmente o traçado normaliza-se dentro de poucas semanas. As anormalidades eletrencefalográficas de pacientes com encefalites são mais graves, e, na maioria das vezes, o EEG é anormal.[1] A intensidade das anormalidades varia com a gravidade do envolvimento do SNC e a presença de distúrbios metabólicos associados (hiponatremia, hipoglicemia etc.). Observa-se lentificação difusa ou focal, nas frequências teta ou delta, associada ou não a atividade epileptiforme focal.[1]

Mais recentemente, o EEG desenvolveu papel importante na avaliação das encefalites autoimunes. Nessas doenças, sobretudo frente à necessidade de diagnóstico diferencial com transtornos psiquiátricos, o papel do EEG é inestimável para demonstrar disfunção cerebral.[2] Nesses pacientes, em geral, as alterações eletrencefalográficas são pouco específicas e incluem ondas lentas focais ou generalizadas, com ou sem a presença de atividade epileptiforme.[2] Alteração específica, no entanto, pode ser encontrada na encefalite por anticorpos antirreceptores NMDA (N-metil-D-aspartato).[3] Nessa doença, cerca de 30% dos pacientes podem apresentar um padrão eletrencefalográfico peculiar denominado *extreme delta brushes* (fusos delta extremos; nome dado em virtude da semelhança com os fusos delta observados em prematuros; Fig. 17-1). Esse padrão se caracteriza por atividade delta rítmica entre 1 e 3 Hz, sobreposta por atividade beta intermitente e rítmica, entre 20 e 30 Hz que "cavalga" as ondas delta. Aparece, em geral, de forma contínua, simétrica e síncrona, com distribuição difusa, sem variação com os ciclos de sono-vigília, estímulos externos ou nível de consciência. Esse padrão parece estar associado a doença mais prolongada.[3]

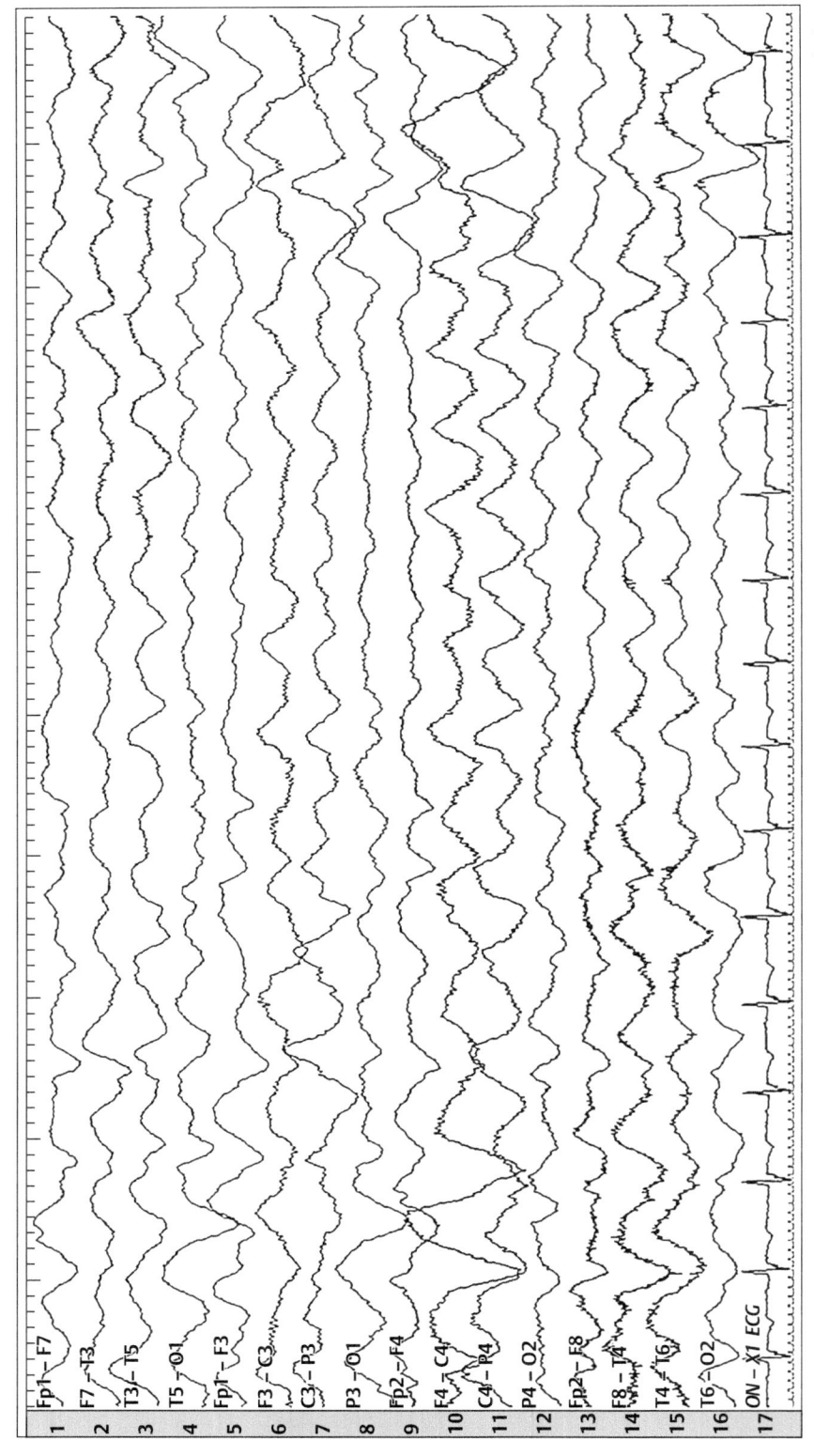

Fig. 17-1. *Extreme delta brush*. Idade: 6 anos. Torpor. Observe atividade delta contínua, rítmica, na frequência entre 1 e 3 Hz, sobreposta por atividade beta intermitente e rítmica, entre 20 e 30 Hz, sobreposta às ondas deltas. Esta amostra é parte do registro eletrencefalográfico de uma criança com encefalite autoimune por anticorpos antirreceptor NMDA.

Encefalopatia metabólica. A eletrogênese cerebral depende da homeostasia, logo, distúrbios hidreletrolíticos e metabólicos podem alterar o funcionamento do SNC e, consequentemente, sua atividade elétrica.[1] O EEG de pacientes com insuficiência hepática ou renal pode ser normal em estágios iniciais da doença, entretanto, deterioração clínica geralmente é acompanhada de diminuição da voltagem ou lentificação difusa da atividade de base. Ondas lentas nas frequências teta ou delta podem estar associadas a atividade periódica lenta (1,5 a 3Hz) de alta amplitude, trifásica, com componente agudo no seu início. Sua distribuição é difusa e pode ser extremamente frequente, quase contínua ou mesmo assumir caráter periódico. Ocasionalmente, seu componente agudo pode simular uma espícula seguida por onda lenta (Figs. 17-2 a 17-4).[1,4]

Nas encefalopatias tóxicas, a intoxicação por benzodiazepínicos pode induzir atividade rápida (beta). Clozapina é frequentemente relacionada com alterações do EEG, que podem ser lentificação generalizada ou atividade epileptiforme (Figs. 17-5 e 17-6). Atividade aguda periódica pode ser observada em intoxicação por lítio. A rapidez da alteração do metabólito, e não seu nível absoluto, é mais importante para determinar o grau de alteração do EEG.[5]

Atividade epileptiforme pode ser vista em encefalopatias metabólicas, geralmente relacionadas com crises. Encefalopatias relacionadas com hipoglicemia podem demonstrar lentificação generalizada ou focal, esta última geralmente associada a déficits neurológicos focais.[5]

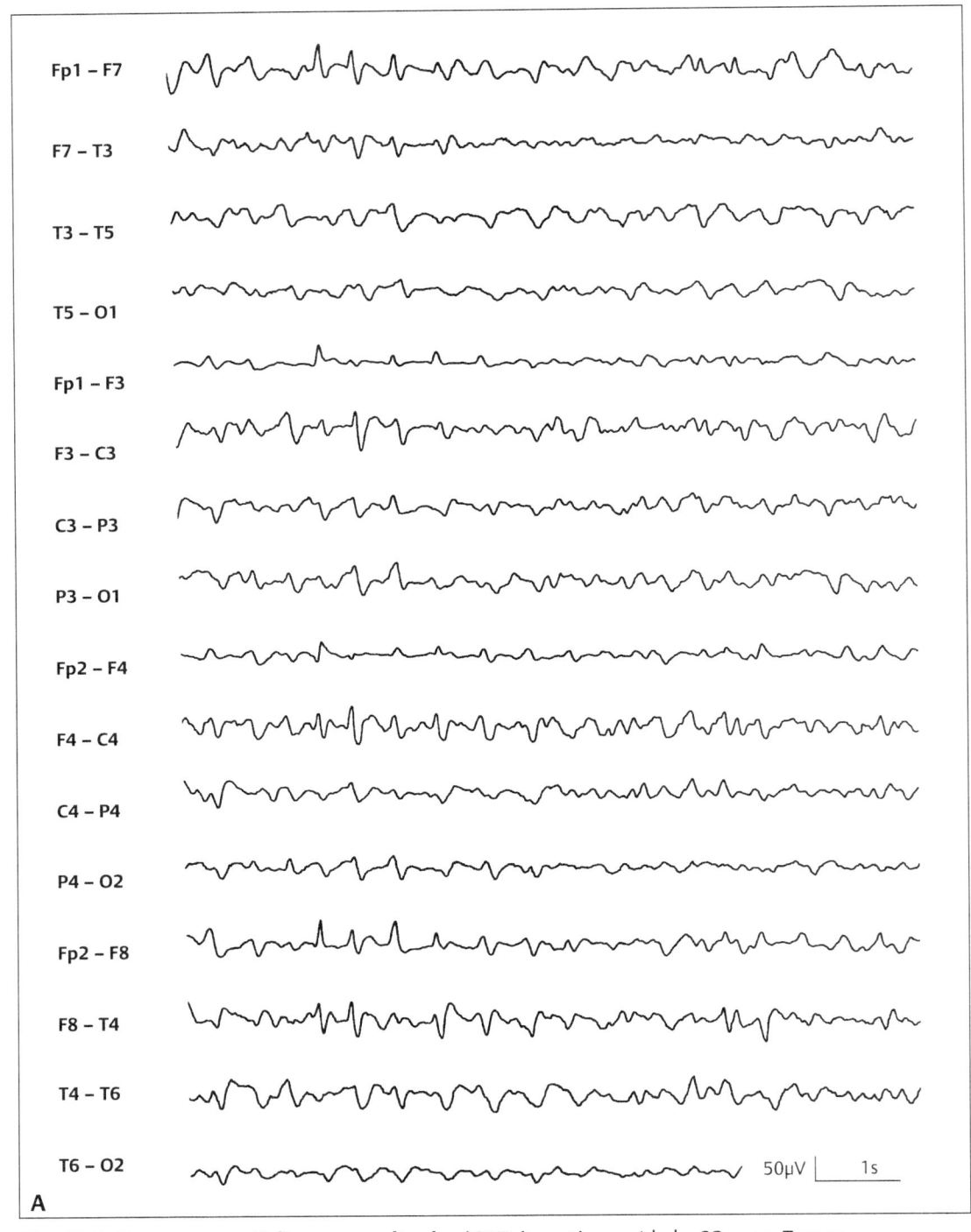

Fig. 17-2. Descargas periódicas generalizadas (GPDs) contínuas. Idade: 32 anos. Torpor. (**A** e **B**) Observe a lentificação difusa da atividade de base e a presença de ondas trifásicas máximas na região frontocentral. Esta amostra é parte do registro eletrencefalográfico de uma paciente com insuficiência hepática. *(Continua.)*

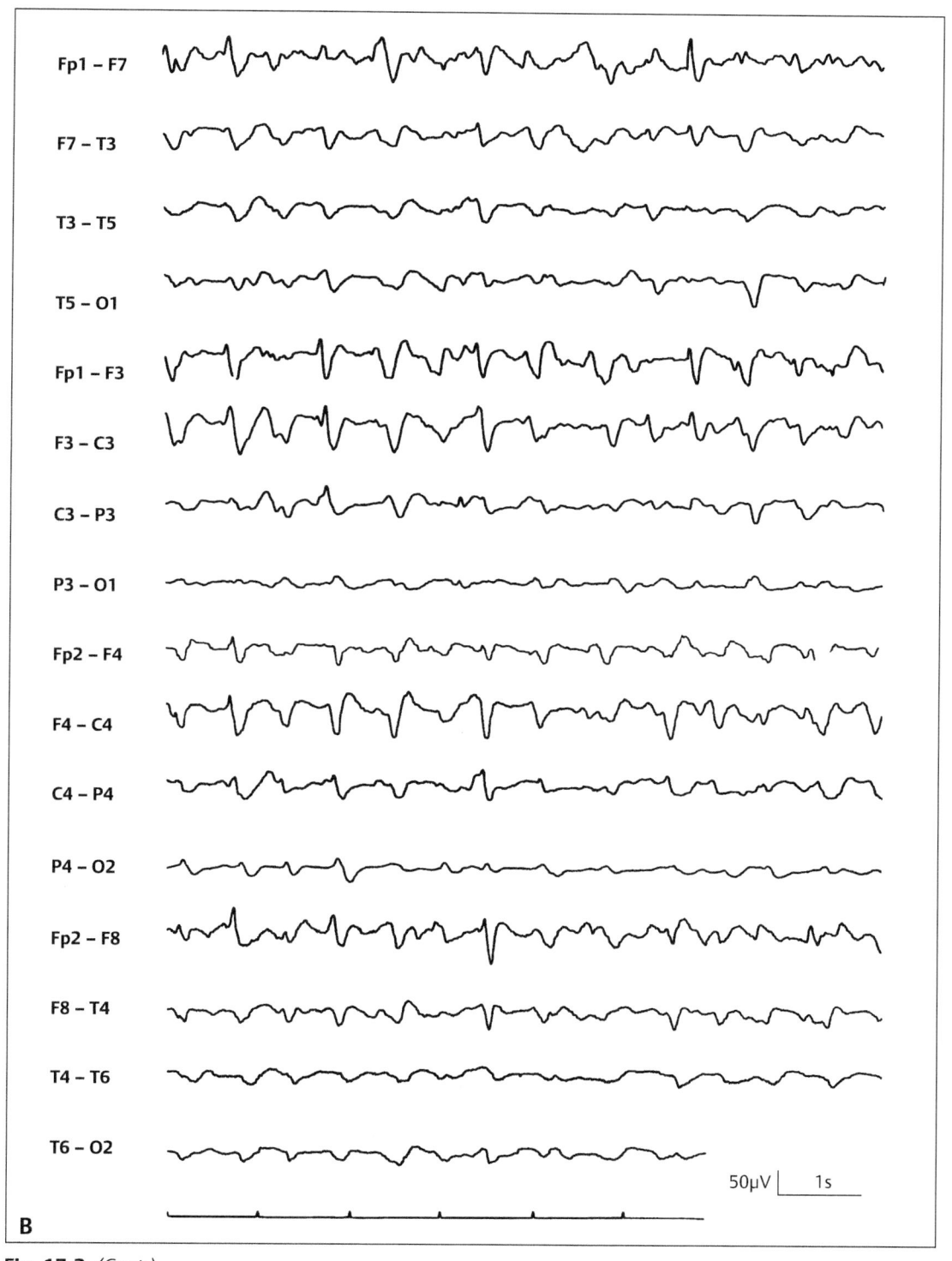

Fig. 17-2. *(Cont.)*

Fig. 17-3. Descargas periódicas generalizadas (GPDs) contínuas. Idade: 67 anos. Torpor. Observe a lentificação difusa da atividade de base e a presença de ondas trifásicas máximas na região frontal. Este achado é sugestivo de encefalopatia metabólica, principalmente por disfunção hepática, entretanto, vários distúrbios metabólicos podem produzir traçado semelhante. Esta amostra é parte do registro eletrencefalográfico de um paciente com hiperglicemia.

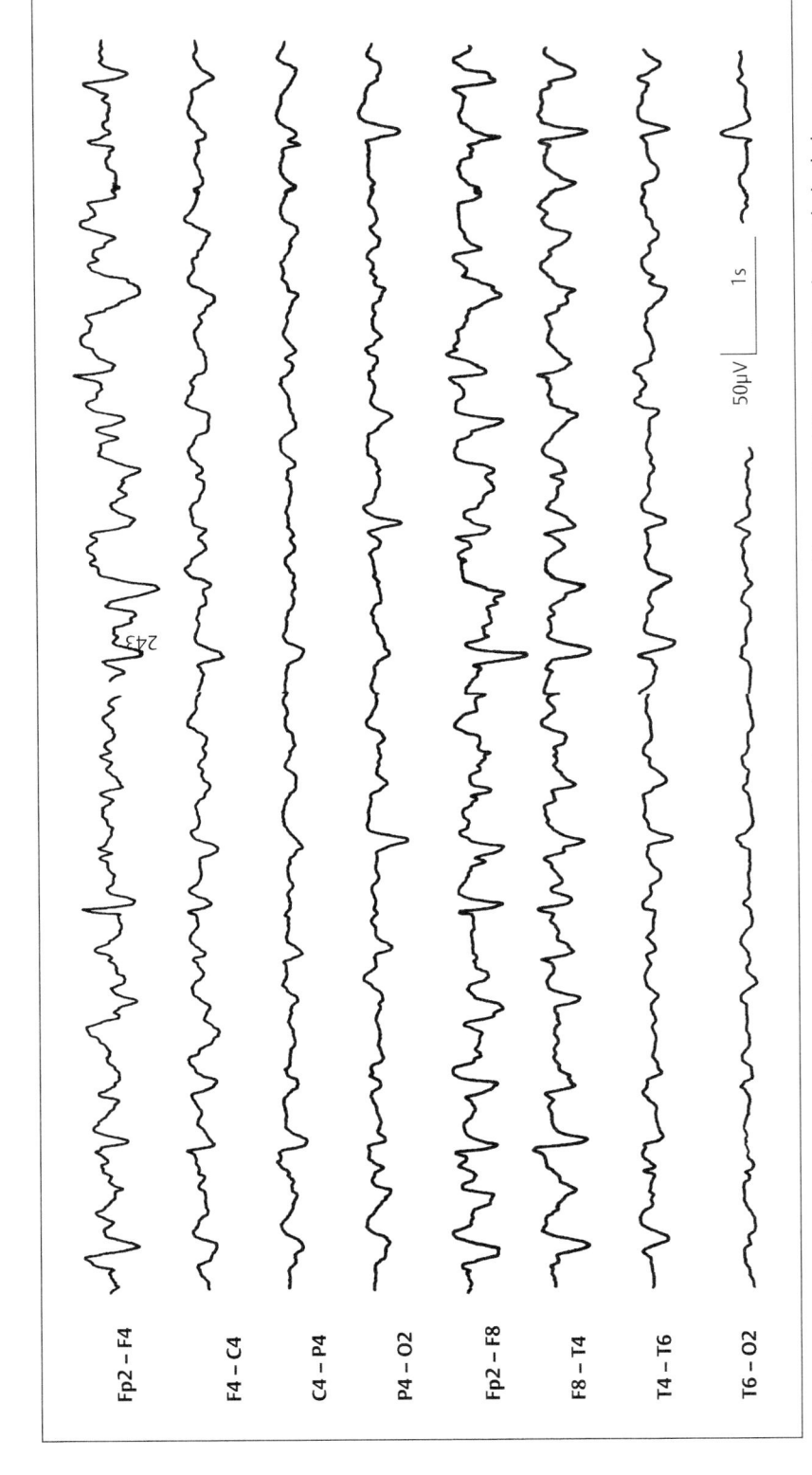

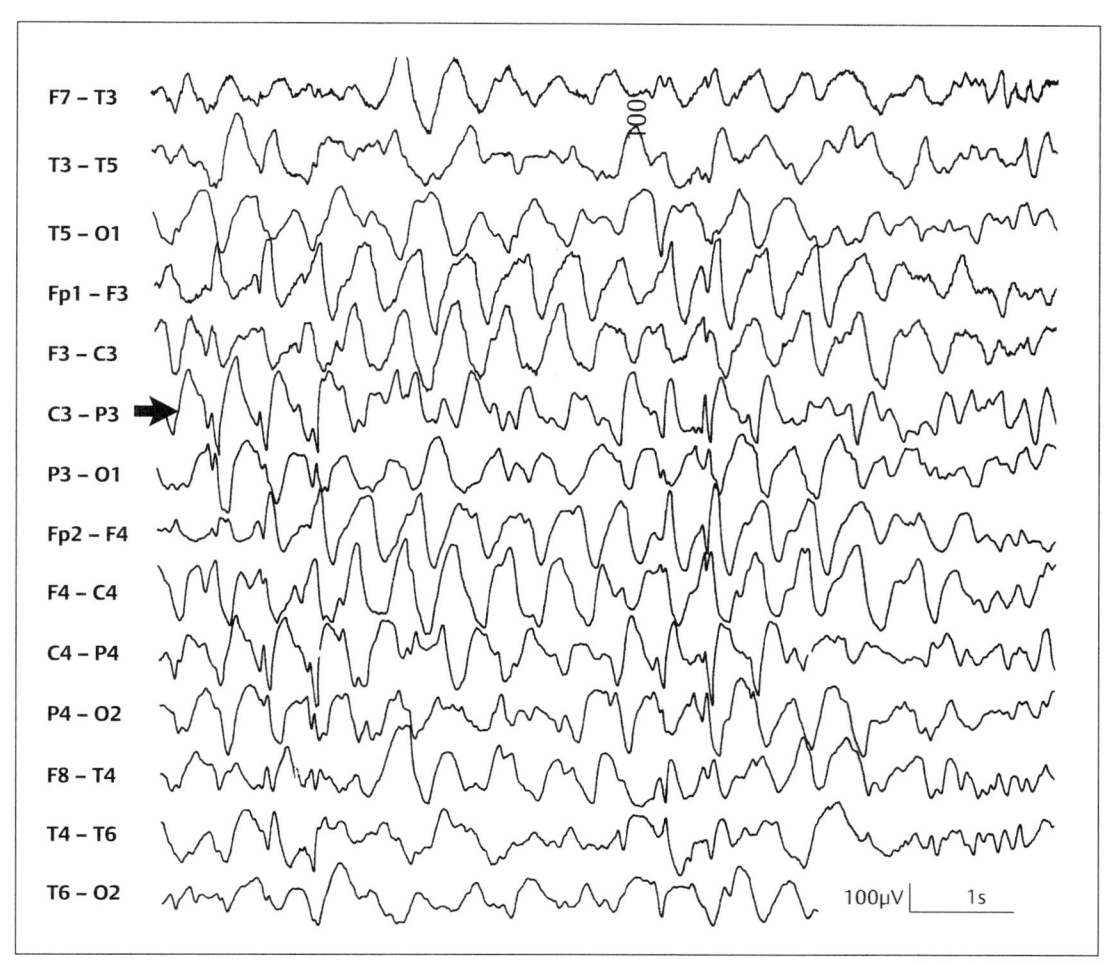

Fig. 17-4. Descargas periódicas generalizadas (GPDs) contínuas. Idade: 40 anos. Sonolência. Observe a grande quantidade de ondas trifásicas, difusas, ocasionalmente precedidas por componente agudizado (seta). Apesar do aspecto agudizado de algumas ondas este fenômeno não apresenta caráter epileptiforme. Esta amostra é parte do registro eletrencefalográfico de uma paciente com insuficiência renal aguda, em uremia.

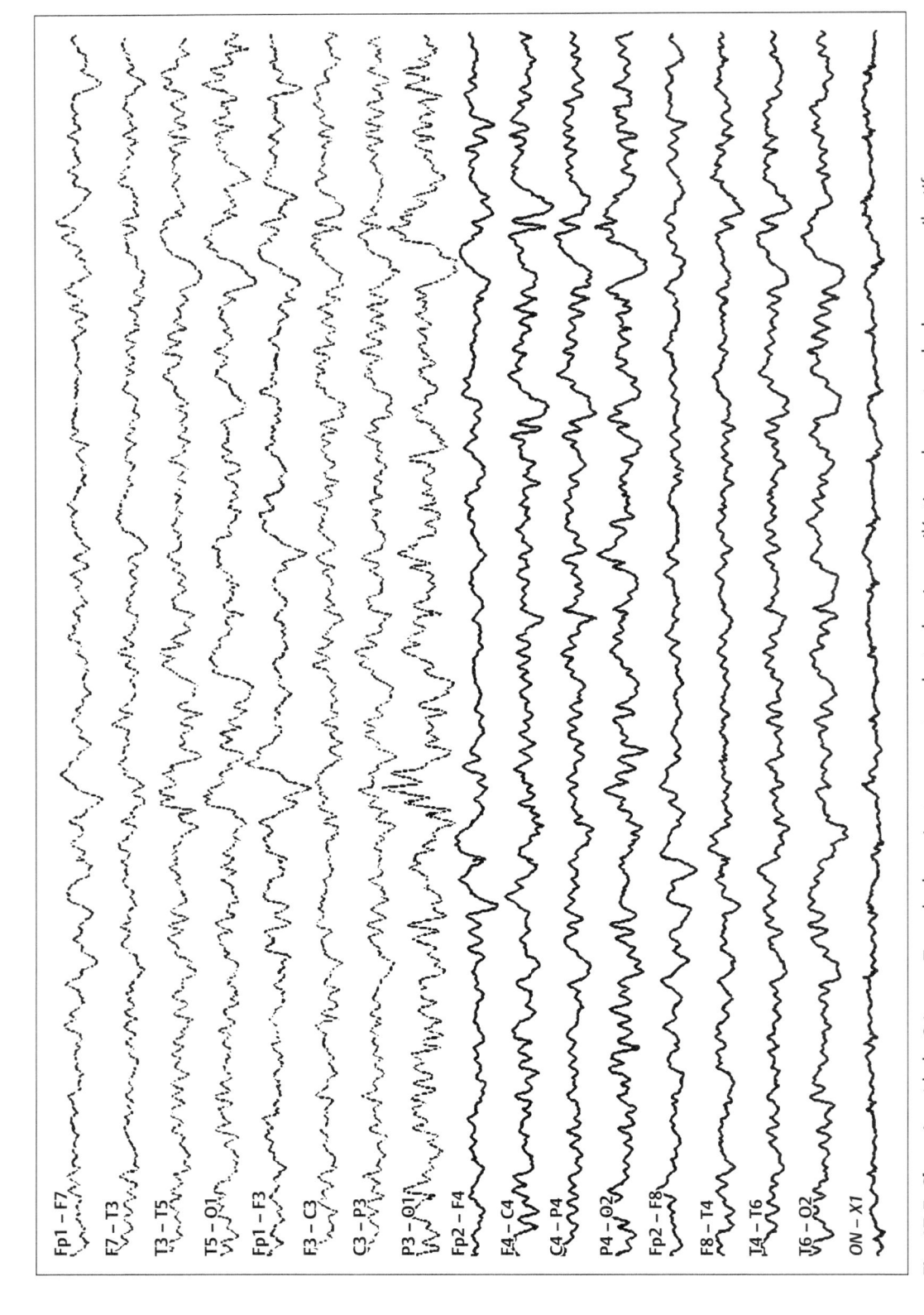

Fig. 17-5. Clozapina. Idade: 34 anos. Traçado de paciente, sem antecedente de crises epilépticas, demonstrando descargas epileptiformes independentes em quadrantes posteriores (montagem bipolar), após introdução de clozapina (375 mg).

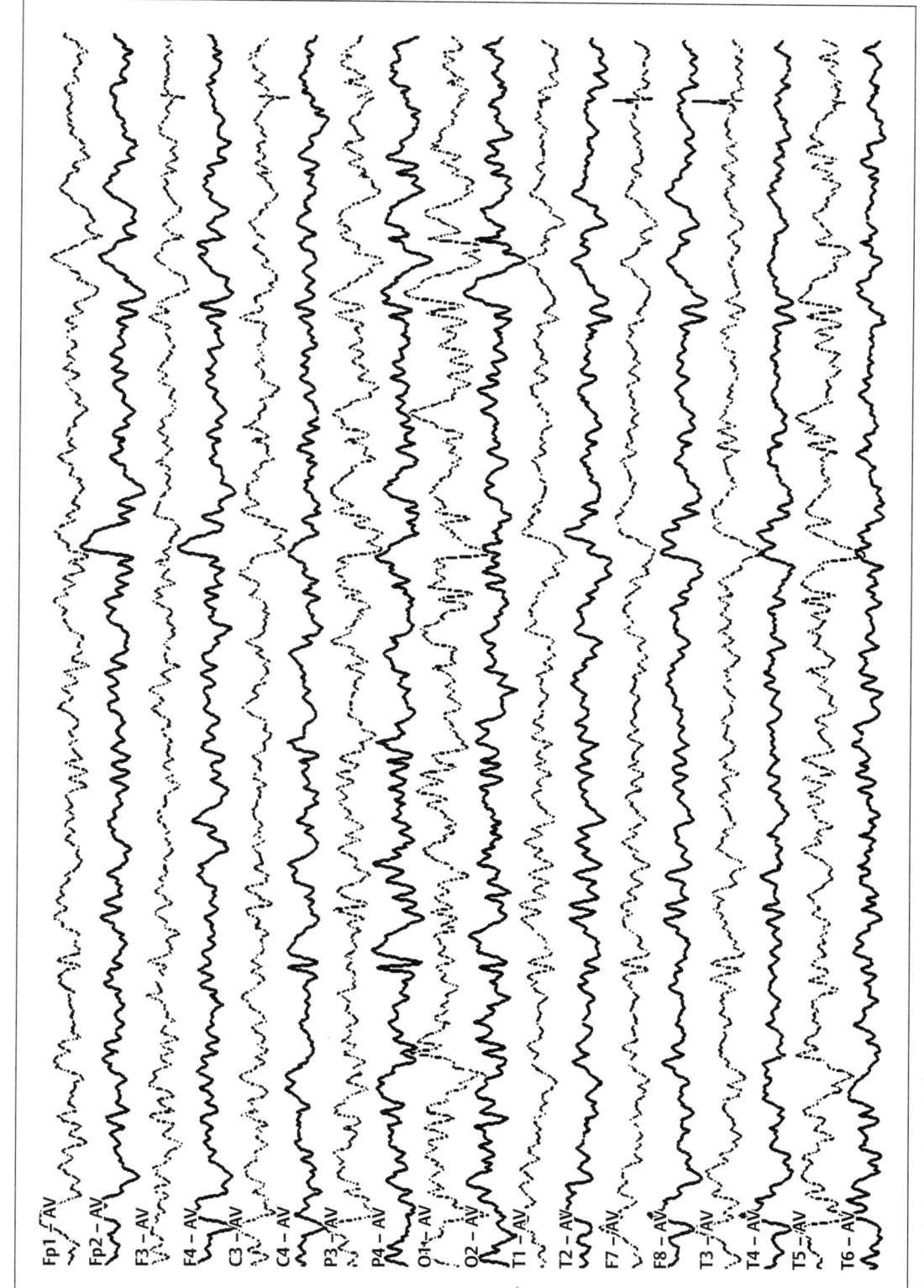

CONTRIBUIÇÃO DO EEG PARA DIAGNÓSTICO E MONITORIZAÇÃO DE OUTRAS SITUAÇÕES CLÍNICAS

Fig. 17-6. Clozapina. Idade: 34 anos. Traçado de paciente, sem antecedente de crises epilépticas, demonstrando descargas epileptiformes independentes em quadrantes posteriores (montagem referencial), após introdução de clozapina (375 mg).

Demências. Apesar de o EEG não trazer grande contribuição no diagnóstico sindrômico ou no acompanhamento do paciente com demência, ele pode ajudar no seu diagnóstico diferencial. O EEG pode identificar lentificação focal secundária à lesão estrutural responsável pelo comprometimento cognitivo, pode identificar crise epiléptica subdiagnosticada pela dificuldade na avaliação de flutuações no comprometimento da consciência e também é útil para detectar padrões específicos, como na doença de Creutzfeldt-Jakob.[1] De maneira geral, um registro muito alterado levanta a suspeita de doença tóxico-metabólica, enquanto um registro pouco alterado é mais compatível com doença degenerativa.

Atividade periódica. Atividade periódica (pelo menos 6 ciclos), ou quase periódica, pode ser encontrada em várias entidades clínicas, sendo a panencefalite esclerosante subaguda, a doença de Creutzfeldt-Jakob e a encefalite herpética as mais comuns. A atividade periódica geralmente apresenta caráter agudizado, alta amplitude e pode ser generalizada (geralmente associada a insulto difuso do SNC e doenças degenerativas [Fig. 17-7]) ou focal (associada a insulto subcortical agudo [Fig. 17-8]).

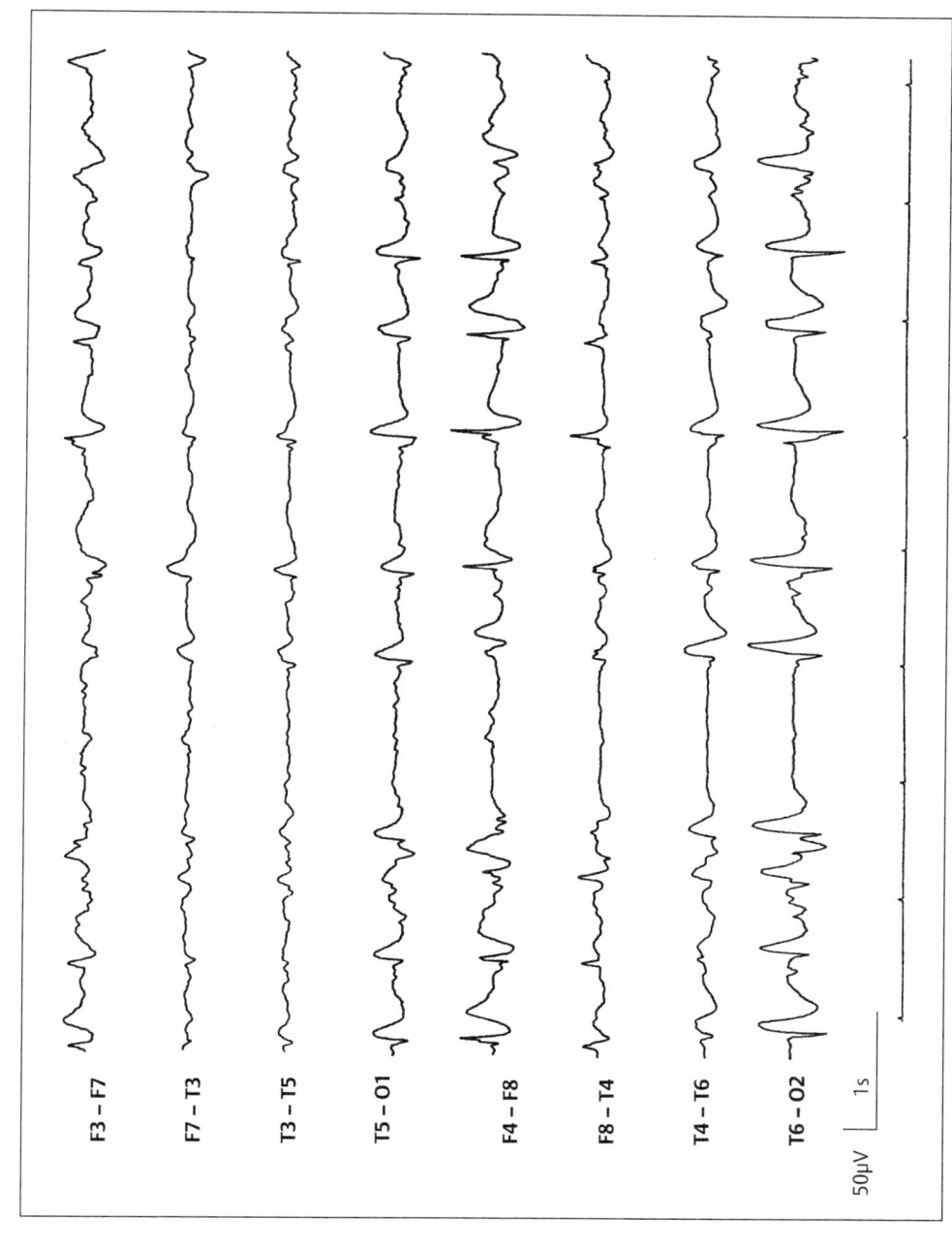

Fig. 17-7. Surto-supressão pós-anoxia. Idade: 47 anos. Coma. Observe espículas difusas, máximas no hemisfério cerebral direito, seguidas por atenuação difusa da voltagem. Esta amostra é parte do registro eletrencefalográfico de um paciente vítima de anoxia aguda grave. (Cortesia da Dra. Lúcia H. Marques.)

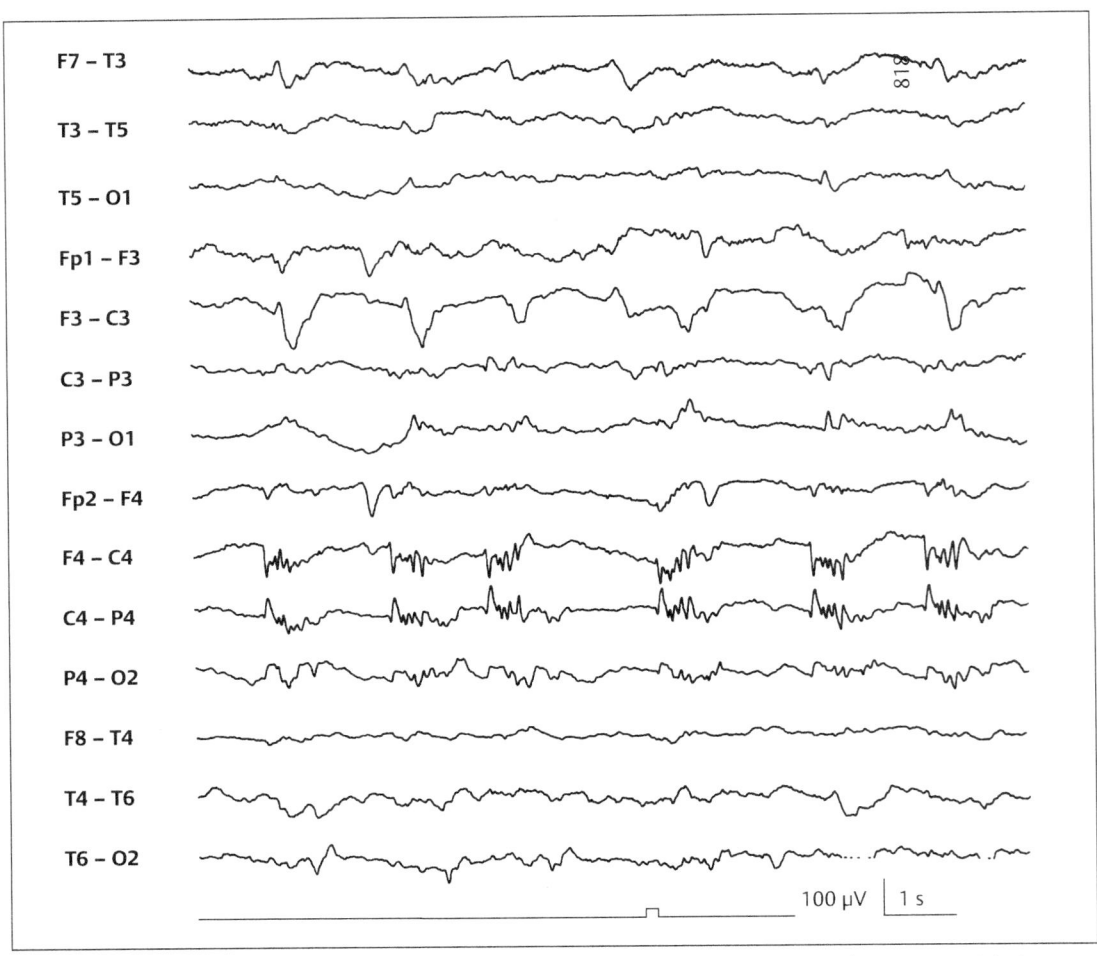

Fig. 17-8. Descarga periódica lateralizada (LPD). Idade: 71 anos. Sonolência. Observe a atividade aguda (poliespículas) periódica, de alta amplitude, com reversão de fase em C4. Esta amostra é parte do registro eletrencefalográfico, na fase aguda, de um paciente que sofreu um acidente vascular cerebral.

1. *Surto-supressão:* atividade periódica, tipo surto-supressão, pode ser observada na intoxicação por barbitúricos, seja ela acidental ou terapêutica. O significado da atividade periódica após o uso de barbitúricos para o tratamento do estado de mal epiléptico pode ser de interpretação difícil, pois, em alguns pacientes, esta pode representar atividade epileptiforme ictal (Fig. 17-9). Quando o estado de mal epiléptico não consegue ser adequadamente controlado, o aumento da medicação barbitúrica faz com que a descarga eletrográfica contínua passe a apresentar períodos de atenuação da sua voltagem. Com o aumento da dose da medicação, os períodos com atenuação da voltagem passam a ser mais longos. Finalmente, observam-se ondas agudas periódicas sobrepostas à atividade de base de baixa voltagem (Fig. 17-10). Neste contexto, muitas vezes é difícil definir se estas descargas representam padrão ictal. Consequentemente, o paciente que apresenta descargas epileptiformes periódicas, durante estado de mal epiléptico, deve ser tratado de forma agressiva com medicação antiepiléptica.[6]

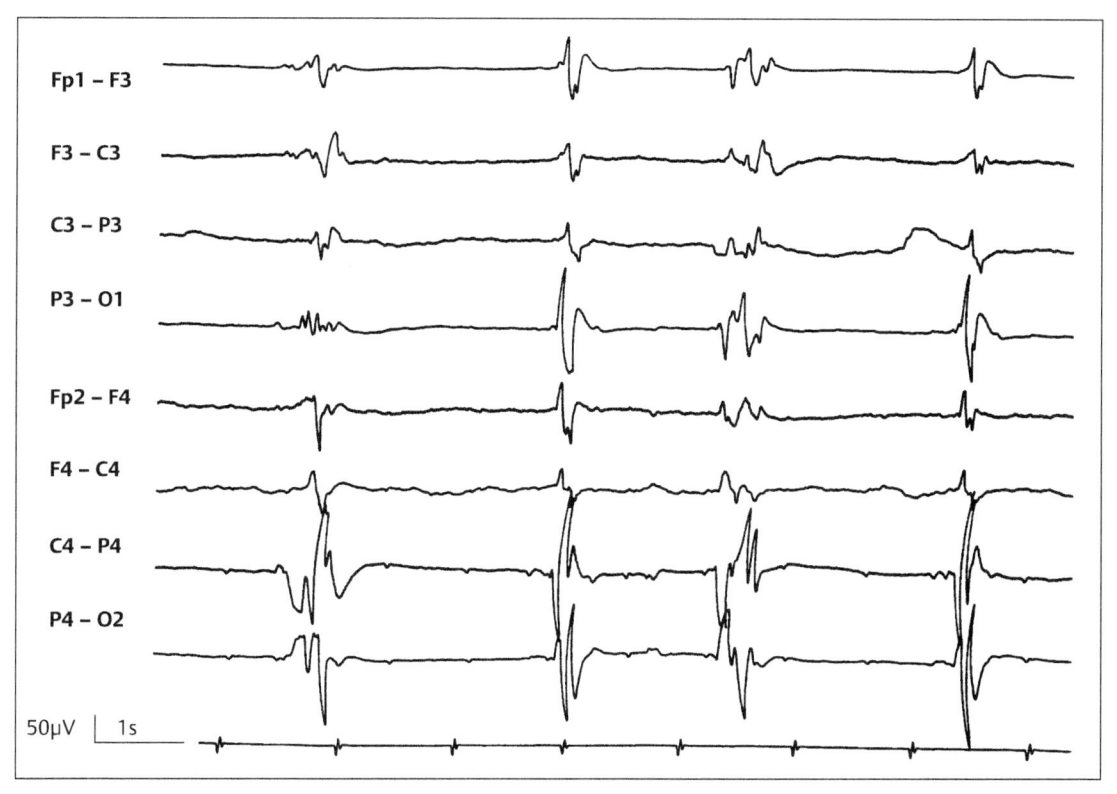

Fig. 17-9. Surto-supressão pós-estado de mal epiléptico. Idade: 18 anos. Coma. Observe atividade periódica aguda, de alta amplitude, seguida por atenuação de voltagem da atividade de base, difusamente. O paciente estava medicado com fenitoína, fenobarbital e tiopental endovenoso.

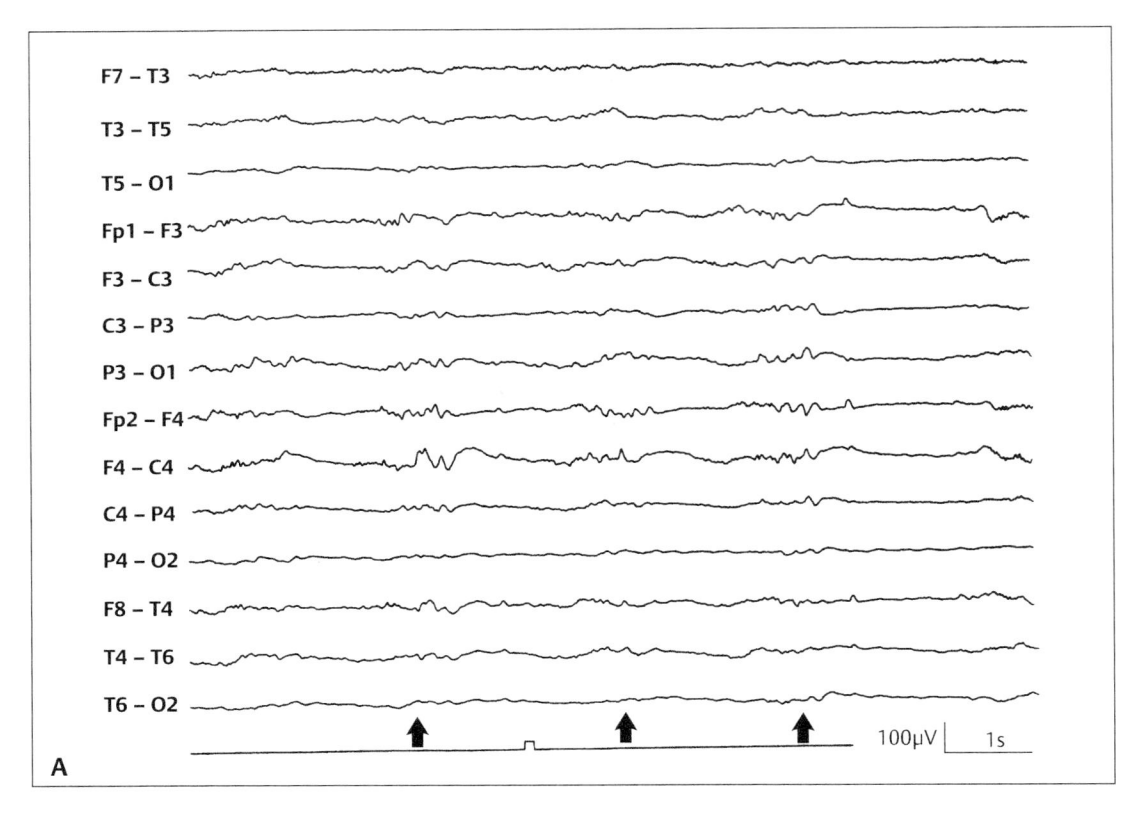

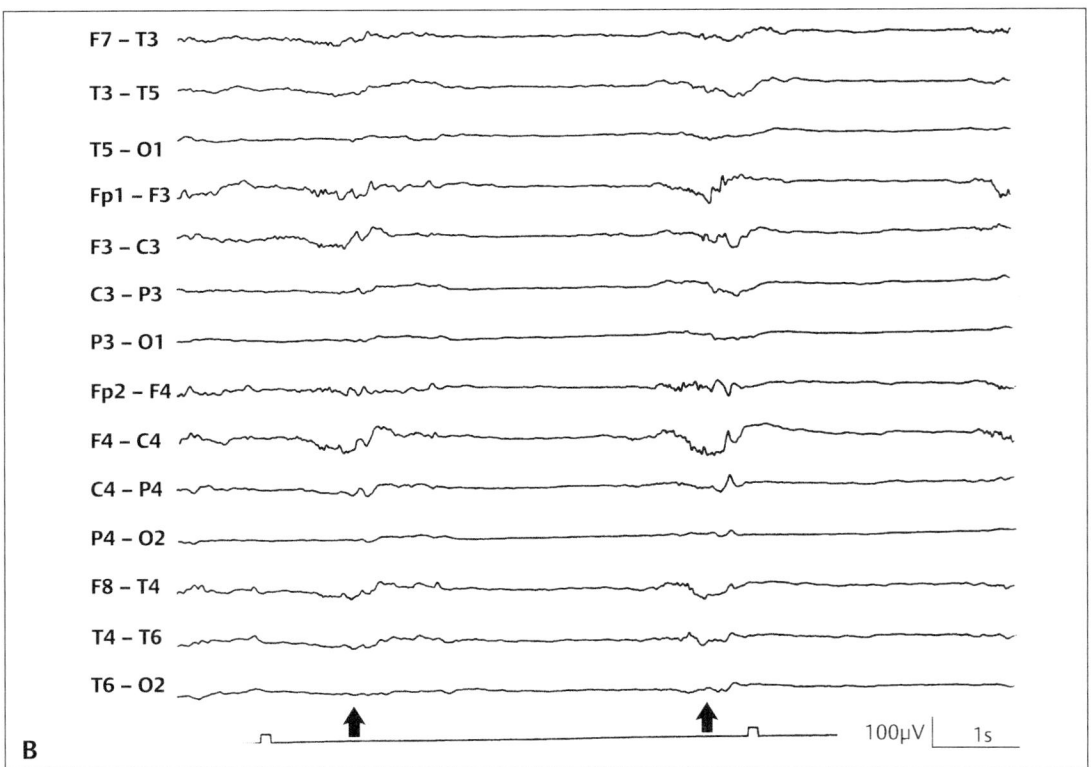

Fig. 17-10. Surto-supressão induzido por medicamento. Idade: 30 anos. Coma. Observe em (**A**) a atividade agudizada seguida por períodos de diminuição difusa da voltagem da atividade de base. À medida que a dose da medicação (tiopental) foi aumentada, houve alargamento progressivo do intervalo da atividade periódica (**B** e **C**). Esta amostra é parte do registro eletrencefalográfico de uma paciente com epilepsia do lobo temporal com crises subentrantes, em uso de fenitoína, fenobarbital e tiopental. *(Continua.)*

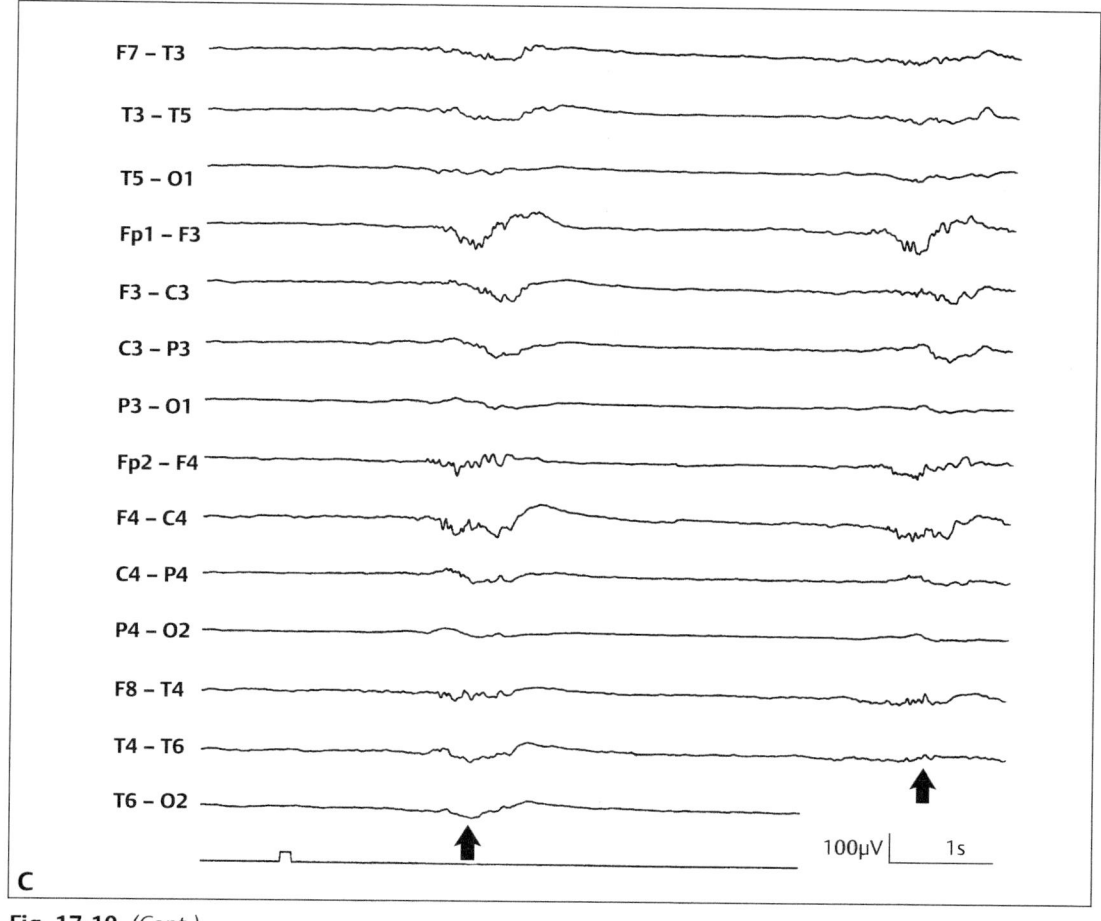

Fig. 17-10. *(Cont.)*

2. *LPDs (lateralized periodic discharges):* antigo PLEDs (*periodic lateralized epileptiform discharge*), de acordo com a terminologia atual da American Clinical Neurophysiology Society (ACNS –Quadro 17-1). O termo "epileptiforme" foi retirado do nome pela impossibilidade de se certificar, na maioria das vezes, quanto ao caráter epileptiforme desse padrão. Corresponde à atividade periódica composta por complexos agudizados com componente lento, lateralizados, em geral, máximos na região temporal, apresentando-se em intervalos regulares (Fig. 17-11). Em alguns casos, esses complexos podem ser bilaterais e independentes (BIPDs, *bilateral independent periodic discharges*). Mais comumente, é causada por dano agudo ou subagudo cortical ou subcortical, o qual pode ser difuso ou focal (acidente vascular cerebral, encefalopatia hipoxicoisquêmica etc.). No entanto, LPDs podem também ocorrer em quadros crônicos de lesão estrutural ou epilepsia.[7] A presença deste padrão em paciente com suspeita clínica de encefalite sugere fortemente o diagnóstico de encefalite herpética, entretanto, a ocorrência de LPDs ou atividade periódica não é patognomônica ou exclusiva dessa entidade. Atividade delta rítmica lateralizada em pacientes graves tem o mesmo significado clínico que LPDs, sugerindo lesão focal associada a alto risco de crises epilépticas.[8]

Quadro 17-1. Terminologia da ACNS para Padrões Eletrencefalográficos Rítmicos e Periódicos

Termo antigo	Termo novo
Ondas trifásicas (maior parte do traçado)	Descargas periódicas generalizadas (GPDs) com morfologia trifásica
Descargas epileptiformes lateralizadas periódicas (PLEDS)	Descargas periódicas lateralizadas (LPDs)
Descargas epileptiformes lateralizadas periódicas bilaterais independentes (BIPLEDS)	Descargas periódicas bilaterais independentes (BIPDs)
Descargas epileptiformes periódicas/generalizadas (PEDs/GPEDs)	Descargas periódicas generalizadas (GPDs)
Atividade delta rítmica frontal intermitente	Atividade delta rítmica

Modificado de Hirsch et al., 2021.[16]

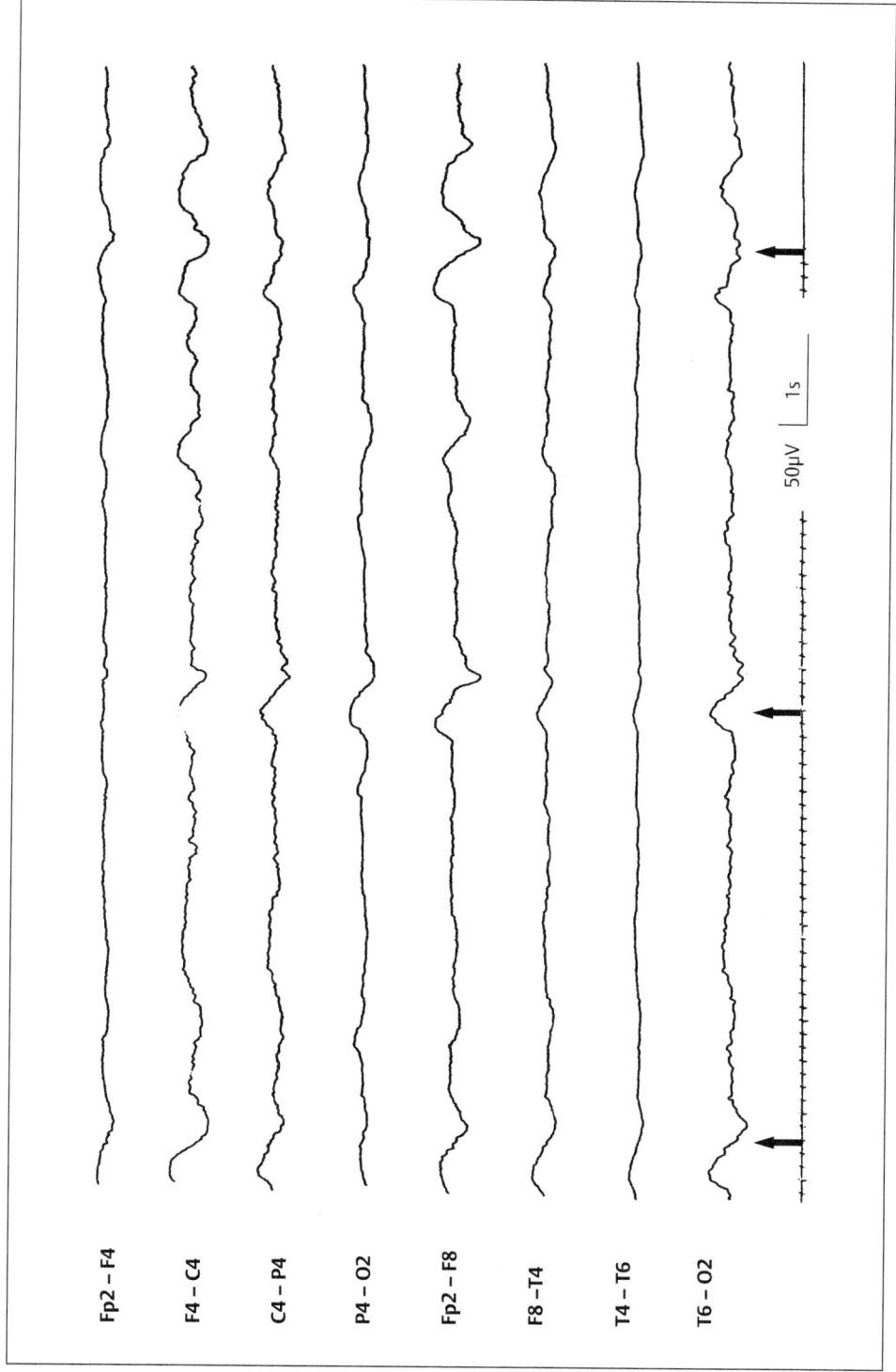

Fig. 17-11. Descarga periódica lateralizada (LPD). Idade: 42 anos. Torpor. Observe a atividade lenta periódica, difusa, no hemisfério cerebral direito (setas), associada à diminuição da voltagem da atividade de base. Esta amostra é parte do registro eletrencefalográfico de um paciente com encefalite de etiologia não definida.

Encefalite associada ao *herpes simplex vírus*. A encefalite herpética acomete principalmente os lobos temporais, e no início da doença o EEG mostra apenas lentificação e desorganização da atividade de base, com predomínio nas regiões temporais. Em seguida, observa-se, comumente, atividade periódica do tipo LPDs, que pode ser lateralizada ou bilateral e independente (BIPLEDS/BIPDs).[1] Na fase final da encefalite, os pacientes que sobrevivem geralmente apresentam sequela neurológica grave, com EEG mostrando depressão grave e difusa da atividade de fundo. Apesar de não ser patognomônica, a presença deste padrão em paciente com suspeita clínica de encefalite sugere fortemente o diagnóstico de encefalite herpética. Outro ponto importante é que este padrão periódico não está necessariamente presente na encefalite herpética (Figs. 17-12 a 17-14).

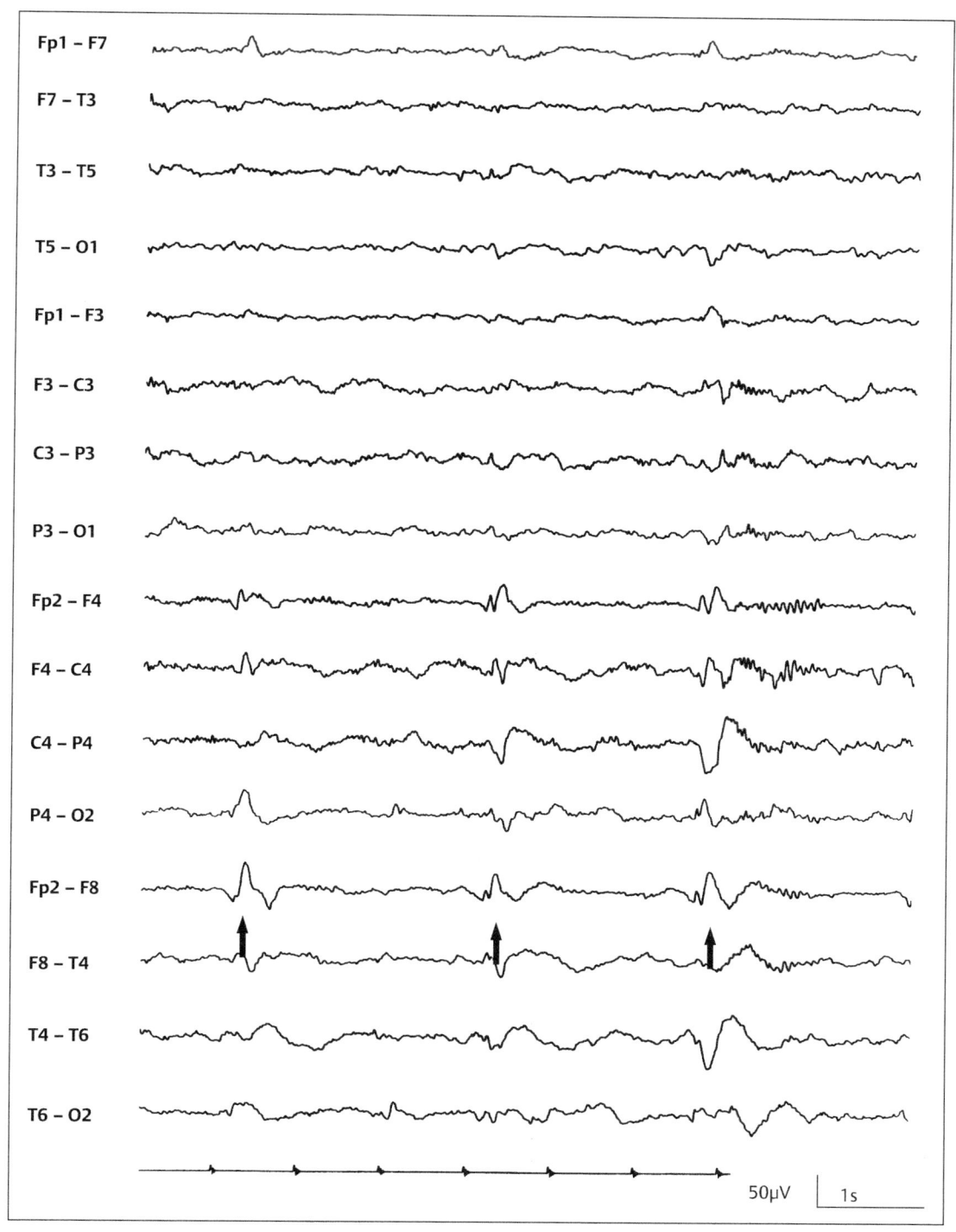

Fig. 17-12. Descarga periódica lateralizada (LPD). Idade: 11 anos. Coma. Observe a atividade aguda periódica, de alta amplitude, na região frontocentral direita (setas). Esta amostra é parte do registro eletrencefalográfico de um paciente com encefalite herpética.

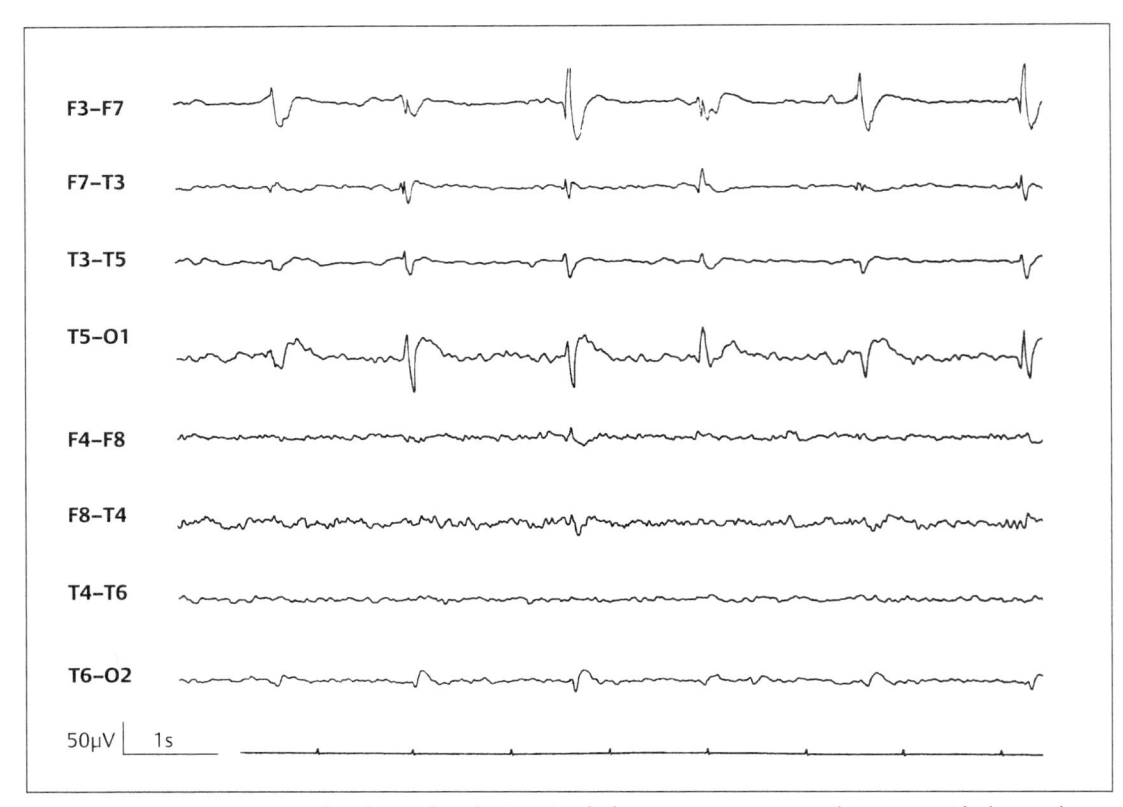

Fig. 17-13. Descarga periódica lateralizada (LPD). Idade: 63 anos. Torpor. Observe atividade aguda de alta amplitude que ocorre de forma periódica, a cada 1,5 segundo, no hemisfério cerebral esquerdo. Esta amostra é parte do registro eletrencefalográfico de um paciente com meningoencefalite viral. (Cortesia da Dra. Lúcia H. Marques.)

Fig. 17-14. Descarga periódica lateralizada (LPD). Idade: 23 anos. Sonolência. Observe a atividade aguda periódica, de alta amplitude, na região frontotemporal direita (setas). Esta amostra é parte do registro eletrencefalográfico de uma paciente com encefalite herpética.

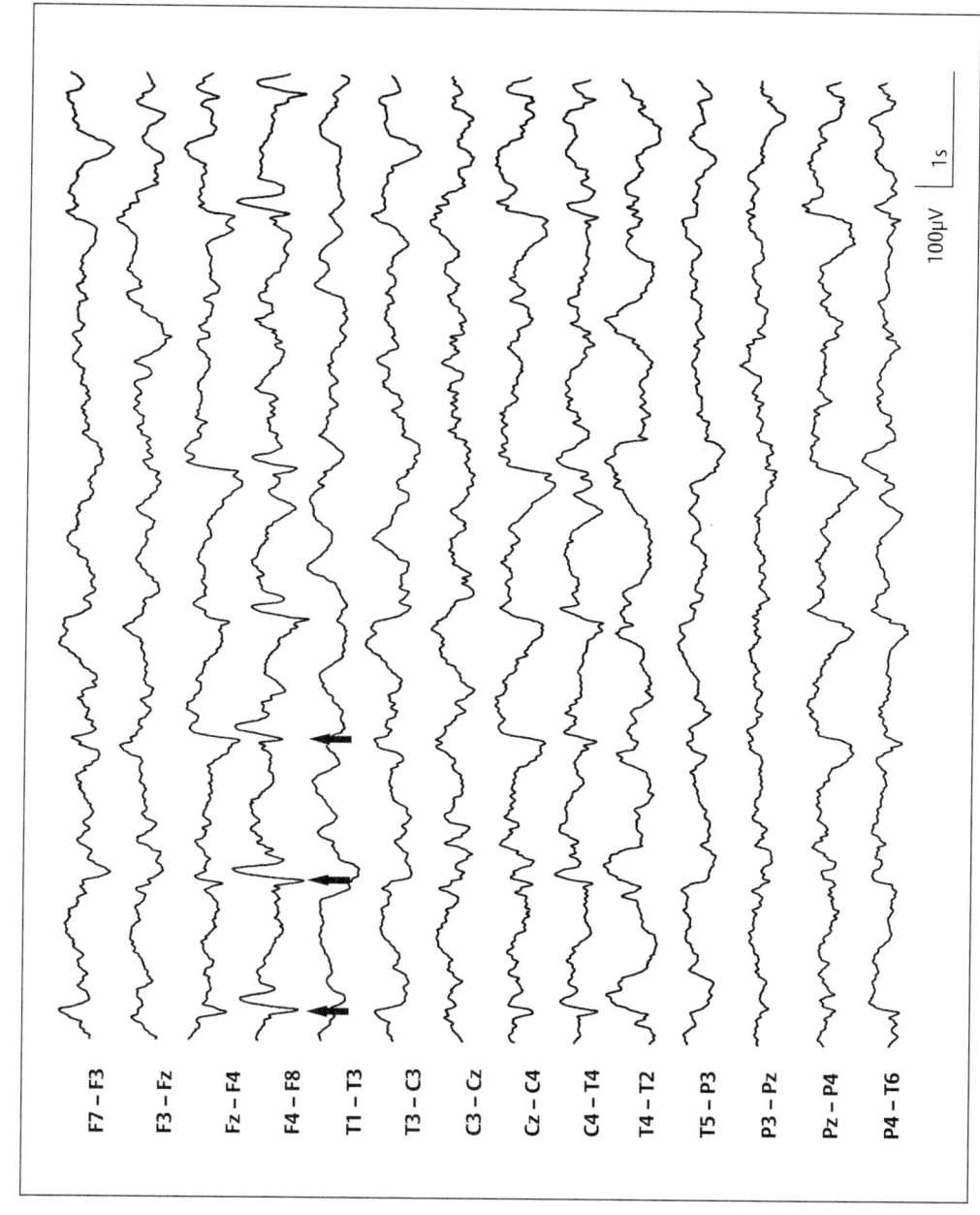

3. *Encefalite por prion:* entre as encefalites por *prion*, a **doença de Creutzfeldt-Jakob** destaca-se por apresentar padrão eletrencefalográfico típico, o qual auxilia de forma decisiva no seu diagnóstico. Clinicamente, a doença caracteriza-se por demência progressiva, ataxia e mioclonias. O EEG mostra atenuação e lentificação da atividade de base, difusamente associada a ondas lentas (ou agudas) bifásicas ou trifásicas (duração de 200-400 milissegundos) generalizadas, inicialmente esporádicas, mas que assumem caráter periódico com intervalos de 0,5 a 1 segundo.[9] Ocasionalmente, a atividade periódica pode ser unilateral, principalmente no início da doença, tornando-se bilateral após algumas semanas. Durante o sono, a atividade periódica pode desaparecer.[1] As mioclonias podem apresentar associação temporal com as descargas periódicas, entretanto isso não é constante (Fig. 17-15). A chamada variante da doença de Creutzfeldt-Jakob (possivelmente relacionada com a chamada "doença da vaca louca", forma bovina da encefalopatia espongiforme) acomete pacientes mais jovens, apresenta invariavelmente sinais cerebelares, e o EEG não apresenta o padrão "clássico" da atividade periódica ou anormalidades, as quais ocorrem em até 94% dos pacientes com a forma esporádica da doença de Creutzfeldt-Jakob.[10]

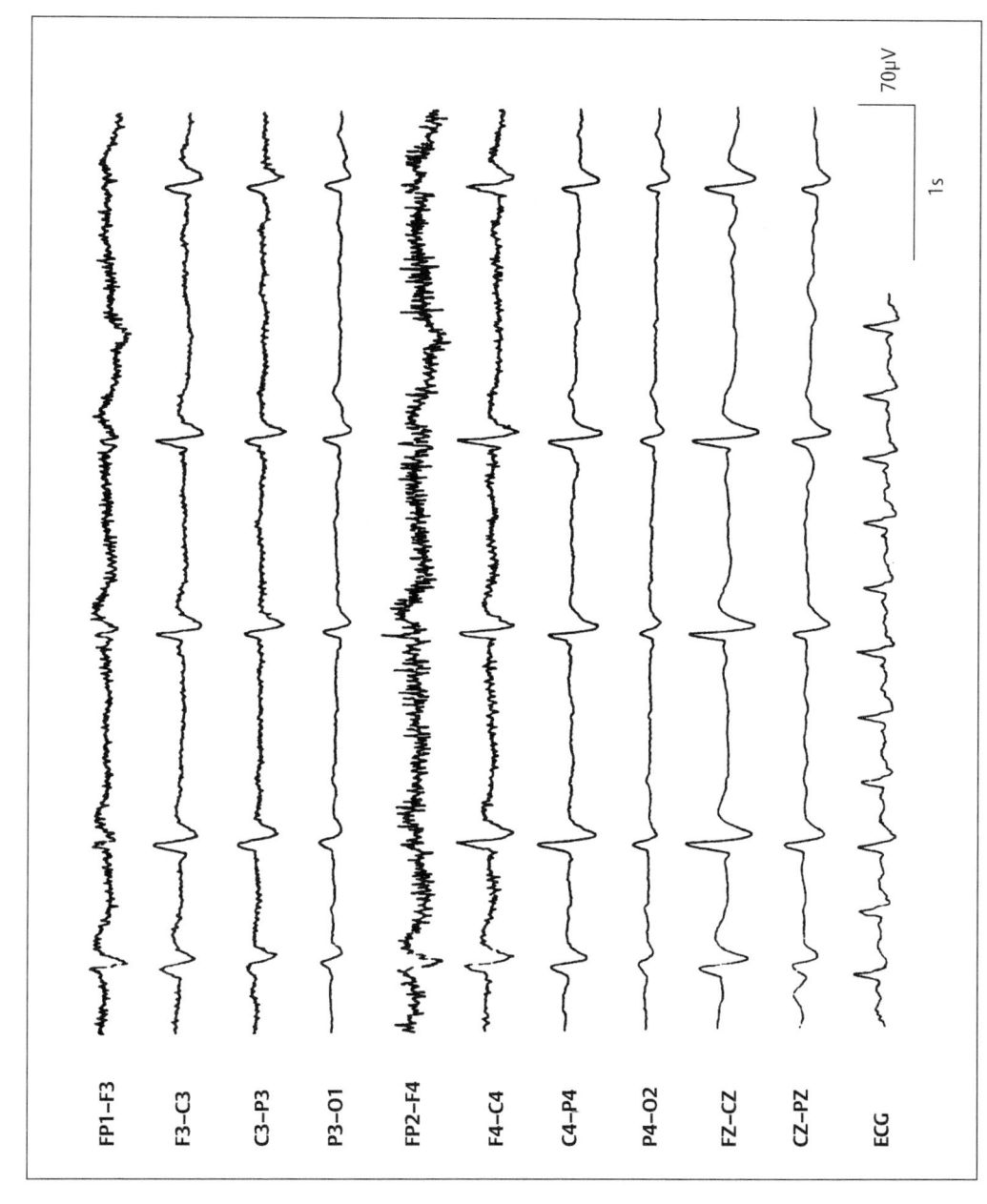

Fig. 17-15. Atividade periódica de periodicidade curta (doença de Creutzfeldt-Jakob). Idade: 81 anos. Observe o padrão periódico com intervalos de 1 a 2 segundos. Entre as descargas, o EEG mostra-se relativamente deprimido. Também se observam artefatos musculares nas regiões frontais. (Reproduzida de Lüders & Noachtar, 2000; com permissão.)[4]

4. *Panencefalite esclerosante subaguda (PEES):* trata-se de encefalite provocada pelo vírus do sarampo. Clinicamente, caracteriza-se por distúrbio do comportamento e deterioração progressiva do estado mental, acompanhados de mioclonias, cerca de 5 a 7 anos após ter adquirido a forma clássica do sarampo, na maioria dos casos nos primeiros 2 anos de vida. O EEG mostra, na fase intermediária da doença, complexos onda aguda-onda lenta polifásicos, de alta voltagem (300-1.500 μV), com periodicidade de 4 a 15 segundos, semelhantes em uma mesma derivação, e são denominados complexos de Radermecker.[11] A evolução é fatal, na maioria das vezes, entretanto, alguns pacientes podem sobreviver. Na fase tardia da doença, o EEG não apresenta mais os complexos periódicos, apenas lentificação difusa da atividade de base. Assim, na doença de Creutzfeldt-Jakob encontra-se padrão periódico de periodicidade curta (períodos de até 4 segundos), e na PEES, padrão periódico de periodicidade longa (períodos > 4 segundos) (Fig. 17-16).

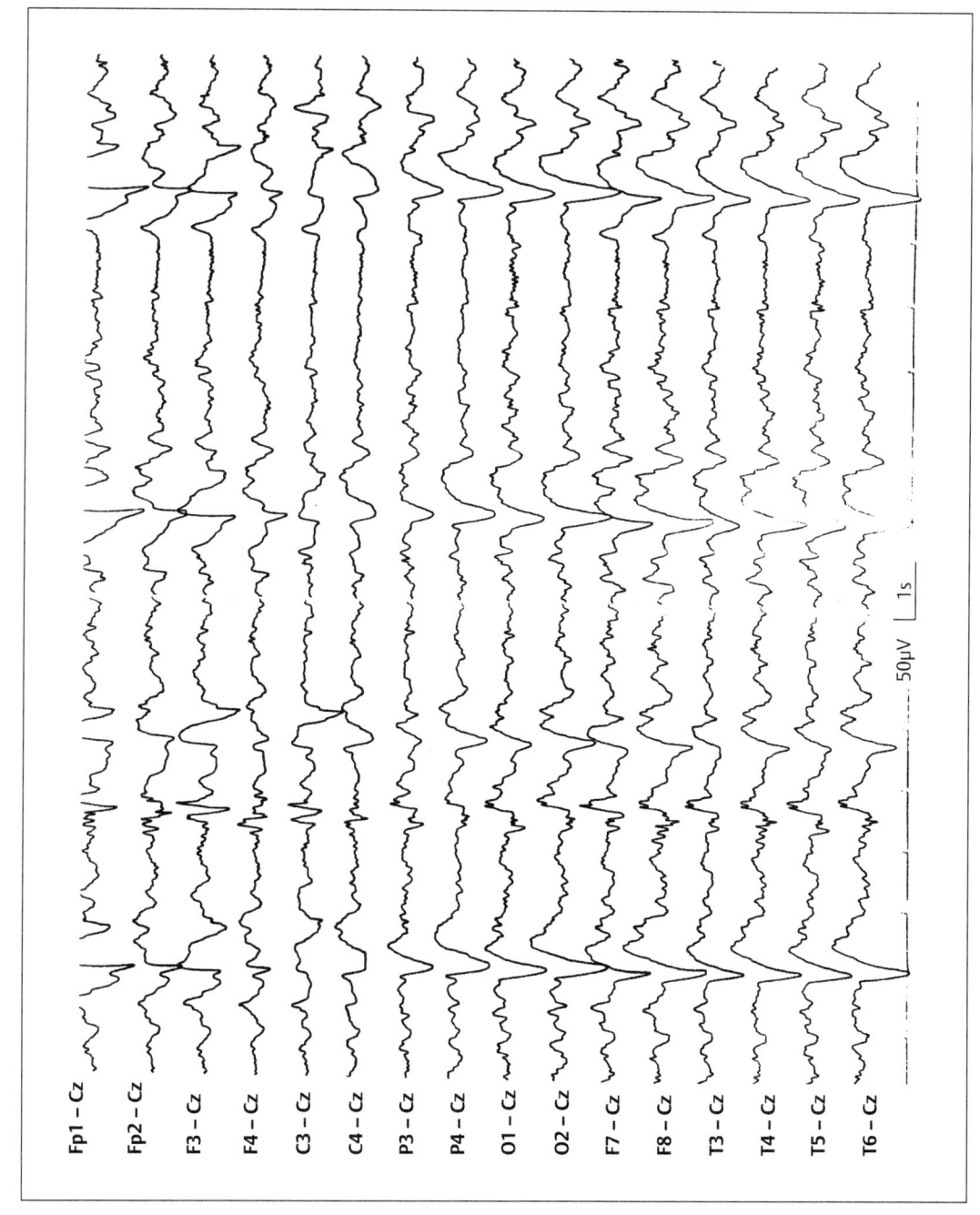

Fig. 17-16. Atividade periódica de periodicidade longa (panencefalite esclerosante subaguda). Idade: 7 anos. Vigília. Observe a onda lenta irregular agudizada multifásica de alta amplitude e periodicidade longa (complexo de Radermecker).

5. *SIRPIDs (stimulus induced rhythmic periodic or ictal discharges):* corresponde à atividade periódica, rítmica ou de aspecto ictal, a qual é constantemente induzida por estímulo de alerta em pacientes críticos com alteração da consciência. Podem aparecer como padrão de descargas epileptiformes periódicas ou padrões rítmicos com evolução que preenchem critérios de descargas ictais (Figs. 17-17 e 17-18). O registro de vídeo concomitante ao EEG ou o estímulo do paciente repetidas vezes auxilia o diagnóstico desse padrão.[13] SIRPIDs provavelmente estão associadas a desregulação de projeções corticossubcorticais em um cérebro com funcionamento anormal e córtex hiperexcitável.[13] Apesar de alguns estudos associarem esse padrão a pior prognóstico, sua relevância clínica, bem como seu caráter ictal, permanecem duvidosos.[14]

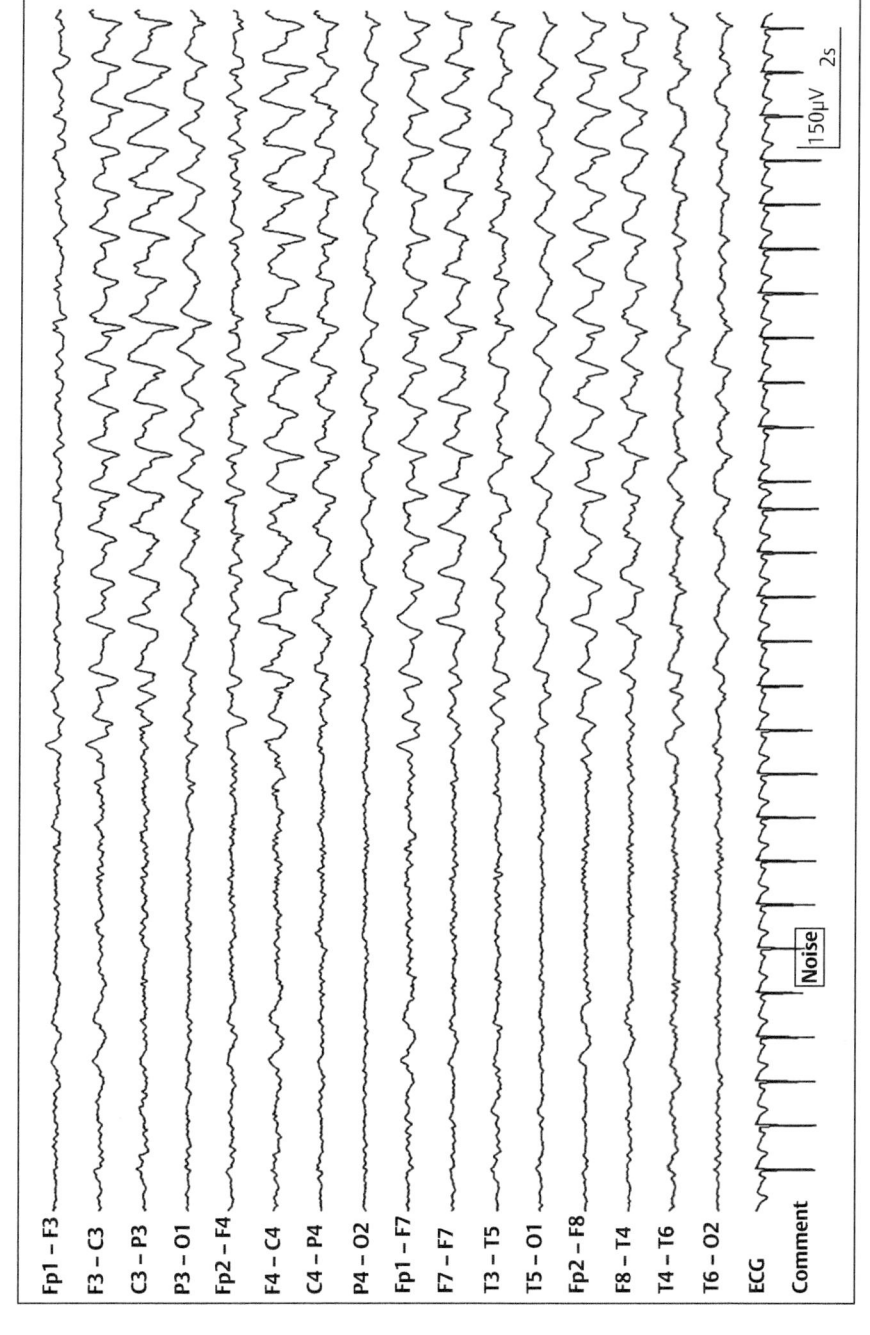

Fig. 17-17. SIRPIDs. Coma. Observe que, após o estímulo auditivo (*noise*), o paciente apresenta atividade rítmica, agudizada, difusa. (Cortesia do Dr. Lawrence Hirsch, reproduzido com permissão de Hirsch & Brenner, 2010.)[12]

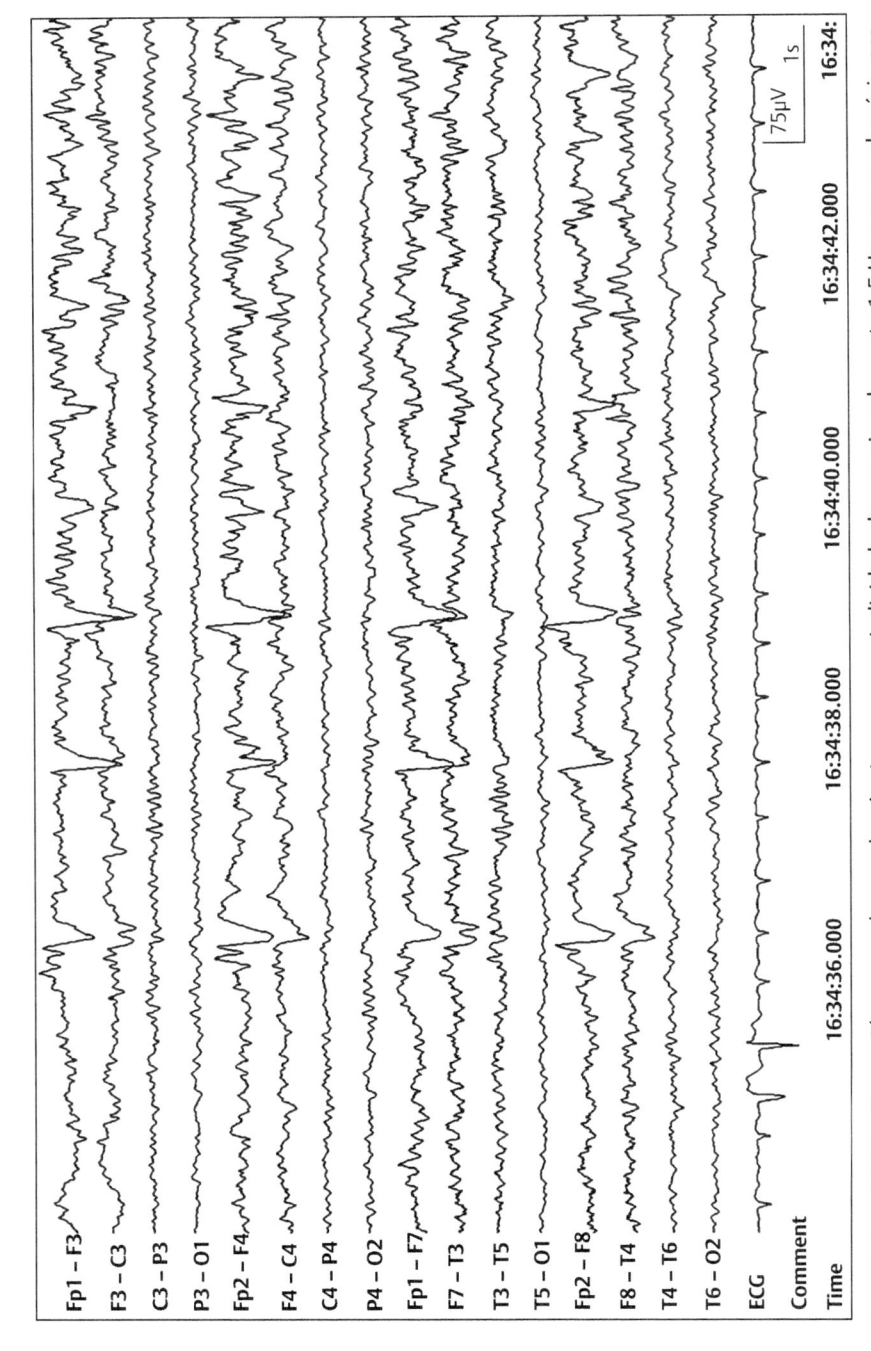

Fig. 17-18. SIRPIDs. Coma. Observe ondas agudas rítmicas, com periodicidade de aproximadamente 1,5 Hz, com predomínio nas regiões frontais, desencadeadas após estímulo. (Cortesia do Dr. Lawrence Hirsch, reproduzido com permissão de Hirsch & Brenner, 2010.)[12]

TERMINOLOGIA ATUAL DA SOCIEDADE AMERICANA DE NEUROFISIOLOGIA CLÍNICA (AMERICAN CLINICAL NEUROPHYSIOLOGY SOCIETY – ACNS)

Em 2013, a ACNS propôs nova terminologia para padrões eletrencefalográficos rítmicos e periódicos, a fim de uniformizar a nomenclatura.[15] Essa nomenclatura foi atualizada em 2021.[16] As principais diferenças propostas são eliminar termos com conotações clínicas e evitar o uso de termos como "ictal", "interictal" e "epileptiforme".

O Quadro 17-1 ilustra os novos termos e seus correspondentes clássicos. Como o próprio guia da ACNS enfatiza, o objetivo desses novos termos é melhorar a comunicação entre diferentes profissionais e homogeneizar futuros trabalhos de pesquisa, e, sendo assim, no contexto clínico, os termos antigos podem continuar sendo utilizados.

REFERÊNCIAS BIBLIOGRÁFICAS

1. Westmoreland BF. The EEG in cerebral inflammatory processes. In: Niedermeyer E, Lopes da Silva F (Eds.). Electroencephalography: basic principles, clinical applications, and related fields. 4th Ed. Philadelphia: Lippincott Williams & Wilkins; 1999, p. 302-15.
2. Lawn ND, Westmoreland BF, Kiely MJ, Lennon VA, Vernino S. Clinical, magnetic resonance imaging, and electroencephalographic findings in paraneoplastic limbic encephalitis. Mayo Clin Proc. 2003 Nov;78(11):1363-8.
3. Schmitt SE, Pargeon K, Frechette ES, Hirsch LJ, Dalmau J, Friedman D. Extreme delta brush: a unique EEG pattern in adults with anti-NMDA receptor encephalitis. Neurology 2012;79(11):1094-100.
4. Lüders HO, Noachtar S. Atlas e classificação em eletroencefalografia. Introdução à avaliação do electroencefalograma. São Paulo: Lemos Editorial; 2000.
5. Kaplan PW. The EEG in metabolic encephalopathy and coma. J Clin Neurophysiol. 2004;21:307-18.
6. Treiman DM. Convulsive status epilepticus in adults. American Epilepsy Society Meeting - Course on Status Epilepticus. Philadelphia: 1991.
7. García-Morales I, García MT, Galán-Dávila L, Gómez-Escalonilla C, Saiz-Díaz R, Martínez-Salio A, et al. Periodic lateralized epileptiform discharges: etiology, clinical aspects, seizures, and evolution in 130 patients. J Clin Neurophysiol. 2002;19(2):172-7.
8. Gaspard N, Manganas L, Rampal N, Petroff OA, Hirsch LJ. Similarity of lateralized rhythmic delta activity to periodic lateralized epileptiform discharges in critically ill patients. JAMA Neurol. 2013;70(10):1288-95.
9. Gloor P. EEG characteristics in Creutzfeldt-Jakob disease. Ann Neurol. 1980 Sep;8(3):341.
10. Johnson RT, Gibbs CJ Jr. Creutzfeldt-Jacob disease and related transmissible spongiform encephalopathies. N Engl J Med. 1998;339(27):1994-2004.
11. Cobb W. The periodic events of subacute sclerosing leucoencephalitis. Electroencephalogr Clin Neurophysiol. 1966;21:278-94.
12. Hirsch L, Brenner R. Atlas of EEG in critical care. Oxford: Wiley Blackwell, 2010.
13. Hirsch LJ, Claassen J, Mayer SA, Emerson RG. Stimulus-induced rhythmic, periodic or ictal discharges (SIRPIDs): a common EEG phenomenon in the critically ill. Epilepsia 2004;45:109-23.
14. Alvarez V, Oddo M, Rossetti AO. Stimulus-induced rhythmic, periodic or ictal discharges (SIRPIDs) in comatose survivors of cardiac arrest: characteristics and prognostic value. Clinical Neurophysiology 2013;124:204-8.

15. Hirsch LJ, LaRoche SM, Gaspard N, Gerard E, Svoronos A, Herman ST, et al. American Clinical Neurophysiology Society's Standardized Critical Care EEG Terminology: 2012 version. J Clin Neurophysiol. 2013;30(1):1-27.
16. Hirsch LJ, Fong MWK, Leitinger M, LaRoche SM, Beniczky S, Abend NS, et al. American Clinical Neurophysiology Society's Standardized Critical Care EEG Terminology: 2021 Version. J Clin Neurophysiol 2021;38(1):1-29.

RECOMENDAÇÕES TÉCNICAS PARA A REALIZAÇÃO DO EEG

Carlos Alberto M. Guerreiro • Marilisa M. Guerreiro
Fernando Cendes • Maria Augusta Montenegro

EEG DE ROTINA

Os exames de rotina precisam ser realizados segundo parâmetros que estabelecem as condições mínimas que devem ser seguidas em um laboratório de EEG. Esses parâmetros permitem que haja padronização dos dados, sendo possível a troca de informações entre os diversos centros. As recomendações devem incluir critérios mínimos de qualidade técnica. Sempre que possível, devem ser utilizados métodos que possam aprimorar a qualidade do EEG, como maior número de canais ou eletrodos, registro prolongado etc.

Atualmente, os *guidelines* da American Clinical Neurophysiology Society preconizam:[1]

- *Número de canais:* mínimo de 16 canais para registro simultâneo da maioria das áreas do escalpo. Sempre que possível, encoraja-se utilizar mais canais.
- *Eletrodos:* todos os 21 eletrodos devem ser do mesmo material, especialmente o par de eletrodos de um mesmo canal. Idealmente, utilizam-se eletrodos de prata, cloreto de prata ou ouro. Eletrodos de agulha são desencorajados pela dificuldade no manejo e pelo desconforto do paciente. Eletrodo terra deve ser sempre utilizado, a menos que já exista um eletrodo terra conectado ao paciente. Deve ser evitado mais de um eletrodo terra em um mesmo paciente.
- *Montagens:* devem ser utilizadas montagens bipolares e referenciais, e é encorajada a utilização de montagens convencionais, semelhantes na maioria dos laboratórios de EEG. A conexão entre os eletrodos deve ser feita de forma clara e simples, com distâncias intereletrodos iguais e sem interrupção entre as linhas. No começo de cada montagem, a conexão dos eletrodos em cada canal deve estar claramente indicada. Os eletrodos do hemisfério esquerdo devem estar acima dos eletrodos do hemisfério direito, e os anteriores acima dos posteriores em cada grupo ou par de eletrodos. Aparelhos com 16 ou 18 canais devem utilizar, pelo menos, um de cada tipo de montagem bipolar transversa, bipolar longitudinal e referencial (total de três montagens, no mínimo).

- *Impedância dos eletrodos:* deve ser checada antes do registro e durante o exame, quando houver artefato proveniente do eletrodo. Idealmente, deve estar abaixo de 5 KΩ.
- *Colocação dos eletrodos:* antes do exame, os eletrodos devem ser higienizados por procedimentos apropriados para evitar a transmissão de doenças infectocontagiosas. Eles devem ser colocados conforme o sistema 10-20. Eventualmente, quando for necessário o registro localizado de determinada região cerebral, devem ser utilizados eletrodos adicionais, conforme o sistema 10-10.
- *Calibração:* a calibração testa sensibilidade, resposta a altas e baixas frequências, nível de ruído e alinhamento das penas do aparelho. Deve ser feita antes e depois de cada exame.
- *Sensibilidade:* é a relação entre voltagem e deflexão da pena e deve ser mantida entre 5-10 μV/mm no traçado de adultos, ou seja, cada 5 μV ou 10 μV produzirá uma deflexão da pena com amplitude de 1 mm. Crianças podem necessitar de sensibilidades mais altas em razão da alta amplitude do traçado, especialmente nos casos de encefalopatias epilépticas graves, como síndrome de West ou Lennox-Gastaut.
- *Filtros:* o uso de filtros deve ser restrito a situações especiais, pois seu uso indiscriminado pode dificultar a interpretação da atividade elétrica normal, ou mesmo mascarar atividade anormal. Filtro de baixa frequência acima de 1 Hz prejudica o registro de atividade lenta, e filtro de alta frequência abaixo de 70 Hz altera a morfologia de espículas. O filtro de baixa frequência deve ser ajustado em, no máximo, 1 Hz, e o filtro de alta frequência, em 70 Hz. Geralmente, a constante de tempo é usada no lugar do filtro de baixa frequência, como se fossem sinônimos. Entretanto, os números não são os mesmos. A constante de tempo de 1 segundo corresponde a filtro de baixa frequência ao redor de 0,1 ou 0,16 Hz. Utiliza-se, habitualmente, a constante de tempo de 0,3 segundo, que corresponde a filtro de baixa frequência de 0,5 Hz. Filtro de incisura também deve ser usado com critério e somente quando todas as medidas possíveis para eliminar artefato 60 Hz foram esgotadas.
- *Método de ativação:* Devem ser realizadas fotoestimulação intermitente e hiperventilação em todo registro de rotina, sempre que não houver contraindicação clínica e se forem tecnicamente possíveis. Privação de sono deve ser indicada sempre que apropriada.
- *Aterramento:* adequado do equipamento para evitar acidentes com o técnico ou com o paciente (ver segurança elétrica).
- Constante de tempo: 0,3 segundo.
- *Velocidade do papel:* 30 mm/segundo; 15 mm/segundo (recém-nascido).
- *Duração do exame:* mínimo de 20 minutos.

PARÂMETROS RECOMENDADOS PARA O REGISTRO DO EEG NA INFÂNCIA

O número de eletrodos na criança pequena deve ser igual ao número de eletrodos utilizados no EEG do adulto.[2] Exceção deve ser feita nos casos em que o perímetro craniano da criança é muito reduzido, por exemplo, em casos extremos de microcefalia.[3]

A voltagem do EEG em crianças pequenas é mais alta do que em adolescentes e adultos, portanto, a sensibilidade deve ser reduzida para 10 μV/mm ou 15 μV/mm. O filtro de baixa frequência deve estar entre 0,3 e 0,6 Hz (em vez de 1 Hz) em virtude da maior quantidade de atividade lenta normalmente encontrada nessa idade. O filtro de alta frequência e a constante de tempo devem ser mantidos como no traçado de adultos, ou seja, 70 Hz e 0,3 segundo, respectivamente (Quadro 18-1).[2]

Quadro 18.1. Parâmetros para Otimização do EEG em Crianças (até 4-8 Semanas de Idade)

- *Eletrocardiograma:* um eletrodo no braço direito e outro no braço esquerdo
- *Oculograma:* eletrodos E1-A1, E2-A2 ou E1-A2, E2-A1. Sensibilidade de 7 μV/mm, constante de tempo 0,3 segundo
- *EMG:* dois eletrodos no mento, 1 cm lateralmente à linha média. Sensibilidade de 3 μV/mm, filtro de baixa frequência de 5 Hz, filtro de alta frequência de 70 Hz, constante de tempo 0,03 segundo
- *Respirograma:* filtro de baixa frequência entre 0,3 e 0,6 Hz, a amplificação deve ser ajustada para permitir visualização clara da deflexão da pena

REGISTRO DO EEG NA SUSPEITA DE MORTE ENCEFÁLICA

Morte encefálica caracteriza-se por ausência de atividade encefálica, ou seja, perda de função cortical, subcortical e de tronco encefálico. O EEG contribui para o diagnóstico de morte encefálica por demonstrar inatividade elétrica (ou silêncio elétrico) cerebral, definida como a ausência de atividade elétrica acima de 2 μV, quando registrada por pares de eletrodos colocados no couro cabeludo e separados por distância maior ou igual a 10 cm e com impedância intereletrodos abaixo de 5 a 10 KΩ e acima de 100 Ω. **Inatividade elétrica cerebral é** o correlato eletrencefalográfico da morte encefálica (Fig. 18-1). Entretanto, não significa necessariamente morte encefálica, e deve ser considerada apenas quando a avaliação clínica e eletrencefalográfica for realizada na ausência de alteração tóxico-metabólica, após correção de distúrbios hidreletrolíticos, hipotermia, hipoglicemia e suspensão de medicamentos que possam causar sedação por, pelo menos, 24 horas. O registro eletrencefalográfico deve ser feito, pelo menos, por 30 minutos. Reflexos integrados no tronco encefálico devem estar ausentes, inclusive durante a prova da apneia.

Atualmente, os *guidelines* da American Clinical Neurophsiology Society preconizam os critérios apresentados no Quadro 18-2.[1]

Quadro 18-2. Critérios Recomendados para Realização de EEG na Suspeita de Morte Encefálica

1. Colocação dos eletrodos segundo o sistema internacional 10-20
2. Impedância do eletrodo abaixo de 5.000 a 10.000 Ω, mas acima de 100 Ω
3. Deve-se testar a integridade de todo o sistema de registro
4. Montagens longitudinais e transversas com distância intereletrodo dupla (acima de 10 cm)
5. Aumentar a sensibilidade até 2 μV/mm durante a maior parte do traçado (pelo menos, 30 minutos). Fazer o registro da calibração mostrando esse valor da sensibilidade
6. A constante de tempo deve ser de 0,3 e filtros entre 0,5-70 Hz
7. O filtro de incisura deve ser utilizado com muito cuidado
8. Monitorizar outros parâmetros, principalmente ECG
9. Testar reatividade eletrencefalográfica a estímulos exógenos: somatossensitivos, auditivos ou visuais
10. O exame deve ser feito por técnico qualificado e experiente
11. Artefatos que não podem ser eliminados devem ser identificados e anotados pelo técnico
12. O EEG deve ser repetido se houver alguma dúvida ou para verificar a existência de atividade elétrica cerebral

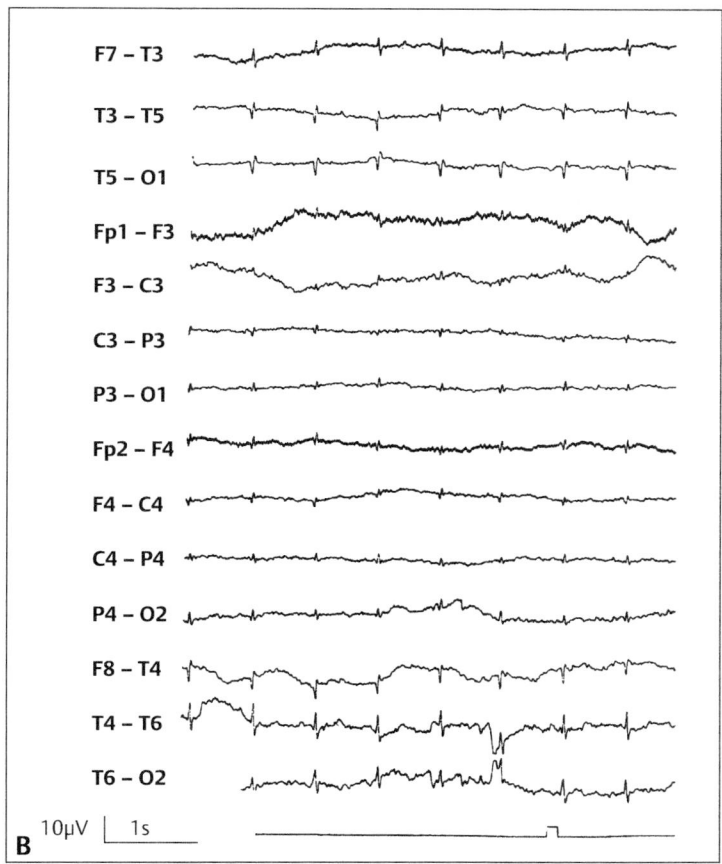

Fig. 18-1. Morte encefálica. Idade: 9 meses. Observe o traçado isoelétrico, apresentando apenas o registro de artefato cardíaco, em (**A**) com sensibilidade de 10 mm/μV, e em (**B**), com sensibilidade de 1 mm/μV.

REFERÊNCIAS BIBLIOGRÁFICAS

1. Sinha SR, Sullivan L, Sabau D, San-Juan D, Dombrowski KE, Halford JJ, et al. American Clinical Neurophysiology Society Guideline 1: Minimum Technical Requirements for Performing Clinical Electroencephalography. J Clin Neurophysiol. 2016 Aug;33(4):303-7.
2. Kuratani J, Pearl PL, Sullivan L, Riel-Romero RM, Cheek J, Stecker M, et al. American Clinical Neurophysiology Society Guideline 5: Minimum Technical Standards for Pediatric Electroencephalography. J Clin Neurophysiol. 2016 Aug;33(4):320-3.
3. Seeck M, Koessler L, Bast T, Leijten F, Michel C, Baumgartner C, et al. The standardized EEG electrode array of the IFCN. Clin Neurophysiol. 2017 Oct;128(10):2070-2077.

LAUDO DO EEG

Maria Augusta Montenegro ▪ Fernando Cendes
Carlos Alberto M. Guerreiro ▪ Marilisa M. Guerreiro

O laudo do EEG deve conter não só os achados eletrencefalográficos, mas também informações mínimas que permitam a identificação do paciente e o conhecimento das condições em que o exame foi realizado. A história clínica do paciente deve estar no pedido do exame, e não há necessidade de repeti-la. O laudo deve apresentar cinco partes principais: a) história; b) descrição técnica; c) descrição do EEG; d) interpretação; e e) correlação clínica.[1]

HISTÓRIA

A história deve ser sucinta e conter informações sobre nome do paciente, idade, motivo da solicitação do EEG, dados clínicos relevantes, estado de consciência (sono, vigília, torpor ou coma), uso de medicações, como sedativos ou fármacos antiepilépticos, e duração do exame.

DESCRIÇÃO TÉCNICA

Em seguida, relata-se se foi necessário utilizar sedação e, em caso afirmativo, qual a medicação utilizada para a realização do exame. Qual o número de eletrodos utilizados (geralmente, 21), o sistema de colocação de eletrodos (10-20 ou 10-10), se foram utilizados eletrodos adicionais e se há canal com eletrocardiograma.

Os parâmetros técnicos, como filtros e constante de tempo utilizados, também devem ser descritos nesta parte. Por fim, descrevem-se os mecanismos de ativação utilizados, como hiperventilação, privação de sono e fotoestimulação intermitente. A ocorrência de problemas técnicos ou a falta de cooperação do paciente também devem ser relatadas na introdução.

DESCRIÇÃO DO EEG

A descrição deve conter os achados normais e anormais, relatados sempre que possível em ordem crescente de relevância clínica.

Inicia-se com a descrição da atividade de base (ritmo de base ou atividade de fundo), segundo o ritmo dominante e a frequência das ondas. Em seguida, relata-se a persistência com que o ritmo dominante está presente, ou seja, contínuo ou intermitente, e qual a sua localização e amplitude. A seguir, analisam-se a simetria e a sincronia inter-hemisférica. É importante lembrar que simetria se refere apenas à amplitude das ondas, e sincronia, à presença da atividade de forma simultânea nos dois hemisférios. A amplitude das ondas não precisa ser necessariamente descrita em microvolts, e parâmetros como baixa, média ou alta amplitudes são considerados aceitáveis na maioria dos serviços. Finalmente, descreve-se a reatividade do ritmo posterior dominante à abertura ocular.

A descrição do EEG deve incluir as características principais do traçado, normais e anormais, apresentadas de forma objetiva, evitando, sempre que possível, o julgamento sobre o significado clínico, o qual será feito na interpretação/conclusão. Em outras palavras, a descrição deve ser feita de modo a permitir que outro eletrencefalografista leia o laudo e consiga "visualizar" os principais achados e tirar suas próprias conclusões sem ter visto o registro.

Idealmente devem ser evitados exames exclusivamente durante o sono, pois não só a avaliação da atividade de base, como também comparações sobre a presença de anormalidades no sono e vigília ficam prejudicadas.

Em seguida, descrevem-se atividades não dominantes, como ondas lentas ou atividade epileptiforme. Deve-se especificar sua localização em relação aos lobos cerebrais e eletrodos, assim como qual a sua distribuição, se difusa ou focal, simetria, sincronia, continuidade, amplitude e quantidade com que é encontrada. Atividade epileptiforme geralmente é definida como espícula ou ponta (duração < 70 ms) ou onda aguda (duração entre 70-200 ms) e pode ser seguida ou não de uma onda lenta (duração > 200 ms). Complexo onda aguda-onda lenta é definido como onda aguda seguida por onda lenta que apresenta maior amplitude que a aguda, podendo ser regular ou irregular.

Uma pequena nota deve conter informações sobre a ocorrência de alguma intensificação das anormalidades pelas manobras de ativação.

INTERPRETAÇÃO

É a impressão do eletrencefalografista sobre o traçado, incluída como referência ao médico que solicitou o exame. Deve resumir de forma objetiva os achados, para que não seja necessário conhecimento específico de eletrencefalografia para entender o laudo. Termos técnicos de eletrencefalografia devem ser evitados.

CORRELAÇÃO CLÍNICA

É a importância dos achados dentro de um quadro clínico específico. Isto é, os achados do EEG se enquadram no contexto clínico. A explicação pode variar de acordo com o profissional a quem o laudo se destina, principalmente no caso de não neurologistas. Não se devem sugerir condutas específicas no laudo do EEG.

A correlação clínica deve deixar claro que, em algumas situações, um EEG alterado não significa necessariamente anormalidade cerebral ou epilepsia, assim como um EEG normal não afasta a presença de patologia cerebral. Por exemplo:

- Um EEG normal não afasta ou confirma o diagnóstico de epilepsia.
- Lentificação ou alentecimento focal da atividade cerebral pode estar associada a lesão estrutural subjacente.
- Lentificação ou alentecimento difuso da atividade de base pode estar associada a distúrbios tóxico-metabólicos.

REFERÊNCIAS BIBLIOGRÁFICAS

1. Tatum WO, Olga S, Ochoa JG, Munger Clary H, Cheek J, Drislane F, et al. American Clinical Neurophysiology Society Guideline 7: Guidelines for EEG Reporting. J Clin Neurophysiol. 2016;33(4):328-32.

ÍNDICE REMISSIVO

Entradas acompanhadas por *f* em *itálico* ou **q** em **bold** indicam figuras e quadros, respectivamente.

A

Amplificadores, 9, 23
  de extremidade única, 23
  diferencial, 23
Artefatos, 63
  cardiobalístico, 89
  de abertura e fechamento ocular, *67f*
  de compressão de eletrodo, *65f*
  de desvio ocular à direita, *69f*
  de eletrocardiograma, 85, *86f, 87f*
  de marca-passo cardíaco, *88f*
  de movimento, *80f-82f*
  de onda de calor, 83, *84f*
  de piscamento ocular, *68f*
  definição, 63
  divisão dos, 4
  eliminar o, 63
  fisiológicos, 66
    de movimento ocular, 66, *66f*
  movimentação ocular
    lateral, *69f, 70f*
  movimento de deglutição, 78
  muscular, 74, *75f*
  não fisiológicos, 91
    de corrente elétrica, 91, *92f*
    de eletrodo, 93, *96f, 97f*
    outros, 98
      de celular, *102f*
      de contato, *103f*
      de fotoestimulação, *99f*
      de gotejamento, *101f*
  ocular do reto
    lateral, *72f*
  ocular unilateral, *73f*
  por movimento da língua, 76, *77f*
  por pulso, *90f*
  vascular, 89
Atividade anormal
  não epitepliforme, 307
    assimetria, 321
    atividade lenta, 307
      de base, **308q**
        intermitente, 308
    excesso de atividade beta, 321
Atividade beta
  excesso de, 321

Atividade epileptiforme
  ictal, 275
    classificação, **277q**
    com início focal, *301f, 302f*
    manifestação eletrencefalográfica, 278
      crises generalizadas
        motoras, 278
  interictal, 225
    características, **225q**
      morfológicas da atividade epileptiforme, *226f*
      focal, 227
        com potenciais evocados, 238
        epilepsia autolimitada
          com crises autonômicas, 233, *234f*
          com espículas centrotemporais, 227, *228f-232f*
        epilepsia visual occipital
          da infância, 235, *236f, 237f*
    generalizada, 252-264
    indeterminada, 265
Atividade lenta
  contínua, 316
Atividade paroxística
  rápida, *256f, 257f*

B

Barbitúricos, 159
Base
  ritmo de
    alterações no, 173
      assimetria de amplitude, 174
      atenuação focal, 174
      atividade lenta focal, 174
      baixa amplitude, 173
      descontinuidade excessiva, 173
      descontinuidade persistente, 174
      inatividade, 173
      padrão delta difuso, 174
Bissincronia
  secundária, *247f*
Bradirritmia
  anterior, 145, *146f*

C

Calibração, 24, 25
  biológica, 24, *27f*

Canais
   iônicos, 29
Capacitor, 3
Ciganek
   teta central de, 223
Circuito elétrico, 1
Coma
   de origem supratentorial, 335
      EEG no, 335
         alfa, *338f*
         beta, *340f*
         classificação, **343q**
         delta, *336f*
         estado de mal epiléptico (EME), 342
            ausência, 343
            focal
               com comprometimento da consciência, 343
            finalidade no, 341
            fuso, *340f*
            sutil, 343
         teta, *337f*
   por lesões infratentoriais, 335
Complexos K, 127
Conceitos básicos
   em EEG, 1
Constante de tempo, 3
Corrente elétrica, 1
   artefato de, 91, *92f*
   definição, 1
Crise neonatal, *177f-179f*
Crises focais, 301
   lobo frontal, 301
   lobo temporal, 301
Crises generalizadas
   motoras, 278
      mioclônica, 284, *287f*
      tônica, 284, *288f*
   não motoras, 289
      ausência típica, 289, *290f*, 294, *295f, 296f, 297f*
         epilepsia, *292f*
      mioclonia palpebral, 294, *298f*

D

Deglutição
   movimento de, 78, *79f*
Descarga eletrográfica
   subclínica, 220, *221f, 222f*
Descarga epileptiforme, *248f*
Displasias
   corticais, 246
Dravet
   síndrome de, 252

E

EEG
   conceitos básicos em, 1
      capacitor, 3
      circuito elétrico, 1
      circuito R-C, 4
      condutores e isolantes, 2
      constante de tempo, 3, *7f, 8f*
      corrente elétrica, 1
         definição, 1
      filtros, 4
         de alta frequência, 4, *5f*
         de baixa frequência, 4
      indutor, 6
      resistor, 2
   contribuição para diagnóstico
      e monitorização de outras situações clínicas, 351
         atividade periódica, 360
         demências, 360
         encefalite associada ao *herpes simplex* vírus, 368
         encefalite por *prion*, 372
         encefalopatia metabólica, 353
         meningites e encefalites, 351
         terminologia atual da Sociedade Americana de Neurofisiologia Clínica, 379
   e envelhecimento normal, 145
      bradirritmia anterior, 145, *146f*
   instrumentação e procedimentos, 9
      amplificadores, 23
      calibração, 24
      eletrodo(s), 9
         compressão do
            artefato de, *65f*
         esfenoidais, *14f, 16f*
         especiais, **11q**
         nasoetmoidal, *12f*
         profundos, *17f, 20f*
            epidurais, *21f, 22f*
         zigomático, *13f*
      impedância, 24
   na infância
      maturação, 105
         atividade de base normal, *106f, 109f-113f*
            do sono, *131f*
         continuidade do traçado, 105
         fusos do sono assíncronos, *107f*
         hiperventilação, 133
         ondas agudas do vértex, 127, *128f, 130f*
         ondas lentas
            da juventude, 114
               hipersincronia hipnagógica, 114, *115f, 116f*
               sonolência, 115
            fusos do sono prolongados, *121f, 122f*
            fusos extremos, *126f*
         reação de despertar, 133, *134f*
         ritmo central, 105
         ritmo dominante posterior, 108
   laudo do, 387
      correlação clínica, 388
      descrição técnica, 387
      história, 387
      interpretação, 388
   no coma, 335
   no recém-nascido, 161
      sensibilidade, 24
   recomendações técnicas para a realização do, 381
      parâmetros para registro na infância, 383
      registro na suspeita de morte encefálica, 384
      rotina, 381
   uso clínico, limitações e avanços do
      vídeo-EEG e
         acoplado à ressonância magnética funcional, 323
         avaliação pré-cirúrgica, 327

descargas periódicas, *324f*
ictal na ELT, 329
interictal
   nas epilepsias focais, 328
nas epilepsias, 326
oscilações de alta frequência, 333
registro acoplado à, 331
vantagens, 327
Eletrocardiograma
   artefato de, 85, *86f, 87f*
Eletrodo
   artefato de, 93, *96f, 97f*
Eletromiograma
   submentoniano, 162
Encefalite(s), 351
   associada ao *herpes simplex* vírus, 368
   por *prion*, 372
Encefalopatia
   epiléptica, 269, 270, *271f, 273f*
   metabólica, 353
   mioclônica
      da infância, 252
Epilepsia(s)
   ausência da infância, 259
   autolimitada
      com crises autonômicas, 233, *234f*
      com crises mioclônico-atônicas, *258f*
      com espículas centrotemporais, 227, *228-232f*
      focal
         com espículas no vértex, 238
         com potenciais evocados, 238
      visual occipital
         na infância, 235, *236f, 237f*
   de lobo frontal, 244
   de lobo temporal, 240
   EEG nas, 326
   interictal, 328
   mioclônica
      da infância, 252
      juvenil, 261, *262f, 263f*
Equação
   de Nernst, 30
Espícula(s)
   arciformes, 199, *200f, 201f*
   occipitais
      da cegueira, 206
         agudizadas, *207f*
   onda-6 Hz, 202, *203f*
   positivas, *192f, 193f, 194f*
Estado de mal epiléptico, 343
   ausência, 343
   classificação, 343
      eletrográfica, 344
   diagnóstico precoce, 342
   focal
      com comprometimento da consciência, 343
   sutil, 343
Estimulação
   auditiva, 59
      definição, 59
   sensitiva, 59, *60f*
      definição, 60

F

Fotoestimulação
   artefato de, 99
   intermitente, 52
      realização, 52
      resposta
         fotoconvulsiva, *58f*
         fotomioclônica, 55, *55f*
         fotoparoxística, 55, *56f, 57f*
Fotossensibilidade, 59
   padrão, 59
Fusos
   assíncronos
      do sono, *107f*, 117, *124f, 125f*
      prolongados, *121f, 122f*
   delta, 167
   extremos, 117, *126f*

G

Geradores
   corticais, 33
      e neurofisiologia, 29
      principais, 33
Gotejamento
   artefato de, *101f*

H

Hidrato
   de cloral, 159
Hipersincronia
   hipnagógica, 115, *115f, 116f*
   hipnopômpica, 115
   Hiperventilação, 47, 133
   contraindicações, 47
   definição, 47
   lentificação difusa na, *48f, 49f-51f*
   resposta normal à, 47
   sintomas, 47
Hipsarritmia, *265f, 266f*

I

Indutor
   composição do,
Infância
   maturação do EEG na, 105
      continuidade do traçado, 105

L

Lambda, 212, *213f*
Lei de Ohm, 2
Lennox-Gastaut
   síndrome de, 254
Lentificação focal
   contínua, *316f, 318f, 319f*
   difusa, *320f*
Língua
   movimento da
      artefato por, 76, *77f*

M

Marca-passo
   cardíaco
      artefato de, *88f*

Meningites, 351
Métodos
   de ativação, 47
      estimulação auditiva, 59
      estimulação sensitiva, 59
      fotoestimulação intermitente, 52
      fotossensibilidade, 59
      hiperventilação, 47
Monitorização videoeletrencefealográfica
   prolongada (MVEP), 326
      vantagens da, 327
Montagens
   e polaridade, 35
      colocação dos eletrodos
         sistema internacional 10-20, 35
      derivações, 36
         definição, 36
         montagens, 36
            bipolares, 37
               sugestões de, **38q**
            definição, 36
            exemplos frequentes de, 38
            objetivo, 36
            polaridade, 39
               representação esquemática da, *40f*
            referenciais, 37
Movimento
   ocular
      artefato de, 66, *66f*
         de abertura e fechamento, *67f*
      lateral
         artefato de, *70f*

N

Nernst
   equação de, 30
Neurofisiologia
   e geradores corticais, 29, 33
      canais iônicos, 29
      potencial da membrana, 30, *31f*
   potencial de ação, 32
      princípio do volume condutor, 33

O

Oculograma, **162q**
Ohm
   lei de, 2
Onda de calor
   artefato de, 83, *84f*
Ondas
   agudas
      do vértex, 127, 128
      frontais, 173, *245f*
      no hemisfério direito, *250f*
      positivas, *170f, 171f,* 173
      temporais, *167f, 242f, 243f*
         e lenta, *242f*
      cone, *132f*
      lentas
         da juventude, 114, *114f,* 223, *224f*
            características, 114
            intermitente, *309f*
               generalizada, *310f*
      positivas, 191
Ontogênese, **166q**
Oscilações
   de alta frequência, 333

P

Panencefalite esclerosante
   subaguda, 376
Paroxismos
   somatossensitivos parietais
      evocados, *239f*
Piscamento
   ocular
      artefato de, *68f*
Polaridade, 39, *40f, 43f*
Poliespícula
   generalizada, *253f*
Pulso
   artefato por, 89, *90f*

R

Recém-nascido
   EEG no, 161
      alteração da organização dos estados do sono, 184
      alterações do ritmo de base, 173
         atenuação focal, 174
         atividade lenta focal, 174
         baixa amplitude, 173
         descontinuidade excessiva, 173
         descontinuidade persistente, 174
         inatividade, 173
         padrão delta difuso, 174
      traçado hiperativo rápido, 174
         atividade ictal, 176
         atividade interictal, 175
         elementos eletrencefalográficos característicos
            do período neonatal, 167
               fusos delta, 167, *168f, 169f*
               ondas agudas frontais, 173
               ondas agudas temporais, 167
                  positiva, *170f, 171f,* 173
               traço descontínuo, 167
               transientes occipitais, 167
                  agudo frontal, *172f*
      eletrodos mais utilizados, *163f*
      maturação
         do sono no, 180
            NREM, 183
            REM, 183
            transicional, 183
            vigília, 183
         no período neonatal, 165
      montagem bipolar, *163f*
      montagem recomendada, *164f*
      ontogênese da atividade bioelétrica, **166q**
      parâmetros importantes, **162q**
      valor prognóstico, 185
         modelo de classificação, **186q**
Região central, 303
   espasmo epilético, 303
      infantil, *304f*
   lobo occipital, 303
   lobo parietal, 303

Registro
  eletroencefalográfico, 9
Resistor
  em paralelo, 2
  em série, 2
Respirograma, **162q**
Ressonância magnética
  funcional, 323
Reto
  lateral
    artefato do, *72f*
Ritmo
  da brecha, 217, *218f, 219f*

S

Sedação, 159
  medicação de escolha, 159
    dose recomendada, 159
Segurança
  elétrica, 45
    alça terra, 46
    aterramento, 45
    fio terra, 45
    isolador bipotencial, 46
Sensibilidade, 24
Síndrome
  de Dravet, 252
  de Lennox-Gastaut, 254
  dos espasmos epilépticos infantis, 265
Sistema internacional 10-20, 35
Sociedade Americana de Neurofisiologia Clínica, 379
Sono
  atividade de base normal do, *131f*
  do recém-nascido
    maturação no, 180
  fusos assíncronos do, 107, 117
  na infância, 117
  normal, 149
    estágio N1, 151
      hipersincronia hipnagógica, *154f*
      onda aguda
        do vértex, *152f, 153f*
      estágio N2, 155, *157f, 158f*
        complexo K, *155f, 156f*
      estágio N3, 156
      sedação, 159
      sono REM, 156, 165, *181f*, 183
    NREM, 166, *182f*, 183
    prolongados, *122f*
    transicional, 183
Sonolência, *118f*

T

Telemetria, 326
Teta
  temporal rítmico
    durante sonolência, 204, *205f*
Transiente
  agudo
    positivo, 214, *215f, 216f*

V

Variantes
  alfa, 208, *209f-211f*
  da normalidade, 189
    características das, **190q**
    descarga eletrográfica, 220, *221f, 222f*
    espícula onda, 202, *203f*
    espículas agudizadas, *207f*
    espículas arciformes, 199, *200f, 201f*
    espículas occipitais,
      da cegueira, 206
    lambda, 212, *213f*
    onda lenta
      da juventude, 223
    ondas positivas, 191
    pequenos picos
      positivos, 195, *196f, 197f*
    ritmo da brecha, 217, *218f, 219f*
    teta central de Ciganek, 223
    teta temporal rítmico, 204
      da sonolência, *205f*
    variante alfa, 208, *209f-211f*
Vértex
  ondas
    agudas do, 127, *128f-130f*
Vigília, 183
  alteração da organização dos estados do, 184
    estabilidade do padrão sono, 184
    estágios, 184
  labilidade dos estados, 184
    reação do despertar, 184
    sono transicional excessivo, 184
  normal, 137
    alfa, 138
      abertura ocular, *139f*
      atividade de base
        de baixa amplitude, *142f*
        normal, *140f, 141f*
    beta, 143
      ritmo central, 144
    fenômeno de Bancaud, 138
    ritmo central, 143
Volume condutor
  princípio do, 33